U0264886

精编中草药
彩色图谱

张贵君　主编

Color Atlas
of Chinese Medical Herb

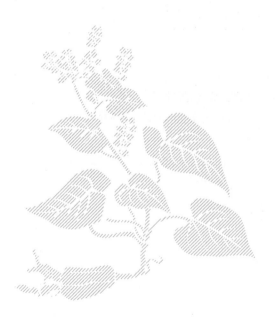

中国医药科技出版社

图书在版编目（CIP）数据

精编中草药彩色图谱 / 张贵君主编 . — 北京：
中国医药科技出版社，2016.2

ISBN 978-7-5067-7994-4

Ⅰ.①精…　Ⅱ.①张…　Ⅲ.①中草药—图谱
Ⅳ.① R282-64

中国版本图书馆 CIP 数据核字（2015）第 290744 号

美术编辑　陈君杞

版式设计　锋尚设计

出版　中国医药科技出版社

地址　北京市海淀区文慧园北路甲 22 号

邮编　100082

电话　发行：010-62227427　邮购：010-62236938

网址　www.cmstp.com

规格　880×1230mm　$^{1}/_{32}$

印张　34

字数　789 千字

版次　2016 年 2 月第 1 版

印次　2017 年 1 月第 2 次印刷

印刷　北京盛通印刷股份有限公司

经销　全国各地新华书店

书号　ISBN 978-7-5067-7994-4

定价　138.00 元

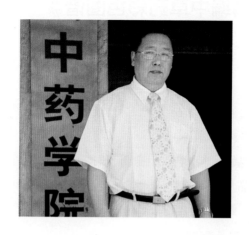

　　张贵君，男，1954年9月生。黑龙江省安达市人。著名中药鉴定专家。现任中国商品学会副会长，中药专业委员会会长，北京中医药大学教授、博导。迄今为止，从事中药高等教育和研究工作39年，多次作为高级访问学者出国留学。1995年被授予具有"突出贡献的优秀中青年专家"和"全国中青年医学科技之星"称号。独撰和主编出版学术著作100余部，发表学术论文190余篇。获得专利10余项。全国高等医药院校规划教材《中药鉴定学》《中药商品学》和北京中医药大学特色教材《中药鉴定学》主编。

　　中药药效组分理论和中药生物鉴定方法学创始人。主张以论证方法学为重点的中药教育学术思想和中医药传承创新、合作发展的战略思想。在对中药深刻理解的前提下，提出了"中药要继续发展下去，必须回到两千年前，从传统的中医药理论和临床实践中寻找答案"的中药科学发展的思路。

《精编中草药彩色图谱》
编撰委员会

主 编 张贵君

副主编（按姓氏笔画排序）

王晶娟　王　智　尹秀莉　朱广伟　向　丽

杨晶凡　杨瑶珺　杨颜芳　李　佳　李素丽

张　媛　罗　容　图　雅　赵　婷　徐蓓蕾

编 委（按姓氏笔画排序）

于　玥　方土福　王文祎　王晶娟　王　智

王　淼　尹秀莉　古文杰　吕丽娜　朱广伟

向　丽　齐　磊　杨晶凡　杨静伟　杨瑶珺

杨颜芳　李　佳　李素丽　李　梦　宋庆燕

张　红　张红瑞　张佳滨　张贵君　张　媛

陈代贤　陈　敩　罗　容　图　雅　郑　婧

赵　婷　赵　鹏　徐蓓蕾　高晓美　郭怡祯

渠　磊　彭　慧　鲁利娜

中药作为治疗疾病的药物，从人类口传身受到文字记载，一直传承不息、源远流长，对人类的健康事业做出了不可磨灭的贡献。从现代中药的标准来看，中药包括药材、饮片及其复方制剂。在中药市场上，人们常以中草药之词称谓药材或饮片，"中草药"一词在中药市场一直使用了几十年，似有传统之意，颇为中医药爱好者所接受。实际上，中草药一词有药材及药材基原合称之意，也有草药与中药之通，对于草药和中药的区别可概括为"草药是中药的萌芽，中药是草药的发展"，一般地说，中药标准中收载药材应归属于中药范围，而中药标准中没有收载的药材则应归属于草药范围。

本书以《中华人民共和国药典》现行版本为基础，并结合中药材和饮片品种的流通情况和本草记载，收载了中草药582种，并按照笔划的书序排列，命名为《精编中草药彩色图谱》，旨在为广大中医药爱好者提供一部图文并茂、简明易懂、传承实用的中药参考书。

本书以图文鉴别的方法为主线，收载的药材及饮片按照笔划顺序排列，每个品种均有高清彩图，其文字内容包括中文名称和汉语拼音、基原（包括生物或矿物品种、生境、药用部位、产地，采收与加工）、性状特征（药材或饮片）、化学成分、饮片功能、用法用量、注意事项、食疗或药膳，个别附有类似品种的鉴别要点，书后附有中文名称和学名索引。众所周知，中药是传承的药品，历代本草或中药标准均有记载，它是以饮片配伍及其固定的剂型、科学的用法用量在临床上使用，饮片的基原是药材，药材的基原是药用植物、动物或矿物。所以，本书基原的部分涵盖了本草或文献记载、来源及药用部位、产地、采收加工等综合内容，便于中医药爱好者对中药或中草药的深刻理解和认识，避免枉用、乱用中药。中药材自古以来就有"产之有地、采之有时"之说；药材和饮片加工炮制有"不及则功效难求、太过则气味反失"之理，说明不同产地和不同采收时间的同一种植物的同一个部位是不同的药材，同一种药材或饮片由于加工或炮制方法不同是不同的中药，在配伍使用时务必详查，否则不但不能治病反而害人。其次，本书强调了饮片功效、用法用量、注意事项、食疗或药膳内容，主要从实际出发，注重传统中药临床使用和养生保健。其中食疗中药包括与食品配伍的处方、功能及用法用量等，药膳中的中药则是作为食品的佐料。

本书适用于中医药专业的各层次学生、中医药专业人员和广大中医药爱好者参考使用。

本书编写得到中国医药科技出版社和中药界同仁的大力支持，在此表示衷心感谢。由于中药博大精深，收载内容难免有疏漏之处，敬请广大读者不吝赐教。

张贵君

于北京中医药大学

2015年10月

CONTENTS **目录**

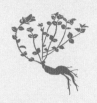

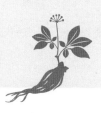

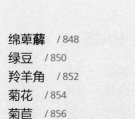

丁公藤

Dinggongteng

旋花科植物丁公藤*Erycibe obtusifolia* Benth.及光叶丁公藤*Erycibe schmidtii* Craib.的干燥藤茎。丁公藤主产于广东省；光叶丁公藤主产于广西省、广东省。全年均可采收，洗净，切成段或片，水蒸2～4小时，晒干。

【性状特征】

1. 药材

（1）丁公藤　茎呈圆柱形，直径1～3厘米。商品多为斜切的段片。粗茎外表面灰黄、灰褐或棕褐色，粗糙，并有不规则细密的纵裂纹；皮孔多数，黄白色，呈点状或疣状突起，不规则分布。

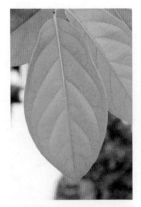

丁公藤叶

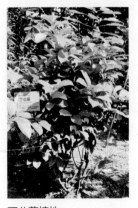

丁公藤植株

（2）光叶丁公藤　茎呈圆柱形，直径1～5.5厘米，商品药材为斜切的段片。茎外表面灰色，稍光滑，可见数条浅纵沟，沟槽处色深，灰褐色，两者相间形成明显纵向纹理及稀疏的龟裂纹，皮孔细点状，黄白色，横向；细枝外皮呈深褐色，纵沟明显，少量皮孔散在。质坚硬不易折断

2. 饮片

（1）丁公藤片　表面呈黄绿色或深黄色，具明显的断续纵棱，皮孔细点状，类白色。质坚硬不易折断。粗茎切面灰黄色或淡黄色，皮部菲薄，木部宽广，有异型维管束排列成数个环轮或形成不规则花纹，各维管束的木质部黄白色，微突起，管孔密集，髓小，有的偏向一侧。气微，味淡。

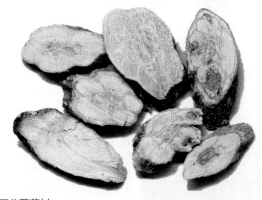

丁公藤药材

【化学成分】

含包公藤甲素（bao-gongteng A）、包公藤丙素（bao-gong-teng C）、东莨菪素（scopoletin）、东莨菪苷（scopolin）等。

【饮片功能】

祛风除湿，消肿止痛。用于风湿痹痛、半身不遂、跌扑肿痛。

【用法用量】

3~6克。用作配制药酒，内服或外搽。

【注意事项】

有强烈的发汗作用，虚弱者慎用；孕妇禁用。

（2）光叶丁公藤片　切面黄白色，皮部较薄，髓射线棕色，将木质部隔成数束，呈花瓣状；较粗的茎中可见异型维管束发达，呈不规则纹理，木部类白色，导管呈多数小孔洞，近髓部较致密，髓明显。气清香。

【食疗】

丁公藤酒

丁公藤200克，50°米酒。

制作方法：将药切细，蒸30分钟，加入50°米酒，浸渍15日，滤取1000毫升浸出液，即得。

功能主治：适用于风湿性腰腿痛。

用法用量：口服，每次15~20毫升，每日2次。

丁香

Dingxiang

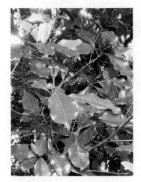

丁香植株

桃金娘科植物丁香*Eugenia caryophyllata Thunb.*的干燥花蕾。主产于坦桑尼亚、马达加斯加等国。当花蕾由绿色转红时采摘，晒干。

【性状特征】

略呈研棒状，长1~2厘米。花冠圆球形，直径0.3~0.5厘米，花瓣4，覆瓦状抱合，棕褐色至褐黄色，花瓣内为雄蕊和花柱，搓碎后可见众多黄色细粒状的花药。萼筒圆柱状，略扁，有的稍弯曲，长0.7~1.4厘米，直径0.3~0.6厘米，红棕色或棕褐色。上部有4枚三角状的萼片，十字状分开。质坚实，富油性。气芳香浓烈，味辛辣有麻舌感。

【食疗】

❶ 丁香粥

丁香5克，大米100克，生姜3片，红糖适量。

煮制方法：将丁香择净，水煎取汁，加大米煮粥，待沸时调入红糖、姜末等，煮至粥熟即成，或将丁香1克，研为细末，待粥沸时与姜末、红糖同入粥中，煮至粥熟。

功能主治：温中降逆，温肾助阳。适用于胃寒呕吐，呃逆食少，腹痛腹泻，阳痿阴冷，寒湿带下等。

用法用量：口服，每日1剂，连续3~5天。

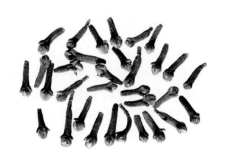

丁香药材

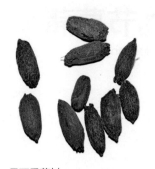

母丁香药材

【化学成分】

主要含挥发油，油中主要含丁香酚（eugenol）、β-丁香烯（β-caryophyl-lene）、乙酰丁香酚（acetyleugenol）等。

【饮片功能】

温中暖胃、降逆止痛。用于呃逆呕吐、霍乱、吐泻、痔、心腹冷痛、疝气、癣症等。

【用法用量】

内服：煎汤或入丸、散，用量1~3克；外用：研粉调敷患处。

【注意事项】

不宜与郁金同用。

❷ 丁香鸭子

净鸭子1只（约重1500克），丁香6克，酱油15克，料酒12克，葱、姜各15克，香油20克，植物油750克，精盐、味精、白糖、胡椒面适量。

制作方法：鸭子洗净，沥干水分。葱切段，姜切片。鸭子用料酒、酱油、盐、白糖、胡椒面、丁香、葱、姜、味精拌匀，腌渍入味（约2小时）。把鸭子取出用钩子钩住，挂在透风处晾干（盆内的调料留用），待鸭皮晾干后，把腌鸭子的调料塞入鸭腹内，上笼用旺火蒸烂取出，拣去葱、姜、丁香。烧热植物油，把鸭炸透至皮酥，捞起，剁成块放在盘中，仍摆成鸭的形状即成。

功能主治：滋肾、补阴、生津。适宜于食欲不振、心烦口渴、疲乏无力、胃中呃逆、腰膝酸软者食用。

九节菖蒲

Jiujiechangpu

毛茛科植物阿尔泰银莲花*Anemone altaica Fisch.ex C. A. Mey*野生品的干燥根茎。主产于陕西、河南、山西等省。5~9月采挖根茎，除去细根，洗净，晒干即得。一般以小满前后20天采收为佳。

【性状特征】

略呈纺锤形，稍弯曲，有时具短分枝，长1~4厘米，直径3~5毫米。表面黄棕色至暗棕色，具环节纹，节间长2~4厘米，节上有多数半环节突起的鳞叶痕，斜向交互排列，根茎的两侧可见少数圆点状突起的根痕。质坚脆，折断面显颗粒状，类白色，有粉性，可见淡黄色小点6~9个（环列）。气微，味微酸而稍麻舌。

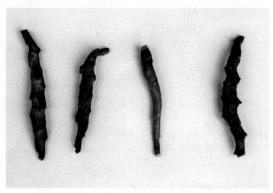

九节菖蒲

【化学成分】
含棕榈酸、琥珀酸（succinic acid）、5-羟基乙酰丙酸、白头翁素、银莲花素等。

【饮片功能】
开窍化痰，醒脾安神。用于热病神昏、癫痫、神经官能症、耳鸣耳聋、胸闷腹胀、食欲不振等。

【用法用量】
内服：煎汤，1.5~6克。

【注意事项】
阴虚阳亢、烦躁汗多、滑精者慎用。

【药膳】

❶ 九节菖蒲炖猪肚

九节菖蒲15克，猪肚1只，加调料、辅料炖食。

❷ 九节菖蒲粥

九节菖蒲粉10克，粳米150克，煮粥。

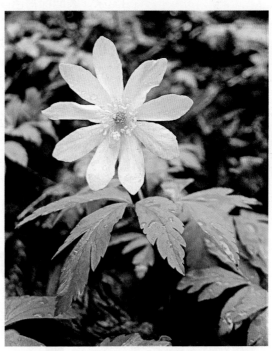

阿尔泰银莲花

九香虫
Jiuxiangchong

蝽科昆虫九香虫*Aspongopus chinensis* Dallas 的干燥全体。主产于贵州、四川及云南、广西等省。以贵州的产品为最佳。11月至次年3月前捕捉，置适宜容器内或放罐内，用酒少许将其闷死，（每5公斤虫约加酒200毫升），取出阴干或置沸水中烫死，取出，以微火烘干亦可。

【性状特征】

1. 药材

呈六角状扁椭圆形，长1.6~2厘米，宽约1厘米。表面棕褐色或棕黑色，略有光泽。头部小，与胸部略呈三角形，复眼突出，卵圆状，单眼1对，触角1对各5节，多已脱落。背部有翅2对，外面的1对基部较硬，内部1对为膜质，透明；胸部有足3对，多已脱落。腹部棕红色至棕黑色，每节近边缘处有突起的小点。质脆，折断后腹内有浅棕色的内含物。气特异，味微咸。

2. 饮片

炒九香虫：炒后色泽加深，有香气，质脆。

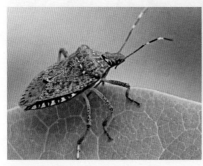

瓜黑蝽（蝽科）

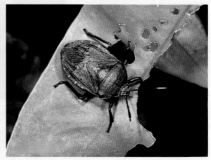

九香虫

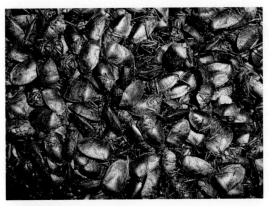

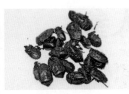

制九香虫

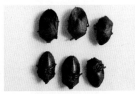

九香虫药材1

九香虫药材2

【化学成分】

含硬脂酸、棕榈酸、油酸、蛋白质等。

【饮片功能】

理气止痛，温中助阳。用于胃寒胀痛、肝胃气痛、肾虚阳痿、腰膝酸痛。

【用法用量】

内服：煎汤，3~9克。

【注意事项】

阴虚阳亢者慎用。

【食疗】

❶ 九香虫酒

九香虫40克，白酒400毫升。

制作方法：先将九香虫拍碎，装入纱布袋内，然后放入干净的器皿中，倒入白酒浸泡，密封，7日后开封，去掉药袋，即可饮用。

功能主治：补肾壮阳，理气止痛。

用法用量：每次10~20毫升，每日2次，将酒温热后空腹服用。

❷ 九香虫粉

九香虫适量。

制作方法：将九香虫炙熟，研细末。

功能主治：对肾虚所致的精液异常、尿频有辅助治疗功效。

用法用量：每次3克，日服2次，空腹食用。

人参
Renshen

五加科植物人参*Panax ginseng C.A.Mey.*栽培品或野生品的干燥根，栽培品是园参，主产于辽宁、吉林两省。山参主产于东北三省长白山区，大、小兴安岭，分布于我国北纬39°～48°，东经117.5°～134°。园参栽种5～6年后，于秋季（白露至秋分）采挖，除去地上部分及泥土，称"园参水子"。山参随时可采，以果实成熟或落下时采收较好（即9月间）。采收时应注意拨开泥土挖取，避免支根或须根受损伤，挖出后将参用青苔和树皮裹好后带回。新鲜山参称"野参水子"。山参只加工成生晒参。栽培品分为大马牙（根短粗，生长快，产量高）、二马牙（根梢粗而长）、线芦（芦头细长，横皱纹较深）、圆膀圆芦（芦圆，主根顶端亦圆）等品种。药材称为"人参"。

【采制】

（1）生晒参类　取洗净的鲜参，除去支根，晒干，称"生晒参"；鲜参不除去支根晒干，称"全须生晒参"。

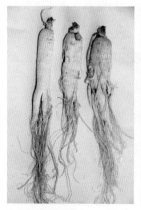

白参（冷冻干燥）

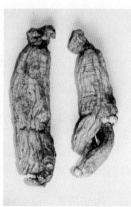

白参

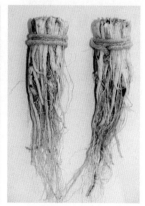

白参须

【化学成分】

含总皂苷约4%、挥发油约0.06%、葡萄糖、果糖、蔗糖、麦芽糖、三聚糖等。

【饮片功能】

大补元气，养血生津，宁神益智。用于气血虚弱、津液不足、神倦、食少无力、气短喘促、多汗、惊悸健忘、口渴不止、阳痿及一切急慢性病引起的虚脱等，主要用于治疗急性气脱症和慢性虚弱。

【用法用量】

水煎口服，3～6克。宜文火另煎，将参汁兑入其他药汤内饮服。研末吞服，每次1～2克，日服2～3次。挽救虚脱，可用15～30克煎汁分数次灌服。或入丸、散。

【注意事项】

反藜芦、畏五灵脂。

（2）红参　将刷洗干净的鲜参，晒干或烘干，即为红参。

（3）白参（糖参）　将刷洗干净的鲜参，置沸水中浸烫3～7分钟，用特制的竹针沿参体平行与垂直方向刺小孔，再浸入浓糖液中2～3次，取出晒干或烘干。

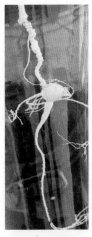

山参（疙瘩体）　山参（横灵体）

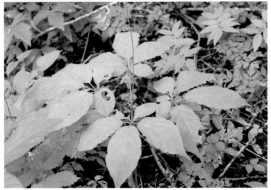

人参植株

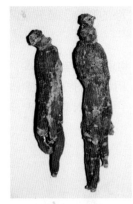

红参（边条）

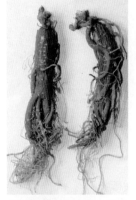

红参（全须）

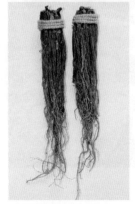

红参（直须）

【性状特征】

生晒参主根呈纺锤形或圆锥形，长3～15厘米，直径1～2厘米。表面灰黄色，上部或全体有疏浅断续横纹及明显的纵皱，下部有侧根2～3条，并着生多数细长的须根。上端有根茎（芦头），具稀疏的凹窝状茎痕（芦碗）。质较硬，断面淡黄白色，显粉性，有1个明显的棕黄色环纹，皮部有黄棕色的点及放射状裂隙。微具特异香气，味微苦、甜。

【食疗】

❶ 人参炖乌鸡

人参3克，乌骨鸡1只，桂圆肉50克，玉竹15克。

制作方法：乌骨鸡宰杀后去毛及内脏，冲洗干净，剁成大块，下入沸水锅内，余去血水，再放入砂锅内，加入适量的水，放入桂圆肉、人参、土竹，烧开后用小火炖至熟烂即可食用。

功能主治：大补气血，生津止渴。适用于气血亏虚、气阴不足所致咽干口燥、头晕眼花、神疲乏力、失眠、便秘者。

用法用量：食肉，喝汤。

❷ 人参养颜膏

人参60克，桃仁200克，白芷100克，蜂蜜300毫升。

制作方法：将人参、桃仁、白芷放入砂锅内，加水500毫升，煎取药汁200毫升，再加

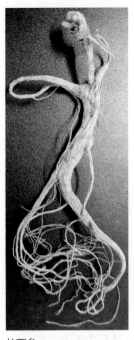

林下参

水连煎2次，将3次所得600毫升的药汁合在一起，继续加热，浓缩至300~400毫升，加入蜂蜜煮沸，冷却后装入瓶中即可。

功能主治：益气活血、养颜抗皱。适用于身体早衰、面部过早出现皱纹者。

用法用量：每日早、晚各服2匙。

❸ 人参养心茶

人参3克，炒酸枣仁15克，茯神9克，陈皮3克。

制作方法：炖汤。

功能主治：适用于心气不足症见心悸气短、疲乏无力者。

用法用量：代茶饮或开水沏。

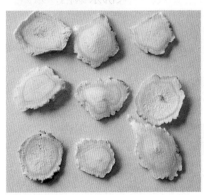

白参片

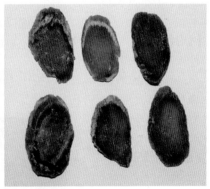

红参片

人参叶

Renshenye

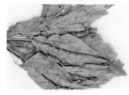

人参叶药材

五加科植物人参*Panaxginseng* C.A.Mey.栽培品的干燥叶。主产于辽宁、吉林等省。8~9月份，选择晴天采摘人参的叶片，晾干。

【性状特征】

干燥叶黄绿色，卷缩状，有时破碎，完整者为掌状复叶，小叶5枚，偶为3枚。叶片卵形，倒卵形；复叶中间的小叶长4~15厘米，宽2~4厘米，先端渐尖，基部楔形，叶缘布细锯齿；两侧小叶长2~3厘米，宽1~1.5厘米。气清香，叶微苦而甘。

【食疗】

人参叶茶

人参叶3克。

制作方法：取人参叶用开水冲泡代茶饮用。

功能主治：益气生津，养心补元。适用于冠心病等心脏病所致的心悸气短、乏力口渴等症。

用法用量：每日1次。

【化学成分】

含三萜类人参二醇（pmloopanaxadiol）、人参三醇（pRoto-panaxatriol）、山柰酚（kaempferol）、三叶豆苷（trifolin）等。

【饮片功能】

补气，益肺，祛暑，生津。用于气虚咳嗽、暑热烦躁、生津止渴、下痢泻泄、乌发。

【用法用量】

内服：煎汤，3~6克。或入丸、散。

【注意事项】

不宜与藜芦、五灵脂同用。

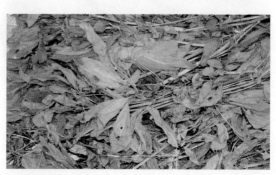

人参鲜茎叶

人参芦

Renshenlu

【化学成分】
同人参。

【饮片功能】
涌吐，升阳。用于虚人痰壅胸膈、气陷泄泻。

【用法用量】
内服：煎汤，3~6克。

【注意事项】
实证、热证者忌用。煎煮忌铁器，畏五灵脂，反黎芦。

五加科植物人参 *Panax ginseng C. A. Mey.* 栽培品的干燥根茎。主产于辽宁、吉林省。秋季采挖人参时，剪下根茎，除去泥土，晒干。

【性状特征】

呈圆柱形，长1~4厘米，直径0.3~1.5厘米，多拘挛而弯曲，具不定根（习称芋）和稀疏的凹窝状茎痕（习称芦碗）。质硬，断面淡黄白色。气微香而特异，味微苦、甜。

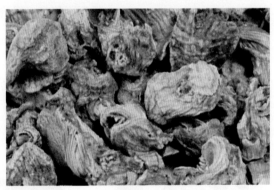

人参芦药材

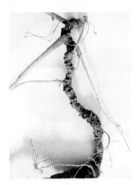

山参芦头

儿茶

Ercha

豆科植物儿茶*Acacia catechu*（L.）Wild.的去皮枝、干的干燥煎膏。习称"儿茶膏"或"黑儿茶"。主产于云南省。一般在12月至次年3月采集儿茶的树干，剥去外皮，心材砍成碎片，加水熬，滤过，滤液浓缩成糖浆状，倾于特制的模型中，阴干。

【性状特征】

呈方形或不规则块状，大小不一。表面棕褐色或黑褐色，光滑而稍有光泽。质硬，易碎，断面不整齐，具光泽，有细孔，遇潮有黏性。无臭，味涩、苦、略回甜。

以黑色略带棕色、不焦不碎、味微苦而涩者为佳。

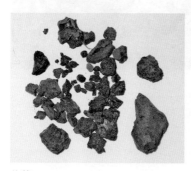

儿茶

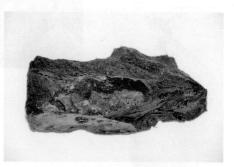

棕儿茶（茜草科植物儿茶钩藤枝叶的干燥煎膏）

【化学成分】

含儿茶鞣质20%～
50%、儿茶精（cat-
echin）2%～20%、
L-表儿茶精、黏液
质、脂肪油、树胶及
蜡等。

【饮片功能】

收湿生肌敛疮。用于
溃疡不敛、湿疹、口
疮、跌打伤痛、外伤
出血。

【用法用量】

内服：1～3克，包煎，
多入丸、散剂。外
用：适量。

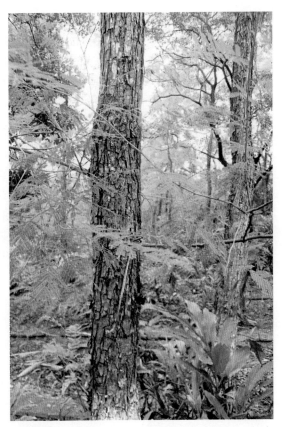

儿茶植株

八角枫

Bajiaofeng

八角枫科植物八角枫 *Alangium chinense* (Lour.) Harms野生品的干燥根，须根称"白龙须"，支根称"白金条"。主产于长江流域及珠江流域各省区。全年可采，以9~10月采收为佳。挖取侧根及须根，除去泥土后晒干。

【性状特征】

（1）白金条 根呈圆柱形，略呈波状弯曲，长短不一，长者可达1米以上，直径2~8毫米，有分枝及众多纤细须根或其残基。表面灰黄色至棕黄色，栓皮纵裂，有时剥离。质硬而脆，断面不平坦，纤维性，黄白色。气微，味淡、微辛。

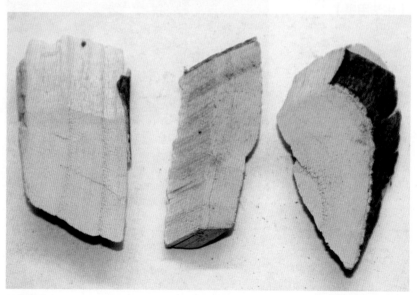

八角枫片

【化学成分】
含八角枫碱、苷类等。

【饮片功能】
祛风除湿，舒筋活络，散瘀止痛。用于风湿痹痛、麻木瘫痪、心力衰竭、劳伤腰痛、跌打损伤。

【用法用量】
内服：煎汤，3~6克。外用：煎水洗。

（2）白龙须　须根纤长，略弯曲，有分支，长10~30厘米，直径0.4~1.5毫米。表面黄棕色或灰褐色，具纵纹，有的外皮纵裂。质硬而脆，断面黄白色。气微，味淡或微辛。

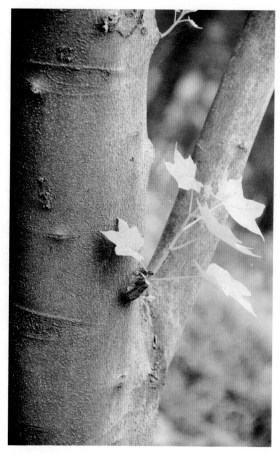

八角枫植株

八角茴香

Bajiaohuixiang

木兰科植物八角茴香*Illicium verum* Hook. f.的干燥成熟果实。主产于广西省、广东省等省。当果实由青色变为黄色时，即可采收。

【性状特征】

为聚合果，多由8个蓇葖果组成，放射排列于中轴上。蓇葖果长1~2厘米，宽0.3~0.5厘米，高0.6~1厘米。外表棕红色，有不规则皱纹，顶端呈鸟啄状，上侧多开裂，内表面淡棕色。平滑，有光泽，质硬而脆。果柄长3~4厘米，连于果实部中央，弯曲，常脱落。每个蓇葖果含种子1粒，扁卵圆形，长约1厘米，红棕色或黄棕色，光亮，尖端有种脐，胚乳白色，富油性。气芳香，味辛、甜。

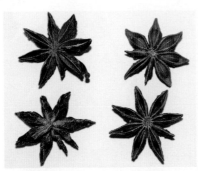

八角茴香

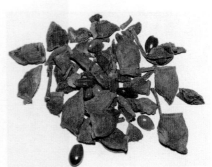

八角茴香碎片

【化学成分】

含八角茴香油约5%。另含脂肪油、蛋白质、树脂、树胶、糖等。

【饮片功能】

温中散寒，理气止痛。用于胃寒呕吐、食欲不振、疝气腹痛、腰痛。

【用法用量】

内服：煎汤3~6克；或入丸散。

【注意事项】

阴虚火旺者慎用。

【药膳】

❶ 八角茴香糟鸡

两年龄草鸡200克，八角茴香3克，香糟卤适量。

制作方法：将鸡洗净焯水后，再加水、茴香文火焖30～40分钟后投入预制好的香糟卤即可。香糟卤在大型超市能买到。

功能主治：健脾补虚，理气开胃。

❷ 黄芪八角鱼丝

草鱼丝400克，黄芪15克，八角5克，韭黄200克。

制法方法：黄芪、八角略洗煎汁备用；草鱼去骨、皮，切丝去腥味处理后加黄芪八角汁少许略腌；草鱼丝上浆、下油锅滑炒，再加入煸炒过的韭黄、调料，略翻即可。

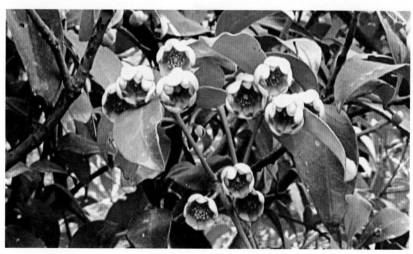

八角茴香植物

八角莲

Bajiaolian

小檗科植物八角莲Dysosma versipellis（Hance）M.Cheng ex Ying野生或栽培品的干燥根茎。主产于江西、云南、湖北等省。秋、冬二季采挖根茎，去除泥土及须根，干燥。

【性状特征】

（1）八角莲根茎　由数个扁圆盘状结节连接而成。结节直径1.6～5厘米，厚1～1.5厘米。表面棕黄色或红棕色，上面有圆形凹陷茎痕，直径1～2.5厘米，周围有环节状根及残留芽痕；背面皱缩，有裂纹，有少数黄棕色须根和须根痕。体重，质坚，易从结节相连处折断，折断面较平坦，类白色或略显浅棕红，角质样，略显粉性；横断面可见维管束小点，浅黄棕色，断续排列成环。气微，味苦。

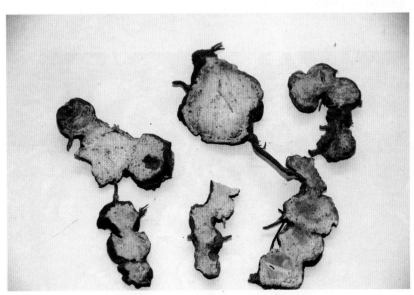

八角莲片

【化学成分】

含木脂素类及芪苷类。

【饮片功能】

清热解毒，化痰散结，祛痰消肿。用于痈肿疔疮、瘰疬、咽喉肿痛、跌打损伤、毒蛇咬伤。

【用法用量】

内服：煎汤，用量6~12克。外用适量，研末调敷或浸酒涂敷。

【注意事项】

孕妇禁用，体质虚弱者慎用。

（2）六角莲根茎　小结节状，略弯曲。结节直径0.5~1.2厘米，厚0.5~1厘米。表面黄棕色或灰棕色，上面有残留茎痕，周围有环状节痕，有时可见裂纹；下方有少数黄棕色须根，被稀疏柔毛。体较轻，质硬，易从结节相连处折断，折断面纤维状，有裂隙；横断面类白色，维管束小点长卵圆形，黄棕色，放射排列成断续环状。气微，味极苦。

【食疗】

八角莲酒

八角莲、黄杜鹃各25克，紫背天葵50克，白酒500毫升。

制作方法：将前3味洗净，切碎，入布袋，置容器中，加入白酒密封，浸泡7天后，过滤去渣，即成。

功能主治：清热解毒，活血散瘀。可治疗乳腺癌等。

用法用量：每次服15毫升，日服2~3次。亦可用此药酒涂擦患部。

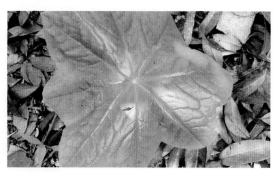

八角莲植株

三七

Sanqi

五加科植物三七 *Panax notoginseng*（Burk.）F H Chen. 栽培品的干燥根和根茎。主产于云南等省。一般立秋前后采收。起挖前10天左右，剪去地上部分，选择晴天，逐畦起挖，注意防止损伤主根。起挖的三七，除去茎杆后，洗净泥土，摘下须根，晒干，即商品"七根"。去掉须根的三七，晒2~3天（阴雨天用火烤），发软时，剪下支根和米肠头（芦头），分别晒干。前者为商品"筋条"，后者为商品"剪口"。余下的主根，称"头子"。将"头子"晒1天左右，进行搓揉，着力要轻、匀，以防擦破表皮，或色变黑，体变形，揉搓过的"头子"，再经曝晒，搓揉，增加光滑度，即为商品"头子"。

【性状特征】

1. 药材

（1）主根　呈类圆锥形或圆柱形，长1~6厘米，直径1~4厘米，表面灰褐色，或灰黄色，有断续纵皱纹及支根痕。顶部有茎痕，周围有瘤状突起。体重，质坚实，断面灰绿色黄

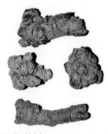

三七药材

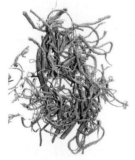

三七药材（长绒）

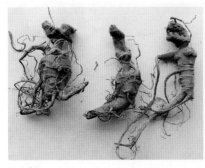

三七根

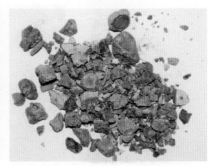

三七块

【化学成分】

【化学成分】

含人参皂苷Rb_1、Rd、Re、Rg_1、Rg_2、Rb_1及七叶胆苷，还含有三七皂苷R_1、R_2、R_3、R_4、R_6等。

【饮片功能】

散瘀止血，消肿定痛。用于咯血、吐血、衄血、便血、崩漏、外伤出血、胸腹刺痛、跌打肿痛。

【用法用量】

研粉吞服，每次1~3克；外用适量。

【注意事项】

孕妇忌用。三七片、三七粉曾引起过敏、药疹。

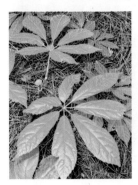

三七植株

绿色或灰白色，木部微呈放射状排列。气微，味苦回甜。

（2）筋条　呈圆锥形，长2~6厘米，上端直径约0.8厘米，下端直径约0.3厘米。

（3）剪口　呈不规则的皱缩块状及条状，表面有数个明显的茎痕及环纹，断面中心灰白色，边缘色。

2. 饮片

（1）生品　为大小不一，形状各异的粒、块状，灰黄色或灰褐色，碎口为灰绿色、黄绿色或灰白色。

（2）三七粉　为灰黄色细粉末。

（3）三七片　为灰黄色薄片，厚度不超过0.1厘米。

（4）熟三七片　为焦黄色的片或块，具焦香气。

【药膳】

三七乌骨鸡

三七10克、乌骨鸡1只、食盐适量、料酒10克、生姜粒5克。

制作方法：将鸡宰杀，去毛和内脏。再将三七研成粉末，撒在鸡身上，放入碗中，加食盐，料酒、姜粒，上蒸笼蒸熟即可。

功能主治：补气血，通脉壮阳。适用于气血不足的中老年人及阳痿患者。

三白草

Sanbaicao

三白草科植物三白草*Saururus chinensis*（Lour.）Baill.的干燥全草。主产于江苏、浙江、湖南、广东等省。全年可采，根茎于秋季采挖，洗净晒干，或沸水中浸泡数分钟后，晒干。

【性状特征】

（1）根茎　呈圆柱形，表面黄白色，节膨大，常有须根，节间长1.5～2厘米，直径5～8毫米，具纵沟纹或皱纹，质软，断面类白色。气微，味淡。

（2）全草　常带有根茎。茎表面淡棕色，有纵沟纹，直径2～5毫米，节间长3～6厘米。叶多皱缩，展平后叶片卵状披针形，上面棕绿色，下面灰绿色，叶基心形或耳形，全缘；叶柄基部常抱茎。茎顶有时可见总状花序，叶状总苞棕黄色。气微，味淡。

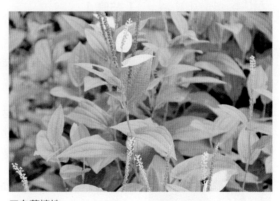

三白草植株

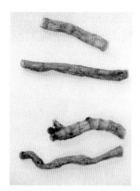

三白草药材

【 化学成分 】

含甲基正壬酮（methyl-n-nonyl-ketone），肉豆蔻醚（myristicin）等。

【 饮片功能 】

清热解毒，利尿消肿。用于小便不利、淋漓涩痛、白带、尿路感染、肾炎水肿，外治疮疡肿毒、湿疹。

【 用法用量 】

内服：煎汤，9～30克。外用：鲜品适量，捣烂敷患处。

【 食疗 】

❶ 三白肉丝汤

三白草2两，瘦肉4两，每日用水煎服后饮用。

功能主治：可以治疗女性白带异常，调理养生。

❷ 三白牛膝饮

三白草2两、牛膝3两、白茅3两、毛竹3钱，用红糖和米酒做引子，加水煎服后每日饮用。

功能主治：三白草能够治疗风湿关节炎，祛除风湿，强筋健骨。

❸ 三白猪蹄汤

三白草2量，猪蹄1只，用水煎服后每日饮用汤。

功能主治：三白草能够催乳，适合哺乳期乳汁不足的新妈妈们催乳用。

❹ 三白草汤

三白草2两，直接用水煎服后饮用，每日两次即可。

功能主治：三白草还能治疗脚气，适用于脚气引起的瘙痒、肿胀等症。

三棱

Sanleng

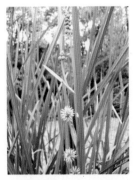

黑三棱植株

　　黑三棱科植物黑三棱*Sparganium stoloniferum* Buch-Ham.栽培品的干燥去外皮的块茎。主产于江苏、河南、山东、江西等省。多在秋、冬二季采收。亦有在春季采收的。将根茎挖出后，除掉茎苗及须根，洗净泥土，削去外面的粗皮，晒干或趁鲜切片晒干。

【性状特征】

1. 药材

　　呈圆锥形或扁卵形，上圆下尖，大小长短不一，长2～6厘米，宽1.5～4厘米，直径2～4厘米，有刀削痕迹。表面黄白色或灰黄色，有密集的小点状须根痕，略呈横向环状排列，两侧面多凹凸不平。体重，质坚实如木质，极难折断，切断面平坦，黄白或灰白色，接近外表处色较深，向内侧色浅，内有多数散生不太明显的筋脉点及条状横向筋脉（断面用水润后，点状及条状筋脉明显）。微有酸臭气或无臭，味淡，嚼之有麻辣感。

2. 饮片

（1）生三棱片　呈类圆形片状，厚1.5毫

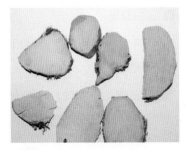

三棱片

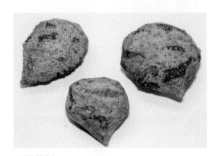

三棱药材

米，直径1.5~2.5厘米，灰白色或灰黄色。余同性状鉴别。

（2）醋三棱　形如生三棱片，表面灰黄色，偶有焦黄斑，微有乙酸气。

（3）麸三棱　形如生三棱片，表面黄色，偶有焦黄斑，有焦香气。

【化学成分】

含三棱酸（sanleng acid），丁二酸（butanedioic acid），饱和脂肪酸C16~24偶碳系列，β-谷甾醇（β-sitosterol），豆甾醇（stigmasterol）等。

【饮片功能】

破血行气，消积止痛。用于血瘀气滞、腹部结块、肝脾肿大、经闭腹痛、食积胀痛。

【用法用量】

内服：煎汤，4.5~9克。

【注意事项】

体虚无瘀滞及因瘀出血者忌用。

【食疗】

三棱桃仁羊肉

当归尾12克，三棱8克，桃仁12克，羊肉150克，陈皮10克，红枣1枚。

制作方法：将羊肉去油脂、洗净、切块，其他用料洗净，陈皮用水浸渍。将全部用料放入锅内，加清水适量，文火煮2~2.5小时。调味供用。

功能主治：祛瘀活血，消癥散结。可以作为乳腺癌患者化瘀血食疗方。

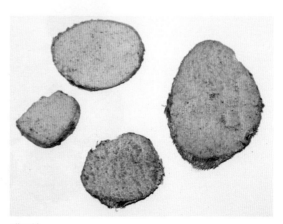

醋三棱

千日红

Qianrihong

苋科植物千日红*Gomphareh gloobosa L.*栽培品的干燥花序。全国大部分地区均产。秋季花盛开时采收花序，晒干。

【性状特征】

呈球形或长圆形，多数单一，少数2~3个聚生，直径1.3~2.0厘米，紫红色、浅红色或白色。总苞片2，对生，绿色，心形或卵形，两面具毛。花覆瓦状排列，每花具1干膜质状苞片，卵形，长3~5毫米，白色，顶端红色；另有小苞片2，三角状披针形，包围花被，紫红色、浅红：色或白色，膜质，有光泽。花被5，线状披针形，长约5毫米，不展开，色浅，顶端紫红色或浅红色。外面密被白色长柔毛。雄蕊5，花丝连合成管状，花药黄色。胞果类球形，内有棕色种子1枚，直径约1.5毫米，质硬，具光泽。气微，味淡。

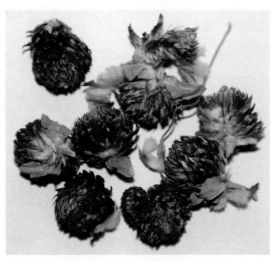

千日红药材

【食疗】

菠萝红茶羹

菠萝200克，千日红5个，苹果半个，银耳30克，蜂蜜、枸杞子少许。

制作方法：①将银耳用清水泡发，去蒂后撕成小片备用，菠萝洗净后切小块，苹果洗净去皮去核后切小块备用；②锅中放水，将浸泡好的银耳下入锅中大火煮约10分钟后转小火，放入苹果粒和菠萝块，继续转大火煮开；③下入千日红和枸杞子转小火熬煮，汤汁微微泛红后关火，稍微放凉至60℃左右后放少许蜂蜜调味即可食用。

功能主治：祛痰平喘。治疗慢性支气管炎。

【化学成分】

含矢车菊苷（cyan-in）类成分，千门红苷Ⅰ～Ⅷ。另含少量苋菜红苷（aimia-ran-tin），异苋菜纤苷（isoamarantin）等。

【饮片功能】

清肝，散结，止咳定喘，明目。用于气喘咳嗽、慢性支气管炎、喘息性支气管炎、百日咳、头风目痛、眼目昏糊。

【用法用量】

内服：煎汤，9～15克。

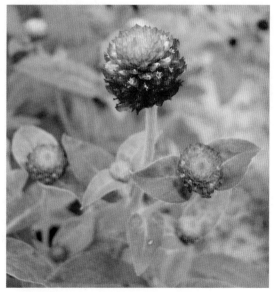

千日红植株

千年健

Qiannianjian

天南星科植物千年健*Homalomena occulta*（Lour.）Schott野生或栽培品的干燥根茎。主产于广西、云南等省。春、秋二季采挖根茎，除去叶、苗，洗净泥土，折成15～40厘米长的段，晒干或刮去外皮后晒干。

【性状特征】

1. 药材

根茎圆柱形或略扁，稍弯曲。长15～40厘米，直径0.8～2厘米。表面红棕色或黄棕色，粗糙，有多数扭曲的纵沟纹及黄白色的纤维束。质脆，易折断，折断面红棕色，树脂样，有很多纤维束外露及圆形具光泽的油点。气芳香，味辛、微苦。以质硬、色红棕、香气浓者为佳。

2. 饮片

呈片状，片厚2～4毫米。切面红褐色，黄色针状维管束多而明显；外皮黄棕色至红棕色，粗糙。质硬而脆。气香，味辛、微苦。

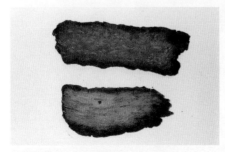

千年健饮片1

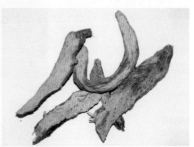

千年健饮片2

【化学成分】

含挥发油0.79%，百秋里醇，异龙脑等。

【饮片功能】

祛风湿，健筋骨。用于风寒湿痹、腰膝冷痛、下肢拘挛麻木。

【用法用量】

内服：煎汤，4~9克，或浸酒。外用：研末调敷。

【注意事项】

阴虚内热者慎用。

【食疗】

猪脚伸筋汤

千年健、木瓜、伸筋草、苡米各60克，猪脚250克。

制作方法：猪脚洗净，切块；千年健、木瓜、伸筋草、薏苡仁洗净。把上述用料一起放入锅内，加水适量，武火煮沸，文火煮烂，去渣，加盐调味，随量饮用。

功能主治：祛风除湿，舒筋活络。适用于关节酸痛、屈伸不利、皮肤不仁、筋骨无力、舌淡苔白、脉沉细等。对于类风湿关节炎、退行性骨关节炎等属风湿偏盛者，可用本食谱调理。

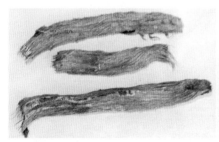

千年健药材

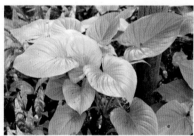

千年健植株

千里光

Qianliguang

菊科植物千里光*Senecio scandens* Buch.-Ham.的干燥全草。主产于江苏、浙江、广西、四川。夏、秋二季枝叶茂盛，花将开放时采收，割取地上部分，扎成小把，或切段，晒干。

【性状特征】

1. 药材

茎细长圆柱形，长达1米以上，木质；表面灰绿色或紫褐色，有细纵纹；质坚硬，断面髓部白色。叶多卷缩或皱裂，暗绿色或灰棕色，质脆。气微，味苦。有时枝梢带有枯黄色头状花序。

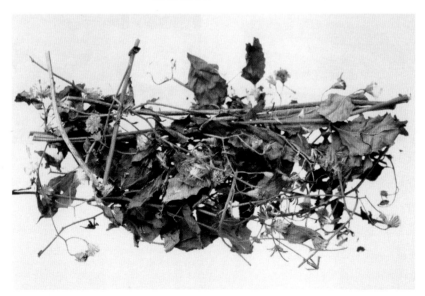

千里光

【化学成分】

含有千里光林碱（senecionine）、千里光非林碱（senecipylline）等。

【饮片功能】

清热解毒，凉血明目，杀虫止痒。用于各种急性炎症性疾病、风火赤眼、目翳、伤寒、菌痢、大叶性肺炎、痈肿疮毒、丹毒、湿疹。

【用法用量】

内服：煎汤，9~30克。外用：煎水熏洗，点眼。

【注意事项】

《饮片新参》载：中寒泄泻者勿用。

2. 饮片

茎为不规则小段，表面灰绿色或紫褐色，质坚硬。叶多破碎，暗绿色。可见枯黄色头状花序。

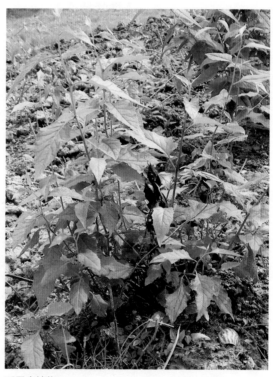

千里光植物

千金子

Qianjinzi

大戟科植物续随子*Euphorbia lathyris* L.的干燥成熟种子。主产于河南、浙江等省。秋季种子成熟后，割取植株，打下种子，除去杂质，晒干。

【性状特征】

呈椭圆形或倒卵形，长5毫米，直径4毫米。表面灰棕色或灰褐色，具不规则网状皱纹，网孔凹陷处呈灰黑色，形成细斑点。一侧有纵沟状种脊，顶端为突起的合点，下端为线形种脐，基部有类白色突起的种阜或具脱落后的圆形疤痕。种皮薄脆，种仁白色或黄白色，胚乳丰富，富油质。气微，味辛。

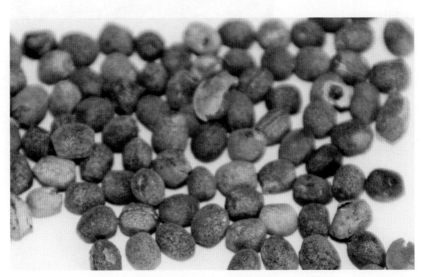

千金子药材

【化学成分】

含脂肪油约48%，还有γ-大戟甾醇、α-大戟甲烯醇、β-谷甾醇、双七叶内酯、异双七叶内酯、山柰酚-3-葡萄糖醛酸苷等。

【饮片功能】

逐水消肿，破血消癥。用于水肿、痰饮、积滞胀满、二便不通、血瘀经闭；外治顽癣、疣赘。

【用法用量】

内服：煎汤，1~2克；去壳、去油用，多入丸散服。外用：适量，捣烂敷患处。

【注意事项】

孕妇禁用。

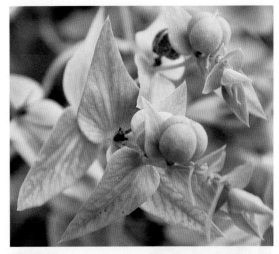

续随子植株

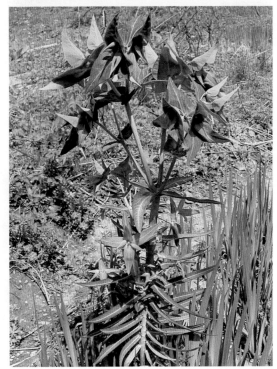

续随子叶及果实

土茯苓

Tufuling

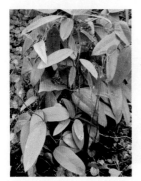

土茯苓植株

百合科植物光叶菝葜*Smilax glabra* Roxb.野生或栽培品的干燥根茎。主产于广东、湖南、湖北、浙江、四川、安徽等省。秋、冬二季挖取地下根茎，洗净，除去须根，干燥，或新鲜时切成薄片，干燥即得。

【性状特征】

1. 药材

根茎略呈圆柱形，稍扁，或呈不规则条块状，有结节状隆起，具短分枝；长5～22厘米，直径2～5厘米。表面黄棕色，凹凸不平，突起尖端有坚硬的须根残基，分枝顶端有圆形芽痕，有时外皮现不规则裂纹，并有残留的鳞叶。质坚硬，难折断。气微，味淡、涩。

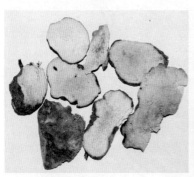

土茯苓

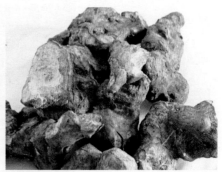

土茯苓药材

【化学成分】

含落新妇苷（astil-bin），黄杞苷（engeli-tin），异黄杞苷（isoen-gelitin），3-O-咖啡酰莽草酸（3-O-coffeoyl shikimic acid），阿魏酸，挥发油等。

【饮片功能】

除湿，解毒，通利关节。用于湿热淋浊、带下、痈肿、瘰疬、疥癣、梅毒及汞中毒所致的肢体拘挛、筋骨疼痛。

【用法用量】

内服：煎汤，15～60克。外用：研末调敷。

【注意事项】

肝肾阴亏者慎用。

2. 饮片

为长圆形、类圆形或不规则形薄片，直径3～5厘米，厚1～2毫米。切面类白色至淡粉红色，粉性，可见点状散在的维管束及多数小亮点，纵切片常见花纹；周边黄棕色或灰褐色，可见须根残痕及鳞叶残留，质较韧，略具弹性，折断时有粉尘飞出，以水湿润后手摸有黏滑感。气微，味微甘、涩。

【食疗】

❶ 土茯苓猪骨汤

猪脊骨500克，土茯苓50～100克。

制作方法：将猪脊骨加适量水熬成3碗，去骨及浮油，入土茯苓，再煎至2碗即成，分2次服完。

功能主治：健脾气，利水湿，补阴益髓。

❷ 土茯苓粥

土茯苓10～30克，薏苡仁50克，粳米50克。

制作方法：先用粳米、薏苡仁煮粥，再加入土茯苓（碾粉）煮沸食用。

功能主治：清热解毒，除湿通络。可增加血尿酸的排泄，适用于痛风的防治。

土鳖虫

Tubiechong

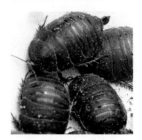

地鳖

鳖蠊科昆虫地鳖*Eupolyphaga sinensis Walker*及冀地鳖*Steleophaga plancyi (Boleny)*的雌虫干燥体。地鳖主产于江苏省；冀地鳖主产于河北省。夏、秋二季捕捉，置沸水中烫死，晒干或烘干。夏季伏天为盛产期。

【性状特征】

1. 药材

（1）地鳖　呈扁平卵圆形，头端较狭，尾端较宽，长1.3～3厘米，宽1.2～2.4厘米。背部紫褐色，有光泽。背部有胸背板3节，前胸背板较发达，盖住头部；腹背板9节，呈覆瓦状排列。腹面红棕色。头部较小，有丝状触角1对，常脱落。胸部有足3对，具细毛和刺，腹部有横环节。质松脆，易碎。气腥臭，味微咸。

（2）冀地鳖　呈长椭圆形，长2.2～4厘米，宽1.5～2.5厘米。背部黑棕色，通常在边缘带有淡黄褐色斑块及黑色小点。

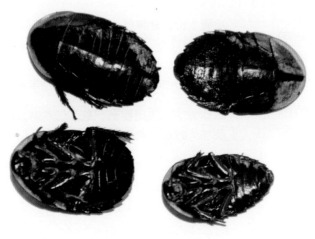

土鳖虫（冀地鳖）

2. 饮片

炒土鳖虫形态同原药材，其上有焦斑。

【药膳】

脆皮土鳖虫

土鳖虫150克。

制作方法：土鳖虫用清水冲洗无渣无沙；
之后用料酒、盐、味精、白胡椒、花椒粉、辣
椒粉、香葱粉腌制30分钟，再用少量的干面粉
扑上，油炸至酥脆即可。

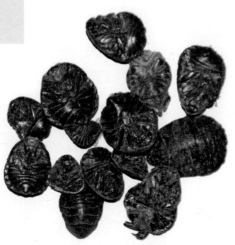

土鳖虫

大风子

Dafengzi

大风子科植物大风子*Hydnocarpus hainanensis*（*Merr.*）Sleum.的干燥成熟种子。制霜后用，称大风子霜。主产于泰国、越南等地。夏季采取成熟果实，取出种子，洗净，晒干。

【化学成分】

含大风子油酸（chaulmoogric acid），次大风子油酸（hydnocarpic acid），去氢大风子油酸的甘油酯，大风子烯酸（golic acid）等。

【饮片功能】

祛风燥湿，攻毒杀虫。用于麻风、疥癣。

【用法用量】

内服：大风子霜配丸、散用，成人每日用量15~3克。外用：适量。

【注意事项】

内服宜慎。阴虚血热者忌用。

【性状特征】

1. 药材

呈不规则的卵圆形或多面形，稍有钝棱，长1~2.5厘米，直径1~2厘米。表面灰棕色至灰褐色，有细纵纹，较小的一端放射出明显的凹纹至种子1/3处。种皮坚硬，厚约1～2毫米，内面光滑，浅黄色至黄棕色。种皮与种仁易分离，种仁外被红棕色或黑棕色薄膜，较小一端略皱缩，并有一环纹。胚乳肥大，乳白色至淡黄色，富油质；子叶2枚，浅黄色或黄棕色，心脏形，下接圆柱形胚根。气微，味淡，有油性。

2. 饮片

大风子霜为乳白色粉末。气微，味淡。

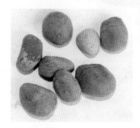

大风子药材

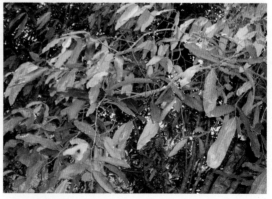

大风子植株

大皂角

Dazaojiao

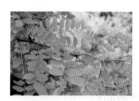

皂荚植株

【化学成分】
含三萜皂苷及醇类等。

【饮片功能】
祛风痰，除湿毒，杀虫。用于中风口眼歪斜、急喉痹塞、风痫、痰喘肿满、便秘、疮癣等症。

【用法用量】
内服：0.5~1.5克，研末或入丸剂。外用：煎汤洗，捣烂，或烧存性，研末敷。

【注意事项】
孕妇及咯血、吐血者忌用。

为豆科植物皂荚 *Gleditsia sinensis* Lam.的干燥成熟果实。主产于山东、河南、四川、云南、贵州等省。秋季采摘，除去杂质。晒干。四川省于7~8月间果实成熟时采收。

【性状特征】

荚果长扁条形，呈刀剑鞘状，稍弯曲，长1~25厘米，宽2~3.5厘米，厚0.8~1.5厘米。表面光滑，紫棕色或黑棕色，被灰白色蜡质粉霜，擦去后显光泽，种子所在处稍隆起，背缝线突起呈棱脊柱，内藏有种子数粒，种子圆形，质坚脆，易折断，断面有种子数粒，种子圆形，黄棕色，平滑坚硬，偶有发育不全的种子，粉尘入鼻亦使人打喷嚏，气微酸，味微甜后辣。

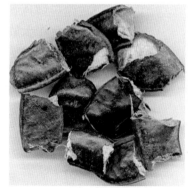

大皂角段

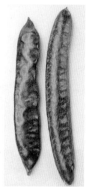

大皂角药材

大血藤

Daxueteng

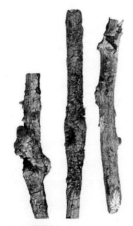

大血藤药材

木通科植物大血藤 *Sargentodoxa cuneata*（Oliv.）Rehd.et Wils.的干燥藤茎。主产于湖北、江西等省。常在8～10月或冬季落叶后采收。选取1厘米以上的茎藤砍下，去净细枝，再砍成30～60厘米长的小段，扎成束，晒干；或趁鲜切厚片，晒干。栽培者则在4~5年后方可砍取。

【性状特征】

1. 药材

呈圆柱形，略弯曲，直径1~3厘米。表面灰棕色或棕色，粗糙，有浅沟纹及明显的横裂纹，外皮常呈鳞片状剥落，剥落处呈暗红棕色，有的可见膨大的节及略凹陷的枝痕或叶痕。质硬，平整的横断面皮部红棕色，有数处（常为六处）向内嵌入木部，木部黄白色，有多数细孔状导管，射线红棕色，呈放射状排列。气微，味微涩。

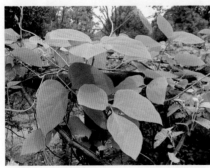

大血藤

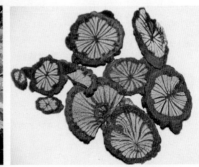

大血藤片

【化学成分】

含鞣质约7.7％，另含大黄素（emodin）、大黄素甲醚（physcion）、胡萝卜苷（daucosteriol）等。

【饮片功能】

清热解毒，活血，祛风。用于肠痈腹痛、经闭痛经、风湿痹痛、跌打肿痛。

【用法用量】

内服：煎汤，9~15克。

【注意事项】

孕妇慎用。

2. 饮片

为长椭圆形的厚片，切面皮部红棕色，有数处向内嵌入木部，木部黄白色，有多数细孔及放射状纹理。周边灰棕色或棕色。质硬。气微，味微涩。

【附方】

❶ 大血藤膏

大血藤、瞿麦根各60克，水1000毫升，合并煎液，浓缩为浸膏，每服15毫升，日2次，温开水送服。

功能主治：能败毒抗癌，对直肠癌有一定效果，能使便血逐渐消失，肿瘤明显缩小。

❷ 大血藤逐瘀汤

大血藤、白花蛇舌草、龙葵、白英、半枝莲、忍冬藤、败酱草各30克，蒲公英、榆角、地榆各15克，水煎3次分服。

功能主治：能消除结肠癌肠梗阻及肿痛便血，也适用于直肠癌。

❸ 红藤煎

大血藤、紫花地丁、金银花各30克，连翘、丹皮、延胡索、大黄各9克，乳香、没药、甘草各6克，水煎3次分服。

功能主治：清热消肿，用于热毒肠痈。

大豆黄卷

Dadouhuangjuan

豆科植物大豆*Glycine max*（L.）Merr.栽培品的种子经发芽干燥而成。主产于东北、华北等省。秋季采收，全年均可加工。取籽粒饱满的大豆，除去杂质，用水浸泡至膨胀，将水放出，用湿布覆盖，每日用清水冲洗1次，待芽长至0.5~1厘米时，摊开，晒干，习称"清水豆卷"或"淡豆卷"。也有用黑大豆如法加工的，但较少。

【性状特征】

1. 药材

种子椭圆形或肾形，稍扁，长0.7~1.4厘米，宽5~8毫米；表面灰黄色、黑褐色或紫褐色，光亮，有横向皱纹，一侧有长圆形种脐，长2~3毫米。种皮常裂开，破碎或脱落。子叶黄色，肥厚，胚根细长，伸出种皮之外，弯曲，长0.5~1厘米，质脆易断。气无，味淡，有油腻感。以粒大饱满、有皱纹及短芽者为佳。

2. 饮片

制大豆卷形如大豆卷，粒坚韧。味微苦，豆腥气较轻而微清香。

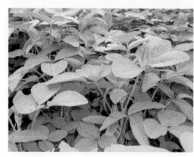

大豆植株

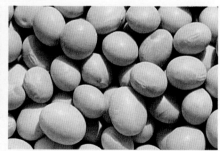

大豆

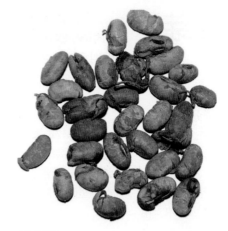

大豆黄卷

【化学成分】

含蛋白质、脂肪、胆碱、黄嘌呤（xanthine）、维生素B$_1$、维生素B$_2$、胡萝卜素、氨基酸等。

【饮片功能】

清热，利湿，解表。用于暑湿发热、胸闷不适、肢体酸痛、水肿胀满等。另外可"破妇人恶血，活血气，消水胀"。

【用法用量】

内服：煎汤，9~15克；捣汁或入散剂。

【注意事项】

恶五参、龙胆。杀乌头毒。

【食疗】

肥白方

大豆黄卷，猪油

制作方法：取黑大豆洗净，水浸泡，待外皮微皱时捞取，放入竹筐内，上盖湿布，每日淋水1~2次，保持一定湿度，使其发芽。待芽长1厘米左右时，取出晒干，炒熟磨粉，然后加入猪油适量，拌匀，制成重约10克左右的丸即可。

功能主治：补益肺脾，增进食欲。

用法用量：每次2丸，每日2次，可渐增至每次三四丸。若服药期间大便溏薄时，则不要再增加剂量。以温酒送下，疗效更佳。

大麦芽

Damaiya

禾本科植物大麦*Hordeum vulgare* L.栽培品的干燥成熟果实。全国产麦地区均产。果实成熟时采收，拣去杂质，晒干。

【化学成分】
含尿囊素，丙二酸，淀粉，蛋白质等。

【饮片功能】
和胃，宽肠利水。用于食滞泄泻、小便淋痛、水肿、火伤。

【用法用量】
内服：煎汤，9~12克。

【注意事项】
痰火哮喘者及孕妇忌用。

【性状特征】

颖果呈梭形，长8~12毫米，直径3~4毫米。表面淡黄色，一面为外稃包围；有5脉，顶端长芒已断落，另一面为内稃包围，有1纵沟。质地坚硬，断面粉性，白色。气微，味微甜。

【食疗】

大麦芽汤

大麦芽50克，冬瓜300克，陈皮25克，生姜5片，猪瘦肉200克。

制作方法：大麦芽、陈皮洗净；冬瓜去皮洗净，切块；猪瘦肉洗净，切小块。上述用料一同放入砂锅，加适量清水，先用武火煮沸，再用文火熬煮1~2小时。

功能主治：清热消暑，理气健脾。

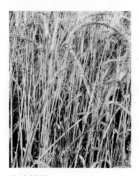

大麦植株

麦芽

炒麦芽

焦麦芽

大黄

Dahuang

【化学成分】

含蒽醌类衍生物，鞣质等。

【饮片功能】

泻下攻积，清热泻火，凉血解毒，逐瘀通经，利湿退黄。

（1）生大黄：泻热通肠。

（2）酒大黄：清上焦血分热毒。

（3）熟大黄：泻火解毒。

（4）大黄炭：凉血化瘀止血。

【用法用量】

内服：煎汤或入丸散，3～30克，不宜久煎。外用：适量，研末调敷患处。

【注意事项】

非实证禁用。妇女胎前产后、月经期、哺乳期忌用。

蓼科植物掌叶大黄*Rheum palmatum* L.、唐古特大黄*Rheum tanguticum* Maxim.et Balf.或药用大黄*Rheum officinale* Baill.栽培品的干燥根及根茎。掌叶大黄、唐古特大黄主产于甘肃、青海，药材习称"北大黄"。药用大黄主产于四川，药材通称"南大黄"或"马蹄大黄"。通常选择生长3年以上的植物，于9～11月地上部分枯黄时，或4～5月未发芽前采挖。

【性状特征】

1. 药材

（1）北大黄　呈类圆柱形、马蹄形、腰鼓形或不规则形，或纵剖成半圆柱形块状。表面黄棕色至红棕色，较平滑，可见类白色网状纹理及散在的星点。质坚实，有的中心稍松软，不易折断，断面淡红棕色或黄棕色，颗粒性。根茎横切面髓部较宽，可见星点，排列成环或散在；根部横切面无星点，木质部发达，具放射状纹理，形成层环明显。气清香，味苦而微涩，嚼之黏牙，有沙粒感，并使唾液染成黄色。

（2）南大黄　呈类圆柱形，一端稍大，形如马蹄，表面黄褐色或黄棕色，有微量的棕色线纹。断面黄褐色，富纤维性，多有孔隙，星点断续排列成环状。气微清香，味涩而苦。均以质坚实、稍有油性、气清香、味苦而微涩者为佳。

2. 饮片

（1）大黄片　为类圆形或不规则形厚片，切面黄棕色或黄褐色，颗粒性。

（2）酒大黄　表面深褐色，偶有焦斑。略有酒香。

（3）熟大黄　表面黑褐色。有特异香气，味微苦。

（4）醋大黄　表面深棕色至棕褐色，偶有焦斑。略有醋香。

（5）大黄炭　表面焦黑色，断面焦褐色。质轻而脆，易折断。无臭，味微苦。

（6）清宁片　为圆形厚片，表面呈黑色，质细而坚硬。具特异香气。

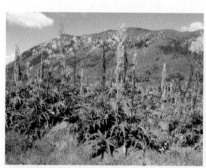
唐古特大黄植物

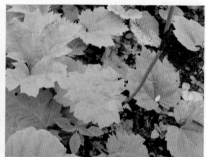
药用大黄植物

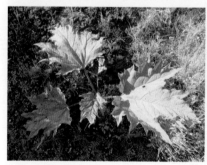
掌叶大黄植物

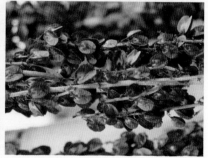
掌叶大黄果实

【食疗】

大黄粥

生大黄片9克，大米100克。

制作方法：将大黄洗净，碎成小块放入锅中，加清水适量，浸泡5～10分钟后，水煎取汁备用。将大米淘净，加清水适量煮粥，待熟时，调入大黄药汁，再煮一二沸即成；或将净生大黄片2～3克研为细粉，调入粥中服食亦可。

功能主治：泻下通便。适用于热毒炽盛、热结便秘。

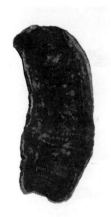 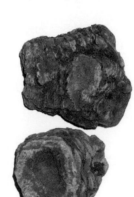 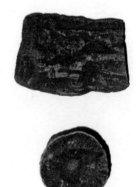

北大黄药材（甘肃礼县洮坪乡）　南大黄（四川北川）　掌叶大黄根茎（甘肃礼县洮坪乡）

大枣

Dazao

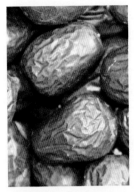

大枣

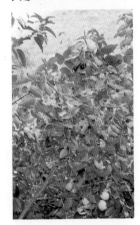

枣

鼠李科植物枣*Ziziphus jujuba* Mill.的干燥成熟果实。主产于山西、新疆、陕西、山东、河南等省区。红枣：采摘果实后，先烘焙至表皮转软，或用开水略煮至果肉呈柔软时，取出，晒干。黑枣：秋季果实成熟时采摘，用开水稍烫至果肉略软，然后置特别熏房内，以燃烧湿柴草方法烟熏，边熏边焙，直至枣皮转黑发亮，枣肉半熟，干燥适度时取出。南枣：采收加工方法，基本与黑枣相同，但烟熏时间较短，主要是烘焙干燥。

【性状特征】

（1）红枣　红枣的品种比黑枣更复杂，有大个的泡枣、小个的鸡心枣之分。

①泡枣　为短圆形或椭圆形，个较大，长2.5～3.5厘米，直径2～2.5厘米。表面红色至老红色，具宽大的皱缩纹，有的果皮稍显浮离样，较轻。果肉常与果核黏合不紧密，果肉也较疏松，淡棕黄色，味甜。

②鸡心枣　个较小，类卵形，似鸡心状，故名。长2～2.5厘米，直径1.5厘米左右，表面红色或浅红色，皱缩纹紧密而细。质柔而结实，果肉致密并紧粘果核，味甜。

（2）黑枣　果实椭圆形或短圆形，长2.5～3.5厘米，直径2～2.5厘米。表面棕黑色至乌黑色，微有光泽，具不规则皱缩状，两端中央微凹入，其中一端可见细小的果柄脱落残痕。质柔软，掰开果肉呈深棕色至棕褐色，油润而有光泽，富糖性，具胶质。味甚甘甜而稍有烟焦气。除去果肉，果核呈纺锤形，核壳甚坚硬，内有黄白色种仁。

【化学成分】

含生物碱，皂苷，维生素，有机酸，腺苷等。

【饮片功能】

补中益气，养血安神。用于脾虚食少、乏力便溏、妇人脏躁。

【用法用量】

内服：煎汤，3~10个。

【注意事项】

生吃时，枣皮易滞留在肠道中不易排出，因此吃枣时应细细咀嚼。枣虽然可以经常食用，但一次最好别超过20枚，吃得过量会有损消化功能，引发便秘。过多食用大枣会引起胃酸过多和腹胀。月经期间有眼肿或脚肿、腹胀现象的女性不适合吃红枣，体质燥热的妇女不适合在月经期吃红枣。

（3）南枣　果实呈长圆形，长3~4厘米，直径1.6~2厘米。表面红棕色或棕褐色，皱纹紧密而细。果肉红棕色，细腻，致密，糖性及粘胶质比黑枣少，味甘美，但甜味不及黑枣浓。本品除体形较长外，最大的特点是果核中的种仁与核壳分离，因而用手握南枣摇动，即听到种仁滚动响声。

【食疗】

❶ 大枣泥鳅汤

大枣6枚，泥鳅400克，生姜3片。

制作方法：将泥鳅开膛洗净，加水与去核枣、姜片煮熟均食之。

功能主治：补脾、温中、助阳。治疗遗精、阳痿。

用法用量：每日2次，10天为1个疗程。

❷ 大枣黑豆丸

大枣、黑豆各适量。

制作方法：先将黑豆放锅内炒出香味，凉后磨成细粉，再将大枣洗净，蒸熟去核，同黑豆共捣烂，捏成丸。

功能主治：治疗脾胃虚弱、肾虚腰酸。

用法用量：每服15克，淡盐水或黄酒送服。

大蓟

Daji

【化学成分】

含甾醇类，苷类，生物碱类及挥发油等。

【饮片功能】

凉血止血，解毒消肿。用于吐血、衄血、尿血、血淋血崩、带下、肠风、肠痈、痈疡肿毒、疔疮。

【用法用量】

内服：煎汤，9～15克（鲜者50～100克）；捣汁或研末。外用：捣敷或捣汁涂。

【注意事项】

脾胃虚寒而无瘀滞、血虚极者忌用。

菊科植物蓟*Cirsium japonicum Fisch.ex DC.*野生品的干燥地上部分或根。主产于华北地区及山东、江苏。植物生长茂盛期采收。

【性状特征】

1. 药材

（1）全草 茎呈圆柱形，基部直径可达1～2厘米；表面绿褐色或棕褐色，有数条纵棱，被丝状毛；断面灰白色，髓部疏松或中空，叶皱缩，多破碎，完整叶片展平后呈倒披针形或倒卵状椭圆形，羽状深裂，边缘具不等长的针刺；上表面灰绿色或黄棕色，下表面色较浅，两面均具灰白色丝状毛。头状花序顶生，球形或椭圆形，总苞黄褐色，羽状冠毛灰白色。气微，味淡。

（2）根 呈长纺锤形，常簇生而扭曲，长5～15厘米，直径0.2～0.6厘米。表面暗褐色，有不规则的纵皱纹。质硬而脆，易折断，断面粗糙，灰白色。气微，味甘、微苦。

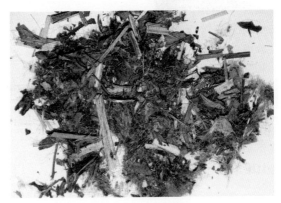

大蓟

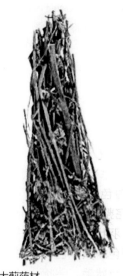

大蓟药材

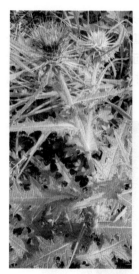

蓟植株

2. 饮片

（1）大蓟炭 形如大蓟段或片，表面焦黑色。

（2）大蓟根片 为类圆形厚片。表面灰白，周边暗褐色，有纵皱纹。质硬而脆。气微，味甜、微苦。

【食疗】

❶ 大蓟饮

鲜大蓟2500克，白糖500克。

制作方法：将鲜大蓟洗净切碎，加水适量，中火煮1小时，去渣，以文火浓缩。停火，待温，加入白糖，冷却晾干，即可饮用。

功能主治：治疗血分有热的吐衄崩下等血症。

❷ 大蓟粥

粳米100克，大蓟100克。

制作方法：将大蓟洗干净，入沸水锅焯一下水，再用冷水浸去苦味，捞出切细。粳米淘洗干净，用冷水浸泡30分钟，捞出，沥干水分。取砂锅加入冷水、粳米，先用旺火煮沸，再改用小火煮至粥将成时，加入大蓟，待滚，用盐、味精调味，撒上葱末，淋上香油，即可盛起食用。

功能主治：治疗痔疮。

大青叶

Daqingye

十字花科植物菘蓝*Isatis indigotica* Fort.栽培品的干燥叶。主产于河北、江苏等省。5~11月采收，一般每年收割2~3次，6月中旬割者为头刀，7~8月割者称二刀，拣去杂质，晒干。

【性状特征】

1. 药材

本品多皱缩卷曲，有的破碎。完整叶片展平后呈长椭圆形至长圆状倒披针形，长5~20厘米，宽2~6厘米；上表面暗灰绿色，有时可见色较深稍突起的小点；先端钝，全缘或微波状，基部狭窄下延至叶柄呈翼状；叶柄长4~10厘米，淡棕黄色。质脆。气微，味微酸、苦、涩。

2. 饮片

为不规则的破碎叶片，多皱缩卷曲。表面暗灰绿色，质脆。气微，味微酸、苦、涩。

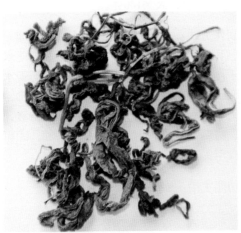

大青叶药材

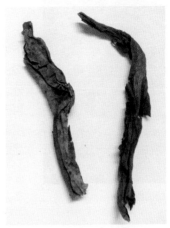

大青叶

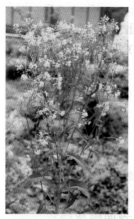

菘蓝植株

【食疗】

❶ 大青叶汁粥

大青叶30克，粳米30克。

制作方法：大青叶，捣烂过滤取汁；粳米加水适量煮粥，粥熟加入大青叶汁、白糖，稍煮1～2沸即成。

功能主治：清热解毒。用于小儿疳腮。

❷ 消暑凉血汤

大青叶、白茅根、金银花、鱼腥草、淡竹叶各20克，白糖适量。

制作方法：将上述原料洗净放入砂锅，清水适量，煮沸（沸后小火）20分钟后离火，去渣，加入白糖搅拌均匀。待汤凉后置入冰箱。适时取用，每日2～3次。

功能主治：清热解毒，利尿，凉血止血。用于暑天咳嗽。

【化学成分】

含靛玉红，靛蓝，β-谷甾醇、γ-谷甾醇和多种氨基酸等。

【饮片功能】

清热解毒，凉血消斑。用于温邪入营、高热神昏、发斑发疹、黄疸、热痢、咽喉肿痛、痄腮疮疖。

【用法用量】

内服：煎汤，6～9克，鲜品30～60克；或捣汁服。外用：捣敷；煎水洗。

【注意事项】

脾胃虚寒者忌用。

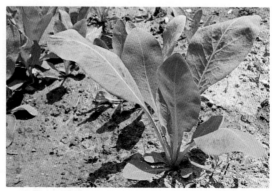

菘蓝基生叶

大腹皮

Dafupi

棕榈科植物槟榔*Areca catechu* L.栽培品的干燥成熟果皮。主产于广东、海南等省。冬季至次春采收未成熟的果实，煮后干燥，纵剖两瓣，剥取果皮，习称"大腹皮"；春末至秋初采收成熟果实，煮后干燥，剥取果皮，打松晒干，除去外果皮及内果皮硬壳，习称"大腹毛"。

【性状特征】

（1）大腹皮　略呈椭圆形或长卵形瓢状，长4～7厘米，宽2～3.5厘米，厚0.2～0.5厘米。外果皮深棕色近黑色，具不规则纵皱纹及隆起的横纹，顶端有花柱残痕，基部有果梗及残存萼片。内果皮凹陷，褐色或深棕色，光滑呈硬壳状。体轻，质硬，纵向撕裂，裂面可见中果皮纤维。无臭，味淡。

（2）大腹毛　主要为中果皮纤维，呈乱丝团状，长4～7厘米。黄白色或淡棕色，可见附着的外果皮及内果皮碎片。体轻松，质柔韧。气无，味淡。

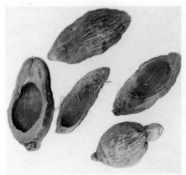

大腹皮药材

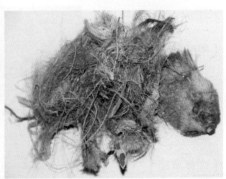

大腹皮（毛）

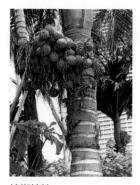
槟榔植株

【化学成分】
含槟榔碱（arecol-ine），槟榔次碱（are-caidine, arecarot, arecolidine, gura-cine）等。

【饮片功能】
行水消肿，下气宽中。用于湿阻气滞、脘腹胀闷、大便不爽、水肿胀满、脚气浮肿、小便不利。

【用法用量】
内服：煎汤，4.5～9克；或入丸剂。外用：煎水洗或研粉调敷。

【注意事项】
气虚体弱者慎用。

【食疗】

瓜蒌大腹皮炖猪肚

瓜蒌20克，大腹皮25克，猪肚1个，姜5克，葱5克，盐5克，大蒜10克。

制作方法：把大腹皮、瓜蒌、猪肚洗净，猪肚放沸水焯透，捞起待用；姜切片、葱切段，大蒜去皮切段；把猪肚放炖锅内，大腹皮、瓜蒌放猪肚内，加水1500毫升，放入盐、姜、葱；把炖锅置武火上烧沸，再用文火炖煮1小时即成。

功能主治：宽胸散结，利水疏肝。适用于肝硬化兼糖尿病患者。

用法用量：每日1次，每次吃猪肚50克，随意喝汤。

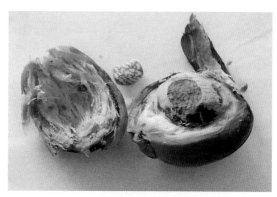
槟榔种子及果皮

大蒜

Dasuan

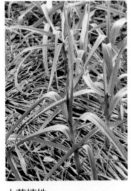

大蒜植株

百合科植物蒜*Allium sativum* L.栽培品的干燥鳞茎。主产于山东。夏初采收，除去泥沙，通风晾干或烘烤至外皮干燥。

【性状特征】

（1）白皮蒜　鳞茎呈类球形，直径3～6厘米，由6～10个小鳞茎着生在扁平木质鳞茎盘上抱合而成，外包1～3层白色的膜质鳞叶，中央有干缩的花葶残基，基部有多数黄白色须根痕。小鳞茎瓣状长卵圆形，顶端略尖，背面略隆起，外被膜质鳞叶，内为白色肥厚的肉质鳞叶，切断面随处可见黄色油点。气特异，味辛辣。

（2）紫皮蒜　性状同上，惟外包1～3层淡紫红色的膜质鳞叶。

（3）独瓣蒜　鳞茎卵状圆锥形，直径1～3厘米，外包1～3层白色的膜质鳞叶，基部有多数黄白色须根痕。内为白色肥厚的肉质鳞叶，切断面随处可见黄色油点。气特异，味辛辣。

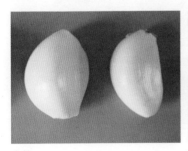

大蒜

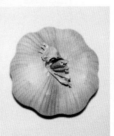

蒜鳞茎

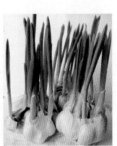

【化学成分】

含大蒜氨酸（allin），大蒜辣素（allicin），大蒜硫苷A1（scordinin A1），挥发油及氨基酸等。

【饮片功能】

行气消积，杀虫解毒。用于饮食积滞、脘腹冷痛、泄泻、痢疾、感冒、百日咳、蛲虫病、痈疽肿毒、癣疮、蛇虫伤。

【用法用量】

内服：煎汤，7.5～15克；生食、煨食或捣泥为丸。外用：捣敷，作栓剂或切片灸。

【注意事项】

阴虚火旺及慢性胃炎溃疡病患者慎用。外用能引起皮肤发红，灼热，起泡，故不宜敷之过久。皮肤过敏者慎用。

【食疗】

❶ 大蒜粥

大蒜头30克，粳米100克。

制作方法：大蒜头去皮，放入开水中煮1分钟后捞出；取粳米于水中煮成稀饭，将熟时，再将煮过的大蒜头放入粥中煮熟，熟后可加适量猪油、食盐调味食用。

功能主治：止痢疾，降血压，抗痨。适用于急慢性痢疾、肺结核、中老年人高血压、动脉硬化症。若肺结核咯血者，另在粥中加白及粉5克同煮食。

禁忌：肝炎、胃热或常有口干口苦者忌食。

❷ 蒜姜柠檬泡酒

大蒜400克，生姜150克，柠檬3个，蜂蜜70毫升，白酒800毫升。

制作方法：大蒜略蒸或煮一下去蒜臭味切片，姜、柠檬切片同泡在酒中3个月后可饮用。

功能主治：祛风散寒解表。主治风寒感冒。

女贞子

Nüzhenzi

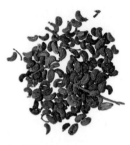

女贞子

木樨科植物女贞*Ligustrum lucidum* Ait.栽培品的干燥成熟果实。主产于浙江、江苏、湖南。冬季摘取成熟果实，除去枝叶，晒干即可，或将果实摘下后稍蒸或在开水中潦一下，然后再晒干。

【性状特征】

1. 药材

果实呈卵形、肾形或椭圆形，长6～8.5毫米，直径3.5～5.5毫米。表面黑紫色或灰黑色，皱缩不平，基部有果梗痕或具宿萼及短梗。体轻。外果皮薄。中果皮较松软，易剥离。内果皮木质，黄棕色，具纵棱。种子通常为1粒，肾形，紫黑色，油性。无臭，味甘、微苦涩。

2. 饮片

酒女贞子除霜后表面显黑褐色，质地油润，霜为白色粉末，手搓无黏腻感，具酒香气而无霉气，味甜、辛。

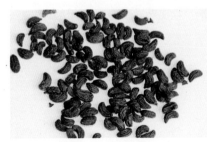

制女贞子

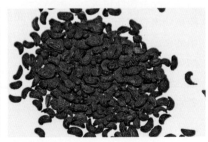

酒女贞子

【化学成分】

含苷类，萜类，脂肪油，挥发油及多糖等。

【饮片功能】

滋补肝肾，明目乌发。用于眩晕耳鸣、腰膝酸软、须发早白、目暗不明。

【用法用量】

内服：煎汤，6~12克。

【注意事项】

脾胃虚寒泄泻及阳虚者忌用。

【食疗】

❶ 女贞子粥

女贞子15克，大米100克，白糖适量。

制作方法：将女贞子洗净，放入锅中，加清水适量，水煎取汁，再加大米煮粥，待熟时调入白糖，再煮一二沸即成，每日1剂。

功能主治：滋补肝肾，明目养阴

❷ 女贞子酒

女贞子200克，低度白酒500毫升。

制作方法：冬季果实成熟时采收，将女贞子洗净，蒸后晒干，放入低度白酒中，加盖密封，每天振摇1次，1周后开始服用。

功能主治：补益肝肾，抗衰祛斑。

用法用量：每日1~2次，每次1小盅。

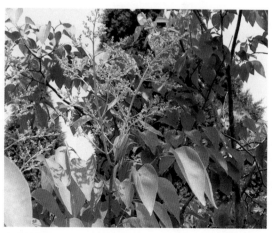

女贞植株

小茴香

Xiaohuixiang

伞形科植物茴香*Foeniculum vulgare* Mill. 栽培品的干燥成熟果实（双悬果）。主产于内蒙古、山西、辽宁。以山西产量最大，内蒙古产品质佳。秋季果实初熟时，将全株割下，晒干，打下果实，除去杂质。

【性状特征】

1. 药材

呈长圆柱形，两端稍尖，有的稍弯曲，长4~8毫米，宽1.5~2.5毫米。基部有的带小果柄，顶端残留有黄棕色突起的花柱基。表面黄绿色或淡黄色，光滑无毛。果实极易分离成2个小分果。分果呈长椭圆形，背面有5条隆起的纵棱线，接合面平坦而宽，横切面略呈五边形，背面的四边约等长。质较硬，中心灰白色，有油脂。有特异香气，味微甜、辛。

（1）西小茴　粒长，呈绿色，香气浓烈。

（2）川谷香　粒较圆，呈灰棕色。

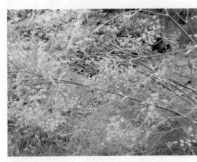

茴香

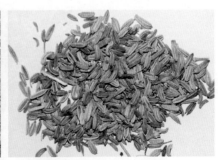

小茴香药材

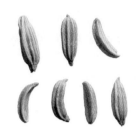

小茴香

【化学成分】
含挥发油类，油脂，蜡类及甾体等。

【饮片功能】
散寒止痛，理气和胃。

【用法用量】
内服：煎汤，3~6克。
外用：研末调敷或炒热温熨。

【注意事项】
阴虚火旺者慎用。

2. 饮片

盐小茴香微鼓起，色泽加深，呈黄褐色，偶有焦斑，味微咸。

【食疗】

❶ 茴香粥

小茴香10克，大米50克，食盐适量。

制作方法：将茴香择净，水煎取汁，加大米煮粥，待熟时调入食盐等，再煮一二沸即成，或将茴香3~5克研为细末，调入粥中服食。

功能主治：行气止痛，健脾开胃。

用法用量：每日1剂，连续3~5天。

❷ 小茴香炖猪肚

小茴香6克，猪肚1只，姜10克，葱15克，盐6克，料酒20克。

制作方法：把猪肚洗净；姜切片，葱切段。小茴香用纱布袋装好扎紧口，放入猪肚内。把小茴香猪肚放入炖锅内，加水适量，放入姜、葱。将炖锅置武火上烧沸，再用文火炖煮1小时，加入盐拌匀即成。

功能主治：散寒行气，和胃止痛。适用于慢性胃炎、胃寒腹痛者。

用法用量：佐餐食用，每日1次，每次吃猪肚50克，喝汤。

小通草

Xiaotongcao

//////////////

旌节花科植物中国旌节花*Stachyurus chinensis* Franch.、西域旌节花*Stachyurus himalaicus* Hook. *f. et* Thoms.或山茱萸科植物青荚叶*Helwingia japonica*（Thunb.）Dietr.的干燥茎髓。主产于四川、陕西、贵州、甘肃、江西、湖北、湖南。秋季采收，割取地上茎，切成30~50厘米长的段，趁鲜用细竹棒由小端向大端顶出髓部；理直，晒干。或用刀纵剖，剥去皮部及木质部，取出髓部，晒干。

【性状特征】

（1）中国旌节花及同属植物的茎髓　呈细圆柱形，长30 ~ 50厘米，直径0.6 ~ 1.2厘米。银白色或米黄色，外表平坦无纹理，中间无空心，体轻质松软，可弯曲，捏之能使其变形，略有弹性，断面平坦，有银白色光泽。水浸泡后表面及断面均有黏滑感。无臭，无味。

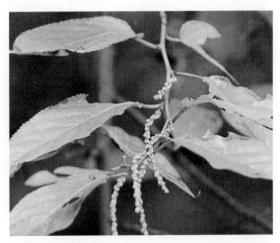

喜马拉雅旌节花

【化学成分】
含通脱木皂苷，蛋白质，多糖等。

【饮片功能】
清热利尿，下乳。用于小便不利、尿路感染、乳汁不下。

【用法用量】
内服：煎汤，2.5～4.5克。

【注意事项】
孕妇慎用。

（2）青荚叶的茎髓　呈细圆柱形，直径0.5~1厘米，白色或米黄色，表面有浅纵条纹，体轻但质较硬，以手捏之不易变形，断面平坦有白色光泽。水浸泡后无黏滑感。

【食疗】

通草通乳汤

通草5克、川芎5克、当归5克、鲫鱼200克、生姜适量。

制作方法：将洗净后的药材放入锅中加水先煮20分钟，再将鲫鱼稍微煎一下后放入锅中一同煲煮，最后调味食用。

功能主治：治疗产后乳汁不下之症。

用法用量：每日一剂，连续3天。

禁忌：孕妇慎用。

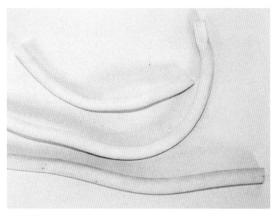

小通草

小蓟

Xiaoji

菊科植物刺儿菜*Cirsium setosum*（Willd）MB. 野生品的干燥地上部分。全国大部分地区均产。夏、秋二季花开时采割，除去杂质，晒干。

【性状特征】

1. 药材

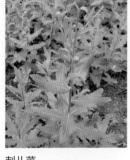

刺儿菜

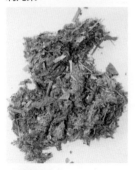

小蓟段

茎呈圆柱形，有的上部分枝，长5～30厘米，直径0.2～0.5厘米；表面灰绿色或带紫色，具纵棱及白色柔毛；质脆，易折断，断面中空。叶互生，无柄或有短柄；叶片皱缩或破碎，完整者展平后呈长椭圆形或长圆状披针形，长3～12厘米，宽0.5～3厘米；全缘或微齿裂至羽状深裂，齿尖具针刺；上表面绿褐色，下表面灰绿色，两面均具白色柔毛。头状花序单个或数个顶生；总苞钟状，苞片5～8层，黄绿色，花紫红色。气微，味微苦。

2. 饮片

（1）小蓟　呈大小不一的小段或碎片，长约1厘米，表面绿色或带紫色，有白色丝状柔毛，叶片柔软，皱缩卷曲，叶缘具针刺，茎坚韧，头状花显紫红色。无臭，味微苦。

（2）小蓟炭　形如小蓟，表面显炭黑色并有炭末。

【化学成分】

含刺槐素-7-鼠李糖葡萄糖苷，芸香苷，原儿茶酸，咖啡酸，绿原酸，生物碱和皂苷等。

【饮片功能】

凉血止血，祛瘀消肿。用于衄血、吐血、尿血、便血、崩漏下血、外伤出血、痈肿疮毒。

生小蓟：止血凉血，破血通淋。

小蓟炭：止血。

【用法用量】

内服：煎汤或入丸、散，用量4.5~9克。外用：鲜品适量，捣敷患处。

【注意事项】

脾胃虚寒而无瘀滞者忌用。

【食疗】

❶ 小蓟焖田螺

田螺750克，鲜小蓟50克，生姜30克，花生油、花椒、料酒、酱油、细盐、味精各适量。

制作方法：将小蓟洗切备用，并将生姜去皮切丝待用。田螺用碱水洗一下、杀死上面的微生物，放入盐水中腌10分钟，使其吐去黏沫，再用清水冲洗干净。用刀背砸去田螺顶尖。锅内放花生油，旺火烧热，放花椒炸出香味后加入小蓟、姜丝、料酒、酱油、细盐煸炒一下，加上清水，用小火焖15分钟，出锅前加上味精盛入盘内，用牙签挑出田螺肉食用。

❷ 小蓟粥

小蓟100克，粳米100克。

制作方法：将刺儿菜（小蓟）洗干净，入沸水锅焯过，冷水过凉，捞出细切。粳米淘洗干净，用冷水浸泡30分钟，捞出，沥干水分。取砂锅加入冷水、粳米，先用旺火煮沸，再改用小火煮至粥将成时，加入刺儿菜，待滚，用盐、味精调味，撒上葱末，淋上香油，即可盛起食用。

功能主治：清热泻火。

山豆根

Shandougen

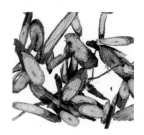

山豆根片（云南）

豆科植物越南槐*Sophora tonkinensis Gagnep.*的干燥根及根茎。主产于广西、江西。春、秋二季采挖，除去残茎及须根洗净晒干，以秋季采挖者质佳。

【性状特征】

1. 药材

根茎呈不规则的结节状，顶端常残存茎基，其下着生根数条。根呈长圆柱形，常有分枝，长短不等，直径0.7～1.5厘米。表面棕色至棕褐色，有不规则的纵皱纹及突起的横向皮孔。质坚硬，难折断，断面皮部浅棕色，木部淡黄色。有豆腥气，味极苦。

2. 饮片

呈不规则的类圆形厚片。外表皮棕色至棕褐色。切面皮部浅棕色，木部淡黄色。有豆腥气，味极苦。

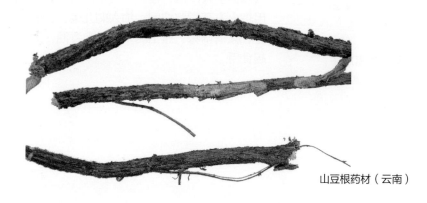

山豆根药材（云南）

【化学成分】

含苦参碱，氧化苦参碱，黄酮类等。

【饮片功能】

清火解毒，消肿止痛。用于咽喉牙龈肿痛、肺热咳嗽烦渴、黄疸、热结便秘。

【用法用量】

咽喉：3~6克。含之咽汁，解咽喉肿毒，极妙。内服：煎汤，15~25克；或磨汁。外用：含漱或捣敷。

【注意事项】

虚火喉痹及脾胃虚寒泄泻者禁用。

【食疗】

豆根射干栀子汤

山豆根、射干、栀子各9克

制作方法：煎汤。

功能主治：治疗扁桃体炎。

用法用量：每日1剂。

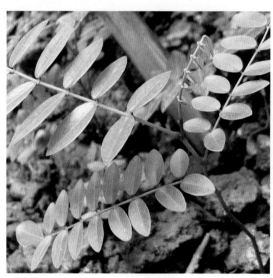

越南槐

山柰
Shannai

姜科植物山柰*Kaempferia galanga L.*栽培品的干燥根茎。主产于广西、广东、云南，习称"沙姜"。12月至次年3月间，地上茎叶枯萎时，采集1～3年生的根茎。洗去泥土，除去须根，横切成片，用硫黄熏一天后，铺在竹席上晒干（切忌火烘）。

【性状特征】

为圆形或近圆形的横切片，直径1～2厘米，厚0.3～0.5厘米。外皮浅褐色或黄褐色，皱缩，有的有根痕或残存须根；切面类白色，粉性，常鼓凸。质脆，易折断。气香特异，味辛辣。

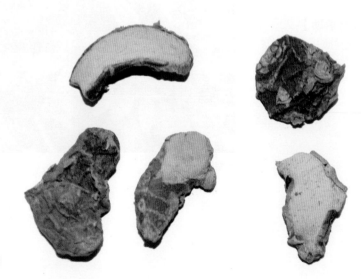

山柰

【化学成分】
含黄酮及挥发油等。

【饮片功能】
行气温中，消食，止痛。用于胸膈胀满、脘腹冷痛、饮食不消。

【用法用量】
内服：煎汤，6~9克。

【注意事项】
阴虚血亏及胃有郁火者禁用。

【药膳】

❶ 山柰盐水鸡

鸡脚500克，山柰15克，当归5克。

制作方法：鸡脚去掉指甲洗净，飞水过冷河备用；锅内放入清水600毫升煮沸，放入沙姜、当归、盐；再放入鸡脚煮沸后改小火20分钟即可食用。

❷ 山柰肉卤野鸡蛋

五花肉500克，野鸡蛋6枚，金针菇150克，山柰3块，冰糖、花椒、香叶、八角适量。

制作方法：提前将金针菜浸泡，洗净揉捏出黄水后待用；五花肉化冻洗净入锅焯一下，冲去浮沫沥水备用；铸铁锅中火烧热，转小火候加入冰糖，待融化后放入香料和葱姜，最后放入五花肉转中火；之后用木铲翻炒将肉上色，再加入一点老抽、黄酒，和少量水，盖锅盖，转最小火炖20分钟；最后投入黄花菜和煮好的野鸡蛋，中火煮滚后转最小火10分钟，给少许盐，待卤汁渐稠即可。

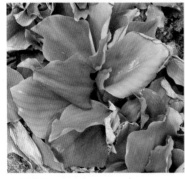

山柰植株

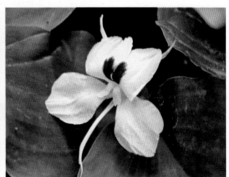

山柰花

山茱萸

Shanzhuyu

山茱萸科植物山茱萸*Cornus officinalis* Sieb. et Zucc.的干燥成熟果肉。主产于浙江、河南。以浙江省产量大、品质优，有杭萸肉、淳萸肉之称。一般在秋季10~11月间霜降后采收，以经霜后采者质量最佳。加工方法：火烘将鲜果放在竹笼内用文火烘焙至膨胀（防止烘焦），冷却后用手把核挤出，置阳光下晒干，此法所得产品质佳。水煮 将鲜果置入沸水中，待水再沸起小泡约10分钟捞出，稍凉，捏去种子，将果肉晒干或烘干。蒸 入木屉内蒸5分钟，取出稍晾，捏去种子，将果肉晒干或烘干。煮或蒸者，所得产品质量较次。

【性状特征】

1. 药材

呈不规则的片状或囊状，长1~1.5厘米，宽0.5~1厘米。表面紫红色至紫黑色，皱缩，有光泽。顶端有的具圆形宿萼痕，基部有果柄痕。质柔软。气微，味酸、涩、微苦。

2. 饮片

（1）酒山萸肉　形如山萸肉，微有酒气。

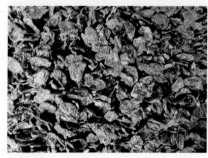

山茱萸

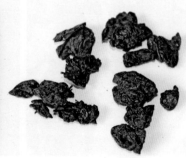

制山茱萸

（2）蒸山萸肉　形如山萸肉，表面紫黑色，质滋润柔软。

【食疗】

❶ 山茱萸粥

山茱萸15克，大米100克，白糖适量。

制作方法：将山茱萸洗净，去核；大米淘净，与山茱萸同放锅中，加清水适量，煮至粥熟时，调入白糖，再煮一二沸即成，每日1剂。

功能主治：补益肝肾，涩精敛汗。

❷ 石斛山萸猪肉汤

石斛12克、山萸肉9克、山药12克、枸杞子9克、水4碗、盐1茶匙、猪肉适量。

制作方法：石斛浸洗，将已洗净的石斛切碎。所有材料洗净后放入煲内煲滚，再改用文火煲3.5小时，落盐即成。

功能主治：补肝肾，滋阴明目。用于血气皆虚、精神不振。

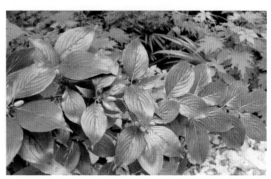

山茱萸植株

【化学成分】

含山茱萸苷，酸类，马钱素（loganin），β-谷甾醇（β-Sit-osterol），皂苷，鞣质等。

【饮片功能】

补益肝肾，涩精固脱。用于眩晕耳鸣、腰膝酸痛、阳痿遗精、遗尿尿频、崩漏带下、大汗虚脱、内热消渴等症。

【用法用量】

内服：煎汤，6~12克。

【注意事项】

凡命门火炽、强阳不痿、素有湿热、小便淋涩者忌用。

山药

Shanyao

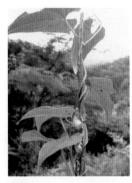

薯蓣

薯蓣科植物薯蓣*Dioscorea opposita* Thunb. 的干燥根茎。主产于河南，习称"怀山药"。冬季茎叶枯萎后采挖，切去根头，洗净，除去外皮及须根，用硫黄熏后干燥，也有选择肥大顺直的干燥山药，置清水中，浸至无干心，闷透，用硫黄熏后，切齐两端，用木板搓成圆柱状，晒干，打光，称"光山药"。

【性状特征】

（1）毛山药　呈圆柱形，弯曲而稍扁，长约15～30厘米，直径1.5～6厘米，表面黄白色或棕黄色，有明显纵皱及未除尽之栓皮，并少数根痕。质较硬，断面白色，颗粒状，粉质。气微，味甘微酸，嚼之发黏。

（2）光山药　呈平滑的圆柱形，长10～20厘米，直径2～4厘米。表面淡黄白色，光滑。质坚硬，不易折断，断面白色，粉质。气微，微甘味酸，嚼之发黏。以质坚实，粉性足，色洁白者为佳。

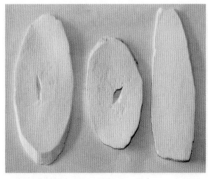

山药（湖南）

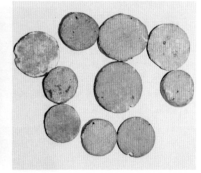

山药（炒）

【化学成分】

含薯蓣皂苷元，糖蛋白，维生素C，胆碱，黏液质，游离氨基酸等。

【饮片功能】

补脾养胃，生津益肺，补肾涩精。用于脾虚食少、久泻不止、肺虚喘咳、肾虚遗精、带下、尿频、虚热消渴。

【用法用量】

内服：煎汤，9～18克；或入丸、散。外用：捣敷。

【注意事项】

有实邪者忌用。

【食疗】

❶ 山药羊肉粥

鲜山药200克，羊肉、粳米各150克。

制作方法：先将山药去皮切成小块，羊肉去筋膜切块，备用。将粳米下锅，加水煮之，待米开花时，先下羊肉，煮沸15分钟后，再下山药，煮至汤稠肉香即可；或加调料食之亦可。

功能主治：益气温阳，滋阴养血，健脾补肾，固元抗衰。可作为脾肾两虚的食疗补方，尤适宜于小儿、老年体虚气弱者。

❷ 六元解毒汤

怀山药30克，人参5克，莲子、薏苡仁各20克，芡实、茯苓各15克。

制作方法：将以上药物放入锅内，加水500毫升，煎取200毫升，滤出；再加水500毫升，煎取200毫升。将两次药液混合后分两次服用。

功能主治：健脾益气补虚劳。可用于慢性胃炎、胃下垂及久病身体虚弱、不思饮食者。

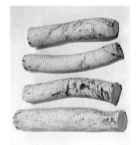

光山药

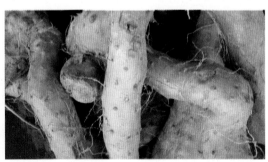

山药（野生，韩国）

山楂

Shanzha

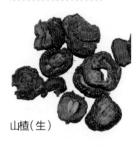

山楂（生）

【化学成分】

含金丝桃苷，熊果酸，枸橼酸，维生素C等。

【饮片功能】

消食健胃，行气散瘀。用于肉食积滞、胃脘胀满、泻痢腹痛、瘀血经闭、产后瘀阻、心腹刺痛、疝气疼痛、高脂血症。

炒山楂：消食化积。用于脾虚食滞、食欲不振、神倦乏力。

焦山楂：消食止泻，用于肉食积滞、泻痢不爽。

山楂炭：止血，止泻。可用于胃肠出血或脾虚腹泻兼食滞者。

蔷薇科植物山里红*Crataegus pinnatifida Bag. var. major N. E. Br.*或山楂*Crataegus pinnatifida Bge.*栽培品的干燥成熟果实。主产于河南、山东。秋季果实成熟时采收，晒干，或切片，干燥。

【性状特征】

1. 药材

完整果实近球形，直径1~2.5厘米，表面鲜红色，有光泽，满布灰白色细斑点，顶端有宿存花萼，基部有果柄残痕。商品为圆形片，皱缩不平，直径1~2.5厘米，厚0.2~0.4厘米，外皮红色，具皱纹，有灰白小斑点。果肉深黄色至浅棕色。中部横切片具5粒浅黄色果实，但核多脱落而中空。有的片上可见短而细的果梗或花萼残迹。气微清香，味酸、微甜。

2. 饮片

（1）炒山楂　形如山楂，切面微黄色至褐黄色。

（2）焦山楂　形如山楂，切面焦褐色，外皮红棕色至红棕黑色，内部黄褐色。

（3）山楂炭　形如山楂，切面焦黑色，内部焦褐色。

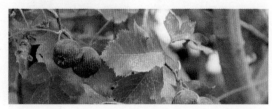

山里红植株

【化学成分】

含金丝桃苷，熊果酸，枸橼酸，维生素C等。

【饮片功能】

消食健胃，行气散瘀。用于肉食积滞、胃脘胀满、泻痢腹痛、瘀血经闭、产后瘀阻、心腹刺痛、疝气疼痛、高脂血症。

炒山楂：消食化积。用于脾虚食滞、食欲不振、神倦乏力。

焦山楂：消食止泻，用于肉食积滞、泻痢不爽。

山楂炭：止血，止泻。可用于胃肠出血或脾虚腹泻兼食滞者。

【用法用量】

内服：煎汤或入丸、散，用量9~12克。外用：煎水洗或捣敷。

【注意事项】

脾胃虚弱者慎用。

【食疗】

❶ 蜜山楂

山楂，蜂蜜。

制作方法：将山楂洗净，去掉果柄、果核，放在铝锅内，加水适量，煎煮至7成熟、水将耗干时加入蜂蜜，再以小火煮熟透收汁即可。冷却后放入瓶罐中贮存。

功能主治：开胃，消食，活血化瘀。治疗冠心病以及肉食不消、腹泻。

用法用量：每天服用。

❷ 山楂蜜枣炖山药

山药280克，蜜枣6个，山楂6个，冰糖30克，适量蜂蜜。

制作方法：山药去皮切滚刀块、蜜枣对切、山楂去核心切片。山药入锅中煮沸，至透明捞出备用。另起锅，加入适量水、冰糖、加入焯过的山药、蜜枣、山楂。然后大火煮开，转中小火慢炖，至汤汁黏稠，山药熟软关火。放至微热，加入适量蜂蜜调味。

功能主治：健脾益胃，滋肾益精，益肺止咳，降低血糖。

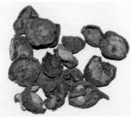

炒山楂

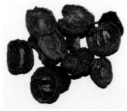

焦山楂

山慈菇

Shancigu

兰科植物杜鹃兰*Cremastra appendiculata*（*D.Don*）Makino、独蒜兰*Pleione bulbocodioides*（*Franch.*）Rolre或云南独蒜兰*Pleione yunnanensis* Rolfe野生品的干燥假鳞茎。前者称"毛慈菇"，后两者习称"冰球子"。主产于云南、贵州等省。夏、秋二季采挖，除去地上部分及泥沙，分开大小置沸水锅中蒸煮至透心，干燥。

【性状特征】

（1）毛慈菇　呈不规则扁球形或圆锥形，顶端渐突起，基部有须根痕，长1.8～3厘米，膨大部直径1～2厘米。表面黄棕色或棕褐色，有纵皱纹或纵沟，中部有2～3个微突起的环节，节上有鳞叶干枯腐烂后留下的丝状纤维。质坚硬，难折断。断面灰白色或黄白色，略呈角质样。气微，味淡，有黏性。

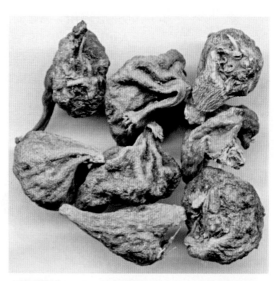

山慈菇药材

【化学成分】

含黏液及葡甘露聚糖（glucomannan）等。

【饮片功能】

清热解毒，化痰散结。用于痈肿疔毒、瘰疬痰核、淋巴结结核、蛇虫咬伤。

【用法用量】

内服：煎汤，3～9克。外用：适量捣敷患处。

【注意事项】

正虚体弱者慎用。

（2）冰球子　呈圆锥形、瓶颈状或不规则团块，直径1～2厘米，高1.5～2.5厘米。顶端渐尖，尖端断头处呈盘状，基部膨大且圆平，中央凹入，有1～2个环节，多偏向一侧。撞去外皮者表面黄白色，有表皮者浅棕色，光滑，有不规则皱纹。断面浅黄色，角质，半透明。气微，味淡。

【药膳】

拔丝山慈菇

山慈菇400克，芝麻10克，鸡蛋清80克，白砂糖100克，植物油40克，淀粉（豌豆）20克。

制作方法：山慈菇去皮，切块。鸡蛋清放入适量干淀粉和水做糊，将山慈菇放入糊中挂芡，再逐块蘸上干淀粉后待用。将山慈菇块放入油锅中炸至金黄色时，用漏勺捞出，油锅仍用小火保温。另一净锅内加少量油、白糖及清水，用文火熬至糖水将要拔出丝时，迅速把山慈菇再投入原保温油锅内复炸，随即用漏勺捞起，倒入熬糖水的锅内，迅速翻拌，边翻拌边均匀地撒上芝麻，即可装入涂过油的盘子内。

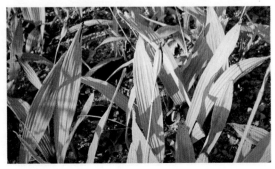

山慈菇植物

川乌
Chuanwu

毛茛科植物乌头*Aconitum carmichaeli* Debx. 栽培品的干燥母根（主根）的炮制品，称制川乌。主产于四川。7~8月采挖，取母根，除去子根、须根及泥土，晒干。

【性状特征】

呈不规则的纵切片，长三角形片状。切面黑褐色或暗黄色，角质状，见有灰棕色斜向条纹，中间有空洞。质轻脆。气无，微有麻舌感。

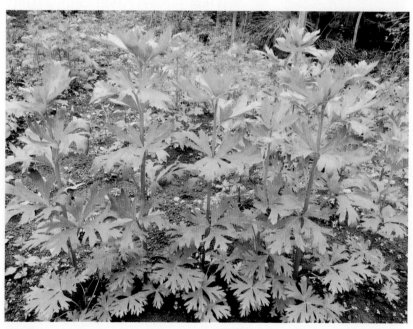

乌头植株

【化学成分】

含乌头碱（Aconitine），中乌头碱（Mesaconitine），次乌头碱（Hypaconitine）等。

【饮片功能】

祛风除湿，温经止痛。用于风寒湿痹，肢体疼痛，麻木不仁，心腹冷痛，疝痛，跌打肿痛。

【用法用量】

9~18克，先煎。

【注意事项】

生品忌用。不宜与贝母类、半夏、白及、白蔹、天花粉、瓜蒌类同用。

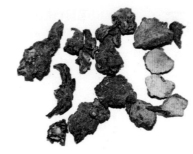

川乌药材

【食疗】

川乌粥

制川乌1~3克，粳米30克，姜汁10滴，蜂蜜适量。

制作方法：粳米煮粥，沸后加入川乌粉末改文火慢煎。后加入生姜汁及蜂蜜搅匀，稍煮一二沸即可。

功能主治：祛寒止痛。治疗类风湿关节炎、颈椎病。

用法用量：宜温服。患者有热性疼痛，或在发热期间，以及孕妇均忌服。

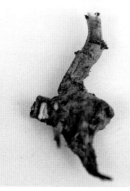

乌头母根

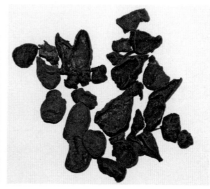

制川乌

川木通

Chuanmutong

毛茛科植物小木通*Clematis armandii* Franch. 或绣球藤*Clematis montana* Buch.-Ham.的干燥藤茎。主产于四川。春、秋二季采收，除去粗皮，晒干，或趁鲜切薄片，晒干。

【性状特征】

1. 药材

呈长圆柱形，略扭曲，长50～100厘米，直径2～3.5厘米。表面黄棕色或黄褐色，有纵向凹沟及棱线；节处多膨大，有叶痕及侧枝痕。残存皮部易撕裂。质坚硬，不易折断。

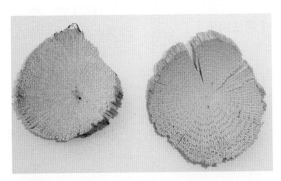

川木通

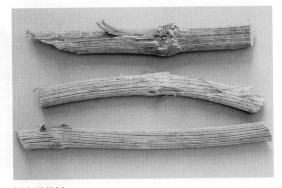

川木通药材

【化学成分】

含三萜皂苷类、黄酮类、木脂素等。

【饮片功能】

利尿通淋，清心除烦，通经下乳。用于淋证、水肿、心烦尿赤、口舌生疮、经闭乳少、湿热痹痛。

【用法用量】

3~6克。

【注意事项】

小便过多、遗尿、滑精气弱者及孕妇忌用。

切片厚2~4毫米，边缘不整齐，残存皮部黄棕色，木部浅黄棕色或浅黄色，有黄白色放射状纹理及裂隙，其间布满导管孔，髓部较小，类白色或黄棕色，偶有空腔。气微，味淡。

2. 饮片

呈类圆形厚片，切面边缘不整齐，残存皮部黄棕色，木部浅黄棕色或浅黄色，有黄白色放射状纹理及裂隙，其间密布细孔状导管，髓部较小，类白色或黄棕色，偶有空腔。气微，味淡。

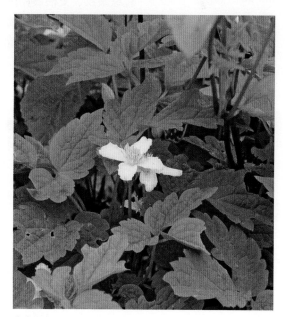

小木通

川牛膝

Chuanniuxi

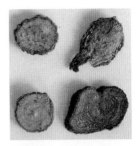

川牛膝片

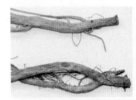

川牛膝药材

苋科植物川牛膝*Cyathula officinalis* Kuan野生品的干燥根。主产于四川、贵州、云南等省。9~11月采生长3~4年生植株的根，除去泥土、地上茎和须根，烘干或晒至半干时，经发汗后再晒干。

【性状特征】

1. 药材

圆柱形，微扭曲，偶有分枝，长30~60厘米，直径0.5~3厘米。表面棕黄色或灰褐色，有纵皱纹、支根痕和许多横向突起的皮孔，顶端有的残留茎基。质韧，不易折断，横切面黄白色或棕黄色，有多数筋脉点排列成多轮同心环。气微，味甜。

2. 饮片

（1）川牛膝片　薄片直径0.5~3厘米，切面淡黄色或棕黄色，可见许多筋脉点排列成数个同心环纹。质柔软，气微，味甜。

（2）酒川牛膝　不同于川牛膝片的是切面暗褐色。

【食疗】

❶ 牛膝丝瓜汤

丝瓜300克，牛膝20克，猪肉（瘦）50克，淀粉（玉米）25克，鸡蛋100克，鸡蛋清30克，料酒10克，酱油6克，姜5克，大葱10克，盐2克，植物油25克。

【化学成分】

含异杯苋甾酮（iso-cyasterone），5-表杯苋甾酮（5-epicyasterone），羟基杯苋甾酮（sengosterone），杯苋甾酮（cyasterone），苋菜甾酮A、B（amarasterone A，B），头花杯苋甾酮（capiterone），后甾酮（poststerone），羟基促蜕皮甾酮（ecdysterone），前杯苋甾酮（precyasterone）等。

【饮片功能】

逐瘀通经，通利关节，利水通淋。用于经闭癥瘕、胞衣不下、关节痹痛、足痿筋挛、尿血血淋、跌扑损伤。

【用法用量】

4.5～9克。

【注意事项】

妇女月经过多、妊娠、梦遗滑精者忌用。孕妇禁用。

制作方法：将牛膝去杂质，润透后切成3厘米长的段；丝瓜洗净后切去皮，切成3厘米见方的片；猪肉洗净，切成3厘米见方的片；然后磕入鸡蛋清，放入淀粉、酱油、料酒抓匀；姜切成丝，葱切成段；将炒锅置武火上烧热，加入素油，待油烧至六成热时，下入姜丝、葱段爆香；再加入1800毫升清水，置武火上烧沸；然后放入丝瓜、肉片、牛膝煮熟，加入盐、鸡精即成。

功能主治：补肝肾，清热化痰，降血压。适于热病烦渴、高血压等。

❷ 牛膝拌海蜇

海蜇300克，牛膝20克，料酒10克，姜5克，葱10克，盐3克，白糖10克，鸡精3克，香油25克，醋10克。

制作方法：将海蜇煮熟，切4厘米长的段；牛膝洗净润透，切3厘米长的段；姜切丝，葱切丝。将海蜇放入碗内，加入葱、姜、白糖、鸡精、醋、料酒、牛膝、盐，拌匀即成。

功能主治：补肝肾，降血压。

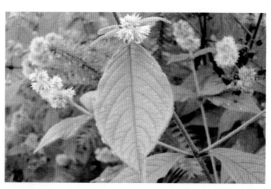

川牛膝植株

川贝母

Chuanbeimu

//////////

百合科植物川贝母*Fritillaria cirrhosa* D.Don、暗紫贝母*Fritillaria unibracteata* Hsiao et K.C.Hsia、甘肃贝母*Fritillaria przewalskii* Maxim（或梭砂贝母*Fritillaria delavayi* Franch）野生品的干燥鳞茎。前三者按性状不同分别习称"松贝"和"青贝"，后者习称"炉贝"。主产于四川、青海。采挖季节因地而异，一般在6～7月采挖。西北地区多在雪融后采挖。挖出后，洗净，用矾水擦去外皮，再用硫黄熏数小时，而后用无烟微火烤干或晒干。也有不经水洗，先薄摊于烈日下暴晒，待贝母收汗起粉，再筛除泥沙，将其放入麻布袋中，轻轻撞动，撞去附着物和表皮，然后用硫黄熏数小时，再烘干或晒干。

【性状特征】

（1）松贝（尖贝、珍珠贝）　呈类圆锥形或近球形，颗粒均匀，高3～8毫米，直径3～9毫米。表面类白色。外层鳞叶2瓣，大小悬殊，大瓣紧抱小瓣（习称"观音合掌"），未抱部分呈新月形，习称"怀中抱月"；顶部闭合，内有类圆柱形、顶端稍尖的心芽和小鳞叶1～2枚；先端钝圆或稍尖，底部平，微凹入，中心有1个灰褐色的鳞茎盘，偶有残存须根。质硬而脆，断面白色，富粉性。气微，味微苦。

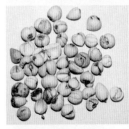
川贝母药材

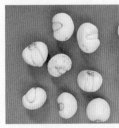
松贝药材

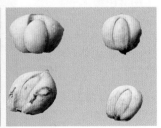
瓦布贝母药材

（2）青贝　呈扁球形或圆锥形（如桃形），大小不一，高4~14毫米，直径4~16毫米。外表白色或浅黄棕色；外层2瓣鳞片大小相近，偶有悬殊，相对抱合，顶端多开口，内可见心芽和小鳞片2~3枚及细圆柱形的残茎。质地较松贝略疏松，折断面粉白色。气弱，味微苦。

（3）炉贝（知贝、虎皮贝）　多呈长圆锥形或椭圆形，粒大，高7~25毫米，直径5~25毫米。外表面类白色或浅黄棕色，有的具棕色斑点，俗称"虎皮斑"，故有"虎皮贝"之称；外层鳞叶2瓣，大小相近，顶端开裂而略尖，内有小鳞片和残茎，基部稍尖或较钝。质较脆，断面粗糙，白色，粉性。气微，味微苦。

【化学成分】
含去氢川贝碱（chuanbeinone），西贝素（imperialine），岷贝碱甲（minpeimine），岷贝碱乙（minpeimine）等。

【饮片功能】
清热润肺，化痰止咳。用于肺热燥咳、干咳少痰、阴虚劳嗽、咯痰带血。

【用法用量】
研粉冲服，1日3~9克，1次1~3克。

【注意事项】
脾胃虚寒、寒痰、湿痰等病症患者禁用。反川乌、草乌、附子类。

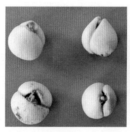

青贝

松贝

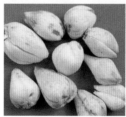

白炉贝

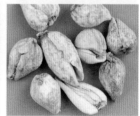

黄炉贝

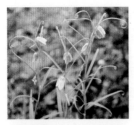

川贝母植株

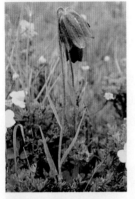

暗紫贝母植株

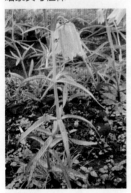

瓦布贝母植株

【食疗】

❶ 丹参川贝鸡

川贝母10克，丹参10克，鸡肉200克，冬菇20克，绍兴酒10克，盐5克，葱10克，生姜5克。

制作方法：把鸡肉洗净，切块，冬菇泡发切片，丹参润透切段。姜拍松，葱切段。把上料同放入锅内，加高汤400毫升，用武火烧沸，文火煮1小时即成。

功能主治：活血通阳，止咳祛痰。适于痰瘀型冠心病患者食用。

❷ 雪梨贝母粥

粳米100克，梨500克，川贝母适量。

制作方法：把川贝和圆糯米分别用冷水浸泡1小时后沥干水备用。雪梨洗净，削去外皮剖开去心，切片备用。粥锅内加清水，用大火煮开，加入川贝及圆糯米转小火煮开后继续煮40分钟，再加入雪梨片煮20分钟，最后加冰糖调味即可。

干漆

Ganqi

漆树科植物漆树*Toxicodendron verniciflum*（stokes）F. A. Barkl.的树脂经加工而成的干燥品。一般收集盛漆器具底留下的漆渣，干燥而得。主产于四川、云南、贵州。一般取漆桶内用剩的漆脚，晒干即得。

【化学成分】

含漆酚约80％，另含少量的氢化漆酚、虫胶酶及树胶等。

【饮片功能】

活血祛瘀，消积，杀虫。生干漆辛温有毒、伤营血、损脾胃。

【用法用量】

1.5~3克。多入丸、散用，不入煎剂。

【注意事项】

月经过多、孕妇及体虚无瘀者慎用。畏蟹，忌同食。

【性状特征】

1. 药材

为不规则块状，或大小不均的颗粒。表面黑褐色或棕褐色，全体轻泡，粗糙不平，具蜂窝状细小孔洞，略带光泽。质坚硬，松脆，易破碎，断面不平坦。具有特殊漆臭。

2. 饮片

为黑色油胶状物，呈大小不一的颗粒状，质坚硬。无臭，味淡。

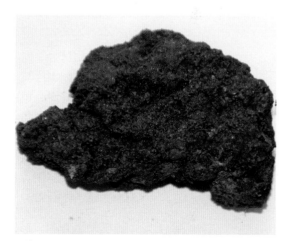

干漆

川芎
Chuanxiong

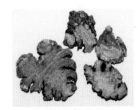

川芎

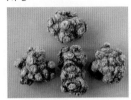

川芎药材

伞形科植物川芎*Ligusticum chuanxiong* Hort.栽培品的干燥根茎。主产于四川。平原栽培者于5~6月间（小满前后），当茎部的节盘显著膨大，并略带紫色时采挖；山地栽培者于8~9月间采挖。除去茎苗及泥沙，晒后小火炕干，撞去须根。不宜日光曝晒或急火炕干，以免影响色泽和质量。

【性状特征】

1. 药材

呈不规则结节状拳形团块，直径2~7厘米。表面黄褐色，粗糙皱缩，有多数平行隆起的轮节，其顶端有凹陷的类圆形茎痕，下侧及轮节上有多数小瘤状根痕。质坚实，不易折断。断面黄白色或灰黄色，可见波状环纹或不规则多角形的纹理（形成层），散有黄棕色的小油点（油室）。气浓香，味苦辛，稍有麻舌感，微回甜。以个大、质坚实、断面色黄白、油性大、香气浓者为佳。

2. 饮片

（1）川芎片　为不规则的片状，形如蝴蝶者，俗称"蝴蝶片"，直径1.5~7厘米，厚2~4毫米。切面光滑，黄白色或灰黄色，具波状环纹（形成层）或有隐现不规则的筋脉纹，散有黄棕色小油点（油室）；周边黄褐色或棕褐色，粗糙不整齐，多深缺刻，有时可见须根痕、茎痕及环节。质坚硬。具特异香气，味苦辛，稍有麻舌感，微回甜。

（2）酒川芎　形如川芎片，色略深，偶见焦斑。略有酒气。

【化学成分】

含川芎嗪（tetra-methylpyrazine）、藁本内酯（ligusti-lide）、川芎酞内酯（senkyunolide）、川芎酚〔chuanxion-gol）等。

【饮片功能】

活血行气，祛风止痛。用于月经不调、经闭经痛、癥瘕腹痛、胸胁刺痛、跌仆肿痛、头痛、风湿痹痛。为治头痛之要药。

【用法用量】

3～9克；或入丸、散，外用：研末撒或调敷。

【注意事项】

阴虚火旺、上盛下虚及气弱者忌用。

【食疗】

❶ 川芎炖鸭

川芎10克，老姜30克，鸭半只，白砂糖，酱油，食盐，料酒。

制作方法：老姜洗净切片，鸭肉洗净切块；油锅烧热，放老姜爆香，放鸭块，炒略焦，加水，放酱油、糖、盐、料酒、川芎，盖上锅盖，小火慢炖1小时，炖到鸭肉熟烂即可。

功能主治：祛风止痛，活血行气。能治疗女性血虚头晕。

❷ 川芎蛤蜊汤

蛤蜊200克，马铃薯100克，川芎10克，盐2克，味精2克，料酒3克，大葱5克。

制作方法：将川芎洗净，加适量水煎取约50毫升的汤汁。将土豆去皮，洗净，切片。蛤蜊去壳洗净。将土豆片放入锅内，倒入川芎汁和适量水，煮至土豆将熟时，把用盐水洗过的蛤蜊肉放入锅中，煮约15分钟，放入葱等调味品即可。

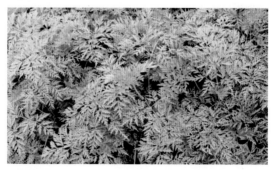

川芎植株

川楝子

Chuanlianzi

【化学成分】

含四环三萜类川楝素（toosendanin，Chuanliansu），异川楝素（isotoosendanin，Isochuanliansu），21-0-甲基川楝戊醇（21-0-Methyl toosendapentol），脂川楝子醇（lipomelianol），倍半萜糖苷，川楝紫罗兰酮苷甲、乙（melia拟ionosideA，B）等。

【饮片功能】

（1）川楝子：舒肝行气，止痛，驱虫。用于胸胁及脘腹胀痛、疝痛、虫积腹痛。

棟科植物川楝*Melia toosedan* Sieb.et Zucc.的干燥成熟果实。主产于四川、云南、贵州等省。冬季果实呈黄色时采收，或收集经霜后落下的黄色果实，晒干或烘干。

【性状特征】

1. 药材

呈类球形，直径2~3.2厘米。表面金黄色至棕黄色，微有光泽，具深棕色小点，少数凹陷或皱缩。一端凹陷，有果柄痕，另一端微凹，有一个棕色小点状花柱残痕。外果皮革质，与果肉间常成空隙，果肉松软，淡黄色，遇水润湿显黏性。果核类球形或卵圆形，木质坚硬，两端平截，有6~8条纵棱，内分6~8室，每室含黑棕色长圆形的种子1粒。气特异，味酸、苦。

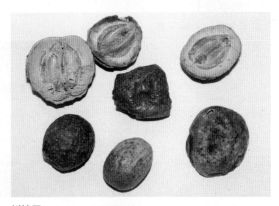

川楝子

（2）炒川楝子：疏肝
理气，止痛。用于胁
肋疼痛及胃脘疼痛。
（3）盐川楝子：疗
疝止痛。用于疝气
疼痛。

【用法用量】
4.5~9克。或入丸、
散。外用：研末调敷。

【注意事项】
脾胃虚寒者忌用。

2. 饮片

（1）川楝子　为不规则的碎块。果皮表面
金黄色至棕黄色，微有光泽；断面果肉淡黄
色，质松软，略有弹性，内果皮木质坚硬，气
特异，味酸、苦。

（2）炒川楝子　形如川楝子，表面黄色，
外果皮焦黄色，发泡，有焦斑。气焦香，味甘
而涩。

（3）盐川楝子　形如川楝子，色泽加深，
味咸苦。

（4）醋川楝子　形如川楝子，色泽加深，
略有醋香气。

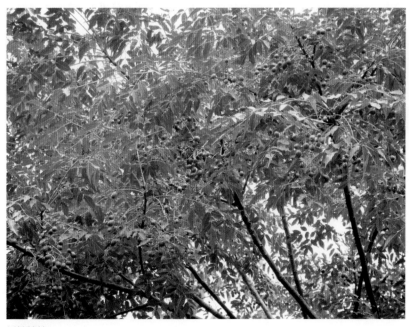

川楝植株

干姜
Ganjiang

姜科植物姜*Zingiber officinale* Rosc.栽培品的干燥根茎。主产于四川、贵州、山东。

于冬至前挖根茎，除去茎叶及须根，洗净，晒干或微火烤干。

【性状特征】

1. 药材

呈扁平块状，具指状分枝，长3~10厘米，厚1~2厘米。表皮粗糙皱缩，灰黄色或灰棕色，具明显的环节。分枝的顶端有鳞叶残迹和茎残痕。经蒸煮的加工品质硬，断面平坦，棕褐色，角质状，内皮层环明显，维管束散在，商品称之为"明姜"。生晒品断面粉性和颗粒性，呈黄白色或粉白色，具丝状纤维和散在的黄色油点，商品称之为"干姜"。

2. 饮片

（1）干姜片 呈不规则的片状，厚约0.1厘米，切面白色或黄白色，有粉性，纵切面可见条状筋脉散在。气香，味辛辣。

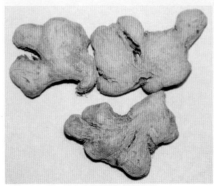

干姜

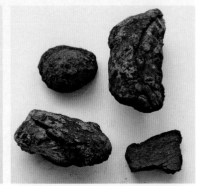

干姜炭

（2）干姜炭　表面黑色、断面棕褐色的不规则片块。

【化学成分】

含 挥 发 油1.2%～2.8%，油中主要化学成分为姜醇（zingiberol）、姜烯（zingiberene）、没药烯（bisabolene）、α-姜黄烯等。尚含姜辣素（即姜酚，gingerol）以及分解产物姜酮（zingerone）、姜烯酚（shogaol）等。

【饮片功能】

干姜：温中散寒，回阳通脉，燥湿消痰。用于脘腹冷痛、呕吐泄泻、肢冷脉微、痰饮喘咳。

【用法用量】

3～9克。

【注意事项】

阴虚内热、血热妄行者忌用。

【食疗】

❶ 干姜粥

干姜5克，大米50克，白糖适量。

制作方法：将干姜择净，水煎取汁，加大米煮粥，待沸时调入白糖，煮至粥熟即成，每日1剂，连续3~5天。

功能主治：温中健脾，散寒止痛。

❷ 干姜羊肉汤

羊肉（瘦）150克、干姜30克、肉桂15克。盐1克，大葱3克，花椒粉1克。

制作方法：羊肉切块，与干姜、肉桂共炖至肉烂，调入盐、葱花、花椒面，即可。

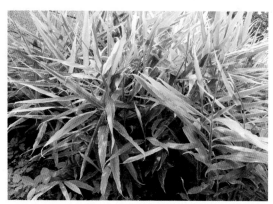

姜植株

广金钱草

Guangjinqiancao

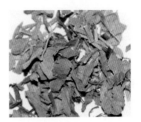

广金钱草

豆科植物广金钱草*Desmodium styracifolium*（Osb.）Merr.的干燥全草。主产于广西、广东。夏、秋二季割取地上茎叶，摊放在太阳下晒至五六成干时，扎成小把，继续晒至足干。

【性状特征】

1. 药材

茎呈圆柱形，长可达1米，密被黄色伸展的短柔毛；质稍脆，断面中部有髓。叶互生，小叶1~3，圆形或矩圆形，直径2~4厘米；先端微凹，基部心形或钝圆，全缘；上表面黄绿色或灰绿色，无毛，下表面具灰白色紧贴的绒毛，侧脉羽状。叶柄长1~2厘米；托叶1对，披针形，长约0.8厘米。气微香，叶微甜。

2. 饮片

为不规则的小段，茎、叶混合。茎圆柱形，密被黄色伸展的短柔毛；质稍脆，切面中部有髓。叶面圆形或短圆形，先端微凹，基部心形，全缘。上表面黄绿色或灰绿色，无毛；下表面具灰白色紧贴的绒毛，侧脉羽状。气微香，味微甘。

【食疗】

❶ 金钱草瘦肉煲

金钱草30克，金银花15克，猪瘦肉60克。

制作方法：上述原料分别洗净后全部放入砂锅内，加适量清水，用文火熬汤。去药渣，饮汤食肉，每日2次。

功能主治：清热，利湿。适用于胆囊炎属肝胆湿热者。

❷ 金钱粳米粥

新鲜金钱草60克，粳米50克，冰糖15克。

制作方法：金钱草洗净，水煎取汁，粳米淘洗干净，倒入药汁，加水适量，煨煮成粥，入冰糖拌溶化，随宜服食。

功能主治：利尿通淋，清热利湿，活血消肿。

【化学成分】
含生物碱、黄酮苷、酚类、鞣质等。

【饮片功能】
清热除湿，利尿通淋。用于热淋、砂淋、石淋、小便涩痛、水肿尿少、黄疸尿赤、尿路结石。

【用法用量】
9~18克；外用：捣敷。

【注意事项】
凡阴疽诸毒、脾虚泄泻者忌捣汁生服。

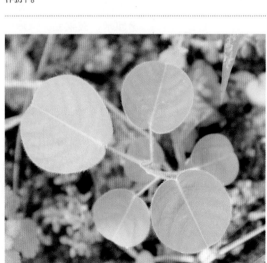
广金钱草植物

广藿香

Guanghuoxiang

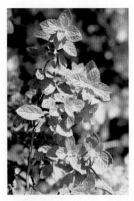

广藿香植株

唇形科植物广藿香*Pogostemon cablin*（blanco）Benth.的干燥地上部分。按产地不同分石牌广藿香及海南广藿香。主产于广东等省。本品因产地不同而采收季节及方法有所不同。广州市郊6月采收；肇庆地区12月采收；海南7月、11月各采收一次。采收时将全株拔起，除去根，曝晒两天，堆起，用草席覆盖两天，摊开再晒，反复至干，或晒至半干时捆成把，再晒至全干即可。

【性状特征】

1. 药材

茎略呈方柱形，多分枝，枝条稍曲折，长30~60厘米，直径0.2~0.7厘米；表面被柔毛；质脆，易折断，断面中部有髓；老茎类圆柱形，直径.1~1.2厘米，被灰褐色栓皮。叶对生，皱缩成团，展开后叶片呈卵形或椭圆形，长4~9厘米，宽3~7厘米；两面均被灰白色茸毛；先端短尖或钝圆，边缘具有不规则的钝齿；叶柄细，长2~5厘米，被柔毛。气香特异，味微苦。

2. 饮片

（1）广藿香 为不规则小段，茎、叶混合。茎略呈方形，外表灰褐色、灰黄色或带红

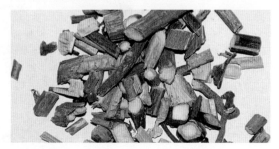

广藿香梗

【化学成分】

含挥发油2%~2.8%，油中主要成分为广藿香醇（patchouli alcohol），约占52%~57%，其他有苯甲醛（benzaldehyde）、丁香酚、桂皮醛（cinnamalde hyde）、广藿香萜醇（patchoulenol）、广藿香酮（pogostone）等。

【饮片功能】

芳香化湿，开胃止呕，发表解暑。用于湿浊中阻、脘痞呕吐、暑湿倦怠、胸闷不舒、寒湿闭暑、腹痛吐泻、鼻渊头痛。

【用法用量】

3~9克。

【注意事项】

阴虚者禁用。

棕色，被柔毛，茎叶有白色髓。叶皱缩而破碎，灰绿色、灰褐色或浅棕褐色，两面均被灰白色绒毛。香气特异，味微苦。

（2）藿香梗　为类方形的厚片，中间髓部白色，周边棕色或灰褐色。

（3）藿香叶　皱缩而破碎，灰绿色、灰褐色或浅棕褐色，两面均被白色绒毛，边缘具大小不规则的钝锯齿。气香特异，味微苦。

【食疗】

❶ 藿香菊花茶

藿香少许，菊花适量，碎干荷叶适量，冰糖少许。

制作方法：适量抓取藿香、菊花、碎干荷叶，加入少许冰糖，以开水冲泡5~8分钟即可。

功能主治：清甜润喉，芳香醒脑。有解暑祛湿、开胃止呕之效，适用于夏感暑热、头脑昏痛、呕吐泄泻等。

❷ 藿香江湖鸡

土鸡1只，木耳150克，方竹笋100克，红酱油、味精、鸡精、盐各适量。

制作方法：将土鸡煮30分钟左右后，切成条状。木耳用水发好后同竹笋一起煮熟，并切成条状备用；加入红酱油、味精、鸡精等调味品，与木耳、方竹笋共同拌制咸菜。

功能主治：解暑开胃，补中益气。适用于夏季倦怠、四肢无力、呼吸困难等。

马宝

Mabao

马科动物马胃肠道中所生的结石。当马宰杀后，取出结石，用清水洗净，晾干即可。主产于北方地区。杀马后取出胃肠道结石；在结石发病北较高地区，从马排出的粪便中寻找结石；在结石性疝痛的手术时寻找结石。取出的结石用清水洗净，或用开水煮沸数分钟（开水煮后，容易干燥），晾干或晒干。

【性状特征】

呈球形、卵圆形或扁圆形，大小不一，直径6~20厘米，表面灰色、青灰色或油棕色，光滑，略有光泽或附有杂乱的细草纹。质坚体重，断面可见明显的同心层纹，中心部位常有金属或其他粒状异物，无气味或微有臊臭。

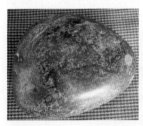
马宝1

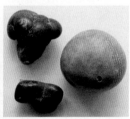
马宝2

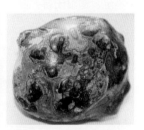
马宝3

【化学成分】
含磷酸镁、碳酸镁、碳酸钙等。

【饮片功能】
镇惊化痰，清热解毒。主惊痫癫狂、痰热神昏、吐血衄血、痰热咳嗽、恶疮肿毒。

【用法用量】
0.3~3克。

【注意事项】
中寒痰湿，和肝、胆经无热痰者忌用。

【附方】

❶ 治小儿惊痫

马宝二钱，牛黄五分。共研细末，每次一分，日服2次。2岁以下小儿酌减。

❷ 治肺结核

马宝二钱，百部二钱，白及四钱。共研细末，每次半钱至一钱，日服3次。

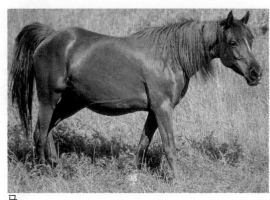

马

马齿苋

Machixian

马齿苋科植物马齿苋*Portulaca oleracea* L.的干燥地上部分或鲜品。全国大部分地区均产，夏、秋二季植株生长茂盛，花盛开时，选择晴天割取地上部分或拔取全草，除去根及杂质，洗净，略烫后晒干。

【性状特征】

多皱缩卷曲成团，茎圆柱形，长可达30厘米，直径1~2毫米，表面黄褐色至绿褐色，有明显纵沟纹。叶对生或互生，易脱落，完整的叶片倒卵形，长1~2.5厘米，宽0.5~1.5厘米；绿

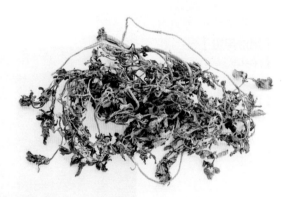

马齿苋药材

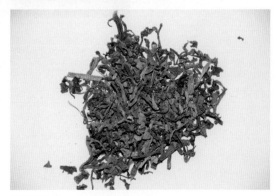

马齿苋饮片

【化学成分】

含左旋去甲基肾上腺素（L-Nor-adrenaline）、多巴明（dopamine）及少量多巴（dopa）、生物碱、香豆素、黄酮、强心苷及蒽醌类化合物等。

【饮片功能】

清热解毒，凉血止血。用于热毒血痢、痈肿疔疮、湿疹、丹毒、蛇虫咬伤、便血、痔血、崩漏下血。

【用法用量】

9~15克，鲜品30~60克，或捣汁内服。外用：适量研末，蛋清调敷，鲜品捣烂敷患处。

【注意事项】

凡脾胃虚寒、肠滑作泄者勿用。不得与鳖甲同用。

褐色，先端钝平或微缺，全缘。花小，数朵生于枝端，花瓣5，黄色。蒴果圆锥形，长约5毫米，内含多数细小种子。气微，味微酸。

【食疗】

马齿苋绿豆粳米粥

马齿苋200克，绿豆50克，粳米50克。

制作方法：将马齿苋洗净切碎同绿豆粳米加水1000毫升一起放入锅内煲粥即可，一日分3次服。

功能主治：清热，利湿。适用于湿热型、腹痛、里急后重、便下脓血、肛门灼热、小便黄短、发热、口渴。

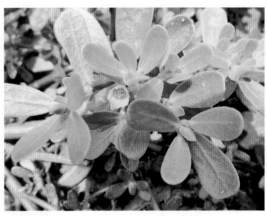

马齿苋植株

马勃

Mabo

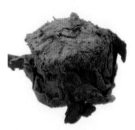

脱皮马勃药材

灰包科真菌脱皮马勃*Lasios phaera fenzlii* Reich.、大马勃*Calvatia gigantea*（Batsch ex Pers.）Lloyd或紫色马勃*Calvatia lilacina*（Mont. et Berk.）Lloyd的干燥子实体。主产于内蒙古、辽宁、安徽、广东。夏、秋二季子实体刚成熟时及时采收。除去泥沙，晒干。

【性状特征】

1. 药材

（1）脱皮马勃　呈扁球形或类球形，无不育基部，直径15~20厘米。包被灰棕色至黄褐色，纸质，常破碎呈块片状，或已全部脱落。孢体灰褐色或浅褐色，紧密，有弹性，用手撕之，内有灰褐色棉絮状的丝状物。触之则孢子呈尘土样飞扬，手捻有细腻感。气似尘土，无味。

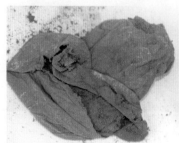

大马勃药材

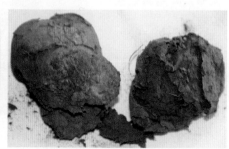

紫马勃药材

【化学成分】

含氨基酸，尿素（urea），麦角甾醇（ergosterol），类脂质，马勃素（gemmatein）等。

【饮片功能】

清肺，解毒，利咽，止血。用于肺热咳嗽、失音、咽喉肿痛、血热吐血、衄血及外伤出血。

【用法用量】

1.5～6克，入汤剂当包煎，或入丸、散剂；外用：适量。

【注意事项】

风寒劳咳失音者忌用。

（2）大马勃 呈球形或近球形，直径5～12厘米，不孕基部很小或无。残留的包被由黄棕色的膜状外包被和较厚的灰黄色内包被所组成，光滑，质硬而脆，成块脱落。孢体浅青褐色，手捻有细腻感。

（3）紫色马勃 呈陀螺形或已压扁呈扁圆形，直径5～12厘米，不孕基部发达。包被薄，2层，紫褐色，粗皱，有圆形凹陷，外翻，上部裂成小块或已部分脱落。孢体紫色。

均以个大、皮薄、饱满、松泡有弹性者为佳。

2. 饮片

呈不规则小块状，灰褐色或浅褐色，紧密，有弹性，用手撕之，内有褐色棉絮状的丝状物。触之孢子呈尘土样飞扬，手捻有细腻感，无味。

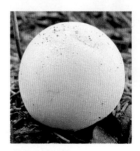

脱皮马勃植株

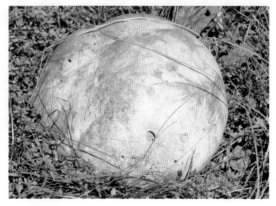

大马勃植株

马钱子

Maqianzi

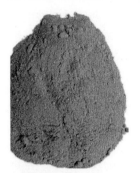

制马钱子粉

马钱科植物马钱*Strychnos nux-vomica* L.的干燥成熟种子的炮制品。主产于印度等省。冬季采收成熟果实，取出种子，晒干。

【性状特征】

1. 药材

呈扁圆形钮扣状，直径重.5~3厘米，厚0.3~0.6厘米。常一面隆起，一面稍凹下，表面灰棕色或灰绿色，密生银灰色毛茸，自中央向四周呈辐射状排列，有丝状光泽。边缘稍隆起，较厚，有突起的珠孔，底面中心有突起的圆点种脐。质坚硬，平行剖面可见淡黄色胚乳，角质状，子叶心形，叶脉5~7条，无臭，味极苦。

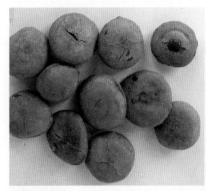

制马钱子1

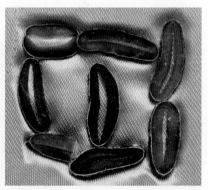

制马钱子2

【化学成分】

含番木鳖碱（士的宁
strychnine）、伪番木
鳖碱（pseudostrych-
nine）、马钱子碱
（brucine）、番木鳖
次碱（vomicine）等
生物碱。

【饮片功能】

通络止痛，散结消
肿。用于风湿顽痹、
麻木瘫痪、跌打损
伤、痈疽肿痛、小儿
麻痹后遗症、类风湿
性关节痛。

制马钱子：用于风湿
痹痛、跌打损伤、骨
折瘀痛、痈疽疮毒、
麻木瘫痪。

【用法用量】

制马钱子入丸散
0.3~0.6克。外用：醋
磨涂，研末吹喉或
调敷。

【注意事项】

不宜多服久服，运动
员慎用，孕妇禁用。

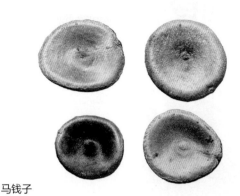

马钱子

2. 饮片

（1）制马钱子　形如生马钱子，中间略
鼓，表面棕褐色。质坚脆。断面红褐色，中间
有裂缝。无臭，味苦。

（2）马钱子粉　为黄褐色粉末。味极苦。

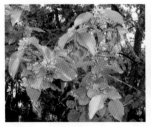

马钱

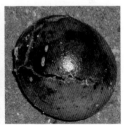

马钱果实

马兜铃

Madouling

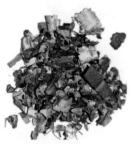

炙马兜铃

马兜铃科植物北马兜铃*Aristolochia contorta* Bge.或马兜铃*Aristolochia debilis* Sieb. et Zucc.的干燥成熟果实。主产于东北三省和江苏，9~10月果实由绿变黄时采收，将果实从果柄基部摘下，在烈日下随晒随翻，至干，防止霉变。

【性状特征】

1. 药材

（1）北马兜铃　蒴果呈倒卵形或椭圆形，长2~4.5厘米，宽1.8~3厘米，顶端平截，基部略尖，果柄长2~5厘米，表面暗绿色、黄棕色或棕褐色，果实成熟后自基部沿腹缝、果柄亦裂成线状。每果瓣中央有一条波状弯曲的背缝线及横向平行的细网纹，网纹上多具颗粒状突起。果实6室，内果皮及中隔淡黄色或黄白色，光滑，有浅棕色横向或斜向条纹。每室种子1粒，20~36粒，叠置；种子扁而薄，全体呈钝三角形、梯形或扇形，边缘有翅，淡棕色，不透明；种仁深棕色。多呈横向椭圆形或扁心形；种子背面有灰白色薄膜，表面具棕色点状

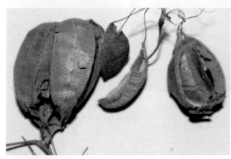

马兜铃药材1

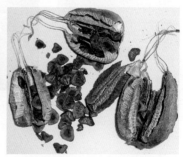

马兜铃药材2

【化学成分】

含马兜铃酸A（aristolochic acid A），马兜铃内酰胺（aristoloactam），马兜铃酸D（aristolochic acid D），7-羟基马兜铃酸和木兰花碱（magnoflorine）等。

【饮片功能】

清肺降气，止咳平喘，清肠消痔。用于肺热喘咳、痰中带血、肠热痔血、痔疮肿痛。

蜜马兜铃：润肺止咳。多用于肺虚有热的咳嗽。

【用法用量】

3～9g。

【注意事项】

虚寒咳喘及脾弱便泄者慎用。马兜铃含有的马兜铃酸有较强肾毒性，国际肿瘤研究机构（IARC）2009年已将马兜铃酸列为1级致癌物，主要导致泌尿道上皮细胞癌、膀胱癌。

魔纹；种脊细长，合点横生，稍下凹种脐三角状，尖端线状。果皮薄而脆，具特异香气。

（2）马兜铃　蒴果矩圆形或卵圆形，长2.5~5.5厘米，宽2~3.2厘米，两端平截或基部钝圆。表面黄棕色至棕褐色，较光滑。背缝线及横向细网纹略平直。种子30~40粒，多呈钝三角形，种仁心形。

2. 饮片

（1）马兜铃饮片　为不规则的小碎片，表面灰黄色有波状棱线。种子扁平而薄。钝三角形或扇形，中央棕色，周边淡棕色。种仁乳白色，有油性。气特异，味苦。

（2）蜜马兜铃　形如马兜铃碎片，表面深黄色，略有光泽，带有黏性，味微甜。

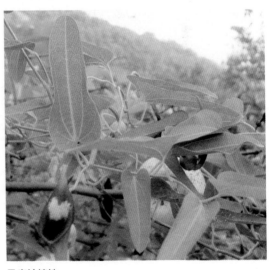

马兜铃植株

马鞭草

Mabiancao

马鞭草科植物马鞭草 *Verbena officinalis L.* 的干燥全草。主产于湖北、江苏。6~8月花开时采割，除去杂质，晒干。

【性状特征】

1. 药材

茎呈方柱形，多分枝，四面有纵沟，长0.5~1米，表面绿褐色，粗糙，质硬而脆，断面有髓或中空。叶对生，皱缩，多破碎，绿褐色，完整者展平后叶片3深裂，边缘有锯齿。花穗着生于枝茎顶端，花或果实多已脱落，只留有突出的小点痕迹。气微，味微苦。

2. 饮片

为不规则的小段，茎、叶、花混合。茎方形，每面均有纵沟。表面绿褐色，粗糙，质硬而脆，断面中间有髓或中空。叶灰绿色或绿褐色，多皱缩破碎，具毛。穗状花序，花小而数多。无臭，味苦。

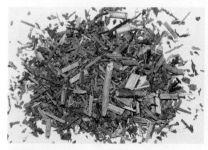

马鞭草

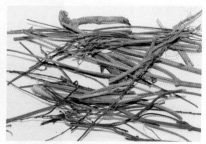

马鞭草药材

【食疗】

马鞭草炖猪蹄

马鞭草30克，猪蹄1只，调料适量。

制作方法：将猪蹄去毛，洗净，剁块；马鞭草洗净，布包。先取猪蹄在热油锅中翻炒片刻，再下黄酒稍炒一下，而后起锅装入陶罐中，加马鞭草及清水适量，煮至猪蹄熟后，去药包，分2~3次服食，每日1剂。

功能主治：适用于气滞血瘀所致的痛经。

【药膳】

马鞭草蒸猪肝

鲜马鞭草60克（干品30克），猪肝60~100克。

制作方法：将马鞭草洗净切成小段，猪肝切片，混匀后用瓦碟盛之，隔水蒸熟服食。

【化学成分】

含马鞭草苷（verbenalin），强心苷，鞣质等。

【饮片功能】

活血祛瘀，利尿。用于女子月经不通、癥瘕腹胀、水肿。

【用法用量】

4.5~9克（鲜者捣汁50~100克）；或入丸、散。外用：捣敷或煎水洗。

【注意事项】

孕妇慎用。病人虽有湿热血热证，但脾阴虚而胃气弱者禁用。疮证久而虚者慎用。

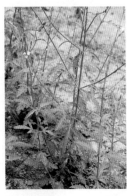
马鞭草植株

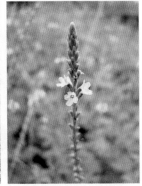
马鞭草花

丹参

Danshen

唇形科植物丹参 *Salvia miltiorrhiza* Bge.栽培品的干燥根及根茎。主产于四川、山东。栽培品多在秋冬季采挖，野生品春、秋季采挖。除去泥土和细根及须根，干燥。江苏有些地区将根挖出后堆放，至色变红再干燥。

【性状特征】

1. 药材

上端为粗短根茎，有的残留茎基；根圆柱形，有数条，略弯曲，有的具分枝，长10~20厘米，直径0.3~1厘米。表面棕红色至砖红色，粗糙，有纵皱纹。老根外皮疏松，多呈紫棕色，常鳞片状脱落。质硬脆，易折断，断面略平整致密。皮部棕红色、砖红色或紫黑色，木质部灰黄色或紫褐色，导管束黄白色，放射状排列。气微，味微苦涩。栽培品根粗壮，直径0.5~1.5厘米。外皮细致，紧贴不易剥落。质坚实，断面平整，略呈粉质或角质样。

2. 饮片

（1）丹参片　圆形片或斜切片，片厚约2

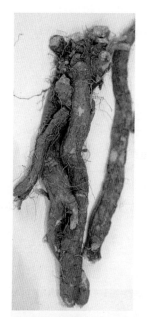

丹参药材（山东）

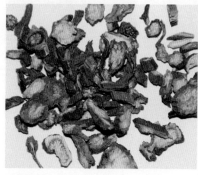

丹参片

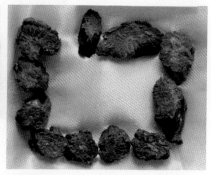

猪血丹参

【化学成分】

含二萜醌类、酚性酸类化合物等。

【饮片功能】

活血祛瘀，通经止痛，清心除烦，凉血消痈。用于月经不调、经闭痛经、癥瘕积聚、胸腹刺痛、热痹疼痛、疮疡肿痛、心烦不眠、肝脾肿大、心绞痛。

丹参片：清心除烦。

酒炒丹参：活血化瘀，调经。

【用法用量】

9~15克，或入丸、散。

【注意事项】

孕妇慎用。反藜芦。

毫米，外皮粗糙，断面皮部色深，棕红色或暗棕红色，木部灰黄色，导管束黄白色，放射状排列。气微，味微苦涩。

（2）酒炒丹参　性状同丹参片，全体带暗黄色。

【食疗】

丹参粥

丹参10克，大米100克，白糖适量。

煮制方法：将丹参择净，放入锅内，加清水适量，浸泡5~10分钟后，水煎取汁，加大米煮粥，待煮至粥熟后，白糖调味服食，每日1剂，连服3~5天。

功能主治：活血化瘀，凉血消痈，养血安神。

用法用量：每日1剂。

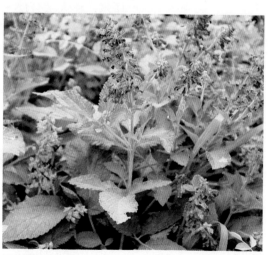

丹参植株

乌药

Wuyao

樟科植物乌药*Lindera aggregata*（Sims）Kosterm.野生品的干燥块根。主产于浙江、江西。冬、春二季采挖，以夏初采者粉性大，质佳。挖取后，除去茎叶及须根，晒干为"乌药个"；或刮去栓皮，切成片，晒干或烘干，为"乌药片"。乌药片分为薄片、厚片和不规则的饮片3种。

【性状特征】

1. 药材

（1）乌药个　呈纺锤形，略弯曲，有的中部收缩成连珠状（称"乌药珠"或"乌药瓜"），大小不等，长6～15厘米，直径1～3厘米。表面褐黄色或黄棕色，具纵皱纹和横生的裂纹。质坚硬，难折断。断面不平坦，黄白色，中央色较深，有明显放射状纹理（木射线）及环纹（年轮）。气微香，味微辛而苦，有清凉感。

（2）乌药珠　呈圆柱形连珠状，长8～15厘米，膨大部分1.5～2.5厘米。表面灰黄色，具细纵皱纹。质硬，不易折断，断面棕黄色，粉性。气香，味微苦辛。

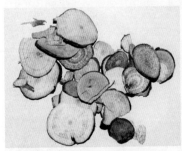

乌药片

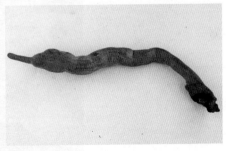

乌药药材

2. 饮片

（1）乌药片　薄片和厚片均为类圆形横片，黄白色至淡黄棕色而微红，有放射状纹理（木射线）和环纹（年轮），中心色较深，无髓。饮片多为横或斜切砍成的片块，大小不等，厚薄不一。以色红微白、无黑色斑点者为佳。

（2）酒炒乌药　颜色较生片深。

【食疗】

乌药粥

乌药10克，大米100克，白糖适量。

煮制方法：将乌药择净，放入锅内，加清水适量，浸泡5~10分钟后，水煎取汁，加大米煮粥，待煮至粥熟后，白糖调味服食。

功能主治：行气止痛，温肾散寒。

用法用量：每日1剂，连续3~5天。

【化学成分】
含倍半萜及其衍生物类挥发油。

【饮片功能】
行气止痛，温肾散寒。用于胸腹胀痛、气逆喘急、膀胱虚冷、遗尿尿频、疝气、痛经。广泛用于由气滞、气逆引起的腹痛，尤以治下腹胀痛效果更佳。

【用法用量】
3~9克。

【注意事项】
气虚血亏、阴虚火旺、内有火者，虽有气滞，亦当慎用。

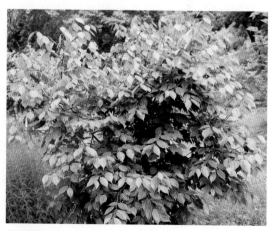

乌药植株

乌梢蛇

Wushaoshe

游蛇科动物乌梢蛇*Zaocys dhumnades*（Cantor）除去内脏的干燥体。主产于浙江、江苏、安徽。夏、秋二季捕捉，剖开蛇腹或先剥去蛇皮留头尾，除去内脏，盘成圆盘状，干燥。

【性状特征】

呈圆盘状，盘径约16厘米。表面黑褐色或绿黑色，密被菱形鳞片。背鳞行数成双，背中央2～4行鳞片强烈起棱，形成两条纵贯全体的黑线。头盘在中间，扁圆形，眼大而下凹陷，有光泽。上唇鳞8枚，第4、5枚入眶，颊鳞1枚，眼前下鳞1枚，较小，眼后鳞2枚。脊部高耸成屋脊状，俗称剑脊。腹部剖开边缘向内卷曲，脊肌肉厚，黄白色或淡棕色，可见排列整齐的肋骨。尾部渐细而长。尾下鳞双行。剥皮者仅留头尾之皮鳞，中段较光滑。气腥，味淡。

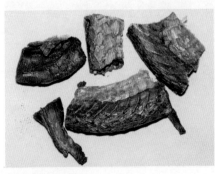
乌梢蛇饮片

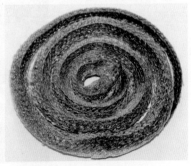
乌梢蛇药材

【化学成分】

含蛋白质和脂肪等。

【饮片功能】

祛风，通络，止痉。用于风湿顽痹、麻木拘挛、中风口眼歪斜、半身不遂、抽搐痉挛、破伤风、麻风疥癣、瘰疬恶疮等。

【用法用量】

9~12克；研末2~3克。也可泡酒。

【注意事项】

血虚生风者慎用。

【食疗】

山药乌蛇汤：乌梢蛇肉500克，山药15克，茯苓10克，苡米10克，生姜5片，盐，味精，猪油适量。

制作方法：将乌梢蛇肉洗净切成小段，与山药、薏米同放入锅内，加适量水，煮沸，添加猪油、盐、姜、味精等调味，饮汤吃肉。

功能主治：祛风湿。对风湿性关节炎、类风湿等症有较好的辅助治疗作用。

用法用量：每日1剂。

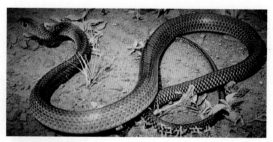

乌梢蛇动物

乌梅
Wumei

蔷薇科植物梅*Prunus mume*（Sieb.）Sieb. et Zucc.的干燥近成熟果实加工而成。主产于福建、四川、浙江、湖南、广东、江苏。以浙江产品质量较好，以四川产量最大。夏季摘取近成熟果实，低温烘干后，闷至色变黑。或采收近成熟的绿色果实，按大小分别烘焙，火力不宜过大，当焙至六成干时，加以翻动，不要翻破外皮，一般烘焙2~3昼夜可干，再闷2~3天，使颜色变黑即得。

【性状特征】

1. 药材

类球形或扁球形，直径1.5~3厘米。表面乌黑或棕黑色，皱缩不平，基部有圆形果梗痕。果肉柔软或较硬，果核坚硬，椭圆形，棕黄色，表面有凹点。内含扁卵圆形淡黄色种子1粒。具焦酸气，味极酸而涩。

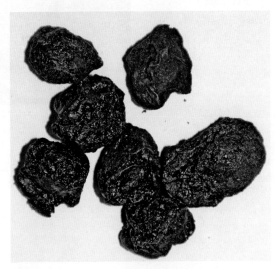

乌梅

【化学成分】

含机酸类、萜类三萜类、甾醇类、氨基酸类、糖及衍生物等。

【饮片功能】

敛肺，涩肠，生津，安蛔。用于肺虚久咳、久痢滑肠、虚热消渴、蛔厥呕吐腹痛、胆道蛔虫症。

乌梅肉：生津止渴。

乌梅炭：止泻止血。

【用法用量】

6~12克；外用：适量，煅炭研细粉或湿润后捣烂敷患处。

【注意事项】

外有表邪或内有实热积滞者均忌用。

2. 饮片

（1）乌梅肉　为不规则的碎片，大小不一，黑褐色，肉较厚，柔软。味极酸。

（2）乌梅炭　形同乌梅，果肉稍膨胀。

【食疗】

乌梅粥

乌梅10克，大米100克，白糖少许。

煮制方法：将乌梅择净，放入锅中，加清水适量，水煎取汁，加大米煮粥，待熟时调入白糖，再煮一二沸即成。

功能主治：生津止渴，敛肺止咳，涩肠止泄，安蛔止痛。

食用方法：每日1剂。

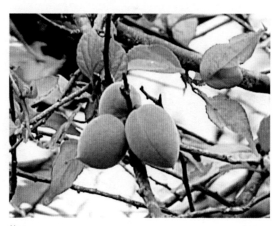

梅

五加皮

Wujiapi

五加科植物细柱五加 *Acanthopanax gracilistylus* W.W.Smith.的干燥根皮。主产于湖北等省。夏、秋二季采挖根部，洗净，剥取根皮，晒干。

【性状特征】

1. 药材

呈细筒状，单卷或双卷，少数呈碎片状，长短不一，多数长约10厘米，筒径0.4～1.4厘米，厚约1毫米。外表面灰褐色，有横向皮孔及纵皱；内表面淡黄色或淡黄棕色。质脆，易折断。断面淡灰黄色，略平坦。气微，味微苦、涩。

2. 饮片

为不规则的小段，外表面灰褐色，有横向皮孔及纵皱，内表面淡黄色或灰黄色，切面灰白色或灰黄色。体轻，质脆。气微香，味微辣而苦。

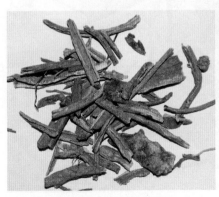

五加皮

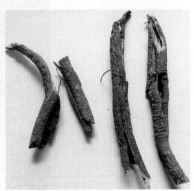

五加皮药材

【化学成分】

含4-甲氧基水杨醛，异贝壳杉烯酸，紫丁香苷，异秦皮定苷等。

【饮片功能】

祛风除湿，补益肝肾，强筋壮骨，利水消肿。用于风湿痹痛、筋骨痿软、小儿行迟、体虚乏力、水肿、脚气。

【用法用量】

内服：煎汤，4.5~9克。

【注意事项】

阴虚火旺者慎用。

【食疗】

五加皮粥

五加皮10克，大米100克，白糖少许。

制作方法：将加皮择净，放入锅中，用冷水浸泡5~30分钟后，水煎取汁，加大米同煮为粥，待熟时调入白糖或冰糖，再煮一二沸即成。

功能主治：祛风利湿，补益肝肾，强筋健骨。

用法用量：每日1剂。

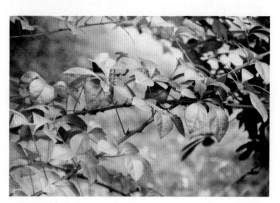

细柱五加植株

五灵脂

Wulingzhi

鼯鼠科动物复齿鼯鼠*Trogopterus Xanthipes Milne-Edwards*的干燥粪便。主产于陕西、河北、山西。全年可采，但以春、秋为多，以春季采得者品质较佳。采得后除去沙石泥土等杂质，晒干即可。

【性状特征】

（1）灵脂块　由许多粪粒凝结而成，呈不规则的块状，大小不一。表面黑棕色、黄棕色、红棕色或灰棕色，凹凸不平，有的有油润性光泽；粪粒呈长椭圆柱形，其表面常碎裂，呈纤维性。体轻，质较硬，但较易破碎，断面不平坦，可模糊地看出粪粒的形状，有时呈纤维性。气腥臭，味苦。以块状、黑棕色、有光泽、油润而无杂质者佳。

（2）灵脂米　呈长椭圆形圆柱状，两端钝圆，长5～15毫米，直径3～6毫米。表面黑棕色，较平滑或微粗糙，常可见浅色的斑点，有的具有光泽。体轻而松，易折断，断面黄色、黄绿色或黑棕色，呈纤维性。气微弱，味微苦咸。以表面粗糙，外黑棕色、内黄绿色，体轻无杂质者佳。

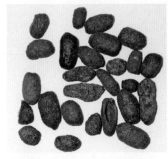
五灵脂1

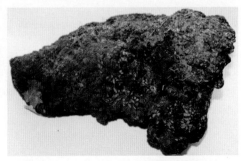
五灵脂2

【化学成分】

含维生素A类物质、树脂、尿素、尿酸等。

【饮片功能】

活血止痛，化瘀止血。用于心腹瘀血作痛、痛经、血瘀经闭、产后瘀血腹痛。炒炭治崩漏下血；外用治跌打损伤、蛇虫咬伤。

【用法用量】

3~9克，外用适量，研粉酒调敷。

【注意事项】

不宜与人参同用。

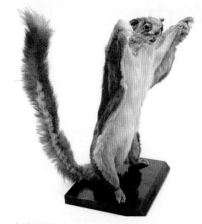

复齿鼯鼠

【食疗】

五灵脂红花鲈鱼：五灵脂9克、红花6克、桃仁9克、鲈鱼1条、姜5克、葱5克、盐5克、绍酒10毫升。

制作方法：把五灵脂、红花，桃仁洗净。将鲈鱼洗净；姜切丝，葱切段。然后把鲈鱼放在蒸盆内，加入盐、绍酒、姜丝、葱段和五灵脂、桃仁、红花，注入清水150毫升，把蒸盆置蒸笼内蒸35分钟即成。

功能主治：活血祛瘀，消肿止痛。

用法用量：每日1剂。

五谷虫

Wuguchong

丽蝇科昆虫大头金蝇（红头蝇）*Chrysomyia megacephala*（Fab.）或其他近缘昆虫的干燥幼虫。主产于湖北、浙江。7～9月间采集，装入布袋，在流水中反复漂洗至虫内容物排除干净，晒干。

【性状特征】

1. 药材

五谷虫呈扁圆柱形，头部较尖，长1～1.5厘米，宽0.2～0.3厘米。黄白色，有的略透明，全体有14个环节，无足。质松脆易碎，断面多空泡。气微臭。

2. 饮片

炒五谷虫　形如原药材，色泽加深。

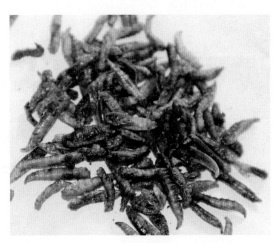

五谷虫

【化学成分】

含蛋白质、脂肪及甲
壳质等。

【饮片功能】

清热解毒，消积滞。
用于小儿疳积、毒痢
作吐、热病神昏。

【用法用量】

2~5克，或入散剂。
外用：用香油调敷，
治唇疔。

【注意事项】

脾胃虚寒无积滞者
勿用。

【食疗】

五谷虫方

五谷虫20克，甜油曲1粒，白面油5克。

制作用法：将五谷虫、甜油曲焙干，研末，用白面油调匀后放入烤箱中烤熟或放入锅中煎熟成块状。

功能主治：适用于小儿疳证。

用法用量：每日1剂，每次1~3g，分服。

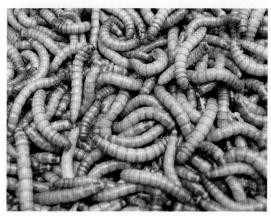

五谷虫

五味子

Wuweizi

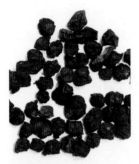

五味子药材

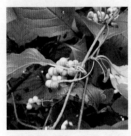

五味子植株

木兰科植物五味子*Schisandra chinensis*（Turcz.）Baill.的干燥成熟果实。药材称为"北五味子"。主产于辽宁、吉林、黑龙江。在霜降后采收，此时果实老熟定浆，质量好，其他地区多在白露后果实成熟时采收。将果实摘下，拣净果枝和杂质，晒干即可。河南、湖北、陕西各省将采下的果实置于锅中略蒸后，取出晒干。

【性状特征】

1. 药材

呈不规则球形或扁球形，直径0.5～0.8厘米；表面红色、紫红色或暗紫红色，皱缩，有时数个粘在一起；果皮肉质柔软，各含种子1～2粒。种子肾形，表面黄棕色，具光泽；种皮坚硬而脆，剥去后可见淡棕色种仁，胚乳油质，胚小，不易察见。果皮气微，味酸。种子破碎后，有香气，味辛辣而微苦。

2. 饮片

（1）醋五味子　形如五味子，表面黑色，质柔润或稍显油润，微具醋气。

（2）酒五味子　形如五味子，表面紫黑色或黑褐色，质柔润或稍显油润，微具酒气。

（3）蜜五味子　形如五味子，色泽加深，略显光泽。味酸，兼有甘味。

【化学成分】

含挥发油、木脂素类等。

【饮片功能】

收敛固涩，益气生津，补肾宁心。用于久咳、虚喘、梦遗、滑精、遗尿、尿频、久泻不止、自汗盗汗、津伤口渴、短气、脉虚、内热消渴、心悸、失眠。

【用法用量】

内服：煎汤，3~6克；或入丸、散。外用：研末掺或煎水洗。

【注意事项】

外有表邪、内有实热、咳嗽初起、麻疹初起者均忌用。

【食疗】

鲈鱼五味子汤

鲈鱼1条，五味子50克，料酒、精盐、葱段、姜片、胡椒粉各适量。

制作方法：将五味子浸泡洗净。将鲈鱼去鳞、鳃、内脏，洗净放入锅内，再放入料酒、盐、葱、姜、清水、五味子，煮至鱼肉熟浓汤成，拣去葱姜，用胡椒粉调味即成。

功能主治：补心脾，益肝肾。适用于肝脾虚弱、失眠健忘、高血压、肥胖症。

用法用量：每周1剂，分数次食用。

【附注】

《中国药典》收载了南五味子，为华中五味子*Schisandra sphenanthera* Rehd.et Wils.的干燥成熟果实。主产于陕西、湖北、山西、河南、云南。果实呈不规则形，较小，直径0.2~0.5厘米；表面暗红色或橘褐色，果皮肉质较薄，无光泽，内含种子1~2粒。种子肾形，略小，表面黄棕色，略呈颗粒状。功能与五味子相同，使用注意。

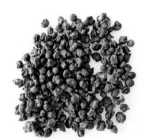

醋五味子

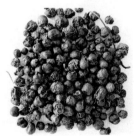

酒五味子

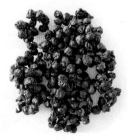

蜜五味子

五倍子

Wubeizi

漆树科植物盐肤木*Rhus chinensis* Mill.、青麸杨*Rhus potaninii* Maxim.或红麸杨*Rhus punjabensis* Stew. var. *sinica*（Diels）Rehd. et Wils. 叶上的干燥虫瘿。主产于四川、云南、贵州。角倍于9～10月，肚倍于6～8月在五倍子由绿变成黄褐色时采集。用沸水煮3～5分钟，至表面变为半透明时，捞出晒干，或水蒸后晒干，则五倍子含鞣质量较高。

【性状特征】

1. 药材

（1）肚倍　呈长圆形或纺锤形囊状，长2.5～9厘米，直径1.5～4厘米。表面灰褐色或灰棕色，微有柔毛。质硬脆，易破碎，断面角质样，有光泽，壁厚0.2～0.3厘米，内壁平滑，有黑褐色死蚜虫及灰色粉状排泄物。气特异，味涩。

（2）角倍　呈菱形，具不规则角状分枝，柔毛较明显，壁较薄。余同肚倍。

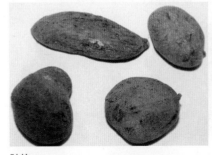

肚倍

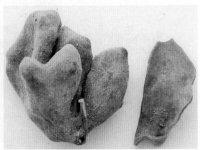

角倍

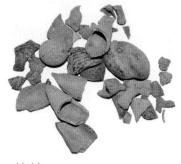

五倍子

【化学成分】

含五倍子鞣酸、没食子酸、脂肪和树脂等。

【饮片功能】

敛肺降火，涩肠止泻，敛汗，止血，收湿敛疮。用于肺虚久咳、肺热痰嗽、久泻久痢、盗汗、消渴、便血痔血、痈肿疮毒、皮肤湿烂。

【用法用量】

内服：煎汤，3~6克。外用：适量。

【注意事项】

外感风寒或肺有实热之咳嗽及积滞未清之泻痢者忌用。

2. 饮片

为不规则的角质样碎片，有光泽，表面显刮毛后的痕迹。气特异，味涩。

【食疗】

五蛇液：五倍子15克，蛇床子30克，韭菜子，白明矾各9克，烧酒120毫升。

制作方法：将前4味共研粗末，置玻璃瓶中，注入烧酒，塞紧瓶盖，浸泡3日后（浸泡时，每日早、晚各摇动1次，通常振动可使药性加速渗透）即可取用。

功能主治：消炎活血，祛风止痒。

用法用量：每日3次，外用。

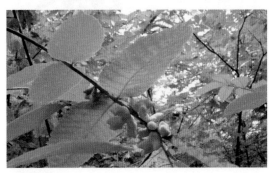

五倍子植株

凤仙
透骨草

Fengxiantougucao

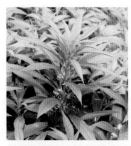

凤仙花植株

【化学成分】

含山柰酚-3-葡萄糖苷、槲皮素-3-葡萄糖苷、矢车菊素-3-葡萄糖苷、山柰酚等。

【饮片功能】

祛风湿，活血，解毒。用于风湿关节痛，外用治疮疡肿毒。

【用法用量】

内服：煎汤，6~9克（鲜者适量）。外用：适量捣敷或煎水熏洗。

　　凤仙花科植物凤仙花*Impatiens balsamina* L. 的干燥茎叶。主产于江苏、河北。夏、秋二季种子成熟时采收，割取全草，除去细枝，晒干。

【性状特征】

1. 药材

　　呈长圆柱状，长30~60厘米，下端直径1~2厘米，多皱缩，具纵棱。表面黄棕色至淡棕色，节部膨大，有深棕色叶痕及芽痕，偶有分枝。质轻脆，易折断，断面中空或有白色膜质状髓。气微弱，味微酸。

2. 饮片

　　为不规则的小段，茎呈圆形，黄白色。气微，味微酸。

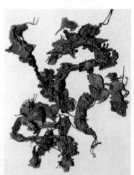

凤仙花

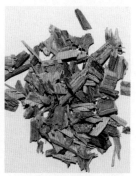

凤仙透骨草

凤眼草

Fengyancao

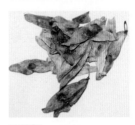

凤眼草

苦木科植物臭椿*Ailanthus altissima*（Mill.）Swingle的干燥成熟果实。全国大部分地区均产。秋季果实成熟时采摘，除去果柄、碎叶等杂质。晒干。

【性状特征】

翅果，长矩圆形，扁平，两端稍卷曲，长3.5~4.5厘米，宽0.7~1.2厘米。黄褐色，微具光泽，具放射细条纹，中部具1条横向凸起的脊，中央突起，呈扁球形，少数还有残留果柄。膜质坚韧，易折断，可见种子一枚，扁圆球形，种皮表面黄褐色，破开后可见2片黄绿色肥厚的油性子叶。气微，味苦。

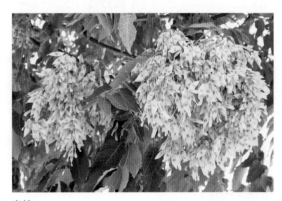

臭椿

【化学成分】
含苦味素类、鞣质、脂肪油等。

【饮片功能】
清热燥湿，止血。用于痢疾、肠风便血、尿血、崩漏、白带等。

【用法用量】
内服：煎汤，4.5~10克。

分心木

Fenxinmu

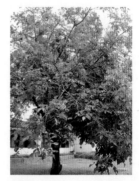

胡桃

【化学成分】

含鞣质等。

【饮片功能】

固肾涩精。用于遗精
滑泄、淋病、尿血、
崩中、带下、泻痢及
食道梗塞等症。

【用法用量】

内服：煎汤，3~6克。

胡桃科植物胡桃 *Juglans regia* L.果核内的木质隔膜。主产于我国北方河北、山西、山东。在加工核桃肉时，拣出木质隔膜，拣去硬壳，晒干。

【性状特征】

呈薄片状，边缘稍厚，凹凸不平，多弯曲破碎而显得不整齐。表面棕褐色至棕黑色，略有光泽。质脆，易折断。气微，味涩微苦。

【食疗】

分心木莲子心茶

茶叶、分心木各10克，莲子心5克。

制作方法：沸水冲之当茶饮。

功能主治：降压，凉血，止痛。适用于高血压、高血脂引起的头痛、眩晕、郁胀等。

用法用量：每日1剂。

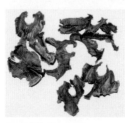

分心木饮片

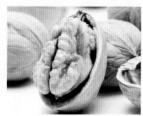

核桃

升麻

Shengma

////////////////

毛茛科植物大三叶升麻*Cimicifuga heracleifolia* Kom.、兴安升麻*Cimicifuga dahurica*（Turcz.）Maxim.或升麻*Cimicifuga foetida* L.野生品的干燥根茎。上述品种因产地不同，依次称为"关升麻""北升麻"和"西升麻"。大三叶升麻主产于东北各地；兴安升麻主产于黑龙江、河北；升麻主产于四川、陕西、青海。古以产蜀地者为佳，称"川升麻"，奉为道地药材。春、秋二季采挖，晒至须根干时，用火燎或除去须根，晒干。

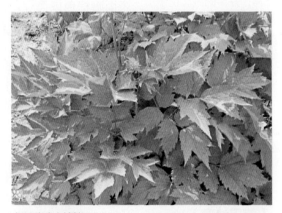

大三叶升麻植株

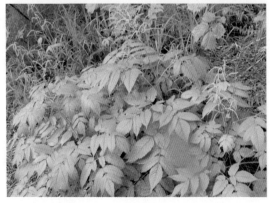

升麻（北升麻）

【性状特征】

1. 药材

（1）北升麻　与关升麻类似，但多分枝，多结节，多空洞窟窿，长9~18厘米，直径1~1.5厘米，折断面不平，纤维性，如网状，微带绿色，故有"绿升麻"之称。气微，味微苦而涩。

（2）关升麻　呈不规则长方状，多短分枝或结节状，长8~20厘米，直径1.5~2.5厘米。表面暗棕色或黑棕色，有时皮部脱落而露出网状的筋脉，上侧有多个大茎基，长1.5~3厘米，直径0.5~2.5厘米，髓朽蚀成空洞，两侧及下侧有少数细根断痕。质坚硬而轻，断面黄白色，皮部菲薄，木部呈放射状或网状条纹（纵切面）。气微，味微苦。

（3）西升麻（川升麻）　呈不规则块状，形如鸡骨，分枝极多，大小悬殊，长3.5~13厘米，直径0.7~3cm。表面灰棕色，茎基痕的空洞直径0.4~1厘米，洞壁断面有放射状沟纹。体轻而坚硬，不易折断。断面带灰绿色，有网状沟纹。

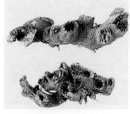
升麻药材1

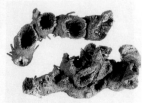
升麻药材2

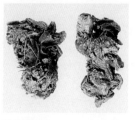
升麻药材3

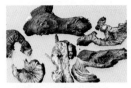

升麻（北升麻）

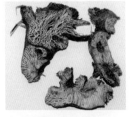

升麻（关升麻）

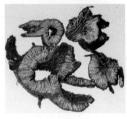

升麻（四川）

2. 饮片

（1）升麻片　为不规则的薄片，直径1.5～3.5厘米，表面黄白色至淡棕黑色，有裂隙，纤维性，皮部很薄，中心有放射状网纹条纹，髓部有空洞，质脆，味苦。

（2）蜜升麻　形如升麻片，黄棕色或棕褐色，味甜。

（3）升麻炭　形如升麻片，表面黑色，折断面黑褐色。

【食疗】

人参升麻粥

人参5~10克、升麻3克，粳米30克。

制作方法：前2药水煎取汁与粳米同煮为粥。

功能主治：补气摄血，升阳举陷。适用于气虚月经过多、过期不止、色淡质稀清如水、面色如白、气短懒言、心悸、肢软无力等症。

用法用量：每日1剂，连服1周。

化橘红

Huajuhong

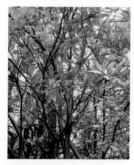

柚

芸香科植物化州柚*Citrus grandis* Tomentosa 或柚*Citrus grandis*（L.）Osbeck的未成熟或近成熟的干燥外层果皮。前者习称"毛橘红"，后者习称"青光橘红"。主产于广东化州，质量最佳，为广东道地药材"十大广药"之一。夏季摘取未成熟的果实，置沸水中稍烫至果皮呈柔软，捞起稍晾干，用刀均匀地把果皮划成5～7裂，除去果瓤及部分中果皮，压制成形，干燥。

【性状特征】

1. 药材

（1）毛橘红　常呈对折的七角、六瓣状或展平的五角星状，单片呈柳叶形。完整者展平后直径15～28厘米，厚0.2～0.5厘米。外表面黄绿色，密布茸毛，有皱纹及小油室；内表面黄白色或淡黄棕色，有脉络纹。质脆，易折断，断面不整齐，外缘有1列不整齐的下凹的油室，内侧稍柔而有弹性。气芳香，味苦、微辛。

（2）青光橘红　外表面黄绿色至黄棕色，无毛。均以片薄均匀，气味浓者为佳。

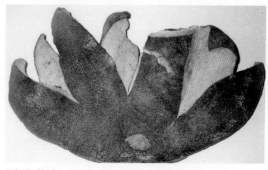

化橘红药材

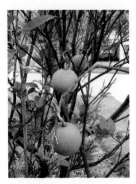

化州柚

2. 饮片

呈不规则的丝状或片、块状。余同性状特征。

【食疗】

化橘红茶

化橘红3克、雪梨一个、冰糖40克、清水1000毫升。

制作方法：雪梨去皮切成薄片，和其他的材料一同放入锅里。大火煮开后，中小火煮10分钟即可。待稍放凉后滤出茶来，直接喝。

功能主治：治疗慢性咽炎。

用法用量：每日1剂。

【化学成分】
含柚皮苷（naringin）、新橙皮苷（neohesperidin）、枸橘苷（poncirin）及柚皮苷元（naringenin）等。

【饮片功能】
理气宽中，燥湿化痰。用于风寒咳嗽、喉痒痰多、食积伤酒、呕恶痞闷。

【用法用量】
内服：煎汤，3~6克。

【注意事项】
体虚、肺热、痰为黄痰白痰者忌用。

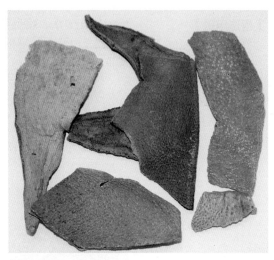

化橘红饮片

天仙子

Tianxianzi

茄科植物莨菪*Hyoscyamus niger* L.的干燥成熟种子。主产于内蒙古、河北、河南。夏末秋初果实成熟时，割下地上部分或拔起全植物，晒干，打下种子，洗净杂质即得。

【性状特征】

呈类扁肾形或扁卵形，直径约1毫米。表面棕黄色或灰黄色，有细密的网纹，略尖的一端有点状种脐。剖面灰白色，油质，有胚乳，胚弯曲。无臭，味微辛。

【食疗】

赤石脂天仙酒

赤石脂10克，密陀僧10克，硫黄10克，樟脑10克，天仙子10克，白果10克，冰片3克，75%乙醇300毫升。

制作方法：将上药轧粗末，放乙醇中，密封浸7～10天，经常摇晃，开封取上清酒液，装瓶备用。

功能主治：解毒，消疮。适用于痤疮。

用法用量：外用，以脱脂棉球蘸取药酒适量，涂擦患处，每日2次。

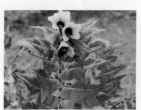

莨菪

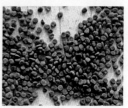

天仙子药材

天竺黄

Tianzhuhuang

四画

禾本科植物青皮竹*Bambusa textilis* McClure 或华思劳竹*Schizostachyum chinense* Rendle等杆内的分泌液干燥后的块状物。国外主产于越南、印度、印尼等省，称为"洋竹黄"。国内主产于云南、广东等省，称为"广竹黄"。历史上以广东产者为地道药材。秋、冬二季采收。砍下有竹黄的竹子，剖取竹黄，晾干。惟云南以夏季采者为佳。

【化学成分】

含硅酸、钾、钙、铁等。

【饮片功能】

清热豁痰，凉心定惊。用于热病神昏、中风痰迷、小儿痰热惊痫、抽搐、夜啼。

【用法用量】

内服：煎汤，3~9克，或入丸、散剂。

【注意事项】

灰指甲、鹅掌风等皮肤病患者忌用。孕妇禁用。服药期间忌食萝卜、酸辣。

【性状特征】

（1）广竹黄　呈不规则颗粒状，短圆柱状、破碎片块状或碎末状，表面灰白色、灰褐色、灰蓝色或灰黑色。间有结晶状颗粒或灰质与结晶颗粒的联合体，联合体分层明显。质轻松。吸水性强，有黏舌感，但不溶于水，投入水中有气泡产生，吸水到一定程度时会崩解，成结晶颗粒，色泽加深呈天蓝色。气无，味淡。

（2）洋竹黄　形状与广竹黄相似，但结晶状颗粒多，碎粒及粉末较少，颜色为灰白色或灰蓝色，质地较轻。

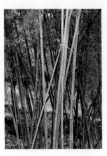

青皮竹

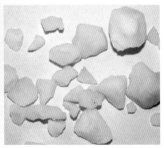

天竺黄

天仙藤
Tianxianteng

马兜铃科植物马兜铃*Aristolochia debilis Sieb.* et Zucc.或北马兜铃*Aristolochia contorta* Bge.的干燥地上部分。主产于浙江、湖北。一般在9月霜降叶未落时采收，割取地上部分，晒干，扎成小捆。

【性状特征】

1. 药材

茎细长圆柱形，略扭曲，直径0.1～0.3厘米；表面黄绿色或淡黄褐色，有纵棱及节，节间不等长；质脆，易折断；断面有数个大小不等的维管束。叶互生，多皱缩，破碎，完整叶片展平后呈三角状狭卵形或三角状宽卵形（北马兜铃叶广卵形），基部心形；暗绿色或淡黄褐色，基生叶脉明显，叶柄细长。气清香，味淡。

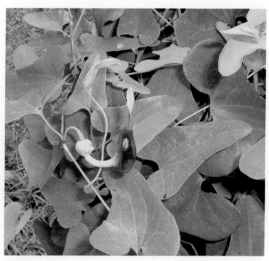
马兜铃

2. 饮片

为不规则小段，茎、叶混合。茎呈细长圆条形，略扭曲。表面黄绿色或淡黄褐色，切面有数个大小不等的维管束，质脆。叶多皱缩，破碎，暗绿色或淡黄褐色。气清香，味淡。

【化学成分】

含马兜铃酸等。

【饮片功能】

行气活血，通络止痛。用于脘腹刺痛、妊娠水肿、关节痹痛。

【用法用量】

内服：煎汤，4.5~9克；或作散剂。外用：煎水洗或捣烂敷。

【注意事项】

含马兜铃酸，可引起肾脏损害等不良反应。儿童及老年人慎用；孕妇、婴幼儿及肾功能不全者禁用。

【食疗】

九藤酒

青藤、钩藤、红藤、丁公藤、桑络藤、菟丝藤、天仙藤、阴地蕨各120克，忍冬藤、五味子藤各60克。

制作方法：上细切，以无灰老酒一大斗，用瓷罐一个盛酒，药用绵布包裹，放酒中浸之，密封罐口，不可泄气，春、秋七日，冬十日，夏五日。

功能主治：适用于长年痛风，及中风左瘫右痪、筋脉拘急、日夜作痛、称呼不已等证。

用法用量：每日3剂。

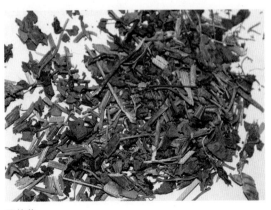

天仙藤

天冬

Tiandong

百合科植物天冬*Asparagus cochinchinensis* (Lour.) Merr.野生或栽培品的干燥块根。主产于贵州、广西、云南。秋、冬二季采挖，洗净，除去茎基和须根，置沸水中煮或蒸至透心，趁热除去外皮，洗净，干燥。

【性状特征】

1. 药材

长纺锤形，略弯曲，长5～18厘米，直径0.5～2厘米。表面黄白色至淡黄棕色，半透明，光滑或具深浅不等的纵皱纹，偶有残存的灰棕色外皮。质硬或柔润，有黏性，断面角质样，中柱黄白色。气微，味甜、微苦。

2. 饮片

天冬炮制品为类圆形或斜长形片，直径0.5～1厘米，厚2～4厘米。切面角质样，中心黄白色。表面淡黄色或淡黄棕色，半透明，有纵沟纹。质柔润，有黏性，气微，味甘微苦。

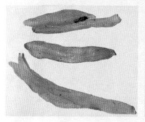
天冬

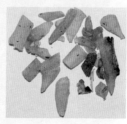
炒天冬

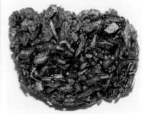
蜜天冬

【食疗】

天冬萝卜汤

天门冬20克，胡萝卜250克，猪精肉100克，调料适量。

制作方法：将天门冬加水煎取药汁适量；而后在锅中加水一大碗，再放入猪精肉，等煮熟后放入胡萝卜丝、天门冬汁和葱花、胡椒粉等，沸后即便可食用。

功能主治：止咳去痰、滋补强壮。适用于疲劳过度、精力不足、皮肤粗糙无华、痰多咳嗽等症。

用法用量：每日1剂。

【化学成分】
含氨基酸类，皂苷类，多糖类等。

【饮片功能】
养阴润燥，清肺生津。用于肺燥干咳、顿咳痰黏、咽干口渴、肠燥便秘。

【用法用量】
内服：煎汤、熬膏；或入丸、散。用量6～12克。

【注意事项】
虚寒泄泻及外感风寒致嗽者皆忌用。

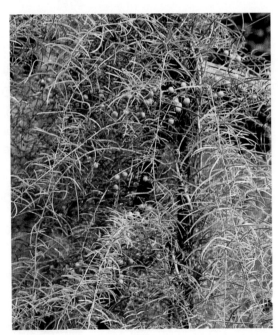

天冬植株

天花粉

Tianhuafen

葫芦科植物栝楼*Trichosanthes kirilowii* Maxim. 及双边栝楼*Trichosanthes rosthornii* Harms栽培品的干燥根。主产于河南、山东、江苏等省，以河南安阳产量最大，品质佳，素有"安阳花粉"之称。一般栽种4～5年采挖，若肥力充足和管理得当，2年亦可收获。生长年限过长，则粉质减少，质量差。春、秋季均可采挖，以秋季霜降前后为佳，雌株需待瓜蒌收获后挖取。挖出的鲜根应及时加工，洗净泥土，用刀刮去表皮，块根大者切成3～4节，或先纵剖再切块，直接晒干或烘干。晾晒时要防止雨水淋湿，否则易变色。

【性状特征】

1. 药材

天花粉呈不规则圆柱形，纺锤形或瓣块状，长8～16厘米，直径1.5～5.6厘米。表面黄白色或淡棕黄色，有纵皱纹、细根痕及略凹陷的横长皮孔。有黄棕色外皮残留。质坚实，断面白色或淡黄色，富粉性，横切面可见黄色导管孔，略呈放射状排列；纵切面可见黄色条纹状导管。无臭，味微苦。

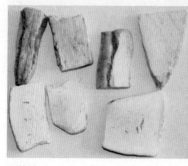
天花粉

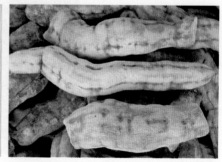
天花粉药材

2. 饮片

炮制品外皮黄白色,未去净粗皮的显棕色斑痕,质坚实,切面白色,富粉性,有黄色筋脉点,略作放射状排列。

【食疗】

天花粉粥

天花粉15克,大米50克,白糖适量。

制作方法:将天花粉择净,水煎取汁,加大米煮粥,待熟时调入白糖,再煮一二沸即成。

功能主治:清热生津,消肿排脓。适用于热病伤津所致的心烦口渴、消渴、热毒壅盛所致的疮疡疖肿等。

用法用量:每日1剂,连续3~5天。

【化学成分】
含皂苷(约1%)、天花粉蛋白(trichosanthin)、天花粉多糖(polysaccharide)氨基酸等。

【饮片功能】
清热泻火,生津止渴,消肿排脓。用于热病烦渴、肺热燥咳、内热消渴、疮疡肿毒。

【用法用量】
内服:煎汤,10~15克。

【注意事项】
反川乌、草乌、附子类。

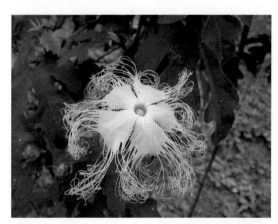

栝楼

天南星

Tiannanxing

天南星科植物天南星*Arisaema erubescens*（Wall.）Schott、异叶天南星*Arisaema hetero-phyllum* Bl.或东北天南星*Arisaema amurense* Maxim.栽培品的干燥块茎。天南星主产于河北安国、四川等省；异叶天南星主产于江苏、浙江等省；东北天南星主产于黑龙江、吉林等省。秋、冬二季茎叶枯萎时采挖，洗净，除去残茎及须根，刮去外皮，明矾水漂后，晒至半干时，用硫黄熏1次，晒干。

【性状特征】

1. 药材

呈扁球形，高1~2厘米，直径1.5~6.5厘米。表面类白色或淡棕色，较平滑，有的皱缩，顶端有凹陷的茎痕，周围有麻点状根痕，有的块茎周边有球状侧芽。质坚硬，不易破碎。断面不平坦，白色，粉性，有的可见筋脉点。气微，味麻辣。

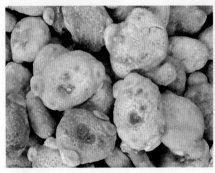

天南星药材

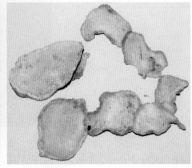

制天南星

【化学成分】

含三萜皂苷、氨基酸、淀粉和安息香酸等。

【饮片功能】

散结消肿。用于顽痰咳嗽、中风痰壅、口眼歪斜、半身不遂、风疾眩晕、癫痫、惊风、破伤风。外用治痈肿、蛇虫咬伤。

【用法用量】

内服：煎汤，药材炮制后用3~9克；或入丸、散。外用：生品研末撒或调敷。

【注意事项】

孕妇慎用。生品内服宜慎。

2. 饮片

（1）制天南星　呈腰形片状，片厚约0.15厘米。表面显肉色，半透明，光滑。质坚脆，气微，味辛。

（2）胆南星　呈方块状或圆柱状，表面棕黄色、灰棕色或棕黑色。质硬，断面色较浅。具特异的臭气，味苦。

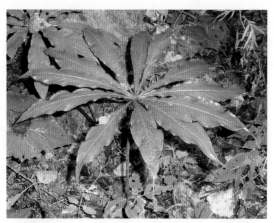

天南星植株

天麻

Tianma

兰科植物天麻*Gastrodia elata* Bl.野生或栽培品的干燥块茎。主产于贵州、四川、云南。贵州产者为地道药材，习称"贵天麻"，四川、云南产者亦佳。冬、春二季采挖，冬季产者称"冬麻"，春季产者称"春麻"。挖出后除去地上茎，洗净，及时擦去环节上的鳞叶及粗皮，随即用清水或矾水微浸，以防变黑，再蒸透，取出晾干或烘干。在烘干过程中，天麻易受热膨胀，可用竹针刺破压扁，以防空泡。

【性状特征】

1. 药材

（1）野生品

①冬麻　呈椭圆形，压扁。长6～12厘米，宽3～6厘米，厚约2厘米。表面灰黄色至淡黄棕色，有纵皱折纹，习称"姜皮"；全体有十余圈由退化的根痕组成的横环状纹，习称"芝麻点"；上端有干枯芽苞，红棕色或棕褐色，习称"鹦哥嘴"；下端具圆盘状疤痕，习

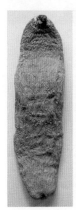
冬麻

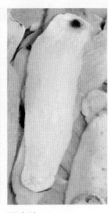
天麻片

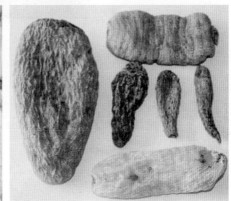
天麻药材

【化学成分】

含天麻苷等。

【饮片功能】

息风止痉，平抑肝阳，祛风通络。用于小儿惊风、癫痫抽搐、破伤风、头痛眩晕、手足不遂、肢体麻木、风湿痹痛。为治疗眩晕、头痛的要药。

【用法用量】

内服：煎汤，3~9克；或入丸、散。

【注意事项】

气血虚甚者慎用。

称"肚脐眼"。质坚实，体重，不易折断，折断面平滑，淡黄色或棕黄色，角质，习称"蜡质样"。气特异，类羊乳样气味，味甘微辛。嚼之肉爽，不易溶烂。

②春麻 体形略薄，呈扁块状。肉较薄，有的中空，残留茎基明显。表面黄白色，"芝麻点"较明显。余与冬麻同。

（2）栽培品 块茎呈扁长块形，多弯曲，长6~15厘米，宽2.5~5厘米，厚约1厘米或更薄。表面黄白色，"鹦哥嘴"较明显。质坚实，较少有空心。其余与野生天麻相同。

2. 饮片

（1）天麻片 薄片边缘具纵裂纹，外皮淡黄或淡棕色。质坚实。切面光亮，角质状，有的中空，白色或淡黄色，半透明。

（2）姜天麻 为纵切的薄片。有光泽，断面平坦，有姜辣味。

❶ 天麻土鸡汤

土鸡1只，天麻5克，火腿10克，香葱3棵，生姜1小块，高汤3大匙，料酒1小匙，精盐1小匙。

制作方法：将土鸡宰杀洗净，放入沸水中焯过。火腿切片，葱洗净打结，姜洗净切片，把土鸡、火腿、天麻、高汤、料酒、葱结、姜同放入碗内，放入蒸锅蒸2小时，取出，拣去葱、姜，加入盐调味即成。

功能主治：息风止痉。

❷ 天麻鱼头汤

大鱼头2个，天麻100克，云腿100克，生姜1小块，精盐少许。

制作方法：用清水洗净2个大鱼头和100克天麻，先除去鱼鳃内的污物备用，天麻沥干水备用。锅内加入油，爆香姜片，放少许酒，倒入鱼头，煎1~2分钟后取出，注入8碗清水于炖盅内，先放鱼头于盅底，之后放入天麻和100克云腿，隔水炖至水沸时，改用中小火，炖2~3小时，再放入适量盐便成。

功能主治：神经衰弱、眩晕头痛、益气养肝、利腰膝。

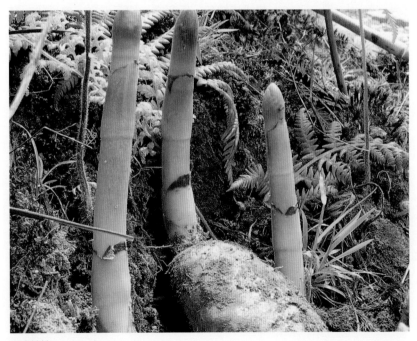

天麻植株

天葵子

Tiankuizi

【化学成分】
含生物碱、内酯、香豆素、酚性成分、氨基酸、胡萝卜苷及β-谷甾醇等。

【饮片功能】
清热解毒，消肿散结。用于痈肿疔疮、乳痈、瘰疬、毒蛇咬伤。

【用法用量】
内服：煎服，9～15克。

【注意事项】
脾虚便溏和小便清利者忌用。

毛茛科植物天葵*Semiaquilegia adoxoides*（*DC.*）Makino野生品的干燥块根。主产于湖南、江苏、江西、安徽等省。安徽产者习称"紫背天葵"；湖南、江苏产者习称"千年老鼠屎"；湖南、江西产者习称"菟葵"。夏秋采挖，将块根挖出后，洗净泥土，晒干或风干，搓去须根，亦有少数地区将块根蒸煮至透，然后晒干。

【性状特征】

1. 药材

块根呈不规则短柱形、纺锤形或块状，稍弯曲，长1～3厘米，直径0.5～1厘米。表面暗褐色至灰黑色，具不规则的纵横皱纹及须根痕。块根顶端有的有茎叶残基，有的被黄褐色鞘状鳞片。质较软，易折断，断面皮部类白色，木质部黄白色或黄棕色，有黄色放射状纹理。

2. 饮片

天葵片　表面灰黑色，断面皮部类白色，木部有黄色放射状纹理。

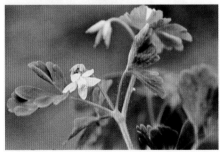

天葵

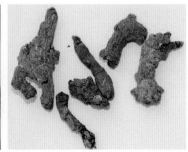

天葵子

太子参

Taizishen

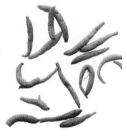

太子参药材

【化学成分】
含有机酸及其酯类、酞类等。

【饮片功能】
益气健脾，生津润肺。用于脾虚体倦、食欲不振、病后虚弱、气阴不足、自汗口渴、肺燥等。

【用法用量】
内服：煎汤，9~30克。

【注意事项】
表实邪盛者忌用。

石竹科植物孩儿参*Pseudostellaria heterophylla (Miq.) Pax ex Pax et* Hoffm.栽培品的干燥块根。主产福建、安徽、贵州。贵州，福建省产者质优。夏季茎叶大部分枯萎时采挖，洗净，除去须根，置沸水中略烫后晒干或直接晒干。

【性状特征】

呈细长纺锤形或细长条形，稍弯曲，长3~10厘米，直径0.2~0.6厘米。顶端有茎痕，表面黄白色，较光滑，微有纵皱纹，凹陷处有须根痕。质硬而脆，断面平坦，淡黄白色，角质样；或类白色，有粉性。以肥润、黄白色、无须根者为佳。

【配伍应用】

治自汗方：太子参五钱，浮小麦五钱，水煎服。

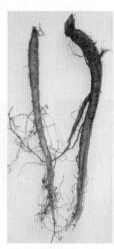

太子参鲜根

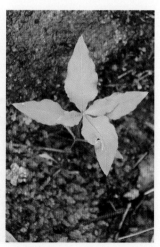

太子参植株

无名异

Wumingyi

【化学成分】

含二氧化锰铁、钴、镍等杂质。

【饮片功能】

去瘀止血，消肿止痛，生肌敛疮。主治跌打损伤、金疮出血、痈肿疮疡、水火烫伤。

【用法用量】

内服：入丸、散，4~7.5克。外用：研末调敷。

【注意事项】

不可久服，无瘀滞者慎用。

氧化物类矿物软锰矿的矿石。主产于广西、广东。采得后，拣净杂石即可。

【性状特征】

为不规则球状，凹凸不平或呈瘤状突起，少数光滑，大小不一，一般直径约7~30毫米，细小的直径仅1~3毫米。外表棕色、黑棕色或灰棕色；常覆有黄棕色粉末，大多无光泽；体较轻，质较软，也有坚硬如石者。断面紫棕色，以手摸之，可染成棕黄色，稍有滑腻感。微有土样气味。以粒大、黑棕色、有光泽者为佳。

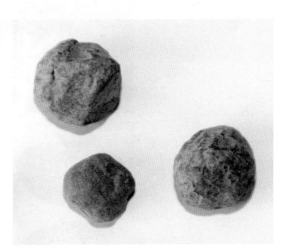

无名异

巴豆霜

Badoushuang

///////////////

　　大戟科植物巴豆*Croton tiglium L.*种仁的加工品。主产于四川、云南。秋季果实成熟，果实尚未开裂时采，晒干，破开果壳，取出种子，用种仁制霜用。

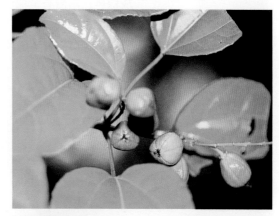

巴豆植株

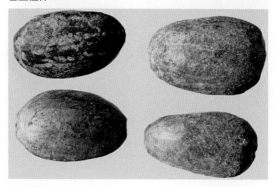

巴豆种子

【化学成分】
含脂肪油、蛋白质、巴豆苷等。

【饮片功能】
峻下积滞，逐水消肿，豁痰利咽。用于寒积便秘、乳食停滞、下肢水肿、二便不通、喉风、喉痹。

【用法用量】
内服：0.1~0.3克，多入丸、散使用。

【注意事项】
孕妇禁用。不宜与牵牛子同用。

【性状特征】

为松散粉末，淡黄色或黄色，显油性。气微，味辛辣。

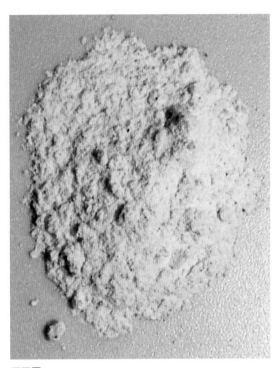

巴豆霜

巴戟天

Bajitian

茜草科植物巴戟天*Morinda officinalis* How野生或栽培品的干燥根。主产于广东、广西、福建。以种植5~6年采收较适宜。采收时间以秋冬季为好，挖取其根部，洗净泥土，除去芦头及根，晒至6~7成干时，用木槌轻轻槌扁，晒干。或先蒸，后晒至半干，再槌扁晒干。

【性状特征】

1. 药材

（1）野生品　呈弯曲的圆柱形连珠状，横裂纹明显，淡棕色或棕褐色，表面粗糙，有明显而较深的皱缩纹。质坚实，断面灰棕色或紫褐色，中央木质心较大。味甘微涩，嚼之有麻舌感。

（2）栽培品　呈弯曲的扁圆柱形或扁条形，每隔2~4厘米处皮部横向断裂略呈连珠状，多截成长7~15厘米的段，直径0.5~2厘米。表面土灰色或土灰黄色，有粗而不深的皱缩纹。质坚实而略柔软，不易折断，横切面皮部淡紫黄色或紫色，易剥离，中央有木质心，木部呈齿轮状。气微，味甘而略涩。

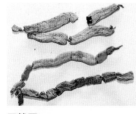
巴戟天

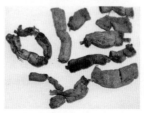
炒巴戟天

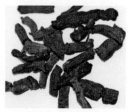
制巴戟天

【化学成分】

含蒽醌、黄酮类化合物等。

【饮片功能】

补肾阳，强筋骨，祛风湿。用于阳痿遗精、宫冷不孕、月经不调、少腹冷痛、风湿痹痛、筋骨痿软。

【用法用量】

内服：煎服，3~9克。

【注意事项】

阴虚火旺者忌用。

（3）进口品 呈条状弯曲的圆柱形，表面粗糙，横裂明显，灰棕色或棕褐色。质坚实，断面皮部灰棕色，木部较粗。味甘涩，嚼之有痒舌感。

2. 饮片

（1）盐巴戟天 本品盐制后为空心扁圆筒状的段，灰褐色，切面淡紫色，略有咸味。

（2）制巴戟天 甘草制后，呈微棕褐色，味较甜。

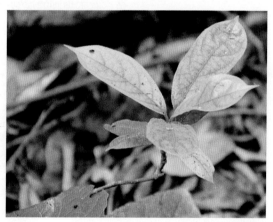

巴戟天植株

木瓜

Mugua

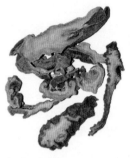

木瓜

蔷薇科植物贴梗海棠*Chaenomeles speciosa*
（Sweet）Nakai的干燥近成熟果实。主产于四
川、安徽，以安徽宣城产品质佳。夏、秋二季
果实绿黄时采收，置沸水中烫至外皮灰白色，
对半纵剖，晒干。

【性状特征】

1. 药材

多呈纵剖对半的长圆形，长4~9厘米，宽
2~5厘米，厚1~2.5厘米。外表紫红色或红棕
色，有不规则的深皱纹；剖面边缘向内卷曲，
果肉红棕色，中心部分凹陷，棕黄色。

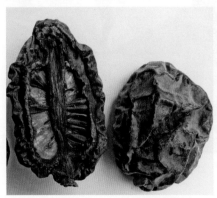

木瓜药材

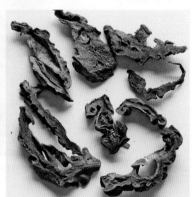

炒木瓜

【化学成分】
含蔗糖、还原糖、苹果酸、枸橼酸、抗坏血酸、酒石酸和氨基酸及鞣质等。

【饮片功能】
平肝舒筋,和胃化湿。用于湿痹拘挛、腰膝关节酸重疼痛、吐泻转筋、脚气水肿。

【用法用量】
内服:煎汤或入丸、散,用量6~9克。外用:适量煎水熏洗患处。

【注意事项】
胃酸过多者用量不宜过大。

2. 饮片

呈类月牙形切片,长4~8厘米,宽0.7~2.5厘米,厚1毫米。切面棕红色或红棕色,凹陷部呈棕黄色,具光泽。果皮红色或棕红色,有密集的皱纹。质硬脆,易折断。气微香,味酸略涩。

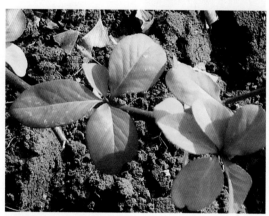

贴梗海棠

木香

Muxiang

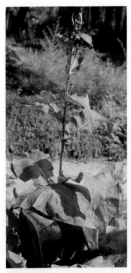

木香植株

菊科植物木香*Aucklandia lappa* Decne.栽培品的干燥根。主产于四川、云南、西藏。

种植第三年的十月份或次年早春未萌发前采挖，选晴天，挖掘根部，去除泥土、茎杆和叶柄，洗净，切段，粗者纵切成2~4块，风干或50~60℃低温烘干，撞去粗皮。

【性状特征】

1. 药材

（1）广木香

①老山木香　根呈破裂块状、枯骨状或不规则块状，一般长3～10厘米，直径约3厘米。表面呈灰褐色或深褐色，有扭曲而较深的深沟。质坚硬，断面色较深，呈浅棕色，具形成层环及放射状纹理，可见细而密集的油点，油性大。气清香如蜜而浓，味苦，嚼之有粘牙感。

②新山木香　根呈圆柱形或圆锥形，表面色泽稍浅，呈灰黄色，有纵皱纹及纵沟纹。质

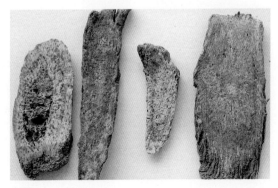

木香

【化学成分】

含木香内酯、二氢木香内酯、木香烃内酯、二氢木香烃内酯等。

【饮片功能】

行气止痛，健脾消食。用于胸胁、脘腹胀痛、泻痢后重、食积不消、不思饮食。

【用法用量】

内服：煎汤，3~10克；或入丸、散。

【注意事项】

阴虚津液不足者慎用。

较轻松，断面的色泽较浅，呈黄白色或灰白色，有浅棕色的形成层纹，油点比老山木香少。香气浓而浊，味苦。

（2）云木香　根呈圆柱形，半圆柱形，圆锥形或枯骨形，稍弯曲，长7~12厘米，直径1.8~3厘米。表面黄棕色或灰棕色，有明显的纵沟纹，有时可见网状纹。质坚硬，难折断，断面略平坦，可见呈黄白色或灰棕色的点状油室，有形成层环及放射状纹理，老根中央多枯朽而呈空心状。气香浓而特异，味苦。云南产的条均匀，性状似新山木香，但香味不及进口品。甘肃产的条粗大，色较深，近于灰褐色，多有空头，味淡于云南产品。

2. 饮片

（1）木香片　呈类圆形片状，直径大小不一。切面灰褐色至棕黄色，中部有一棕色环及放射状纹理，呈菊花心状，并可见散在的褐色油点。周边显棕黄色至灰褐色，有纵皱纹与纵沟，有的可见侧根残痕。质坚略脆。

（2）煨木香　形如木香片，棕黄色，气微香。

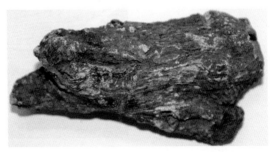

木香药材

木贼

Muzei

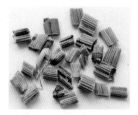

木贼

木贼科植物木贼*Equisetum hiemale* L.的干燥地上部分。主产于辽宁、黑龙江、陕西，以辽宁产品质佳。夏、秋二季采收，割取地上部分，采后按粗细分别捆成小捆，竖起晒干。

【性状特征】

1. 药材

为带有鞘状叶的茎，长管状，节明显，不分枝，长20~60厘米，直径2~4（~6）nm。表面灰绿色或黄绿色，有纵棱18~30条，在扩大镜下可见每棱有2条疣状突起，触之有粗糙感，节明显，节间长2.5~9厘米，节部有鞘状鳞叶，完整的鞘筒基部黑棕色，中部淡棕黄色，上部棕灰色，茎基部的鞘状叶全为黑棕色。质脆，易折断。断面中空，周边有多数近圆形的小空腔。气无，味甘淡、微涩，嚼之有沙粒感。

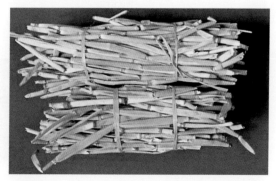

木贼药材

【化学成分】

含生物碱、黄酮类成分等。

【饮片功能】

散热，明目退翳。用于风热目赤、迎风流泪、目生云翳。

【用法用量】

内服：煎汤或入丸散，3~9克。外用：研末撒于患处。

【注意事项】

气血虚者慎用。

2. 饮片

呈小段状，多有节。余同生品

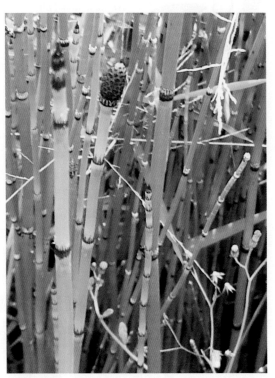

木贼植株

木通

Mutong

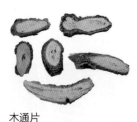

木通片

木通科植物木通*Akebia quinata*（*Thunb.*）*Decne.*、三叶木通*Akebia trifoliata*（*Thunb.*）*Koidz.*或白木通*Akebia trifoliate*（*Thunb.*）*Koidz. var.australis*（*Diels*）*Rehd.*的干燥藤茎。主产于江苏、浙江；三叶木通主产于江苏、安徽；白木通主产于江苏、安徽。夏、秋二季采收茎藤，除去叶及侧枝，刮去外皮，晒干。

【性状特征】

1. 药材

（1）木通　茎藤弯曲，直径1~1.8厘米。表面黄棕色至暗棕色，粗糙，有纵沟纹及不规则裂纹，外皮有明显剥落，有侧枝断痕。断面皮部黄棕色，木部黄白色，有放射状纹理，髓小。

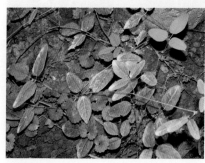

白木通

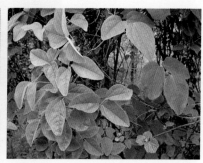

三叶木通

【化学成分】
含木通皂苷、豆甾醇等。

【饮片功能】
泻火行水，通利血脉，止痛通乳。用于小便赤涩、淋浊、水肿、胸中烦热、喉痹咽痛、遍身拘痛、妇女月经不调、闭经、乳汁不通。

【用法用量】
内服：煎汤，3~6克；或入丸、散。

【注意事项】
内无湿热、津亏、气弱、精滑、溲频者及孕妇忌用。

（2）白木通　茎呈圆柱形而弯曲，长30~60厘米，直径1.2~2厘米。表面灰棕色，未去外皮者，外皮极粗糙而有许多不规则裂纹，节不明显，仅可见侧枝断痕。质坚硬，难折断，断面呈纤维性，皮部较厚，黄褐色，木部黄白色，密布细小孔洞（导管），夹有灰黄色放射状花纹，中央具小形的髓。

2. 饮片

呈圆形、椭圆形或不规则形片。外表皮灰棕色或灰褐色。切面射线呈放射状排列，髓小或有时中空。

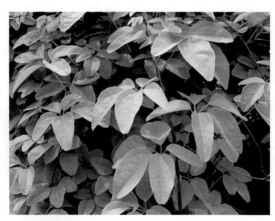

五叶木通植株

木鳖子

Mubiezi

葫芦科植物木鳖子*Momordica cochinchinensis (Lour.) Spreng.*的干燥成熟种子。主产于四川、广西、湖北。10~11月采摘成熟果实，剖开，晒至半干，除去果肉，剥出种子，或拌以草木灰，吸去果肉果渣，剥出种子，清水洗净晒干。

【性状特征】

1. 药材

呈扁平圆板状，中间稍隆起或微凹陷，直径2~4厘米，厚约0.5厘米。表面灰棕色至黑褐色，有网状花纹，在边缘较大的一个齿状突起上有浅黄色种脐。外种皮质硬而脆，内种皮灰绿色，绒毛样。子叶2，黄白色，富油性。有特殊的油腻气，味苦。

2. 饮片

木鳖子霜　为白色或灰白色松散粉末，味苦。

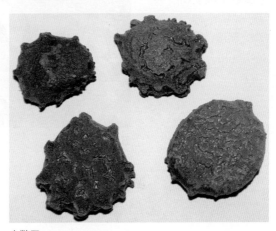

木鳖子

【化学成分】

含多种三萜皂苷。

【饮片功能】

消肿散结，攻毒疗疮，止痛。用于疮痈肿毒、瘰疬、痔疮、无名肿毒、干癣、秃疮、乳痈、风湿痹痛、筋脉拘挛等症。

【用法用量】

内服：煎汤；0.9~1.2克。外用：适量，研末醋调患处。

【注意事项】

孕妇及体虚者忌用。

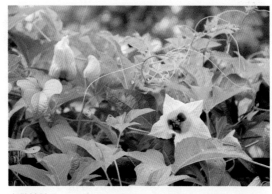

木鳖植株

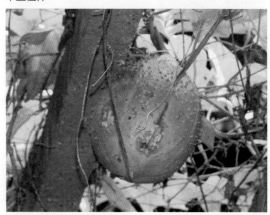

木鳖成熟果实

毛冬青

Maodongqing

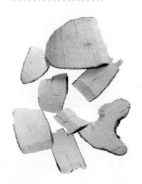

毛冬青

冬青科植物毛冬青*Ilex pubescens Hook.et Arn.*野生或栽培品的根。主产于广东、广西。全年可采，挖取根部，洗净，晒干或切片晒干。

【性状特征】

1. 药材

根呈圆柱形，稍弯曲，有的有分枝，长短不一，直径1～4厘米。表面灰褐色或棕褐色，根头部有茎枝或茎残基；商品为块片状，大小不等，或厚片状，厚0.5～1厘米；外皮稍粗

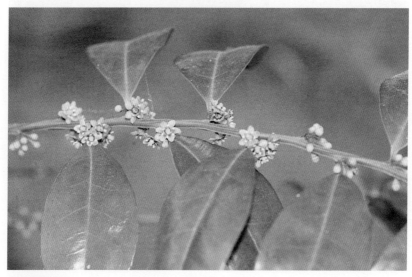

毛冬青原植物

【化学成分】
含黄酮类、酚类、甾醇、氨基酸、糖类、鞣质、三萜类等。

【饮片功能】
凉血，活血，通脉，消炎解毒。用于血栓闭塞性脉管炎、冠状动脉硬化性心脏病、脑血管意外所致的偏瘫。外用治烧烫伤。

【用法用量】
内服：煎汤60~120克。外用：适量，煎成1:1煎剂，敷患处。

【注意事项】
略有小毒，不宜大量久服。

糙，有纵向细皱纹及横向皮孔。质坚实，不易折断，断面皮部菲薄，木部占大部分，土黄或灰白色，有致密的放射状纹理及环纹。

2. 饮片

横向或斜向切片，其特征同药材的断面。

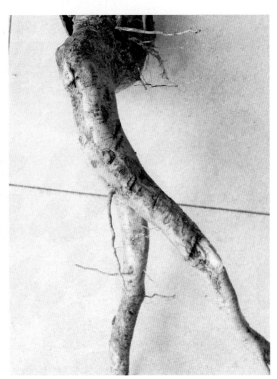

毛冬青鲜根

水飞蓟

Shuifeiji

菊科植物水飞蓟Silybum marianum (L.) Gaertn. 的干燥成熟果实。原产南欧至北非。我国西北、华北地区有引种。自5月初至7月初陆续开花，因此果实的成熟期很不一致，一个头状花序从开花至果熟需25~30天，当苞片枯黄向内卷曲成筒，顶部冠毛微张开时，标志着种子已成熟，应及时采收。采收时，用剪刀将果序轻轻钳至篮内再剪下。

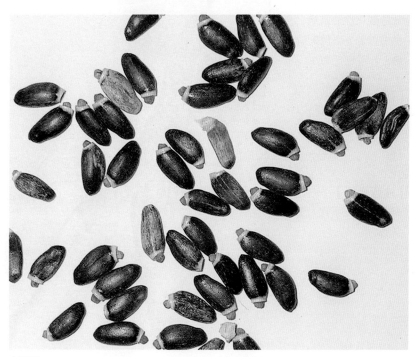

水飞蓟

【化学成分】

含黄酮醇类化合物等。

【饮片功能】

清热解毒，保肝，利胆，保脑，抗X线。用于慢性肝炎、慢性肝炎活动期、肝硬化、中毒性肝损伤等症。

【用法用量】

内服：1次70~140mg，1日3次，至少服5~6周，症状改善后，给予维持量，重者35~70mg，1日3次。

【性状特征】

瘦果椭圆形，长约7毫米，宽约3毫米，棕色或深棕色，表面有纵纹，腺体突起，冠毛白色，刚毛状。

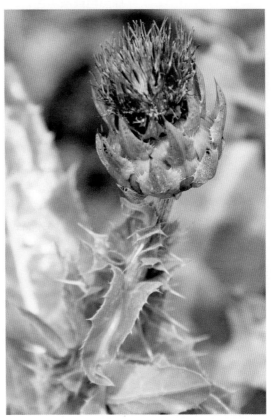

水飞蓟植株

水牛角

Shuiniujiao

牛科动物水牛*Bubalus bubalis Linnaeus*的角。主产于华南，华东地区。全年均可采收。取角后，水煮，除去角塞，干燥。

【性状特征】

1. 药材

呈稍扁平而弯曲的锥形，长短不一。表面棕黑色或灰黑色，一侧有数条横向的沟槽，另一侧有密集的横向凹陷条纹。上部渐尖，有纵纹，基部略呈三角形，中空。角质，坚硬。气微腥，味淡。

2. 饮片

洗净，镑片或锉成粗粉。本品粉末灰褐色。不规则碎块淡灰白色或灰黄色。纵断面观可见细长梭形纹理，有纵长裂缝，布有微细灰棕色色素颗粒；横断面观梭形纹理平行排列，并弧状弯曲似波峰样，有众多黄棕色色素颗粒。有的碎块表面较平整，色素颗粒及裂隙较小，难于察见。

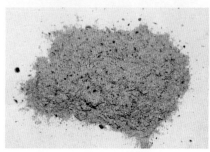

水牛角粉

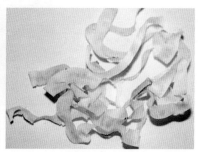

水牛角丝

【化学成分】

含胆甾醇，强心成分，肽类，角纤维以及多种氨基酸类成分等。

【饮片功能】

清热，凉血，解毒。用于热病头痛、壮热神昏、斑疹、吐衄、小儿惊风、喉痹咽肿。

【用法用量】

15～30克，宜先煎3小时以上。

【注意事项】

中虚胃寒者慎用。大量服用，常有上腹部不适，恶心，腹胀，食欲不振等反应。

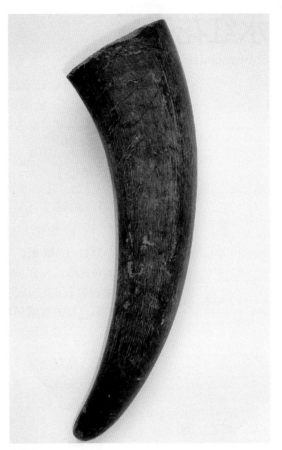

水牛角

水红花子

Shuihonghuazi

蓼科植物荭蓼*Polygonum orientale L.*的干燥成熟果实。秋季果实成熟时割取果穗，晒干，打落果实，筛去杂质屑。

【性状特征】

1. 药材

（1）荭草实　呈扁圆形，直径2～3.5毫米，厚1～1.5毫米。表面棕黑色，有的红棕色，有光泽，两面微凹，中部略有纵向隆起。顶端有突起的柱基，基部有浅棕色略突起的果梗痕，有的有膜质花被残留。质硬。气微，味淡。

（2）酸模叶蓼子　呈扁圆形，直径1～1.5毫米，厚不到1毫米。暗棕色或红棕色，有光泽，残留花被较少见。

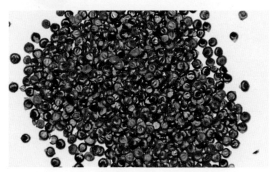

水红花子

【化学成分】
含黄酮、多糖等。

【饮片功能】
散血消瘕，消积止痛。用于瘿瘤肿痛、癥瘕痞块、食积不消、脘腹胀痛等。

【用法用量】
内服：煎汤，3~6克。

【注意事项】
凡血分无瘀滞及脾胃虚寒者忌用。

（3）绵毛酸模叶蓼子　呈扁圆形至宽扁圆形，长不及2毫米，宽1.5~2毫米，厚约0.5毫米。余同酸模叶蓼子。

2. 饮片

炒水红花子　形色同原药材，区别是已鼓起爆裂，裂面粉白色，有香气。

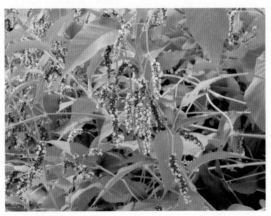

东方蓼植株

水蛭

Shuizhi

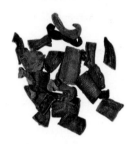

水蛭

水蛭科动物蚂蟥*Whitmania pigra* Whitman、水蛭*Hirudo nipponica* whitman或柳叶蚂蟥*Whitmania acranulata* Whitman的干燥全体。主产于山东、江苏。夏、秋二季捕捉。捕后洗净，用开水烫死。也可用石灰、草木灰或酒闷死，再加工成药材。蚂蟥晒干或烘干即为"宽水蛭"，柳叶蚂蟥用线或小竹片穿起两端并拉长，挂起晒干或烘干即为"长条蛭"，水蛭则用线从其中段穿起晒干或烘干即为"水蛭（小水蛭）"。

【性状特征】

1. 药材

（1）宽水蛭　呈扁平纺锤形，有多数环节，长4~100m，宽0.5~2厘米。背部黑褐色或黑棕色，稍隆起，有黑色斑点排成5条纵纹；腹面平坦，棕黄色。两侧棕黄色，前端略尖，后端钝圆，两端各具1吸盘，前吸盘不显著，后吸盘较大。质脆，易折断，断面胶质状。

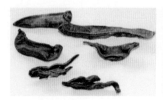

水蛭药材（水蛭）

水蛭药材（蚂蟥）

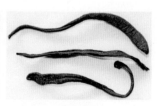

水蛭药材（柳叶蚂蟥）

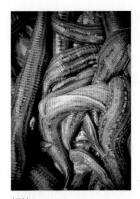

蚂蟥

（2）长条水蛭 狭长而扁，长5~12厘米，宽0.1~0.5厘米。体节明显或不明显。体两端稍细，因加工时两端穿有小孔，所以吸盘不明显。背腹面均呈黑棕色。质脆，易折断，断面无光泽。

（3）水蛭（小水蛭） 扁长圆柱形，长2~5厘米，宽0.2~0.3厘米。体多弯曲扭转，全体黑棕色。断面不平坦，无光泽。

2. 饮片

（1）烫水蛭 不规则小段状，黑褐色，表面鼓起。质松脆易碎，气微腥，味咸苦。

（2）油水蛭 条状，扭曲不直，色焦黄，有油气。质酥脆易碎。

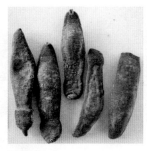

烫水蛭

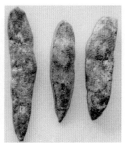

滑石粉制水蛭

【化学成分】
含蛋白质、水蛭素、肝素、抗血栓素、多种氨基酸等。

【饮片功能】
破血逐瘀，通经。用于蓄血、癥瘕、积聚、妇女经闭、干血成痨、跌扑损伤、目赤痛、云翳。

【用法用量】
内服：入丸、散，1.5~3克。外用：置病处吮吸，或浸取液滴。

【注意事项】
孕妇及无瘀血者禁用。

179

水银

Shuiyin

【化学成分】

为单体金属元素汞（Hg），并含有微量的银。

【饮片功能】

杀虫，攻毒。主治疥癣、梅毒、恶疮、痔瘘。

【用法用量】

外用：和他药研末调敷。

【注意事项】

大毒之品，不宜内服，孕妇尤忌。外用亦不可过量或久用，以免中毒。

液态金属汞，天然汞矿不甚多见，通常系用辰砂矿石加热蒸馏而得。主产于贵州、广西、云南。通常将辰砂矿石砸碎，置炉中通空气（或加石炭及铁质）加热蒸馏，再经过滤而得。自然汞不甚多见。

【性状特征】

在常温下为不透明的重质液体，全体呈银白色，微有亮光，极易流动或分裂为小球，流过处不留污痕，遇热易挥发。以银白色、光亮、流动灵活、在纸面流过处无痕迹者为佳。不溶于水、乙醇、盐酸。能溶于硝酸、热浓硫酸中，形成汞盐。加白垩或脂肪可研至极细。能与多种金属形成合金。

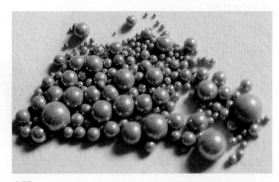

水银

片姜黄

Pianjianghuang

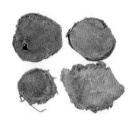

片姜黄

【化学成分】
含挥发油等。

【饮片功能】
破血行气，通经止痛。用于血滞经闭、行经腹痛、胸胁刺痛、风湿痹痛、肩臂疼痛、跌扑损伤。

【用法用量】
内服：煎汤，3～9克。

【注意事项】
孕妇慎用。

姜科植物温郁金*Curcuma wenyujin Y.H.Chen et C.Ling*野生或栽培品的根茎。主产于浙江、湖北、福建、广西等省。冬末春初采挖根茎，除去茎、叶，洗净，切纵片，晒干。

【性状特征】

为纵切的厚片，呈条片状或椭圆形，长3～7厘米，宽1～3厘米，厚1～4毫米。切面不平整，灰白至棕黄色，有1个环纹及多数筋脉点，边缘皱缩，有时可见残留的须根。质脆，断面灰白色至浅棕黄色，略显粉性。

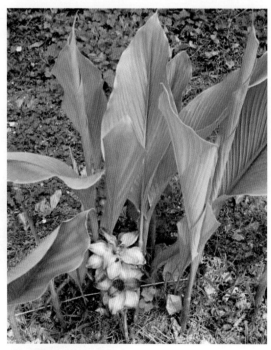

温郁金植株

火炭母

Huotanmu

蓼科植物火炭母*Polygonum cAinense L.*或粗毛火炭母*Polygonum chinesne L. var. hispidum Hak f* 的干燥全草。主产于广东、广西、云南。夏、秋二季采挖，洗净，晒干或鲜用。

【性状特征】

1. 药材

（1）火炭母　根呈须状。茎细长，扁圆柱形，有分枝，长30~100厘米。表面淡绿色或棕褐色，节处稍膨大，节间5~10厘米，下部节上有须根。叶多皱缩，黄绿色或暗绿色，完整叶片展开后呈矩圆状卵形；托叶鞘筒状，膜质。气无，味酸，微涩。

（2）粗毛火炭母　外形似火炭母，但茎叶上毛茸很多。

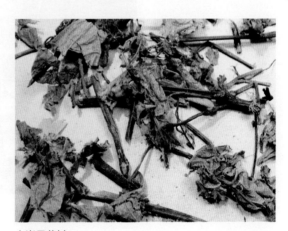

火炭母药材

【化学成分】

含有山柰酚，槲皮素，山柰酚-7-葡萄糖苷，山柰酚-3-葡萄糖醛酸苷，β-谷甾醇，逆没食子酸，没食子酸，3-O-甲基并没食子酸等。

【饮片功能】

清热解毒，利湿止痒，明目退翳。用于痢疾、肠炎、黄疸、扁桃体炎、咽喉炎，外用治角膜云翳、子宫颈炎、霉菌性阴道炎、皮炎湿疹。

【用法用量】

内服：煎汤，25~50克，鲜品50~100克；或捣汁。外用：捣敷或煎水洗。

2. 饮片

　　火炭母片茎圆柱形，压扁状；表面棕色至棕紫色，略具纵沟，被腺毛，节处常有不定根。嫩枝紫红色，老茎质坚实，嫩枝断面中空有髓。叶互生，具柄，叶片多皱缩，润湿平展后叶主脉两侧有紫黑色"V"形斑块，隐约可见，托叶鞘状，常破碎。

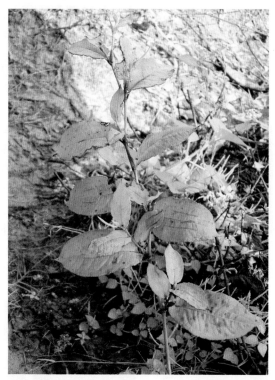

火炭母植株

牛黄

Niuhuang

牛科动物牛*Bos taurus domesticus* Gmelin 的干燥胆结石。全国大部分地区均饲养，以南方水稻田地区为多。全年均可收集，杀牛时取出肝脏，注意检查胆囊。肝管及胆管等有无结石，如发现立即取出，去净附着的薄膜，用灯心草包上，外用毛边纸包好，置于阴凉处阴干，切忌风吹、日晒。

【性状特征】

（1）胆黄（《本经逢原》）

完整者呈卵形，方圆形或三角形，直径0.5～3厘米。表面金黄色或棕黄色，深浅不一，细腻而稍有光泽；有时外部有一层黑色光亮的薄膜，习称"乌金衣"；有的表面有裂纹，亦有呈麻面而不光滑的。质轻松脆，易于破碎。断面棕黄或金黄色，深浅不等，亦显光泽，有排列整齐的环状层纹，重重相叠。气清香，味先微苦，后微甜。入口芳香清凉，嚼之不粘牙，可慢慢溶化。以少许粉末，和以清水，涂于指甲上能染黄色，经久不褪，习称"透甲"或"挂甲"。

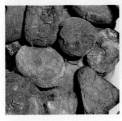
牛黄（胆黄）

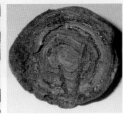
牛黄断面

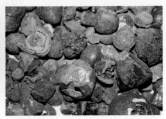
牛黄药材

【化学成分】

含胆红素，胆汁酸，脱氧胆酸，胆汁酸盐，胆甾醇，麦角甾醇，脂肪酸，卵磷脂，维生素D，无机元素等。

【饮片功能】

清心，豁痰，开窍，凉肝，息风，解毒。用于热病神昏、中风痰迷、惊痫抽搐、癫痫发狂、咽喉肿痛、口舌生疮、痈肿疔疮。

【用法用量】

0.15～0.35克，多入丸散用。外用适量，研末敷患处。

【注意事项】

脾虚便溏者及孕妇慎用。

（2）管黄

呈管状或破碎的小片，表面不平或有横曲纹。长约3厘米，直径约0.5～1.5厘米，表面红棕色或棕褐色，不光滑，有裂纹及小突起。断面也有很少的层次，内心多有空隙，色较深。

上述牛黄以表面光泽细腻，质轻松脆，断面层纹薄而齐整，无白膜，味先苦后甘，清香而凉者为佳。

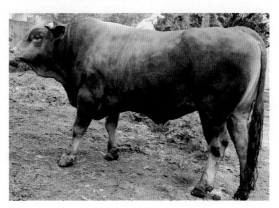

牛

牛蒡子

Niubangzi

菊科植物牛蒡*Arctium lappa* L.的干燥成熟果实。主产于吉林、辽宁、黑龙江，以东北产量最大，称作"关力子"；浙江桐乡产者质佳，称作"杜大力"。秋末采收，采收时将全株割下或剪取果穗，晒干，以木棍反复敲击，打下果实，再过筛除去泥土与杂质即可。

【性状特征】

1. 药材

瘦果，呈长倒卵形，两端平截，略扁，微弯，长5~7毫米，宽2~3毫米。表面灰褐色或浅灰褐色，具多数细小黑斑，并有明显的纵棱线，通常中间1条较明显，顶端较宽，有1圆环，中间有点状凸起的花柱残迹，基部狭窄，有圆形果柄痕。果皮较硬，果实折断后可见子叶2片，淡黄白色，富油性。果实气无，种子气特异，味苦微辛，久嚼稍麻舌。

2. 饮片

炒牛蒡子 形如牛蒡子，色泽加深，质脆，微有香气。

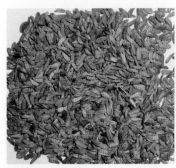

牛蒡子

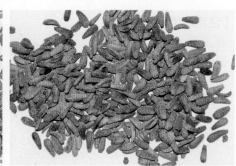

炒牛蒡子

【食疗】

大力子粥

大力子10克，大米50克，白糖适量。

制作方法：将大力子择洗干净，放入锅中，加清水适量，浸泡5~10分钟后，水煎取汁，加大米煮粥，待熟时调入白糖，再煮一二沸即成。

功能主治：疏散风热，清利咽喉，解毒透疹，消肿止痛。适用于外感风热、咽喉肿痛、热毒疮肿、痄腮肿痛以及麻疹初起、疹发不畅、风疹瘙痒等。

用法用量：每日1~2剂，连续3~5天。

【化学成分】
含牛蒡苷（arctiin）、脂肪油、木脂素类等。

【饮片功能】
疏散风热，宣肺透疹，解毒利咽。用于风热感冒、咽喉肿痛、咳嗽、麻疹、荨麻疹、腮腺炎、痈肿疮毒。

【用法用量】
内服：煎汤，6~12克。

【注意事项】
气虚便溏者忌用。

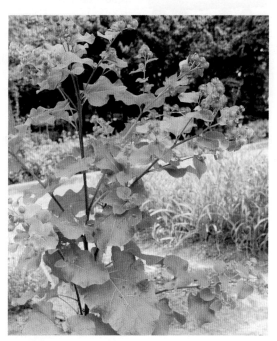

牛蒡植株

牛膝

Niuxi

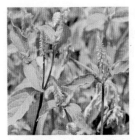

牛膝植株

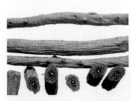

牛膝药材

苋科植物牛膝*Achyranthes bidentata Bl.*的干燥根。主产于河南、河北、四川，河南产者为道地药材，是著名的四大怀药之一。立冬至小雪间采收，栽培者一般于播种当年采收。挖出后除去细根及泥沙，捆成小把，晒至干皱后，用硫黄熏两次，将顶端切齐，晒干即可。

【性状特征】

1. 药材

呈细长圆柱形，有时稍弯曲，上端较粗，长30～60厘米，直径0.2～1厘米。表面土灰黄色或淡棕色，有细皱纹和侧根痕，皮孔明显。质较韧，断面微呈角质状而油润，可见筋脉点（维管束），断续排列成数圈。气特异，味微甜而稍苦涩。

2. 饮片

（1）牛膝段 为类圆形厚片或呈圆柱形的段，长0.5～1.5厘米，直径0.2～1.0厘米。切面淡棕色或棕色（久放者颜色加深），略呈角质样而油润。中心木心浅黄色或黄白色。其外围散有多数筋脉点（维管束）排列成2～4轮。周边灰黄色或淡棕色，有微细的纵纹及横长皮孔。质硬，吸潮后变柔软。气微，味微甜而稍涩。

（2）酒牛膝 形如牛膝段，颜色较深，呈棕色，偶有焦斑，味微甜稍涩，微有酒气。

【化学成分】

含皂苷、羟基促脱皮甾酮（ecdysterone）、牛膝甾酮（inokosterone）等。

【饮片功能】

逐瘀通经，补肝肾，强筋骨，利尿通淋，引血下行。用于腰膝酸软、筋骨无力、经闭癥瘕、小便不利、吐血、衄血、尿血、头痛眩晕。

【用法用量】

内服：煎汤或泡酒，4.5～9克。

【注意事项】

中气下陷、脾虚泄泻、下元不固、梦遗滑精、月经过多者及孕妇禁用。

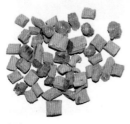

牛膝

【食疗】

❶ 牛膝丝瓜汤

丝瓜300克，牛膝20克，猪肉（瘦）50克，淀粉（玉米）25克，鸡蛋100克，鸡蛋清30克，料酒10克，酱油6克，姜5克，大葱10克，盐2克，植物油25克。

制作方法：将牛膝去杂质，润透后切成3厘米长的段，丝瓜和猪肉洗净，分别切成3厘米见方的片，然后放入鸡蛋清、淀粉、酱油、料酒抓匀。将炒锅烧热，加入素油，待油烧至六成热时，下入姜丝、葱段爆香。再加入1800毫升清水，置武火上烧沸，然后放入丝瓜、肉片、牛膝煮熟，加入盐、鸡精即成。

功能主治：补肝肾，清热化痰，降低血压。适于热病烦渴、高血压患者食用。

❷ 牛膝拌海蜇

海蜇300克，牛膝20克，料酒10克，姜5克，葱10克，盐3克，白糖10克，鸡精3克，香油25克，醋10克。

制作方法：将海蜇煮熟，切成段；牛膝洗净润透，切3厘米长的段；姜、葱切丝。一并放入碗内，加入葱、姜、白糖、鸡精、醋、料酒、盐，拌匀即成。

功能主治：补肝肾，降血压。

牛鞭

Niubian

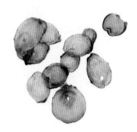

牛鞭片

牛科动物黄牛*Bos taurus domesticus* Gmelin 或水牛*Bubalus bubalis* L.的干燥阴茎和睾丸。

全国各地均产。全年均可采集，杀牛后，剖腹割取阴茎及睾丸，去净附着的肌肉和油脂，拉直，干燥。

【性状特征】

阴茎呈类扁圆柱形，龟头近圆锥形，表面棕黄色至黑棕色，光滑，半透明，可见斜纹肌。包皮呈环状隆起。质坚韧，不易折断，咀嚼有油腻感。横切面呈类圆形，属纤维弹性型，表面棕黄色，外侧皮肤下是一层厚厚的纤维膜，阴茎海绵体约占阴茎横切面的三分之二。阴茎靠近龟头的前三分之二部分，在其阴茎海绵体偏上处有1个相当大的血管，靠近基部的后三分之一部分，在其阴茎海绵体偏上处可见2个较大的血管。

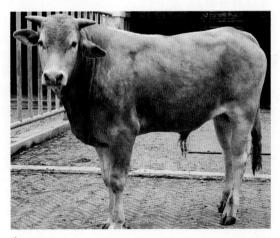

牛

【药膳】

❶ 极乐牛鞭

牛鞭浓缩粉片、红枣、板栗、青菜、香菜、葱、姜；盐、味精、鸡精、料酒、香油、白胡椒粉。

制作方法：将牛鞭用刀切成若干朵菊花状，用清汤反复焯，至牛鞭无腥味。然后再把牛鞭放入锅内，倒入清汤，加入红枣、板栗、葱姜一起炖至牛鞭绵软。把青菜放入沸水中烫至八分熟，依次排在盘子四周，倒出汤汁，将锅中牛鞭等取出放入盘中。最后将香油和少许白胡椒粉淋入牛鞭中。

❷ 红枣煨牛鞭

牛鞭300克，白萝卜100克，红枣10克，生姜10克，葱10克，花生油10克，盐5克，味精2克，蚝油2克，老抽王2克，绍酒2克，胡椒粉少许，湿生粉适量。

制作方法：牛鞭去净内白，切成块，白萝卜去皮切成块，红枣洗净，生姜去皮切片，葱切成段。锅内加水，待水烧开时下入牛鞭、白萝卜块、绍酒，用中火煮透，倒出冲净。另烧锅下油，放入姜片、牛鞭块、白萝卜块，爆炒至出香味，注入清汤，加入红枣，用小火煨至酥烂，加入葱段、盐、味精、蚝油、老抽王、胡椒粉煨至入味，用湿生粉勾芡即可。

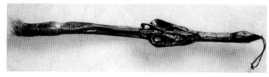

牛鞭

【化学成分】
含氨基酸、含软脂酸、睾丸酮、二氢睾丸酮、雌二酮等。

【饮片功能】
温补肾阳。用于肾阳虚所致阳痿、遗精不孕不育。

【用法用量】
内服：煎汤，9~15克。

【注意事项】
牛鞭的营养价值和滋补性都相当高，成年男子最多一天食一根，多则易导致虚火上升。

王不留行

Wangbuliuxing

石竹科植物麦蓝菜*Vaccaria segetalis*（Neck.）Garcke的干燥成熟种子。主产于江苏、河北、河南。夏季果实成熟、果皮尚未开裂时采割植株，晒干，打下种子，除去杂质，再晒干。

【性状特征】

1. 药材

呈球形，直径1.5~2毫米，表面黑色，少数红棕色，略有光泽，于放大镜下可见细密颗粒状突起，一侧有一凹陷的纵沟，一端有浅色圆点状的种脐。质硬，胚乳白色，胚弯曲成环，子叶2枚。无臭，味微涩、苦

2. 饮片

呈珠形爆花状，表面白色。

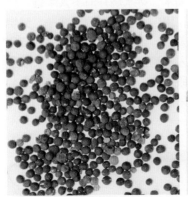
王不留行

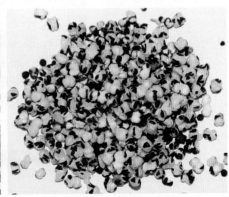
炒王不留行

【食疗】

王不留行炖猪蹄

王不留行30克，茜草15克，红牛膝15克，猪蹄250克。

制作方法：上述药物与猪蹄共炖至猪蹄烂熟，服汤食肉。

功能主治：用于月经不调、色暗多瘀块、错后量少。

用法用量：1日2次，5天为1疗程。

【化学成分】
含王不留行皂苷（vacsegoside）、王不留行黄酮苷（vac-carin）等。

【饮片功能】
活血通经，下乳消肿，利尿通淋。用于乳汁不下、经闭、痛经、乳痈肿痛。

【用法用量】
内服：煎汤，3~9克；或入丸、散。外用：研末调敷。

【注意事项】
孕妇慎用。

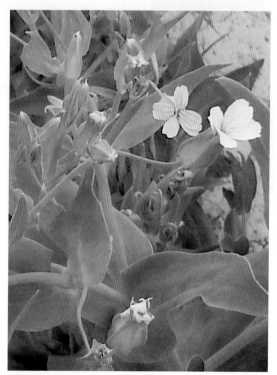

麦蓝菜

车前子

Cheqianzi

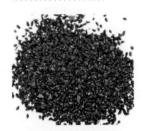

车前子

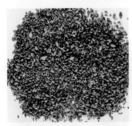

盐车前子

车前科植物车前*Plantago asiatica* L.或大叶车前*Plantago major* L.或平车前*Plantago depressa* Willd.的干燥成熟种子。前者习称"大粒车前子"，后2种习称"小粒车前子"。大粒车前子主产于江西、河南；小粒车前子主产于河北、辽宁。夏、秋二季种子成熟时采收果穗，晒干，搓出种子，除去杂质。

【性状特征】

1. 药材

（1）大粒车前子　呈长圆形稍扁，或类三角形，边缘较薄，长1~1.8~2.2毫米，宽0.6~1.2毫米，表面棕黑色至棕色，略粗糙不平。扩大镜下可见背面微隆起，腹面略平坦，中央或一端有灰白色（或黑色）凹陷的点状种脐。切面可见乳白色的胚乳及胚。种子放水中，外皮有黏液释出覆盖种子。气微，嚼之稍有黏性。

（2）小粒车前子

①大叶车前的种子　呈类三角形或斜方形，少数呈卵圆形，粒小，长0.8~1.3毫米，宽0.5~0.9毫米。表面棕色或棕褐色，腹面隆起较高，脐点白色，多位于腹面隆起部的中央或一端。

②平车前的种子　呈扁的长椭圆形，少数呈类三角形，长0.9~1.7毫米，宽0.6~1毫米。表面黑棕色或棕色，背面略隆起，腹面较平坦，中央有明显的白色凹点状种脐。

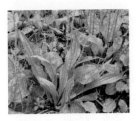

车前

【化学成分】
含有车前子酸（plan-tenolic acid）、琥珀酸（succinic acid）、腺嘌呤（adenine）、胆碱、脂肪油等。

【饮片功能】
清热利尿通淋，渗湿止泻，明目，祛痰。用于水肿胀满、热淋涩痛、暑湿泄泻、目赤肿痛、痰热咳嗽。

【用法用量】
内服：煎汤，9~15克，入煎剂宜包煎。

【注意事项】
内伤劳倦、阳气下陷、肾虚精滑及内无湿热者禁用。

2. 饮片

（1）车前子　呈扁平椭圆形，长约2毫米。表面棕褐色或黑紫色，有细皱纹，质硬，断面白色。无臭，味啖，嚼之带黏液性。

（2）炒车前子　形如车前子，略鼓起，有焦香气，色泽加深。

（3）盐车前子　形如炒车前子，微有咸味。

【食疗】

❶ 车前子茶

车前子10克。

制作方法：先将车前子拣去杂质，筛去空粒，洗去泥沙，晒干。把车前子放入保温杯中，沸水冲泡15分钟，当茶饮。每日1剂。

功能主治：利水降压，祛痰止咳。

❷ 车前子粥

车前子25克，粳米100克。

制作方法：把车前子清洗拾去杂物，用布包入砂锅内，煎取汁，去车前子。粳米淘洗干净后，放入锅内，将车前子汁放入，兑水适量，煮为稀粥。

功能主治：清热利水，明目止泻。

车前草

Cheqiancao

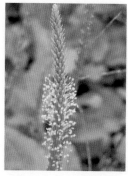

车前

车前科植物车前*Plantago asiatica* L.或平车前*Plantago depressa* Willd.的干燥全草。全国各地均产。夏季采挖，除去泥沙，晒干。

【性状特征】

1. 药材

（1）车前　根丛生，须状。叶基生，具长柄；叶片皱缩，展平后呈卵状椭圆形或宽卵形，长6～13厘米，宽2.5～8厘米；表面灰绿色或污绿色，具明显弧形脉5～7条，先端钝或短尖，基部宽楔形，全缘或有不规则波状浅齿。穗状花序数条，花茎长。蒴果盖裂，萼宿存。气微香，味微苦。

（2）平车前　主根直而长。叶片较狭，长椭圆形或椭圆状披针形，长5~14厘米，宽2～3厘米。均以色绿、完整者为佳。

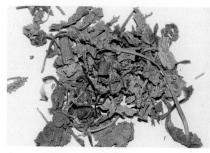

车前草

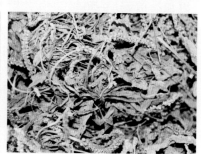

车前草药材

【化学成分】

含车前苷（planta-genin），高车前苷（itomoplantaginin）。

【饮片功能】

清热利尿通淋，祛痰，凉血，解毒。用于水肿尿少、热淋涩痛、暑湿泻痢、痰热咳嗽、吐血衄血、痈肿疮毒。

【用法用量】

内服：煎汤，9~30克，鲜品30~60克。外用：鲜品适量，捣敷患处。

【注意事项】

内伤劳倦、阳气下陷、肾虚精滑及内无湿热者慎用。

2. 饮片

为不规则的小段，根、叶、花混合。叶片皱缩，破碎，或卷曲，表面灰绿色或污绿色，纵脉明显，穗状花序。气微，味苦而有黏性。

【药膳】

红枣枸杞车前草水

车前草、冰糖、红枣、枸杞子。

制作方法：车前草洗净，加半锅水开始煮。煮到沸腾时加入红枣和冰糖再次煮开。转小火继续煮20分钟；加入枸杞子，煮10分钟左右即可。

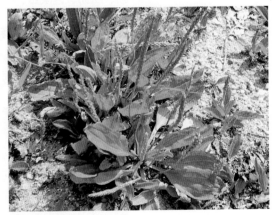

平车前

丝瓜络

Sigualuo

////////////////

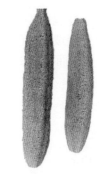

丝瓜络

葫芦科植物丝瓜*Luffa cylindrica*（L.）Roem.的干燥成熟果实的维管束。全国各地均产，以浙江慈溪所产质量为佳，江苏南通、苏州所产质量为好。夏、秋二季果实成熟，果皮变黄，内部干枯时采摘，搓去外果皮及果肉；或浸泡于水中，待果皮及果肉腐烂后，取出，洗净。然后，剪去两端，拍净种子，晒干。

【性状特征】

1. 药材

主要为中果皮的维管束纵横交织而成的多层细密而坚韧的网络状物。全体呈压扁的圆锥状纺锤形或长棱形，两端细，略弯曲，长30~70厘米，直径7~10厘米，表面淡黄白色至暗黄色，极粗糙，有时残存果皮及膜状的果肉。体轻，质韧，富弹性。横切面可见子房3室，呈空洞状。气无，味淡。以个大、完整、筋络清晰、质韧、色淡黄、无种子者为佳。

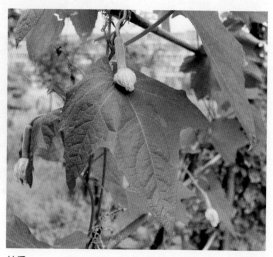

丝瓜

2. 饮片

丝瓜络　为筋络（维管束）交织的网状小块，表面淡黄白色，体轻，质韧，有弹性，气微，味淡。

【食疗】

❶ 丝瓜络鲫鱼汤

丝 瓜 络30克， 鲫 鱼500克， 生 姜、 葱、蒜、酒、食盐少许。

制作方法：取丝瓜络30克，鲫鱼500克，生姜、葱、蒜、酒、食盐少许，加水800毫升，煮至400毫升。

功能主治：通络下乳。用于产后乳少或乳汁不通者、补而不腻、通而有度。

用法用量：每次200毫升，一天2次，连用3~4天。

❷ 丝瓜络猪蹄汤

丝 瓜 络30克， 猪 蹄500克， 生 姜、 葱、蒜、酒、食盐、油少许。

制作方法：取丝瓜络30克，猪蹄500克，生姜、葱、蒜、酒、食盐、油少许，加水800毫升，煮至400毫升。

功能主治：通络下乳。用于产后乳少或乳汁不通者。

用法用量：每次200毫升，一天2次，连用3~4天。

仙茅
Xianmao

石蒜科植物仙茅*Curculigo orchioides* Gaertn.的干燥根茎。主产于四川。秋、冬二季采挖，除去根头和须根，洗净，干燥。

【性状特征】

呈圆柱形，略弯曲，长3~10厘米，直径0.4~0.8厘米。表面黑褐色或棕褐色，粗糙，有细孔状的须根痕及纵横皱纹。质硬而脆，易折断，断面不平坦，淡褐色或棕褐色，近中心处色较深。气微香，味微苦、辛。

【食疗】

❶ 仙茅虾

仙茅20克，大虾250克，生姜2片，盐少许。

制作方法：仙茅用清水洗干净。大虾用清水洗干净去壳，挑去虾肠。生姜切末。把以上原料一起放入瓦煲内，加水适量，中火煲1小时，加入盐少许即成。

功能主治：主治肾虚阳痿、精神不振、腰膝酸软等。

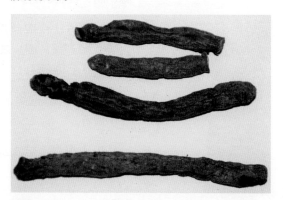

仙茅

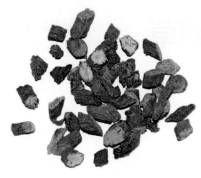

仙茅片

【化学成分】

含仙茅苷（curculigo-side），苔黑酚葡萄糖苷（orcinol glucoside），仙茅素A、B、C(cur-culigine A, B, C)。仙茅皂苷元A、B、C（curculigin A, B, C），仙茅皂苷A、B、C、D、E、F、G、H、I、J、K、L(curculigosaponin A, B, C, D, E, F, G, H, I, J, K, L)，仙茅醇（curculigol），石蒜碱（lycorine）等。

【饮片功能】

补肾阳，强筋骨，祛寒湿。用于阳痿精冷、筋骨痿软、腰膝冷痹、阳虚冷泻。

【用法用量】

内服：煎汤，3~9克。

【注意事项】

凡阴虚火旺者、有出血者、某些性功能障碍者忌用。

❷ 仙茅杞子乳鸽肉片汤

杞子50克，仙茅50克，红枣4粒，生姜2片，乳鸽1只，瘦肉150克，盐少许。

制作方法：乳鸽宰洗干净，去毛及内脏。杞子和仙茅洗净。红枣和生姜洗净，红枣去核。瓦煲内加清水，用猛火煲至水滚，放入以上材料，候水再滚起，改用中火煲3小时，以盐调味，即可饮用。

功能主治：补心益脾，固摄精气。用于早泄、阳痿、体倦乏力、自汗、心悸。

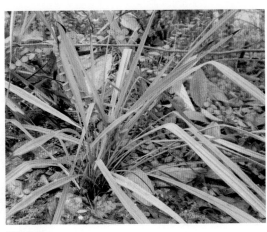

仙茅植株

五画

201

仙鹤草

Xianhecao

蔷薇科植物龙牙草*Agrimonia pilosa* Ledeb. 的干燥地上部分。主产于浙江、江苏、湖北。夏、秋二季枝叶茂盛时，割取地上部分，除去杂质、泥土，晒干。

【性状特征】

1. 药材

全体被白色柔毛。茎下部圆柱形，直径4~6毫米，常木质化，红棕色，上部方柱形，四面略凹陷，绿褐色，有纵沟及棱线，茎节明显，节间长0.2~2.5厘米，向上节间渐长；体轻，质硬脆，易折断，断面中空。奇数羽状复叶，叶互生，干缩卷曲，暗绿色，质脆易碎，茎中、下部叶多脱落；小叶片有大小2种，相间生于叶轴上，顶端小叶较大；湿润展平后可见小叶片为倒卵形或倒卵状披针形，下面毛较多。有时带细长的总状花序；花小，花瓣呈黄色。稀有带果实者。气微，味微苦涩。

2. 饮片

为不规则的段，茎多数方柱形，有纵沟和棱线，有节。切面中空。叶多破碎，暗绿色，

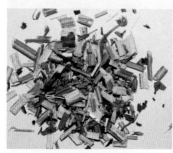

仙鹤草饮片

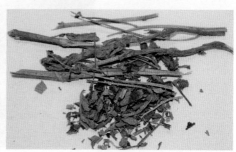

仙鹤草药材

边缘有锯齿；托叶抱茎。有时可见黄色花或带钩刺的果实。气微，味微苦。

【化学成分】
含仙鹤草酚（agrimonol），仙鹤草内酯（agrimonolide），鞣质类（为焦性儿茶酚鞣质、没食子鞣质等），甾醇，有机酸，酚性成分，皂苷等。

【饮片功能】
收敛止血，截疟，止痢，解毒，补虚。用于咳血、吐血、崩漏下血、疟疾、血痢、脱力劳伤、痈肿疮毒、阴痒带下。

【用法用量】
内服：煎汤，6~12克。外用：适量。

【注意事项】
表症发热者慎用。

【药膳】

仙枣赤豆粥

仙鹤草60克，薏苡仁100克，赤小豆50克，枣（干）50克。

制作方法：薏苡仁、红豆加温水浸泡半日；仙鹤草用纱布包好；枣去核备用；取仙鹤草、枣、红豆、薏苡仁加水，共煮成稀粥；加入白糖调味即可。

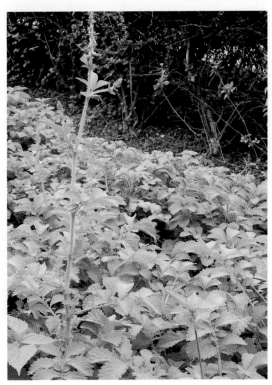

龙牙草植株

冬瓜子

Dongguazi

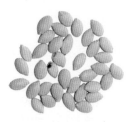

冬瓜子

葫芦科植物冬瓜*Benincasahispida*（Thunb.）Cogn.的干燥成熟种子。食用冬瓜时，收集种子，洗净，选成熟者，晒干。

【性状特征】

1. 药材

扁平长卵圆形或长椭圆形，长1厘米左右，宽约6毫米。外皮黄白色，有时有裂纹，一端纯圆，另一端尖，尖端有2个小突起（其中较小者为种脐；另一突起较大，上有一明显的珠孔）。边缘光滑（单边冬瓜子）或两面边缘均有一环形的边（双边冬瓜子）。剥去种皮后，可见乳白色的种仁，有油性。气微，味微甜。以白色、粒饱满、无杂质者为佳。

2. 饮片

（1）生冬瓜子　同药材。

（2）炒冬瓜子　稍鼓起，外表微黄色，略具焦斑，气微香。

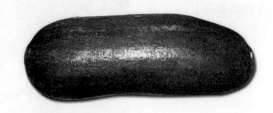

冬瓜

【化学成分】

含皂苷0.68%、脂肪、尿素、反氨酸等。

【饮片功能】

润肺，化痰，消痈，利水。用于痰热咳嗽、肺脓疡、咳吐脓血、阑尾炎、淋浊。

【用法用量】

内服：煎汤，9~30克。

【注意事项】

脾胃虚寒者慎用，寒饮咳喘、久病滑泄者忌用。

【食疗】

白鹅减肥利湿汤

鹅肉500克，白萝卜100克，冬瓜籽20克，姜10克，大葱15克，料酒15克，盐3克，味精1克。

制作方法：把白鹅肉和白萝卜切成块和洗净的冬瓜子一同放入锅内。加姜、料酒适量，盖上锅盖。先用旺火烧开，再用文火慢炖，直至肉烂为止。再加入盐、葱、味精即成。

功能主治：减肥健体，补脾益胃，渗湿利水。适用于糖尿病、肥胖症、前列腺炎、高血压等症。

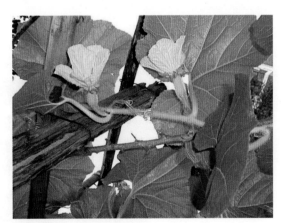

冬瓜植株

冬瓜皮

Dongguapi

葫芦科植物冬瓜*Benincasa hispida*（Thunb.）Cogn.栽培品成熟果实的干燥外层果皮。全国各地均产。将成熟的果实，切下外层果皮，晒干。一般在食用果肉时取得。

【性状特征】

本品多卷曲成筒状或为不规则形卷片，长短不一，厚约5毫米。外表面淡黄、黄绿至暗绿色，平滑，有的被有白色粉霜；内表面色淡较粗糙，有呈网状的维管束线纹。质薄而脆，易折断。气微，味淡。

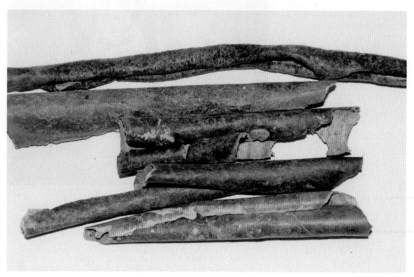

冬瓜皮

【化学成分】

含蜡类及树脂类物质。

【饮片功能】

利尿消肿。用于水肿、腹泻、皮肤红肿、疮疥等。

【用法用量】

内服：煎汤，6~12克。

【注意事项】

虚寒久病滑泄者忌用。

【药膳】

冬瓜皮红豆汤

冬瓜皮15克，红豆10克，冰糖适量。

制作方法：冬瓜皮和红豆分别洗净，红豆先放入锅内，加清水煮到滚后再加冬瓜皮，转小火熬到红豆开花，冬瓜皮也就烂了，再加点冰糖熬化即可。

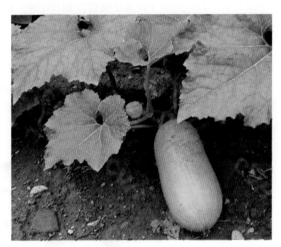

冬瓜

冬虫夏草

Dongchongxiacao

麦角菌科真菌冬虫夏草菌 *Cordyceps sinensis*（Berk.）Sacc.寄生在鳞翅目蝙蝠蛾科昆虫蝙蝠蛾 *Hepialus armoricanus* Oberthttr幼虫上的干燥子座和虫体。主产于四川、西藏、青海、甘肃。6~7月子座出土，孢子未发散时采集。晒至6~7成干，除去似纤维状附着物及杂质，晒干或低温烘干。

【性状特征】

由虫体和子座二部分相连组成。虫体长4~5.5厘米，粗约0.5厘米。表面黄色至黄棕色，背面有20～30个环纹，近头部的环纹较细。头部红棕色。腹部有足8对，近头部3对，中部4对，尾部1对，以中部4对较明显。虫体轻，质略松而硬脆，易折断，断面白色，充实，微有弹性。子座从虫体的头部长出，长4～7厘米，基部常将虫头包被，呈长棒状，上粗下细，灰褐色或黑褐色。质柔韧，不易折断，断面多为中空。嗅之有香气，味甘。

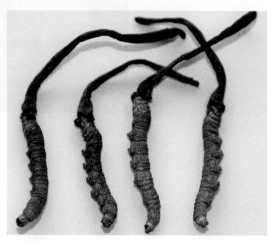

冬虫夏草（那曲产）

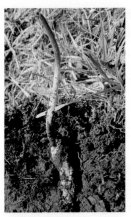
冬虫夏草植株

【化学成分】

含D-甘露醇(D-mon-nifol)、虫草素(cordy-cepin,3′-deoxyad erlosine)、氨基酸、腺嘌呤(adelline)、腺嘌呤核苷、尿嘧啶、胸腺嘧啶和次黄嘌呤核苷等。

【饮片功能】

补肾益肺,止血化痰。用于久咳虚喘、劳嗽咯血、阳痿遗精、腰膝酸痛等症。

【用法用量】

内服:煎汤,3~9克。

【注意事项】

有表邪者忌用。

【食疗】

❶ 虫草苁蓉炖羊肉

冬虫夏草10克,炮天雄10克,肉苁蓉10克,羊肉100克,生姜2片。

制作方法:羊肉放开水锅中煮5分钟,取出洗净,冬虫夏草、炮天雄、肉苁蓉、分别用清水洗净,全部用料放入炖盅,加水适量,盖好,炖3小时,下盐调味食用。

功能主治:可治黑眼圈、头晕眼花及飞蚊症。

❷ 虫草炖鹌鹑

冬虫夏草10克,鹌鹑8只,生姜10克,葱白10克,胡椒粉2克,盐5克,鸡汤300克。

制作方法:将冬虫夏草去灰屑,用酒浸泡,洗净;鹌鹑宰杀后,沥净血,用温水(70℃)烫透,去毛、内脏及爪(由背部剖开掏去内脏),再放入沸水内略焯1分钟后,捞出晾冷;葱切断;姜切片。将每只鹌鹑的腹内放入虫草2~3条,8克虫草分八份放完。然后逐只用线缠紧放入盅子内,鸡汤用盐和胡椒粉调好味,灌入盅子内,用湿绵纸封口,上笼蒸40分钟即成。

功能主治:补气血,益肺肾,止咳嗽。用于妇女保健。

冬葵子

Dongkuizi

锦葵科植物冬葵*Malva verticillata* L.的干燥成熟果实。主产于内蒙古、四川、吉林、辽宁。夏、秋二季果实成熟时采收，除去杂质，用清水淘去泥沙，阴干；或全草晒干后打碎果实，筛出种子供药用。

【性状特征】

呈扁球状盘形，直径4~7毫米，外被膜质宿萼。宿萼钟状，黄绿色或黄棕色，有的微带紫色，先端5齿裂，裂片内卷，其外有条状披针形的小苞片3片，果柄细短。果实由分果瓣10~12枚组成，在圆锥形中轴周围排成1轮，分果类扁圆形，直径1.4~2.5毫米，表面黄白色或黄棕色，具隆起的环向细脉纹。种子肾形，棕黄色或黑褐色。气微，味涩。

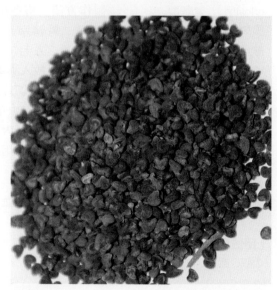

冬葵子

【化学成分】

含单糖6.8%~7.4%，蔗糖4.1%~4.6%，麦芽糖4.5%~4.8%，淀粉1.2%等。

【饮片功能】

行水滑肠，通乳，清热排脓。用于尿道感染、尿闭、水肿、口渴。

【用法用量】

内服：煎汤，3~9克。

【注意事项】

孕妇慎用，脾虚肠滑者忌用。

【药膳】

冬葵子炖羊肾

冬葵子500克，羊腰子150克，葱白10克，姜10克，盐3克，味精2克。

制作方法：将羊肾剖开，去筋膜，洗净，切细丝备用；葱白、生姜洗净，切碎备用；冬葵子炒香；将羊肾、葱白、生姜共放入砂锅里，加适量清水，煮熟；加盐、味精调味，再加入炒香的冬葵子即可。

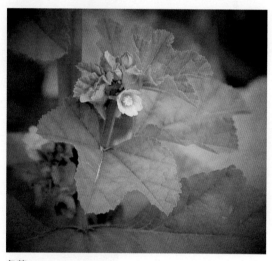

冬葵

功劳木

Gonglaomu

小檗科植物阔叶十大功劳*Mahonia bealei*（Fort.）Carr或细叶十大功劳*Mahonia fortunei*（Lindl.）Fedde的干燥茎。主产于广东、广西、福建。全年均可采收，切块片，干燥。

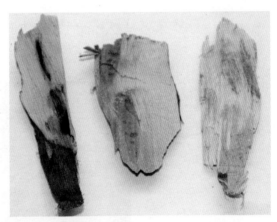

功劳木1

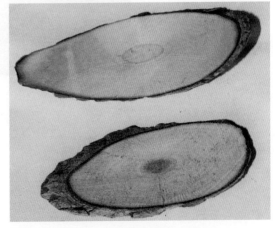

功劳木2

【化学成分】

含小檗碱、药根碱、掌叶防己碱等。

【饮片功能】

清热燥湿，泻火解毒。用于湿热泻痢、黄疸、目赤肿痛、胃火牙痛、疮疖、痈肿、痢疾、黄疸型肝炎。

【用法用量】

内服：煎汤，用量9~15克。外用：适量。

【注意事项】

体质虚寒者忌用。

【性状特征】

为不规则的块片，大小不等。外表面灰黄色至棕褐色，有明显的纵沟纹及横向细裂纹，有的外皮较光滑，有光泽，或有叶柄残基。切面皮部薄，棕褐色，木部黄色，可见数个同心性环纹及排列紧密的放射状纹理，髓部色较深，质硬。无臭，味苦。

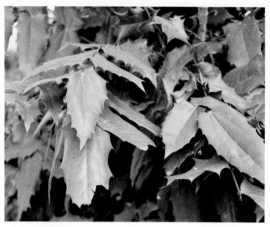

阔叶十大功劳

北沙参

Beishashen

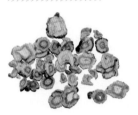

北沙参

伞形科植物珊瑚菜 *Glehnia littoralis* Fr.Schmidt. ex Miq.的干燥根。主产于山东、河北，以山东产者为道地药材。夏、秋二季采挖，除去地上部分及须根，洗净，放沸水中烫片刻，取出放凉后，除去外皮，晒干或烘干。也有不去外皮直接晒干的。

【性状特征】

1. 药材

呈细长圆柱形，偶有分枝，长15～45厘米，直径0.4～1.2厘米。顶端常留有棕黄色根茎残基，上端稍细，中部略粗，下部渐细。表面淡黄白色，粗糙，偶有残存外皮，全体有细纵皱纹或纵沟，并有棕黄色点状细根痕。质脆，易折断。断面皮部浅黄白色，木部黄色。气特异，味微甘。带皮生晒者，外皮淡棕色，断面白色粉性。

2. 饮片

为0.3～0.5厘米厚的段片，外表淡黄白色，切面有黄心，中心具网纹，半透明。

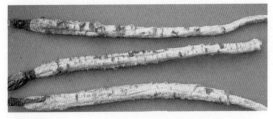

北沙参药材

【化学成分】

含生物碱、淀粉、欧前胡素（imperator-in）、佛手内酯（bergapten）、伞形花子油酸（petroselenic acid）、棕榈酸、亚油酸及微量异伞形花子油酸（petroselidinic acid）等。

【饮片功能】

养阴清肺，益胃生津。用于肺热燥咳、劳嗽痰血、热病津伤口渴。为润燥常用药。

【用法用量】

内服：煎汤，25～50克；或研末为丸、散。

【注意事项】

风寒咳嗽及中寒便溏者禁用，痰热咳嗽者慎用。

【食疗】

沙参玉竹蒸鸭

老鸭一只，玉竹50克，北沙参50克，姜，花椒，黄酒，盐适量。

制作方法：鸭宰杀去毛，去内脏，玉竹及北沙参拣净杂质，洗净备用。将老鸭、玉竹、北沙参同放入煲内，加清水、姜、花椒、黄酒、盐适量，用小火炖2小时即可。

功能主治：滋阴清热，润肠通便。适用于虚劳骨蒸、肺热久咳及大便燥结者。

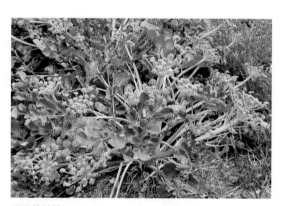

珊瑚菜植株

北豆根

Beidougen

防己科植物蝙蝠葛*Menispermum dauricum* DC.的干燥根茎。主产于黑龙江、辽宁、吉林等省。春、秋二季采挖，除残茎及须根，晒干。

【性状特征】

1. 药材

呈细长圆柱形，多弯曲，有分枝，长可达50厘米，直径1厘米以内。表面黄棕色至暗棕色。有细顺条纹和多数细长而弯曲的细根或根痕。质韧难折断。断面纤维性，木质部黄色放射状，导管清晰，中央有明显白色髓部。气微，味苦。

2. 饮片

呈圆形或类圆片，径3～8毫米，厚至1～2毫米，切面皮部薄，浅棕黄色，木部淡黄色，髓居中心，白色或类白色，浅黄色木部束与黄白色射线相间排列。周边黄棕色至暗棕色，有纵皱纹，偶有突起的细根痕，外皮脱落后呈棕黄色。质略硬而脆，易纵向掰断，断面纤维状。气微，味苦。

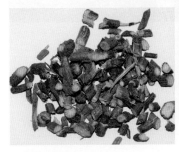

北豆根

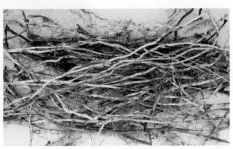

北豆根药材

【化学成分】

含山豆根碱（dauricine），多利诺林（daurinoline），蝙蝠葛碱（menispermine），北豆根酚碱，木兰碱及青防己碱等。

【饮片功能】

清热解毒，祛风止痛。用于咽喉肿痛、肠炎痢疾、风湿痹痛。

【用法用量】

内服：煎汤，3~9克。

【注意事项】

脾虚便溏者禁用，孕妇及有肝病者慎用。

【食疗】

菊花豆根汤

蒲公英90克，野菊花90克，北豆根90克，白砂糖25克。

制作方法：北豆根、野菊花、蒲公英加水适量，煎煮约20分钟，滤取汁，加白糖搅匀，即可。

功能主治：清热解毒。

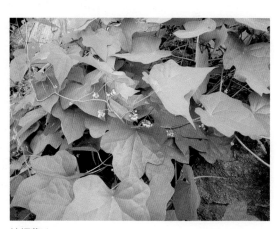

蝙蝠葛

半边莲

Banbianlian

桔梗科植物半边莲*Lobelia chinensis* Lour.的干燥全草。主产于安徽、浙江、江苏。多于夏季采收，带根拔起，洗净，晒干或阴干。

【性状特征】

1. 药材

全草　常缠结成团，根茎直径1~2毫米，表面淡棕黄色，平滑或有细纵纹。根细小，黄色，侧生纤细须根。茎细长，有分枝，灰绿色，节明显，有的可见附生的细根。叶互生，无柄，叶片多皱缩，绿褐色，展平后叶片呈狭披针形，长1~2.5厘米，宽0.2~0.5厘米，边缘具疏而浅的齿。花梗细长，花小，单生于叶腋，花冠基部筒状，上部5裂，偏向一边，浅紫红色，花冠筒内有白色茸毛。气微特异，味微甘而辛。

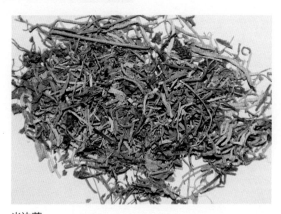

半边莲

【化学成分】

含山梗菜碱（lobeline），山梗菜酮碱（kobelanine），山梗菜醇（kobelanidine），异山梗菜酮碱（isolobelanin），半边莲果聚糖（lobelinin），黄酮苷，皂苷等。

【饮片功能】

清热解毒，利尿消肿。用于大腹水肿、面足浮肿、痈肿疔疮、蚊虫咬伤。

【用法用量】

内服：煎汤，9~15克；或捣汁服。外用：捣敷或捣汁调涂。

【注意事项】

虚证者忌用。

2. 饮片

呈不规则的段。根及根茎细小，表面淡棕黄色或黄色。茎细，灰绿色。节明显。叶无柄，叶片多皱缩，绿褐色，狭披针形，边缘具疏而浅的齿或全缘。气味特异，味微甘而辛。

【食疗】

半边莲茶

半边莲25克，白糖20克。

制作方法：把半边莲洗净，切成5厘米的段。把半边莲放入炖杯内，加水250毫升。置武火烧沸，再用文火煮25分钟即成。

功能主治：凉血解毒，利尿消肿。用于病毒性肝炎小便赤黄患者。

用法用量：每日2次，每次100毫升。

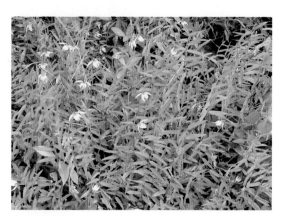

半边莲植株

半枝莲

Banzhilian

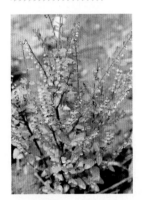

半枝莲植株

唇形科植物半枝莲*Scutellaria barbata D.Don*的干燥全草。主产于江苏、浙江、福建。夏、秋二季茎叶茂盛时采割地上部分，晒干。

【性状特征】

1. 药材

全长15~40厘米，全无或花轴上疏被毛。根纤细。茎四棱形，表面暗紫色或棕绿色。叶对生，有短柄或近无柄；叶片皱缩或卷折，展平后呈三角状卵形或披针形，长1.5~3厘米，宽0.5~1厘米，先端钝，基部截形或宽楔形，全缘或有少数不明显的钝齿，上面深绿色，下面淡绿色；质脆易碎。花序生于枝端，花冠二唇形，棕黄色或深蓝紫色，长约1.2厘米，被毛，但商品中花冠常已脱落，留有匙形下萼和具盔状盾形的上萼，内藏4个扁球形小坚果，浅棕色。全草质柔软，易折断。气微，味苦涩。以色绿、味苦者为佳。

2. 饮片

为不规则的小段，根、茎、叶、花、果混合。余同性状鉴别。

【化学成分】

含黄芩素（scute-llarein）、黄芩素苷（scutellarin）、红花素（carthamidin）等。此外，尚含生物碱、β-谷甾醇和硬脂酸。

【饮片功能】

清热解毒，化瘀利尿。用于痈疖疔毒、咽喉肿痛、跌打肿痛、毒蛇咬伤、水月中、黄疸、癌肿等。

【用法用量】

内服：煎汤，25~50克（鲜品50~100克）。外用：捣敷。

【注意事项】

血虚者忌用，孕妇慎用。

【食疗】

辛夷半枝莲炖墨鱼

辛夷10克，半枝莲15克，墨鱼150克，料酒10毫升，姜、葱各10克，盐、味精各3克。

制作方法：墨鱼发透洗净，切3厘米见方的块状;姜切片，葱切段;半枝莲、辛夷洗净。墨鱼、辛夷、半枝莲、姜、葱、料酒同放炖锅内，加水适量，置武火上烧沸，再用文火炖煮25分钟，加入盐、味精搅匀即成。

功能主治：通鼻窍，抗癌肿。鼻咽癌患者常食有疗效。

用法用量：每日1次，每次1杯。

注意事项：血虚者忌用;孕妇慎用。

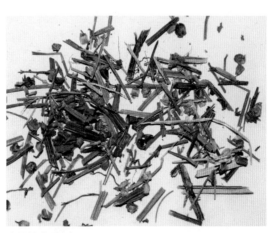

半枝莲（河南）

半夏

Banxia

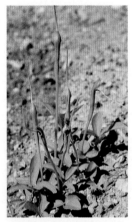

半夏植株

天南星科植物半夏*Pinellia ternate (Thunb.)* Breit.的干燥块茎的炮制品。主产于四川、贵州，产于四川富阳者称"富阳夏"，以湖北、河南、浙江、山东产者质量最佳。夏、秋二季采挖，洗净，除去外皮，晒干。或于采挖后将块茎放在竹筐内，用扎有稻草的木棒在流水中反复推搓，除去外皮，冲洗干净，晒干。也可在采挖后将块茎放缸内，加入适量清水。加谷壳或玉米心碎块拌匀后，用木棒反复搅拌，去掉外皮，冲洗干净，然后晒干。大部分地区为使其颜色洁白，干后多用硫黄熏。

【形状特征】

1. 药材

呈类球形，有的稍偏斜。直径1~1.5厘米，高0.5~1厘米。表面白色或浅黄色，上端多圆平，中央有凹陷的茎痕，呈黄棕色，周围密布小麻点状的根痕；下面钝圆而光滑或略不平。质坚实，断面粉质性，细腻洁白。无臭，味辛辣，麻舌而刺喉。

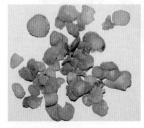

清半夏

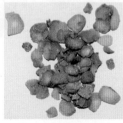

姜半夏

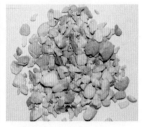

法半夏

【化学成分】

含天门冬氨酸、谷氨酸、胆碱、β-谷甾醇、β-谷甾醇-D-葡萄糖苷。另含生物碱、棕榈酸等。

【饮片功能】

燥湿化痰，降逆止呕。用于湿痰冷饮、呕吐、反胃、喘咳痰多、胸膈胀满、痰厥头痛、头晕不眠。外用消肿止痛。
清半夏　燥湿化痰。
姜半夏　温中化痰，降逆止呕。
法半夏　燥湿化痰。
半夏曲　化痰消食。

【用法用量】

内服：3~9克。外用适量，磨汁涂或研末以酒调敷患处。

【注意事项】

反川乌、草乌、附子类。

2. 饮片

（1）生半夏　呈类圆球形或扁球形，表面白色或浅黄色，上端多圆平，中央有凹陷的茎痕，呈棕黄色，周围密布小麻点状根痕，色洁白。质坚实，纵向剖开呈肾脏形，粉性充足，断面细腻洁白。无臭，味辛辣，嚼之发黏，麻舌而刺喉。

（2）清半夏　为类圆形或肾形厚片，直径0.5~1.8厘米，厚约2毫米。切面乳白色或淡黄白色，中央隐现黄白色筋脉点。周边淡黄棕色，质硬脆。气微弱，味微涩

（3）姜半夏　形如清半夏，切面淡黄色或灰白色，角质样

（4）法半夏　法半夏形如生半夏，内外皆呈黄色或淡黄色，粉性，质较疏松。

（5）半夏曲　呈长方形块状，长约3.5厘米，宽约2厘米，厚约1厘米。质硬，色白。

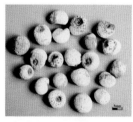

半夏药材

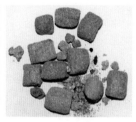

炒半夏曲

223

平贝母

Pingbeimu

【化学成分】

含生物碱西贝素，贝母辛，平贝碱A、B，西贝素-3-β-D-葡萄糖苷，平贝碱苷，平贝碱乙，平贝碱丙，平贝宁苷等。

【饮片功能】

清热润肺，化痰止咳。用于肺热燥咳、干咳少痰、阴虚劳嗽、咳痰带血。

【用法用量】

内服：3~9克；研粉冲服，1次1~2克。

【注意事项】

反川乌、草乌、附子类。阴虚燥咳、血证、热痰、燥痰者慎用。

百合科植物平贝母*Fritillaria ussuriensis* Maxim.栽培品的干燥鳞茎。主产于黑龙江、吉林、辽宁，以黑龙江五常、黑龙江尚志、吉林桦甸的质量最优。夏初采挖，除去须根及泥土，用草木灰或石灰拌匀，晒干或低温干燥，筛去灰屑。

【形状特征】

呈扁圆形，高0.5~0.8厘米，直径1~2厘米。外层2鳞片较肥厚，大小相似，相对抱合。顶端平坦，中心略凹陷，呈敞口状，可见内层鳞片合抱而生。底部根蒂褐色，亦略凹陷。全体白色或黄白色。质坚实而显光润。断面白色，粉性。气微酸，味微苦。

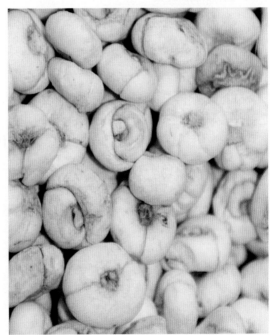

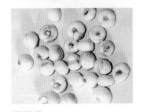

平贝母

平贝母商品药材

玄参

Xuanshen

【化学成分】
含环烯醚萜类、氨基酸、黄酮类、生物碱类、糖类、甾醇类、微量挥发油及胡萝卜素。

【饮片功能】
凉血滋阴，泻火解毒。用于热病伤阴、舌绛烦渴、温毒发斑、津伤便秘、骨蒸劳嗽、目赤、咽痛、瘰疬、白喉、痈肿疮毒。

【用法用量】
内服：煎汤，9~15克；或入丸、散。外用：捣敷或研末调敷。

【注意事项】
反藜芦。脾胃虚寒、食少便溏者忌用。

玄参科植物玄参*Scrophularia ningpoensis* Hemsl.栽培品的干燥根。主产于浙江省。立冬前后采挖，除去茎叶、须根，刷净泥沙，曝晒5~6天，并经常翻动，晚间须加盖稻草防冻（受冻则空心），晒至半干时，堆积2~3天，使内部变黑，再行日晒，并反复堆晒，直至完全干燥。阴雨天可采取烘干法。

【形状特征】

1. 药材

根呈类圆柱形或类纺锤形，有的弯曲似半角，中部肥满，两头略细。长6~20厘米，中部直径1~3厘米。表面灰黄色或棕褐色，有纵沟纹、抽沟及凹点状细根痕，并有黄色横长皮孔。质坚实，不易折断。断面略平坦，乌黑色，微有光泽，无裂隙。气特异似焦糖，味甘，微苦咸，嚼之柔润。以条粗壮、质坚实、断面色黑者为佳。

2. 饮片

为2~4毫米厚片，断面乌黑色，有光泽，无裂隙，有焦糖味，味甘微苦咸。

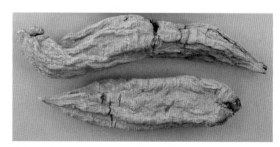

玄参药材

玄明粉

Xuanmingfen

【化学成分】
含无水硫酸钠。

【饮片功能】
泻热通便，软坚散结，清热解毒，清肺解暑，消积和胃。主要治疗实热积滞、大便不通、目赤肿痛、咽肿口疮、痈疽肿毒。

【用法用量】
内服：溶入汤剂，5~9钱。外用：化水涂洗或研细吹喉。

【注意事项】
脾胃虚寒者及孕妇忌用。

无水芒硝或芒硝经风化的干燥品。主产于西藏、湖北、内蒙古。全年可采收。将芒硝放入平底盆内或用纸包裹，露置通风干燥处，令其风化，使水分消失，成为白色粉末即得。风化时气温不宜高于32℃，否则会使芒硝液化。

【形状特征】

为细的粉末。白色，无光泽。不透明。质疏松。无臭，味咸。有引湿性。以粉细、色白、干燥者为佳。

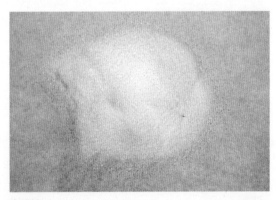

玄明粉

玉苏子

Yusuzi

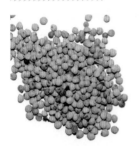

玉苏子

唇形科植物白苏*Perilla frutescens*（*L.*）Britt.的干燥成熟果实。自河北省至长江流域及南方各地均有野生。10～11月果实成熟时，割取全株，晒干，打下果实，除去杂质，晒干。

【形状特征】

卵圆形或类球形，直径2～3毫米，表面灰白色至黄白色，有隆起的网纹。果皮质脆，易压碎。种仁黄白色，富油质。气微香，嚼之有油腻感。

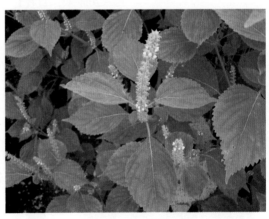

白苏植株

【化学成分】

含亚麻脂、甘油三棕榈酸酯，脂肪酸主要为亚油酸、油酸、十六烷酸等。

【饮片功能】

下气，消痰，润肺，宽肠。用于咳逆、痰喘、气滞、便秘。

【用法用量】

内服: 煎汤, 5～10克。

【注意事项】

胃虚寒者慎用。

227

玉竹
Yuzhu

百合科植物玉竹*Polygonatum odoratum (Mill.)* Druce的干燥根茎。主产于湖南、浙江，江苏、河北、辽宁亦有野生。产于河北、东北的"关玉竹"，其来源除本种外尚有同属植物毛筒玉竹*Polygonatum inflatum Kom.*等。秋季采挖根茎，搓去须根，摘去分枝，使条干挺直，洗净，晒至柔软后，再反复搓揉，晾晒至无硬心，晒干；或洗净后蒸透，搓至半透明状，晒干。

【形状特征】

1. 药材

栽培品　根茎圆柱形，少有分枝，长10～20厘米，直径1～2厘米，中间或终端有数个圆盘状茎痕。表面黄白色或土黄色，半透明，有纵皱纹及众多须根痕。质柔韧或稍硬脆，易折断，断面白黄色，颗粒性。气微，味甘，有黏性。

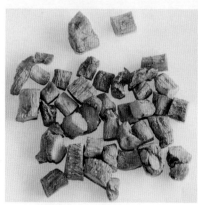

玉竹（湘玉竹）

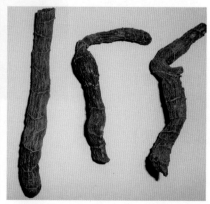

玉竹药材（北玉竹）

【化学成分】

含玉竹黏多糖，玉竹皂苷A，β-谷甾醇，生物碱，维生素A类物质等。

【饮片功能】

养阴润燥，生津止渴。用于肺胃阴伤、燥热咳嗽、咽干口渴、内热消渴。

【用法用量】

内服：煎汤，6～12克。

【注意事项】

胃有痰湿气滞者忌用。湿气滞者禁用，脾虚便溏者慎用。阴病内寒者大忌。畏盐卤。

野生品　与栽培品相似，较细，直径0.6～1厘米。圆盘状茎痕及须根痕均较少。色较深，质硬脆或稍软。

2. 饮片

（1）玉竹片　圆形片或不规则斜切片，片厚约5毫米，棕黄色，半透明。外表有细皱纹。断面可见多数筋脉点散生。质坚韧，有黏性，味甜。

（2）制玉竹　片厚约5毫米，外表黑褐色，横断面棕褐色，质柔韧。

（3）炒玉竹　片厚约5毫米，外表及断面均呈黄棕色，可见散在筋脉点，质硬脆。

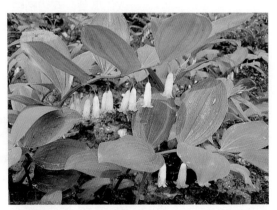

玉竹原植物

瓜蒌

Gualou

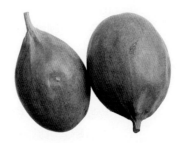

瓜蒌药材

　　葫芦科植物栝楼*Trichosanthes kirilowii Maxim.*或双边栝楼*Trichosanthes rosthornii Harms*栽培品的干燥成熟果实。主产于四川、山东，糖瓜蒌主产于山东，以皮厚，色橙红，糖性大等特点而闻名，其中种子质佳数多者，亦称子瓜蒌或仁瓜蒌。双边栝楼主产于江西、湖北。秋季采摘成熟果实，连果梗剪下。用纸包裹悬于檐下或其他通风处阴干。摘取时勿碰破，否则易生虫发霉。

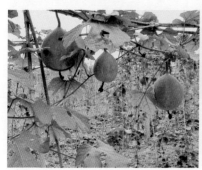

栝楼果实

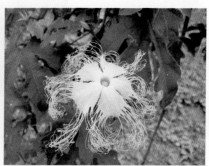

栝楼植株

【化学成分】

含瓜蒌酸，三萜皂苷，有机酸及其盐类，树脂，糖类，色素，油脂，甾醇等。

【饮片功能】

宽胸散结，清化热痰，润肺滑肠，通乳消肿。用于痰热咳嗽、心胸闷痛、胁痛、黄疸、消渴、便秘、乳腺炎、痈肿疮毒。

【用法用量】

内服：煎汤，9~15克。

【注意事项】

反川乌、草乌、附子类。脾虚便溏者及寒痰、湿痰者忌用。

【形状特征】

1. 药材

（1）栝楼　呈类球形或扁平椭圆形，长7~15厘米，宽6~10厘米，表面浅棕色至棕色，皱缩或平滑，沿边缘有1圈沟纹。顶端较尖，有果柄痕，基部钝圆或较狭。种皮坚硬；内种皮膜质，灰绿色，子叶2枚，黄白色，富油性。气微，味淡。

（2）双边瓜蒌　较大而扁，长15~19厘米，宽8~10厘米。表面棕褐色，沟纹明显而环边较宽。顶端平截。

2. 饮片

（1）瓜蒌　呈不规则的丝块状，果皮、果肉及种子混合，果皮橙黄色，果肉黄白色，味微酸甜。

（2）蜜瓜蒌　形如瓜蒌丝片，带粉性，呈棕黄色，微显光泽。

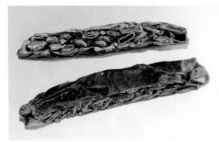

瓜蒌

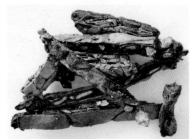

蜜瓜蒌

瓜蒌子

Gualouzi

葫芦科植物栝楼*Trichosanthes kirilowii* Maxim.或双边栝楼 *Trichosanthes rosthornii* Harms.的干燥成熟种子。主产地同瓜蒌。秋季采摘成熟果实，剖开，取出种子，洗净，晒干；或将果实置缸内，加水，数日后捣烂果肉，分出种子，洗净，晒干。

【形状特征】

1. 药材

（1）瓜蒌子　呈扁平椭圆形，长12~15毫米，宽6~10毫米，厚约3.5毫米。表面浅棕色至棕褐色，平滑，沿边缘有1圈沟纹，顶端较尖，有种脐，基部钝圆或较狭。种皮坚硬，内种皮膜质，灰绿色，子叶2，黄白色，富油性，气微，味淡。

（2）双边瓜蒌子　较大而扁平，呈长方椭圆形，长15~19毫米，宽8~10毫米，厚约2.5毫米。表面暗棕色或棕褐色，沿边缘有一圈非常明显的沟纹，具种脐的一端较宽而略方。

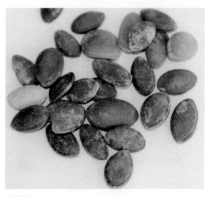

瓜蒌子

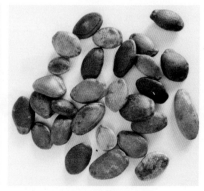

蜜瓜蒌子

【化学成分】

含脂肪油，皂苷，有机酸及其盐类，树脂，树胶，色素等。

【饮片功能】

润肺化痰，滑肠通便。用于燥咳痰黏、肠燥便秘。

【用法用量】

内服：煎汤，9~15克。

【注意事项】

同瓜蒌。

2. 饮片

（1）炒瓜蒌子　呈扁平椭圆形（双边瓜蒌子稍大），表面浅棕色至棕褐色，平滑，种皮坚硬，种仁黄白色，富油性，有不快气味。炒后种皮鼓起，色泽加深，偶有焦斑，有香气。

（2）瓜蒌子霜　为黄白色粉末，微显油性。

（3）蜜瓜蒌子　表面棕黄色，有焦斑，味微甜。

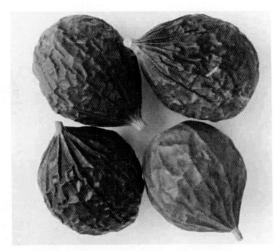

瓜蒌（山东）

瓜蒌皮

Gualoupi

葫芦科植物栝楼*Trichosanthes kirilowii* Maxim. 或双边栝楼*Trichosanthes rosthornii* Harms等的干燥成熟果皮。主产地同瓜蒌。秋季采摘成熟果实，纵剖成瓣，除去果瓤及种子，白天晒，晒时将表面向上；晚上晾，晾时将外表面向上，如此反复进行，至全干即为栝楼皮。有时再切成块片，阴干。

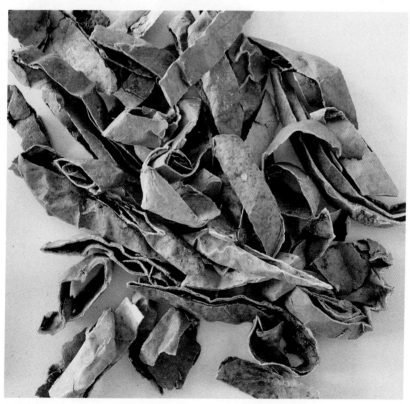

瓜蒌皮

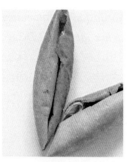

瓜蒌皮药材

【化学成分】

含三萜皂苷、长链脂肪酸、氨基酸、类生物碱、棕榈酸、亚油酸、亚麻酸、月桂酸和肉豆蔻酸及其盐类，树脂、糖类和色素等。

【饮片功能】

清热化痰，利气宽胸。用于痰热咳嗽、胸闷胁痛。

【用法用量】

内服：煎汤，6～9克。

【注意事项】

同瓜蒌。

【形状特征】

1. 药材

（1）瓜蒌皮 果瓣呈舟状，长8～10.5厘米，块片长方形，长5～7厘米，厚约1.5毫米。外表面橙红色或橙黄色，皱缩，有时带残存柱基，或果梗残迹，边缘内卷。内表面黄白色。质较脆，易折断。具香甜气，味甘微酸。

（2）双边瓜蒌皮 果瓣长9～12厘米，厚约1毫米，外表面浅橙黄色，平滑不皱。以外表面橙红、内表面黄白、皮厚无瓤者为佳。

2. 饮片

（1）瓜蒌皮 呈丝片状，外皮橙黄或红黄色，有光泽，内表面淡黄白色，味淡，微酸。

（2）炒瓜蒌皮 形如瓜蒌皮，棕黄色，略带焦斑。

（3）蜜瓜蒌皮 形如瓜蒌皮，黄红色，有光泽。

甘松
Gansong

败酱科植物甘松*Nardostachys jatamansi DC.*或匙叶甘松*Nardostachys jatamansi DC.*的干燥根及根茎。主产于四川、甘肃。春、秋二季均可采集，以秋季采者为佳。采挖后去净泥土，除去残茎及须根，直接晒干或阴干。

【形状特征】

略呈圆锥形，多弯曲，长5～18厘米。根茎短小，上端有茎基残留，外被多数基生叶残基，纤维状或膜质片状，外层棕黑色，内层棕色或黄色。主根单一或数条交结，分枝或并列，直径0.3～1厘米，表面皱缩，棕黑色，有细根及须根。质松脆，易折断，断面粗糙，皮部深棕色，成层，常裂成片状，木部黄白色。气芳香，味苦而辛，有清凉感。

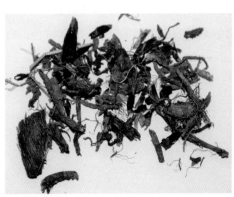

甘松

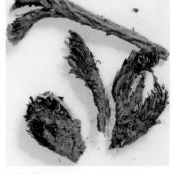

甘松药材

【化学成分】

含挥发油等。

【饮片功能】

理气止痛，开郁醒
脾。用于脘腹胀痛、
呕吐、食欲不振；外
治牙痛、脚肿。

【用法用量】

内服：煎汤，2.5～4.5
克。外用：泡汤漱口
或研末敷患处，或煎
汤洗脚，用量适中。

【注意事项】

气虚血热者忌用。

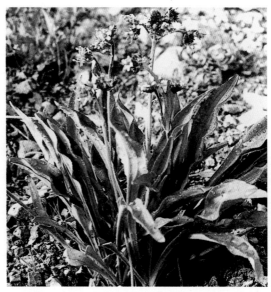

匙叶甘松

甘草

Gancao

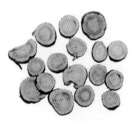

生甘草

豆科植物甘草*Glycyrrhiza uralensis* Fisch.、胀果甘草*Glycyrrhiza inflata* Bat.或光果甘草*Glycyrrhiza glabra* L.的干燥根及根茎。主产于西北、东北和华北地区。产于内蒙古西部及陕西、甘肃等省者为优质草,习称"西草",尤以内蒙伊盟、内蒙巴盟产者为道地。产于内蒙古东部及东北三省、河北、山西等省者(包括新疆部分产品),习称"东草"。春、秋二季采挖,除去须根及茎基,切成适当长度的段,晒干。亦有把外皮削除,切成长段晒干者,习称"粉甘草";扎成把者称"把甘草"。

【形状特征】

1. 药材

(1)内蒙甘草 根呈圆柱形,不分枝,长30～120厘米,直径0.6～3厘米。带皮的甘草,其外皮松紧不等,红棕色、棕色或灰棕色,具显著的沟纹、皱纹及稀疏的细根痕,两端切成平齐,切面中央稍陷下。断面纤维性,黄白色,有粉性,有一明显的环纹和菊花心,常形成裂隙。微具特异的香气,味甜而特殊。根茎形状与根相似,但表面有芽痕,横切面中央有

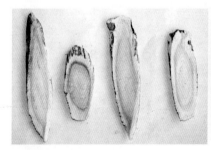

粉甘草

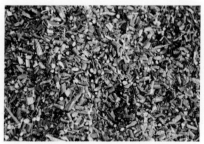

甘草梢(甘肃)

【化学成分】

含三萜类皂苷，无机元素，甘草内酯，香豆素，氨基酸，β-谷甾醇等。

【饮片功能】

补脾益气，清热解毒，润肺止咳，缓急止痛，调和诸药。用于脾胃虚弱、倦怠乏力、心悸气短、咳嗽痰多、脘腹及四肢挛急疼痛、痈肿疮毒，还可缓解药物的毒性、烈性。

【用法用量】

内服：煎汤或入丸、散，1.5~9克。

【注意事项】

不宜与海藻、京大戟、红大戟、甘遂、芫花同用。寒湿壅滞中焦而胃脘胀满者忌用。大剂量久服可导致水钠潴留，引起浮肿。

髓。以外皮细紧、有皱沟、红棕色、质坚实、粉性足、断面黄白色味甜者为佳。

（2）新疆甘草　根及根茎木质粗壮，有的有分枝，外皮粗糙，多灰棕色或灰褐色。质坚硬，木质纤维多，粉性小。根茎不定芽多而粗大，断面韧皮部及木质部的射线细胞多皱缩而形成裂隙。

（3）欧甘草　根及根茎质地较坚实，有的分枝，外皮不粗糙，多灰棕色，皮孔细而不明显。断面韧皮部射线平直，裂隙较少。

2. 饮片

（1）甘草片　呈类圆形、椭圆形片状，厚3~6毫米，大小不一。余同性状特征。

（2）蜜甘草　形如甘草生片，表面显金黄色或棕黄色，微有光泽，略带黏性。

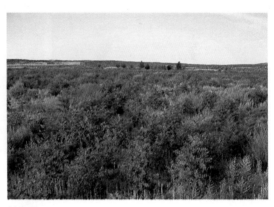

甘草园

甘遂

Gansui

大戟科植物甘遂*Euphorbia kansui T. N. Liou
ex T. P. Wang*的根。主产于陕西、河南等省。
春、秋二季皆可挖取根部，除去茎、叶、泥
沙，置筐中撞去外皮，晒干或硫黄熏后晒干。

【形状特征】

1. 药材

呈连珠形、纺锤形或短圆柱形，长1~5
厘米，直径0.5~2.5厘米。表面洁白色或黄白
色，内陷处棕色（栓皮颜色），陈久者变红黄
色。质硬，易折断。断面粉性，皮白色，木部
浅黄色，具不明显放射状纹理。内缢处折断显
纤维性。味微甘、辛，有持久的刺激性辣味。

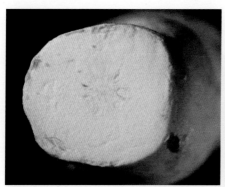
甘遂断面

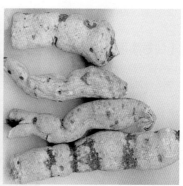
甘遂药材

【化学成分】

含甾醇类，萜醇类，棕榈酸，柠檬酸，鞣质，树脂等。

【饮片功能】

泻水逐饮，消肿散结。用于胸腹积水、水肿胀满、痰饮积聚、气逆喘咳、二便不利。只用于气壮邪实者。

【用法用量】

内服：煎汤，0.6～1.5克。外用：适量，研末调敷。

【注意事项】

气虚、阴伤、脾胃衰弱者及孕妇忌用。反甘草。

2. 饮片

（1）生甘遂　饮片特征同药材。

（2）制甘遂　饮片特征同生甘遂。

（3）醋甘遂　特征同生甘遂表面有焦黄斑，有乙酸气。

（4）煨甘遂　表面微黄色，有焦黄斑，余同生甘遂。

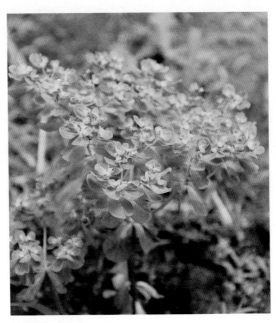

甘遂植物

生姜

Shengjiang

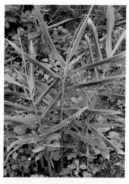

姜

【化学成分】
含姜酮、姜烯酚和多
种氨基酸等。

【饮片功能】
解表散寒，温中止
呕，化痰止咳。用于
风寒感冒、胃寒呕
吐、寒痰咳嗽。

【用法用量】
内服：煎汤，3~9克。

【注意事项】
热盛及阴虚内热者
忌用。

姜科植物姜*Zingiber officinale* Rosc.的根
茎。全国大部分地区均产。立秋至冬至前采挖
根茎，去掉茎叶、须根和泥土后，贮于阴湿处
或埋于沙土中备用。姜皮是将生姜浸于水中过
夜，用刀将外皮刮下晒干。

【形状特征】

1. 药材

呈不规则块状，略扁，具指状分枝，长
4~18厘米，厚1~3厘米。表面黄褐色或灰棕
色，有环节，分枝顶端有茎痕或芽。质脆，易
折断，断面浅黄色，内皮层环纹明显，维管束
散在。气香特异，味辛辣。

2. 饮片

呈不规则的厚片，可见指状分枝。切面浅
黄色，内皮层环纹明显，维管束散在。气香特
异，味辛辣。

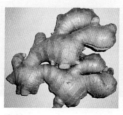

生姜

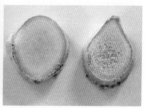

生姜片

田基黄

Tianjihuang

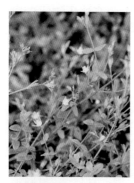

田基黄植株

藤黄科植物地耳草 *Hypericum japonicum* Thunb.的干燥全草。主产于江西、福建、湖南。春、夏二季开花时采挖，除去杂质和泥土，晒干。

【形状特征】

全草长10~40厘米。根须状，黄褐色。茎单一或茎部分枝，有四棱，光滑，表面黄绿色或黄棕色；质脆，易折断，断面中空。叶对生，无柄；纸质，叶片卵形或卵圆形，全缘，具细小透明腺点。聚伞花序顶生，花小、黄色。蒴果红棕色，长卵形，多裂成3瓣，顶端喙尖。种子细小，多数。气无，味微苦。

【化学成分】

含黄酮类，内酯，鞣质，蒽醌，氨基酸，酚类等。

【饮片功能】

清热利湿，散瘀消肿。用于疮疖痈肿、泄泻、痢疾、跌打损伤、蛇咬伤、急慢性肝炎。

【用法用量】

内服：煎汤，15~30克，鲜用加倍。外用：适量。

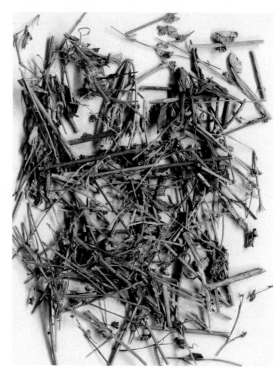

田基黄

白及

Baiji

兰科植物白及*Bletilla striata*（*Thunb.*）*Reichb.f.*的干燥块茎。主产于贵州、四川、湖南等省。秋末冬初采挖，采挖当年的块茎，采挖后立即加工，放1~2天则变黑，影响质量。除去残茎和须根，洗去泥土，大小分开，入沸水中烫或蒸煮3~5分钟，至内无白心时取出，晒至半干，撞去外皮，再晒至全干或以硫黄熏后再晒干。

【形状特征】

1. 药材

呈不规则扁圆形或菱形，有2~3个分歧似掌状，长1.5~5厘米，径0.5~1.5厘米。表面灰白色或黄白色，有细皱纹，上面有凸起的茎痕，下面有连接另一块茎的痕迹；以茎痕为中心，有数个棕褐色同心环纹，环上残留棕色点状的须根痕。质坚硬，不易折断，断面类白色，半透明，角质样，可见散在的点状维管束。无臭，味苦，嚼之有黏性。

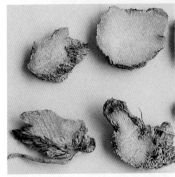

白及

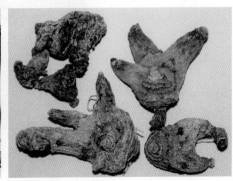

白及药材

【化学成分】
含白及胶质，淀粉，葡萄糖及挥发油等。

【饮片功能】
收敛止血，消肿生肌。用于咳血吐血、外伤出血、疮疡肿毒、皮肤皲裂、肺结核咳血、溃疡病出血。

【用法用量】
内服：煎汤，6~15克；或研粉吞服3~6克；外用适量。

【注意事项】
反川乌、草乌、附子类。

2. 饮片

（1）白及片　呈片状，类白色，半透明角质状，有散在的点状维管束。

（2）白及粉　淡黄白色，味苦，遇水即膨胀，有显著黏滑感，水浸液呈胶质状。

五画

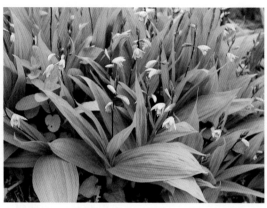

白及植株

白头翁

Baitouweng

毛茛科植物白头翁*Pulsatilla chinensis*（*Bge.*）Regel的干燥根。主产于东北、河北、山东等省。春、秋二季采挖，除去残留的花茎及须根，保留根头白茸毛，去净泥土，晒干。

【形状特征】

1. 药材

呈类圆柱形或圆锥形，稍弯曲，有时扭曲而稍扁，长6～20厘米，直径0.5～2厘米。表面黄棕色或棕褐色，具不规则纵皱纹或纵沟，皮部易脱落而露出黄色的木部，有的有网状裂纹或裂隙，近根头处常有朽状凹洞。根头部稍膨大，有时分叉，有白色绒毛，有的可见鞘状叶柄残基。质硬而脆，断面皮部黄白色或淡黄棕色，木部淡黄色。气微，味微苦涩。

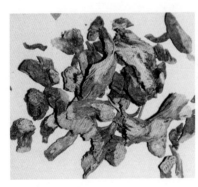

白头翁

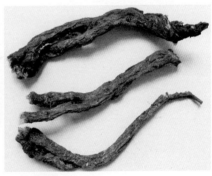

白头翁药材

【化学成分】

含毛茛苷、白头翁素和三萜皂苷。

【饮片功能】

清热解毒，凉血止痢。用于热毒血痢、阴痒带下、阿米巴痢疾、痔疮出血等症。

【用法用量】

内服：煎汤或入丸、散。外用：鲜品捣敷或煎汤熏洗患部。

【注意事项】

虚寒泻痢者忌用。

2. 饮片

白头翁片　呈圆片、斜片或不规则厚片，直径0.5～2厘米，厚2～4毫米，切面皮部黄白色或淡黄棕色，木部淡黄色，射线较宽，皱缩成裂隙；根头部的切片可见白色毛茸。周边黄棕色或棕褐色，脱落处为黄色，有的可见网状裂纹或裂隙。质硬而脆。气微，味微苦涩。

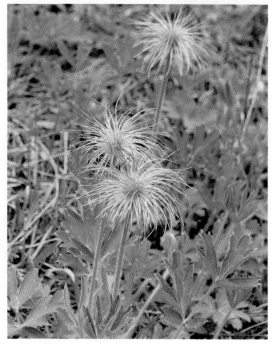

白头翁植株

白花蛇舌草

Baihuasheshecao

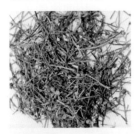

白花蛇舌草

【化学成分】
含甾萜类，甾醇，环烯醚萜苷类，蒽醌类等。

【饮片功能】
清热利湿，解毒。用于肺热咳嗽、扁桃体炎、咽喉炎、阑尾炎、痢疾、黄疸、痈肿疔疮、毒蛇咬伤。

【用法用量】
内服：煎汤，15~60克。

【注意事项】
阴疽及脾胃寒者忌用。

茜草科植物白花蛇舌草*Hedyotis diffusa*(*Willd.*) Roxb.的干燥或新鲜全草。主产于福建、广东、广西等省。夏、秋二季连根拔取全草，拣去杂草，抖去泥屑，晒干。

【形状特征】

（1）干燥全草 扭缠成团状，灰绿色至灰棕色，有主根1条，粗约2~4毫米，须根纤细，淡灰棕色；茎细而卷曲，质脆易折断，中央有白色髓部，叶多破碎，极皱缩，易脱落；有托叶，长1~2毫米。花腋生。气微，味淡。

（2）新鲜全草 茎扁圆柱形，有分枝。单叶对生，膜质，线形，长1~3厘米，宽1~3毫米，顶端急尖，侧脉不显，无柄；托叶合生，长1~2毫米，上部芒尖。花白色，筒状；雄蕊生于花冠筒喉部；蒴果扁球形，灰褐色。

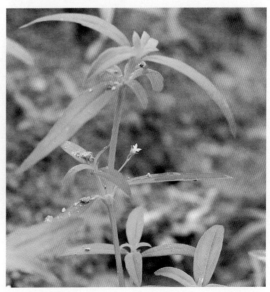

白花蛇舌草植株

白降丹

Baijiangdan

【化学成分】

含氯化高汞（Hg-Cll$_2$）和氯化亚汞（Hg$_2$Cll$_2$）等。

【饮片功能】

拔毒消肿，去腐杀虫。用于流行性腮腺炎、淋巴结核、骨及骨头节结核、感染性肉芽肿、乳腺增生、子宫颈糜烂、痈疽发背、一切疔毒、无名肿毒以及赘瘤、息肉、瘘管、恶疮等。

【用法用量】

外用：研末撒疮头上；或合他药研末调涂。

【注意事项】

只供外用，切忌内服。

由水银、火硝、白矾、硼砂、食盐、雄黄、朱砂制备而成。

【性状特征】

1. 药材

为针状结晶聚集而成的块状物；白色或微黄色，一面平滑而光亮，有时微带淡玫瑰紫色，另一面与折断面，均呈明显的针状结晶，微有光泽。不透明。质重，易碎。气无，味辣，并有持久性金属味。以色白、条状、有光泽、贮存年久者为佳。

2. 饮片

白降丹粉　为白色针状结晶。

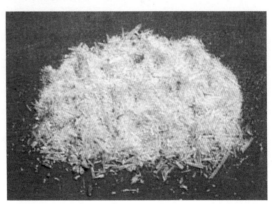

白降丹

白术

Baizhu

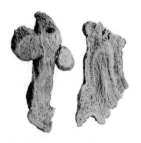

白术

　　菊科植物白术*Atractylodes macrocephala Koidz.*的干燥根茎。主产于浙江，为浙江著名的道地药材，列为"浙八味"之一。立冬前后，植株下部叶枯黄时，挖取生长2～3年的植物根部，除去地上部、须根和泥沙。烘干或晒干，趁鲜切片晒干。

【形状特征】

1. 药材

（1）白术根茎　略呈圆柱状块形，肥大的呈拳形团块，大个的长可达12厘米，底部直径7厘米，小个的长仅3～5厘米，直径1.5～3厘米。气清香，味甜微辛。

（2）于术野生品　形态自然，行家形容其特征为"鹅臀鹤嘴"。其地上木质茎天然细小，直径在0.5厘米以下，形如"鹤嘴"，木质茎往下的根茎瘦长，形似"鹤颈"，至底部明显钝圆肥厚，纹细质柔，软糯如鹅的屁股。表面红黄色，质柔糯无筋，均面褐黄色显油润，并有明显的朱砂点，气甚清香，味微甜。

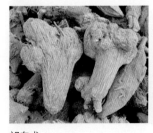

祁白术

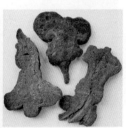

土白术

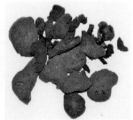

焦白术

（3）栽培品　形似鸡脚状，体较长，外皮光滑润泽，体质亦柔糯，顶端木质茎明显可见修削痕迹，切面朱砂点较少。

2. 饮片

（1）白术　不规则形厚片，直径2～4厘米。外表灰棕色、黄棕色；切面黄白色，不平坦，有棕色油点和裂隙。质坚硬，气芳香而浓烈，味甘微辛，嚼之有黏性。

（2）制白术　特征同白术。

（3）炒白术　外表呈黄棕色，有焦斑，具焦香气和白术香味，余同白术的特征。

（4）白术炭　全体呈棕褐色至褐色，有焦枯气和白术香气，断面棕黄色，其余特征同白术。

【化学成分】
含挥发油等。

【饮片功能】
补气健脾，燥湿利水，止汗，安胎。用于脾虚食少、腹胀泄泻、痰饮眩悸、水肿、自汗、胎动不安。

【用法用量】
内服：煎汤，3～9克。

【注意事项】
热病伤津及阴虚燥渴者忌用。

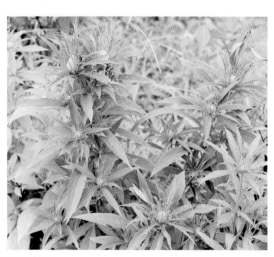

白术植株

白芍
Baishao

毛茛科植物芍药*Paeonia lactiflora* Pall.栽培品的干燥根。主产于安徽、浙江、四川。浙江产者习称"杭白芍"或"东白芍",安徽产者习称"亳白芍",四川产者习称"川白芍",均为栽培品。贵州、云南、甘肃等省有野生,分别称为"贵州白芍"、"云白芍"、"西白芍"等;湖南产者习称"湖南白芍"。夏、秋二季采挖种植3~4年植株的根,洗净,除去头尾及细根,置沸水中煮后除去外皮或去皮后再煮,晒干。

【形状特征】

1. 药材

(1) 杭白芍　根呈圆柱形,平直或略弯曲,两端平截。长10~20厘米,直径1.5~2.6厘米。表面浅红棕色,全体光洁,或有纵纹及根痕,偶有残存的外皮,粗壮者有断续突出横纹。质坚实,不易折断,断面颗粒状,类白色,形成层环明显,射线放射状。气微,味微苦、酸。

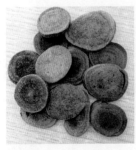
焦白芍

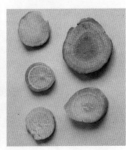
醋白芍

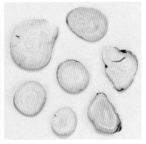
酒白芍

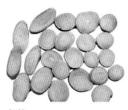

白芍

【化学成分】

含芍药苷，鞣质，挥发油，胡萝卜苷，蔗糖等。

【饮片功能】

平肝止痛，养血调经，敛阴止汗。用于头痛眩晕、胁痛、腹痛、四肢挛痛、血虚萎黄、月经不调、自汗、盗汗。

【用法用量】

内服：煎汤或入丸、散，6~15克。

【注意事项】

不可以藜芦同用。阳衰虚寒者忌用。

（2）亳白芍　根呈圆柱形或弯曲。长10~17厘米，直径0.7~1.8厘米。外表类白色或略带红棕色，较粗糙，不太光洁。质坚，较杭白芍轻，断面灰白色或类白色，细腻，粉性大。余特征与杭白芍相同。

（3）川白芍　根圆柱形，或略呈圆锥形，多弯曲。长10~17厘米，直径0.7~1.8厘米。外表粉红色，光洁无沟纹，有棕色下陷的根痕。质坚体重，断面粉红色，细腻光润。其余特征与杭白芍同，但味稍浓。

（4）湖南白芍　根条不顺直，稍弯曲，长短大小近川白芍，两端多细，中部稍粗，表面浅棕色，有粗糙的纵皱纹及须根痕残迹。质坚硬，断面类白色，菊花心纹理明显。气微，味微苦、酸。

2. 饮片

（1）白芍片　圆形片，厚约3毫米，外表类白色或微带红色，断面形成层环明显，射线放射状，质细微坚实。气微，味微苦、酸。

（2）炒白芍或酒白芍　特征同上，外表黄色或棕黄色。

（3）白芍炭　外表黑褐色，折断面棕色。

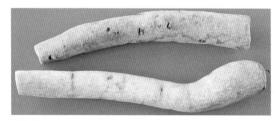

亳白芍

白芷

Baizhi

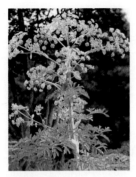

白芷植株

伞形科植物杭白芷*Angelica dahurica* (*Fisch. ex Hoffm.*) *Benth.et Hook.f.var.formosana* (*Boiss.*) *Shan et* Yuan或白芷*Angelica dahurica* (*Fisch.ex Hoffm.*) *Benth.et* Hook.f.的干燥根。杭白芷主产于四川遂宁、温江等省，药材习"川白芷"；白芷主产于河南禹县、长葛，药材习称"禹白芷"；产于河北安国者，习称"祁白芷"。夏、秋二季叶黄时采挖，除去须根及泥沙，晒干或低温干燥。

【性状特征】

1. 药材

（1）川白芷　圆锥形，根头端略显方棱，体顺长略似胡萝卜，有支根痕，茎痕略下凹。外皮灰褐色或棕褐色，有纵向的细皱纹，亦有多数横长皮孔，但较杭白芷少，凸起较小。质坚实，断面白色或微黄色，粉性。皮部有棕色油点。形成层显棕色环，呈不规则的圆形。气芳香，味微辛、苦。以独枝、根条粗壮、质硬、体重、色白、粉性强、气香味浓者为佳。

（2）杭白芷　圆锥形，有方棱，头大尾细。顶端方圆形，有茎痕。皮孔横长多排列成4行（俗称"疙瘩丁"）。质坚实，断面白色或灰白色，粉性。皮部有棕黄色油点（分泌腔）。形成层显棕色环，略方形。气芳香，味微辛、苦。

（3）禹白芷、祁白芷　圆锥形，似胡萝卜，少数有分枝，茎痕圆形略下凹。外皮土黄色，凸起的皮孔甚小，散生。质略轻，断面白色，粉性。形成层显棕灰色环，呈圆形。气芳香，味微辛、苦。

【化学成分】

含挥发油、香豆素类成分等。

【饮片功能】

解表，祛风燥湿，消肿排脓，通窍止痛。用于感冒头痛、眉棱骨痛、鼻塞、鼻渊、牙痛、白带、疮疡肿毒。

【用法用量】

内服：煎汤，5~10克；或入丸、散。外用：研末撒或调敷。

【注意事项】

阴虚血热者忌用。

2. 饮片

白芷片　圆形或类圆形片，外皮灰黄或淡棕色。切面白色或灰白色，粉性而光滑，形成层显棕色环纹，环外散布多数油点。

【食疗】

白芷鲜藕汤

白芷15克，鲜藕300克，料酒10克，香油20克，生姜，葱，盐，味精各适量。

制作方法：将白芷润透，切片；鲜藕去皮，洗净，切薄片，生姜切片，葱切段。将鲜藕、白芷、生姜、葱、料酒同放炖锅内，加水1800毫升。置武火上烧沸，再用文火炖35分钟，加入盐，味精，香油即成。

功能主治：生血，活血，养颜。

用法用量：每日1剂。

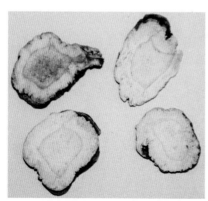

白芷

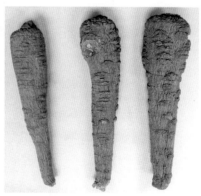

白芷药材

白附子

Baifuzi

天南星科植物独角莲*Typhonium giganteum* Engl.的干燥块茎。主产于河南、甘肃、湖北，以河南禹县产者最佳，习称"禹白附"。秋季采挖，除去残茎及须根，撞去或用竹刀削去外皮，晒干；或者不去皮，斜切成片，用生姜片浸蒸，再晒干。另外，有些用硫黄熏后再晒干。注意，不可在烈日下暴晒，以防破裂。

【性状特征】

1. 药材

呈不规则的椭圆形或卵圆形。去净外皮者表面淡黄白色，略平滑，有小凸点（须根痕），形成较规律的环状圈。顶端有圆形下凹的茎痕。未去净外皮者，表面粗糙，灰棕色或灰黄色，多显抽皱，密生薄膜状鳞叶，顶端尤多，包有粉红色顶芽，剥落鳞叶后可见节。质坚硬，断面白色，粉性。气微，味淡，麻辣刺舌。有毒，不宜口尝。以个大、质坚实、色白、粉性足者为佳。

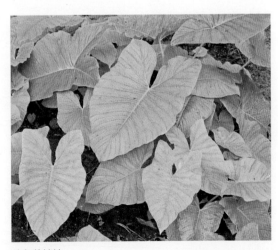

独角莲植株

【化学成分】

含β谷甾醇、皂苷、黏液质等。

【饮片功能】

燥湿化痰，祛风止痉，解毒散结。用于风痰壅盛、口眼歪斜、痰厥头痛、偏正头痛、喉痹咽痛、破伤风症；外用治毒蛇咬伤及瘰疬痰核。

【用法用量】

内服：一般药材炮制后用，煎汤，3~6克。外用：生品适量捣烂，熬膏或研末以酒调敷患处。

【注意事项】

孕妇慎用，生品内服宜慎。

2. 饮片

（1）白附片　类圆形或椭圆形厚片，周边淡棕色，切面黄白色，角质，有毒，供外用。

（2）制白附子　形同白附片。味淡，微有麻舌感。

【食疗】

白附子炖白羊肉

制白附子10克，绍酒15克，葱10克，味精3克，白羊肉500克，生姜5克，盐5克，胡椒粉3克。

制作方法：制白附子用沸水煮1小时，将水弃之不用，留下制白附子；白羊肉洗净，切成小块；姜拍松，葱切段。制白附子、白羊肉、生姜、葱、绍酒同放炖锅内，加清水3000毫升，置武火上烧沸，再用文火炖煮45分钟，加入盐、味精、胡椒粉即成。

功能主治：祛风通络，美白。

用法用量：每日1剂。

五画

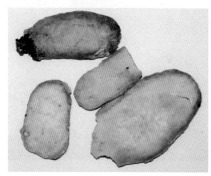

白附子

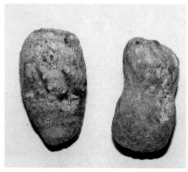

白附子药材

白屈菜

Baiqucai

罂粟科植物白屈菜*Chelidonium majus* L.的带花新鲜或干燥全草。主产于东北及内蒙古、河北、河南等省。生于山坡或山谷林边草地，5~7月间开花时采收地上部分，置通风处干燥，切段备用。

【性状特征】

1. 药材

根呈圆柱状，多有分枝，密生须根。茎干瘪中空，表面黄绿色，有白粉。叶互生，多皱缩，破碎，完整者为1~2回羽状分裂，裂片近对生，先端钝，边缘具不整齐的缺刻，上表面黄绿色，下表面灰绿色，具白色柔毛，脉上尤多。花瓣4片，卵圆形，黄色，雄蕊多数，雌蕊1枚。蒴果细圆柱形；种子多数，卵形，细小，黑色。气微，味微苦。

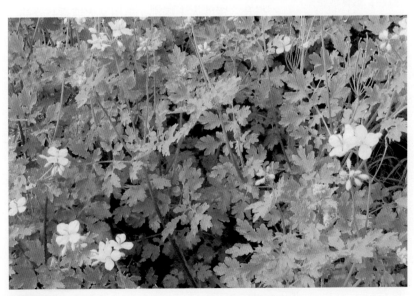

白屈菜植株

2. 饮片

为不规则的小段。茎、叶混合。茎圆柱形，中空，表面黄绿色。叶完整者为羽状分裂，多皱缩，破碎。花偶见，黄色。花瓣4片，卵圆形。气微，味微苦。

【食疗】

白屈菜汤

白屈菜15克，墨菜15克，大枣5个。

制作方法：上三味加水适量，水煎沸约20分钟，冷却后分次饮用。

功能主治：清热解毒，凉血止血止痛。民间常用它治疗胃溃疡、黄疸和腹痛等。

用法用量：每日1剂，以2周为1疗程。

【化学成分】
含生物碱、有机酸、黄酮类等。

【饮片功能】
镇痛，止咳，利尿解毒。有毒。用于胃肠疼痛、黄疸、水肿、疥癣疮肿、蛇虫咬伤。

【用法用量】
内服：煎汤，9~18克。外用：适量，捣敷患处。

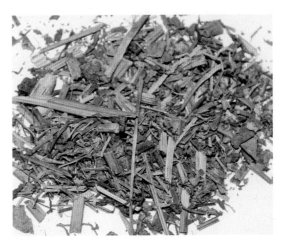

白屈菜饮片

白果

Baiguo

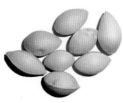

白果

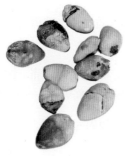

白果仁

银杏科植物银杏*Ginkgo biloba* L.的干燥成熟种子。主产于广西、四川、河南。10~11月果实成熟时采收，收集种子堆放地上或浸入水中，使外种皮腐烂或除去肉质外种皮，洗净，晒干。也有将种子放入沸水中，稍煮或稍蒸后干燥者。

【性状特征】

略呈椭圆形。表面黄白色或淡棕黄色，平滑，两面隆起，两侧边缘各有1条纵棱，偶具3纵棱，一端稍尖，另一端有一圆点状突起，其中央为珠孔。种皮内层（壳）质硬。种仁宽卵形或椭圆形，一端淡棕色，横断面外层黄色，内部淡黄色或淡绿色，粉性，中间有空隙。无臭，味甜、微苦。

【食疗】

白果粥

白果6~10粒，粳米100克，冰糖少量。

制作方法：将白果仁（去壳用沸水烫去内种皮）6~10粒、冰糖少量、粳米500克、水适量，同时放入锅内，文火煮熟至粳米成糊糜状即可。

功能主治：益元气、补五脏、抗衰老。

用法用量：每日1剂。

【药膳】

白果煲猪肚

猪肚1只，红枣4粒，腐竹100克，芡实，薏苡仁半碗，白胡椒10~20粒，白果1碗，水8碗。

制作方法：翻转猪肚除去脂肪，用盐和淀粉（生粉）擦匀揉搓，用清水冲洗，如此重复3次，再汆水3分钟，捞起用刀除去残留的白色肥油，用冷水清洗干净。白果（鲜）用热水浸泡后去皮；如果是带壳的干果，先拍碎去壳再泡热水去皮。芡实薏苡仁洗净。红枣洗净拍扁去核。胡椒粒用刀面稍拍碎。腐竹洗净，折成段。煮沸清水，放入猪肚、芡实、薏苡仁和红枣，武火煮20分钟，转文火煲40分钟，放入白果和腐竹，再煲30分钟，下盐调味喝汤。猪肚则捞起，放凉切片，可放回汤里煮开食用。

【化学成分】
含氰苷、赤霉素和动力精样物质等。

【饮片功能】
肺气，定咳喘，涩精止带。用于久咳气喘、遗精、带浊、小便频数等症。

【用法用量】
内服：煎汤，3~6克；或去壳捣碎，入丸、散。外用适量，捣敷。

【注意事项】
含有氢氰酸毒素，生食或或熟食过量会引起中毒。不可与鱼同食。

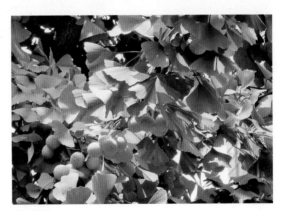

银杏植株

白矾

Baifan

硫酸盐类矿物明矾石经加工提炼制成。主产于甘肃、河北、安徽。采得后，打碎，用水溶解，收集溶液，蒸发浓缩，放冷后即析出结晶。

【性状特征】

1. 药材

呈不规则的块状或粒状。无色或淡黄白色，透明或半透明。表面略平滑或凹凸不平，具细密纵棱，有玻璃样光泽。质硬而脆。气微，味酸、微甘而极涩。以块大、无色、透明、无杂质者为佳。

2. 饮片

（1）白矾 呈不规则小块状或粒状，质硬。

（2）枯矾 质松脆。

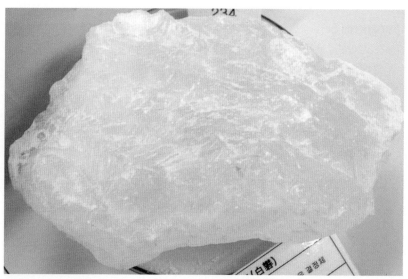

白矾

【化学成分】

含十二水合硫酸铝
钾等。

【饮片功能】

白矾：外用解毒杀
虫，燥湿止痒；内服
止血止泻，祛除风
痰。外治用于湿疹、
疥癣、脱肛、痔疮、
耳流脓；内服用于久
泻不止、便血、崩
漏、癫痫发狂。
枯矾：收湿敛疮，止
血化腐。用于湿疹湿
疮、脱肛、痔疮、聤
耳流脓、阴痒带下、
鼻衄齿衄、鼻息肉。

【用法用量】

0.6～1.5克。外用适
量，研末敷或化水洗
患处。

【注意事项】

阴虚胃弱、无湿热者
忌用。

【食疗】

蜜藕梨

鲜藕350克，雪梨300克，白糖200克，蜜
樱桃、白矾各10克。

制作方法：将白矾用2000毫升清水溶化。
鲜藕切片，雪梨去皮、核，切成条状。锅中倒
入白矾水，烧沸后入藕片、梨条煮10分钟，捞
出后用清水漂洗2次。把藕片置入碗中，两边
放雪梨，加白糖，用湿棉纸将碗口封严，上
笼蒸3小时取出，蒸碗内原汁滗入锅内收汁。
藕、梨翻入盘中，摆上蜜樱桃，淋入收汁。

功能主治：健脾胃，益阴血。

用法用量：每日1~2次。

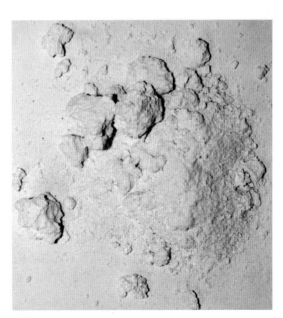

枯矾

白茅根

Baimaogen

禾本科植物白茅*Imperata cylindrica* Beauv. var.major（Nees.）C. E. Hubb.的干燥根茎。主产于河北、湖南、河南等省。春、秋二季采挖，洗净，除去须根及膜质叶鞘，晒干，捆成小把。

【性状特征】

1. 药材

呈长圆柱形，有的分枝，长短不一。表面黄白色或淡黄色，微有光泽，具纵皱纹，节明显，稍突起，偶有须根残留，节间长短不等。体轻，质略脆。断面皮部白色，多有裂隙，放射状排列，中柱淡黄色，皮部与中柱易剥离。无臭，味微甜。

2. 饮片

（1）白茅根段　呈类圆形细条状小段。

（2）茅根炭　形如生茅根段。表面显棕黑色，微有光泽。内部显焦褐色。

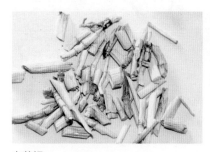

白茅根

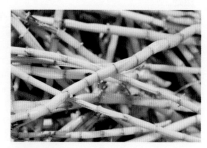

白茅根药材

【化学成分】

含三萜类化合物和糖类。

【饮片功能】

白茅根段：清热凉血，止血，利尿。用于热病烦渴、血热吐血、衄血、尿血、黄疸、水肿、热淋涩痛、肺热咳喘。鲜用凉血助阳。

茅根炭：祛瘀止血。

【用法用量】

内服：煎汤15~25克（鲜者50~150克）。

外用：捣汁或研末。

【注意事项】

脾胃虚寒、腹泻便溏者忌用。

【食疗】

白茅根雪梨猪肺汤

鲜白茅根200克、雪梨4个、猪肺1副、瘦肉500克、陈皮5克。

制作方法：猪肺洗净，放入开水中煮5分钟；雪梨切块，白茅根切段；陈皮用水浸软；一起放入汤煲，先武火煲滚后，改用文火煲2小时即可。

功能主治：清热生津，化痰止咳。

用法用量：每日1剂。

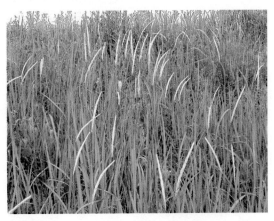

白茅

白前

Baiqian

萝藦科植物柳叶白前 *Cynanchum stauntoni* （Decne.）Schltr.ex Lévl.或芫花叶白前 *Cynanchum glaucescens*（Decne.）Hand.-Mazz.的干燥根茎及根。主产于浙江、安徽等省。秋季采挖，拔起全株，除去地上一部分，洗净泥土，晒干即为白前；如将节部的须根除去而留用根茎则为鹅管白前；如以全株洗净晒干入药者则为"草白前"。

【性状特征】

1. 药材

（1）柳叶白前　根茎呈细长圆柱形，有分枝，稍弯曲。表面黄白色或黄棕色，节明显，顶端有残茎；质脆，断面中空。节处簇生纤细弯曲的根，有多次分枝呈毛须状，常盘曲成团。气微，味微甜。

（2）芫花叶白前　根茎较短小或略呈块状，表面灰绿色或灰黄色。质较硬。根稍弯曲，分枝少。

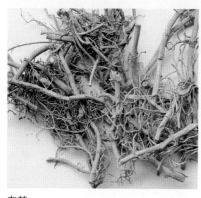

白前

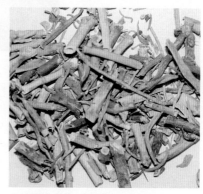

白前药材（柳叶白前）

【化学成分】

含皂苷类化合物和高级脂肪酸等。

【饮片功能】

白前：降气，消痰，止咳。用于肺气壅实、咳嗽痰多、胸满喘急。

【用法用量】

内服：煎汤，3~9克。

【注意事项】

咳喘属气虚不归元者忌用。

2. 饮片

（1）白前段　呈类圆形或细长形小段。

（2）炒白前　形如白前，表面老黄色。

（3）蜜白前　表面金黄色，略带黏性，味甜。

【食疗】

白前粥

白前10克，大米100克。

制作方法：将白前择净，放入锅中，加清水适量，浸泡5~10分钟后，水煎取汁，加大米煮粥，服食即可。

功能主治：祛痰，降气，止咳。

用法用量：每日1剂，连续2~3天。

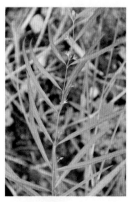

柳叶白前植株

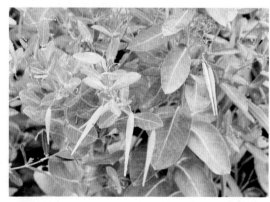

芫花叶白前植株

白扁豆

Baibiandou

豆科植物扁豆*Dolichos lablab* L.的干燥成熟种子。主产于安徽、湖南、河南等省。9~10月间摘下成熟荚果晒干，剥出或敲出种子，再晒至足干即可。

【性状特征】

1. 药材

（1）白扁豆　种子呈扁椭圆形或扁卵圆形。表面黄白色，平滑而光亮，有的底部具深色点，一端有一条凸起的白色眉状种阜，剥去后可见凹陷的种脐，紧接种阜的一端有珠孔，另端有短的种脊。皮坚硬。种皮薄而脆，子叶肥厚，2枚，黄白色，角质，气微，味甘，嚼之有豆腥气。

（2）云南扁豆　性状与白扁豆相似，但身较扁，粒稍大，色较白，呈淡黄白色，嚼之具较浓的豆腥味，炒制时种皮不破裂。

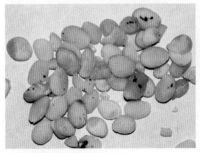

炒白扁豆

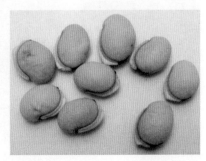

白扁豆

【化学成分】

含蛋白质，磷脂酰胆碱，碳水化合物等。

【饮片功能】

白扁豆：健脾化湿，和中消暑。用于脾胃虚弱、食欲不振、大便溏泻、白带过多、暑湿吐泻、胸闷腹胀。
炒扁豆：健脾化湿，用于脾虚泄泻、白带过多。

【用法用量】

内服：煎汤，9~15克。

【注意事项】

患寒热病者不可用。

2. 饮片

炒扁豆　呈扁椭圆形或扁卵圆形，炒后表面色泽加深，略有焦斑，有香气。

【食疗】

白扁豆大米粥

白扁豆25克、大米50克。

制作方法：白扁豆洗净后泡8~10小时。大米洗净，用清水泡1小时。大米与白扁豆放入砂锅中。砂锅中加入适量清水，大火煮开。小火炖至扁豆熟软即可。

功能主治：补脾暖胃，化湿消暑、补虚止泻。能治疗夏日雨季的暑热湿气。

用法用量：每日1剂。

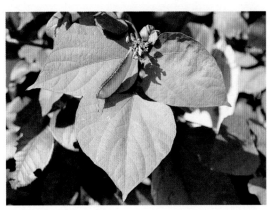

扁豆植株

白首乌

Baishouwu

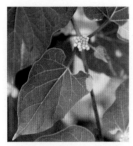

耳叶牛皮消植株

萝藦科植物飞来鹤（耳叶牛皮消）*Cynanchum auriculatum* Royle et Wight.、隔山牛皮消 *Cynanchum wigordii*（Maxim.）Hemsl或戟叶牛皮消*Cynanchum bungei* Decne.的干燥块根。春初或冬季采挖，洗净，除去外皮，晒干或趁鲜切片，晒干。

【性状特征】

1. 药材

（1）耳叶白首乌　主产于江苏、山东等地。根呈长圆柱形、长纺锤形或结节状圆柱形，稍弯曲。表面类白色至黄白色，残留棕色至棕褐色栓皮，有明显横长皮孔痕及稀疏的须根痕。质较硬而脆，断面较平坦，类白色，粉性，散有浅黄色小点。斜切片大小不一。气微，味微甘后苦。以粗壮、粉性足者为佳。

（2）隔山白首乌　主产于吉林及山东。根呈长纺锤形或圆柱形。表面土棕色，有明显的纵皱纹及横长皮孔，有栓皮剥落后的疤痕。断面不平坦，类白色，微带粉性。有黄色放射状排列的条纹。

（3）戟叶白首乌　主产于山东。根呈类圆形或不规则团块状。表面类白色，凹凸不平，有明显的纵皱纹及横长皮孔。质坚硬，断面较平坦，类白色，粉性，有稀疏黄色放射状排列条纹。

2. 饮片

呈圆形或长卵形厚片。切面类白色或灰白色，粉性，有黄色放射状排列条纹。周边土黄色或棕黄色，较光洁，具细纵皱纹与细长皮孔。质坚实而硬，可掰断，断面粉性。气微，味微甘后苦。

【化学成分】

含磷脂类成分，甾体皂苷类成分，氨基酸等。

【饮片功能】

补肝肾，强筋骨，益精血，安心神。用于肝肾不足、腰膝酸软、须发早白、失眠健忘、阳痿、遗精、血虚便秘、皮肤瘙痒。

【用法用量】

内服：煎汤，6克~12克。

【注意事项】

忌铁器。大便稀者忌用。

白首乌药材

【食疗】

❶ 白首乌煨乌鸡

白首乌片50克，光乌鸡一只。

制作方法：乌鸡切块，沸水余一次，白首乌洗净，放砂锅中调入盐、八角、桂皮、花椒、料酒，大火烧开，小火煨熟。

功能主治：滋肝肾，益精髓，补虚劳。

用法用量：每日1剂。

❷ 乌须酒

何首乌500克，白首乌500克，胡桃肉90克，枸杞子60克，莲子肉90克，全当归60克，生姜汁20克，蜂蜜90克，细曲300克，生地120克，麦冬30克，糯米5公斤。

制作方法：先将两种首乌洗净，用水煮过，捣烂。除生姜汁、蜂蜜、细曲外，其余药材捣为粗末与首乌一起装入白布袋，封口备用。将细曲捣成细末，备用。生地用酒洗净，放入煮首乌的水中去煮，等水渐干时，再用文火煨。待水汁尽后，取出捣烂备用。将糯米放入锅中，加水3000毫升，放在文火上熬成粥状，然后倒入干净的坛子里。冷后加入细曲末，用柳枝拌匀，加盖密封，放在保温处酿制，待有酒浆时开封。将生地黄倒入酒糟中，用柳枝拌匀，加盖密封，3～5日后开封。压榨去糟渣，贮入干净的坛子里，再将药袋悬入酒中，加盖。将坛放入锅中，隔水加热约80分钟后取出，埋入土中。过5日将酒坛取出，开封，去掉药袋，将蜂蜜炼过，倒入药酒中，再细滤一遍，装瓶备用。

功能主治：补肾养肝，益精血。

用法用量：每次10～20毫升，每日3次，将酒温热空腹服用。

白蔹

Bailian

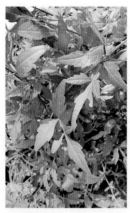

白蔹植株

葡萄科植物白蔹*Ampelopsis japonica*（Thunb.）Makino的干燥块根。主产于河南、安徽等省。春、秋二季均可采挖，以春采为好，洗净泥土，切成两瓣、四瓣或斜片，晒干。

【性状特征】

1. 药材

块根呈长圆形或近纺锤形。切面周边常向内卷曲，中部有一凸起的棱线。外皮红棕色或红褐色，有纵皱纹、细横纹及横长皮孔，易层层脱落，脱落处呈淡红棕色。断面类白色或浅红棕色，可见放射状纹理，周边较厚，微翘起或略弯曲。体轻，质硬脆，易折断，折断时，有粉尘飞出。气微，味甘。

2. 饮片

白蔹片　卵圆形斜片。

【食疗】

❶ 玫瑰白蔹茶

白蔹6克，玫瑰花3朵，红枣5枚。

制作方法：将诸物混合后用沸水冲泡15分钟即成。

功能主治：排毒散瘀，润肤养颜。

用法用量：日数次。

【化学成分】

含黏液质和淀粉等。

【饮片功能】

清热解毒，消痈散结。用于痈疽发背、疔疮、瘰疬、水火烫伤。

【用法用量】

内服：煎汤，4.5~9克；外用：适量煎汤洗或研成极细粉敷患处。

【注意事项】

痈疽已溃者忌用。阴疽色淡不起，胃气弱者，均忌用。脾胃虚寒及无实火者忌用。反乌头。

❷ 白蔹祛斑粉

白蔹20克，辛夷9克，冬瓜仁30克，当归15克，面粉15克。

制作方法：白蔹、冬瓜仁研成粉末。与面粉混合均匀，装罐备用。当归、辛夷煎汁150毫升，过滤去渣。以适量药汁配合粉末。调成糊状即可。

功能主治：美白祛斑。

用法用量：避开眼唇，抹于脸部和颈部。15分钟后，清洗干净。一周使用1~2次。

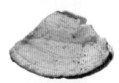
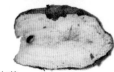

白蔹

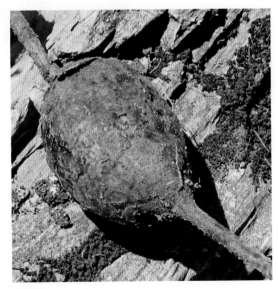

白蔹根

白鲜皮

Baixianpi

芸香科植物白鲜*Dictamnus dasycarpus* Turcz.的根皮。主产于辽宁、河北、山东。春、秋二季均可采挖，以春季为佳。将根挖出后，洗净泥土，用竹片刮去粗皮，趁鲜时用小刀纵向划开，抽去木心，晒干即可。

【性状特征】

呈卷筒状。外表面灰黄色或灰白色，具多数突起的颗粒状小点、纵缩沟纹和支根痕，有的可见环纹，稍粗糙；内表面类白色，具细纵条纹。质脆，折断时有粉尘飞扬，断面不平坦，略呈层状，白色，在日光下可见闪烁的小亮点。有羊膻气，味微苦。以条大、皮厚、色灰白者为佳。

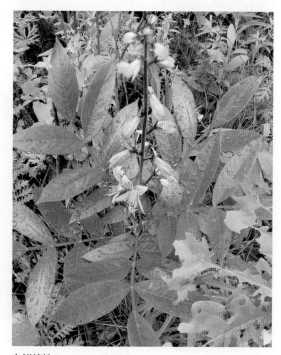

白鲜植株

【化学成分】

含生物碱、皂苷、挥发油等。

【饮片功能】

清热燥湿，祛风止痒。用于湿热疮毒、风疹疥癣、皮肤瘙痒、湿热黄疸、妇女阴痒带下。

【用法用量】

内服：煎汤，4.5~9克。外用：适量，煎汤洗或研成极细粉末敷患处。

【注意事项】

虚寒者忌用。

【食疗】

❶ 白鲜皮粥

白鲜皮粉10克，粳米50克，白糖10克。

制作方法：将三味一同放入锅中，加水熬煮成粥即可。

功能主治：祛斑平疮。

用法用量：每日早晚食用。

❷ 当归山楂茶

当归、山楂各10克，白鲜皮、白蒺藜各5克。

制作方法：将诸药同置杯中，冲入沸水，密封浸泡10~20分钟后即可。

功能主治：疏肝健脾、消斑化瘀。

用法用量：代茶饮用，每日1剂，连续1月。

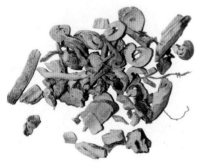

白鲜皮

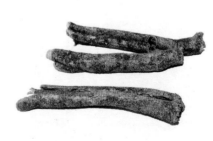

白鲜皮药材

白薇

Baiwei

萝藦科植物白薇*Cynanchum atratum* Bge.或蔓生白薇*Cynanchum versicolor* Bge.的干燥根及根茎。主产于辽宁、河北、河南。春、秋二季采挖，除去地上部分，洗净，晒干。以秋季采者质量最佳。

【性状特征】

1. 药材

根呈圆柱形，略横向延长，弯曲皱缩，呈结节状，上面有多数圆形下凹的茎痕及少数残存的茎基。须根丛生如马尾，细长圆柱形；表面棕黄色，平滑或具细皱纹。质脆，易折断；断面淡黄白色，中央有1黄色木质心。气微，味微苦。以根色黄棕、粗壮、条匀、断面白色实心者为佳。

2. 饮片

呈不规则段或薄片。切面皮部黄白色，木部黄色。周边棕黄色，黄棕色或棕色，平滑或具细皱纹，偶有带细须根的段片。质硬脆。气微，味微苦。

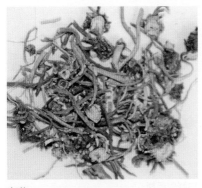

白薇

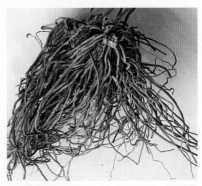

白薇药材

【化学成分】

含挥发油、强心苷和白薇醇等。

【饮片功能】

清热凉血，利尿通淋，解毒疗疮。用于温邪入营、阴虚发热、产后阴虚、热淋、血淋、痈疽肿毒。

【用法用量】

内服：煎汤，5~15克；或入丸、散。

【注意事项】

《本草经集注》载：恶黄芪、大黄、大戟、干姜、干漆、大枣、山茱萸。

【食疗】

❶ 白薇天冬茶

白薇5克，天冬3克，桔梗3克，甘草3克，绿茶3克。

制作方法：用200毫升开水冲泡10分钟后即可。

功能主治：清热止咳。

用法用量：每日1~2剂。

❷ 白薇车前茶

白薇5克、车前草3克、绿茶3克。

制作方法：用200毫升开水冲泡后饮用，频饮至味淡。

功能主治：清热利尿。用于尿路感染所致的尿频、尿急、尿痛。

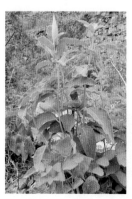

白薇植株

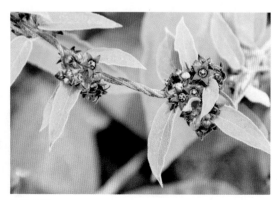

蔓生白薇

石韦

Shiwei

水龙骨科植物庐山石韦*Pyrrosia sheareri*（Bak.）Ching、石韦*Pyrrosia lingua*（Thunb.）Farwell或有柄石韦*Pyrrosia petiolosa*（Christ）Ching的干燥叶。主产于浙江、湖南等省。全年均可采收，除去根茎及根，洗净，阴干或晒干，散装或扎成小把。

【性状特征】

（1）庐山石韦　叶片略皱缩，展平后呈披针形，长10~25厘米，宽3~5厘米。先端渐尖，基部耳状偏斜，全缘，边缘常向内卷曲。上表面黄绿色或灰绿色，散布有黑色圆形小凹点；下表面密生红棕色星状毛，有的侧脉间布满棕色圆点状的孢子囊群。叶柄具四棱，长10～20厘米，直径1.5~3毫米，略扭曲，有纵槽。叶片革质。气微，味微涩、苦。

（2）石韦　叶片披针形或长圆披针形，长8～12厘米，宽1~3厘米。基部楔形，对称。孢子囊群在侧脉间，排列紧密而整齐。叶柄长5～10厘米，直径约1.5毫米。

（3）有柄石韦　叶片多卷曲呈筒状，展平后呈长圆形或卵状长圆形，长3～8厘米，宽1～2.5厘米。基部楔形，对称。下表面侧脉不明显，布满孢子囊群。叶柄长3～12厘米，直径约1毫米。

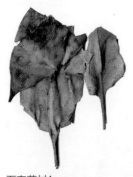

石韦药材1

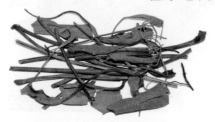

石韦药材2

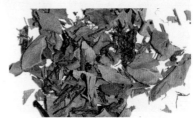

石韦

【化学成分】
含黄酮类、三萜类、有机酸等。

【饮片功能】
利尿通淋，清热止血。用于热淋、血淋、石淋、小便不通、淋漓涩痛、吐血、衄血、尿血、崩漏、肺热咳喘。

【用法用量】
内服：煎汤，6~12克。

【注意事项】
阴虚及无湿热者忌用。

【食疗】

❶ 石韦大枣汤

石韦30克，大枣10克。

煮制方法：石韦用清水洗干净。大枣掰开。将石韦、大枣加水浸没后，先大火后文火，煮沸20分钟左右。过滤，即可。

功能主治：利尿除热，降压降脂。适用于原发性高血压病伴肥胖、血脂偏高者。

用法用量：饮汤吃枣。每天早、晚各食一碗。

❷ 化石草石韦饮

方叶化石草、圆叶化石草各10克，石韦6克，红糖45克。

制作方法：上药以水煎，加红糖即可。

功能主治：消炎解毒，利水排石。主治肾结石、胆结石。

用法用量：直接饮服。每日1剂。

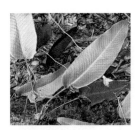

庐山石韦植株

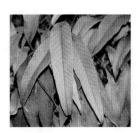

石韦植株

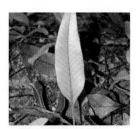

有柄石韦植株

石决明

Shijueming

软体动物门鲍科动物皱纹盘鲍*Haliotis discus hannai* lno.的贝壳。皱纹盘鲍主产于辽宁、山东、江苏等沿海地；杂色鲍主产于福建以南沿海；羊鲍、耳鲍主产于台湾、海南；澳洲鲍、白鲍主产于大洋洲。夏秋间捕捉，将捕捉的鲍鱼剥去肉，取其贝壳，洗净粘附的杂质，晒干即可。

【性状特征】

1. 药材

皱纹盘鲍 呈长椭圆形，长8~12厘米，宽6~8厘米，高2~3厘米，表面灰棕色，有多数粗糙而不规则的皱纹，生长线明显，常有苔藓或石灰虫等附着物，末端4~5个开孔，孔口突出壳面，壳较薄。

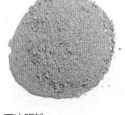

石决明粉

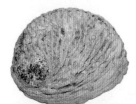

石决明药材（美德鲍）

2. 饮片

（1）石决明 呈不规则碎块状，灰白色，有珍珠样彩色光泽，质重。无臭，味微咸。

（2）煅石决明 呈不规则小碎块状或细粉状，灰白色，无光泽，质酥。

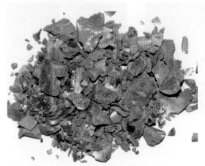

煅石决明

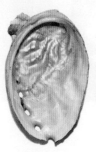
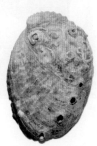

石决明药材1

【化学成分】

含碳酸钙，胆壳素及壳角质和多种氨基酸等。

【饮片功能】

平肝潜阳，清肝明目。用于头痛、眩晕、目赤翳障、视物昏花、青盲雀目。

【用法用量】

内服：捣碎先煎，3~15克。外用：水飞极细粉而点眼。

【注意事项】

脾胃虚寒、食少便溏者慎用。

【食疗】

❶ 石决明粥

石决明30克，粳米100克。

制作方法：将石决明打碎入砂锅内，加水500毫升，猛火先煎1小时，去渣取汁，加入粳米，再加水400毫升，煮为稀粥。

功能主治：平肝潜阳，清热明目。适用于高血压以及目赤翳障、青盲雀目、视物模糊等。

用法用量：每日早晚温热食，5~7天为1个疗程。

❷ 石决明鲍鱼汤

鲍鱼50克，石决明30克，枸杞子30克，菊花10克。

制作方法：将鲍鱼用清水浸发，洗净，切丝，并用水加盐煮过。石决明洗净，打碎，用纱布包好。菊花、枸杞子洗净。先水煎石决明约30分钟，去渣取汤，并把鲍鱼、菊花、枸杞子放入汤内，再文火煮1小时，调味即可。

功能主治：滋阴潜阳，平肝息风。

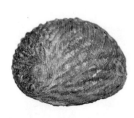

石决明药材2

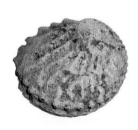

石决明药材3

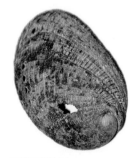

石决明药材4

石莲子

Shilianzi

睡莲科植物莲*Nelumbo nucifera* Gaertn.的干燥成熟果实。主产于湖南、福建等省。10~11月果实成熟时，剪下莲蓬，剥出果实，晒干。或收集落入水中沉于淤泥内的果实，洗净，晒干。

【性状特征】

呈椭圆形或卵圆形，长1.5~2厘米，直径0.8~1.3厘米。表面灰棕色或黑棕色，平滑，被白色粉霜。顶端有圆孔状柱基或残留柱基，基部有果柄痕。质坚硬不易破开，果皮厚约1毫米。内有种子1粒，卵形。种皮棕色或红棕色，子叶肥厚，乳黄白色，显粉性，中心有1暗绿色胚芽。气微，子叶味微甜，胚芽味苦，果皮味涩。

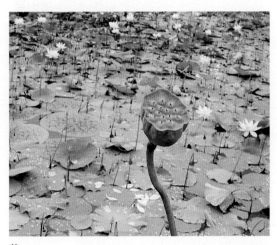

莲

【食疗】

❶ 石莲子牛乳糊

石莲子60克，牛奶200毫升，白糖适量。

制作方法：将石莲子去硬壳，磨成粉，加少量清水调成糊状。将牛奶和白糖入锅煮。牛奶煮沸时慢慢将莲子糊倒入，混合均匀，煮熟即可。

功能主治：健脾益胃，补虚养神。适用于心烦目眩等症者。

用法用量：每日1剂。

❷ 牛奶蛋清莲子糊

鲜牛奶250ml，鲜鸡蛋2个，石莲子50g。

制作方法：将石莲子磨粉，加水适量煮莲子粉成糊状，放入冰糖或白砂糖调味，再放入牛奶和鸡蛋清拌匀，煮沸即可。

功能主治：主治横纹肌肉瘤等疾病。

用法用量：每日或隔日1次。

【化学成分】
含生物碱、淀粉等。

【饮片功能】
清心，开胃。用于呕吐、泻痢。

【用法用量】
内服：煎汤，6~15克。

【注意事项】
虚寒久痢者禁用。

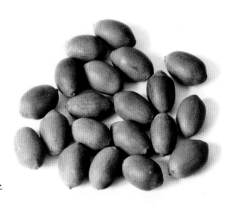

石莲子

石斛

Shihu

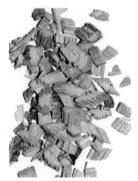

石斛（金钗）

　　兰科植物金钗石斛*Dendrobium nobile* Lindl.、鼓槌石斛*Dendrobium chrysotoxum* Lindl.、铁皮石斛（耳环石斛）*Dendrobium candidum* Wall.ex Lindl.或流苏石斛（马鞭石斛）*Dendrobium fimbriatum* Hook.的新鲜或干燥茎。主产于广西、广东、贵州。全年均可采收。鲜石斛以春末夏初和秋季采者为佳，除去须根、叶和泥沙。干石斛采收后，除去杂质，用开水略烫或烘软，再边搓边烘晒，至叶鞘搓净，干燥。铁皮石斛剪去部分须根后，边炒边搓去叶鞘，边炒边扭成螺旋形或弹簧状，烘干，习称"耳环石斛"或"枫斗"。

【性状特征】

1. 药材

　　（1）鲜石斛　呈圆柱形或扁圆柱形，长约30厘米，直径0.4~1.2厘米。表面黄绿色，光滑或有纵纹，节明显，色较深，节上有膜质叶鞘。肉质，多汁，易折断。气微，味微苦而回甜，嚼之有黏性。

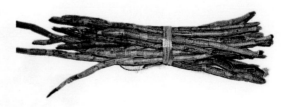

铁皮石斛茎

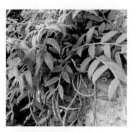
环草石斛植株

【化学成分】
含生物碱，萜类，醌类成分等。

【饮片功能】
益胃生津，滋阴清热。用于阴伤津亏、口干烦渴、食少干呕、病后虚热、目暗不明。

【用法用量】
内服：煎汤，干品6~12克，鲜品15~30克。

【注意事项】
虚而无火者忌用。

（2）金钗石斛 呈扁圆柱形，长20～40厘米，直径0.4～0.6厘米，节间长2.5～3厘米。表面金黄色或黄中带绿色，有深纵沟。质硬而脆，断面较平坦而疏松。气微，味苦。

（3）鼓槌石斛 呈粗纺锤形，中部直径1～3厘米，具3～7节。表面光滑，金黄色，有明显凸起的棱。质轻而松脆，断面海绵状。气微，味淡，嚼之有黏性。

（4）铁皮石斛 茎呈螺旋形或弹簧状，一般2~4个旋纹，拉直后长3.5~8厘米，直径0.15~0.3厘米，节间长1~3.5厘米。表面黄绿色或黄色，有细纵纹，有的一端可见茎基部留下的短须根。质坚实，易折断，断面平坦。嚼之有黏性。

（5）流苏石斛 呈长圆柱形，长20～150厘米，直径0.4～1.2厘米，节明显，节间长2～6厘米。表面黄色至暗黄色，有深纵槽。质疏松，断面平坦或呈纤维性。味淡或微苦，嚼之有黏性。

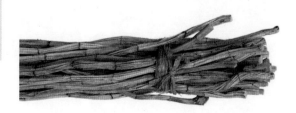
黄草石斛药材

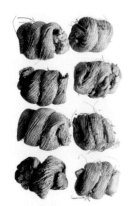

铁皮石斛药材

2. 饮片

呈圆形小段，余同药材。

【食疗】

❶ 石斛粥

石斛15克（鲜者加倍），大米100克，白糖适量。

制作方法：将石斛洗净，放入锅中，加清水适量，水煎取汁，加大米煮粥，待熟时调入白糖，再煮一二沸即成。

功能主治：益胃生津，养阴清热。

用法用量：每日1剂。

❷ 铁皮石斛汤

将铁皮石斛、银耳、枸杞子和冰糖一路熬汤，可以生津止咳，润肺养肝，防哮喘。

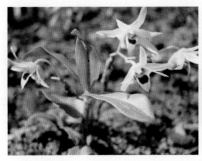

铁皮石斛植株

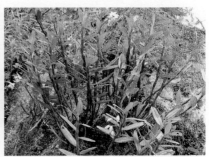

金钗石斛植株

石膏

Shigao

硫酸盐类矿物硬石膏族石膏。主产于湖北。全年可采。采挖后，除去杂石及泥沙。

【性状特征】

1. 药材

为纤维状的集合体，呈长块状、板块状或不规则块状。白色、灰白色或淡黄色，有的半透明。体重，质软，纵断面具绢丝样光泽。气微，味淡。以色白、块大、质松脆、纵断面如丝、无夹层者为佳。

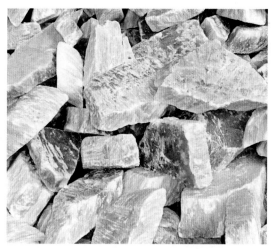

石膏矿

2. 饮片

煅石膏　为白色的粉末或酥松块状物，表面透出微红色的光泽，不透明。体较轻，质软，易碎，捏之成粉。气微，味淡。

【食疗】

❶ 石膏粥

石膏30克，大米50克，白糖适量。

制作方法：将石膏择净，打碎，放入锅中，加清水适量，浸泡5~10分钟后，水煎取汁，加大米煮粥，待熟时，调入白糖，再煮一二沸即成。

功能主治：清热泻火。

用法用量：每日1剂，连续3~5天。

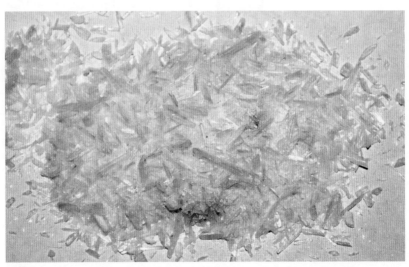

石膏

❷ 豆腐生石膏汤

生石膏30克，豆腐200克。

制作方法：生石膏与豆腐加水煮汤，加盐和味精，即可。

功能主治：清肺热，降胃火，解热毒，止鼻出血，调口疮，理咽痛。对肝病有肺热胃火冲击而鼻出血者有疗效。

用法用量：饮汤，每日1剂。

五画

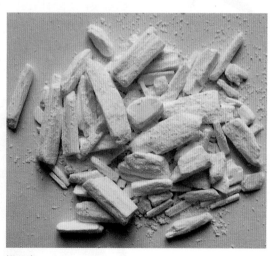

煅石膏

石菖蒲

Shichangpu

天南星科植物石菖蒲*Acorus tatrinowii* Schott. 野生品的干燥根茎。主产于四川、浙江、江苏等省。秋、冬二季采挖，除去须根和泥沙，晒干。

【性状特征】

1. 药材

根茎呈扁圆柱形，多弯曲，有分枝，长3~20厘米，直径0.3~1厘米。表面棕褐色，或灰棕色，粗糙，有疏密不匀的环节，节间长0.2~0.8厘米，具细纵纹，下面残留须根或圆点状根痕，上面有略呈三角形的叶痕，左右交互排列，节处有毛鳞状的叶基残余。质硬，断面纤维性，类白色或微红色，内皮层环明显，可见多数筋脉点及棕色油点。气芳香，味苦、微辛。

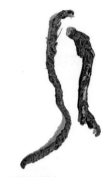

石菖蒲药材

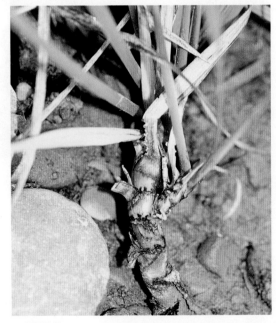

石菖蒲植株

【化学成分】
含挥发油、氨基酸等。

【饮片功能】
化湿开胃，开窍豁痰，醒神益智。用于脘痞不肌、噤口下痢、神昏癫痫、健忘耳聋。

【用法用量】
内服：煎汤，3~9克，或入丸、散。外用：适量，煎水洗或研末调敷，鲜品捣汁服或外敷。

【注意事项】
阴亏血虚及精滑多汗者均禁用。

2. 饮片

呈圆形或椭圆形片状或4~6毫米长的小段，表面棕褐色，粗糙；切面淡红色或类白色，内皮层圆形或椭圆形，可见散在的棕色小点。

【食疗】

石菖蒲炖猪心

石菖蒲9克，猪心1个。

制作方法：将猪心切开，洗净，加入菖蒲，加水适量，炖熟。以食盐适量调味即可。

功能主治：开窍除湿，养心补血，益智聪耳。

用法用量：喝汤吃猪心，佐餐食用。每日1剂。

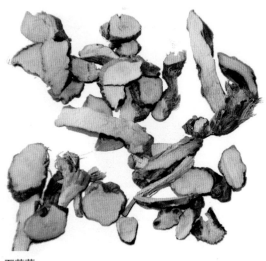

石菖蒲

石榴皮

Shiliupi

石榴科植物石榴*Punica granatum* L.栽培品的干燥果皮。主产于江苏、湖南等省。秋季果实成熟后，收集果皮，干燥。

【性状特征】

1. 药材

为不规则块或瓢状，大小不一，厚1.5~3毫米。外表面红棕色、黄棕色或暗棕色，微有光泽，有多数疣状突起。有的有筒状宿存花萼或粗短果柄或果柄痕。内表面黄色或红棕色。有隆起呈网状果蒂残痕。质硬脆，断面黄色，微显颗粒状。气微，味苦、涩。

2. 饮片

炒石榴皮：为不规则卷曲块片，大小不一，厚1.5~3毫米。外表面黑褐色，微显光泽；内表面暗黄色。味苦、涩。

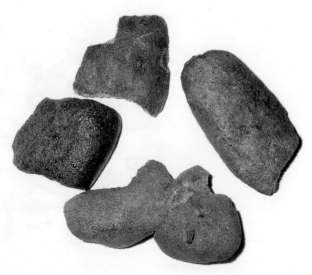

石榴皮

【化学成分】

含鞣质等。

【饮片功能】

涩肠止泻，止血，驱虫。用于久泻、久痢、便血、脱肛、崩漏、白带、肠生蛔虫。

【用法用量】

内服：煎汤，3~9克。

【注意事项】

痢未尽者禁用。

【食疗】

❶ 石榴皮蜂蜜汁

鲜石榴皮1000克（干品500克）、蜂蜜300克。

制作方法：石榴皮洗净切碎，加水适量煎煮，每30分钟取煎液1次，加水再煎，共取液2次。合并煎液再以小火煎熬浓缩，至黏稠时，加蜂蜜煮沸停火，待冷装瓶即可。

功能主治：治急性胃肠炎、肝胆疾病。

用法用量：每次1汤匙，每天2次，以沸水冲化饮用，连服数天。

❷ 石榴皮茶

石榴皮30克（干品20克）。

制作方法：石榴皮30 g，洗净后剪碎，置保温杯中，以沸水泡闷15分钟即可。

功能主治：固涩止带。

用法用量：代茶饮用。每日1剂。

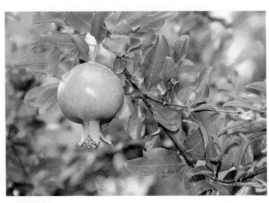

石榴植株

艾叶

Aiye

菊科植物家艾*Artemisia argyi* Levl.et Vant.的干燥叶片。全国各地均产。5~7月采叶，晒干为艾叶，取嫩叶晒干，敲打或轧碾为粗粉即为艾绒。艾叶将原药材除去杂质、枝梗及灰屑。

【性状特征】

1. 药材

叶片多皱缩破碎，短叶柄，有时带嫩枝。叶片展开后呈羽状分裂，叶缘具不规则粗锯齿。上表面灰绿色，被稀疏柔毛和腺点；下表面灰白色，具密集白色丝状柔毛。质柔韧。气清香，味苦。

2. 饮片

（1）炒艾叶　性状与艾相同，但有焦斑。

（2）艾叶炭　色焦黑，极易破碎；醋艾叶炭性状同艾叶炭，但有乙酸味。

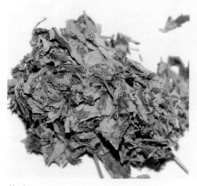

艾叶

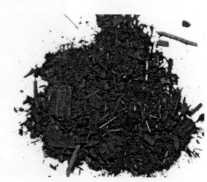

艾叶炭

【饮片功能】
艾叶炭：温经止痛，散寒逐湿，止血安胎。用于寒湿痹痛、腹中冷痛、痛经、崩漏、胎动不安、吐血、衄血等症。外治关节痛、皮肤瘙痒等。

【用法用量】
内服：煎汤，3~6克。外用：适量，多作艾条熏灸，煎洗或温熨用。

【注意事项】
阴虚血热者慎用。

【食疗】

❶ 艾叶粥

煮粥或煎汤时加入艾叶少许，调味。或取干艾叶15克（鲜品30克），粳米100克，红糖适量。将艾叶煎汁去渣。将粳米、红糖放入药汁中煮粥早晚温热服食。但月经期间不宜服。

功能主治：温暖子宫。适用于宫冷不孕等症。

❷ 艾叶饼

将艾叶打成浆，再用糯米粉做成艾叶饼。

功能主治：美容，尤其适用于妇女产后食用。

❸ 艾叶饺子

艾叶300克，切碎；葱、豆芽、豆腐适量切碎。将以上材料拌匀，用食盐、味精调味成馅。用面皮包馅成饺子形状，入锅中蒸熟即可。

功能主治：增进食欲。

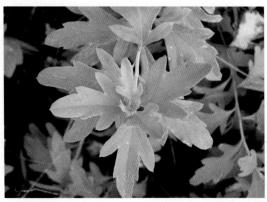

艾植株

龙齿

Longchi

古代哺乳动物如象类、犀牛类、三趾马等的牙齿的化石。主产于内蒙古、山西、陕西。全年均可采挖，从动物化石中拣出牙齿或敲掉牙床即可。刷净泥土，打碎。

【性状特征】

1. 药材

表面白色、青灰色。粗糙白垩质或稍显珐琅质光泽，或有灰白、灰、黄褐、褐黄色环带，似油脂状、珐琅状光泽。断口不平坦，显示出纤维状个体时硬度稍低，一般硬度大于或近于小刀。齿化石内部呈灰白色瓷状光泽，断口平坦或次贝壳状，硬度大于指甲，小于小刀，在5以下。原矿物具珐琅质和丘状脊形齿冠，不同于龙骨。

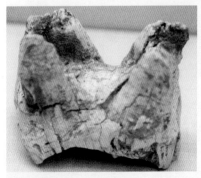

白龙齿药材

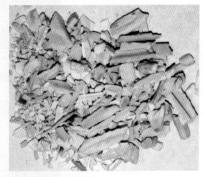

龙齿

【化学成分】

含碳酸钙（$CaCO_3$），磷酸钙[$Ca_3(PO_4)_2$]等。

【饮片功能】

龙齿：镇惊安神，清热除烦。主治惊痫、癫狂、心悸怔忡、失眠多梦、身热心烦。煅龙齿：镇惊安神。主治惊悸癫狂、烦热不安、失眠多梦等症。

【用法用量】

内服：煎汤，10~15克，打碎先煎；或入丸、散。外用：适量，研末撒或调敷。

【注意事项】

《本草经集注》：得人参、牛黄良。畏石膏。《雷公炮制药性解》：畏干漆、蜀椒、理石。

2.饮片

（1）龙齿　呈青灰色或暗棕色（青龙齿）或黄白色（白龙齿）不规则碎块状。具棕黄色条纹及斑点，间有珐琅质存在，具光泽，质疏松，气微，味淡。

（2）煅龙齿　呈灰白色或白色，质疏松，无光泽，黏舌性强。

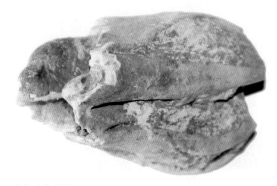

盘龙齿盘药材

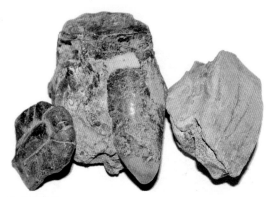

青龙齿药材

龙胆

Longdan

【化学成分】
含龙胆苦苷(genti-opicroside)、龙胆碱(gentianine)、当药苦苷(swertia-marin)、龙胆糖(gentianose)等。

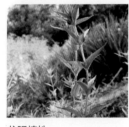

龙胆植株

龙胆科植物条叶龙胆Gentiana manshurica Kitag.、龙胆Gentiana scabra Bge.、三花龙胆Gentiana triflora Pall.或滇龙胆Gentiana rigescens Franch.的干燥根和根茎。前三种习称"龙胆",后一种习称"坚龙胆"。条叶龙胆、龙胆和三花龙胆主产于东北各地,故药材又习称"关龙胆"或"东胆草",黑龙江产者奉为道地药材。浙江建德(旧严州)产者,习称"严龙胆"。春、秋二季均可采挖根及根茎。以秋季采者质量较好。除去泥沙,晒干,或切段后干燥备用。

【性状特征】

1. 药材

(1)龙胆 根茎呈不规则块状,长0.5~3厘米,直径0.5~1厘米。表面灰棕色或深棕色,上端有多个茎痕或残留茎基,周围和下端丛生多数细长的根。根圆柱形,略扭曲,长10~20厘米,直径2~4毫米;表面淡黄色或黄棕色,上部有细密的横皱纹,下部有纵皱纹及细根痕。质脆,易吸潮变软;断面略平坦,

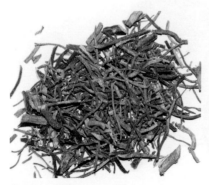

龙胆1

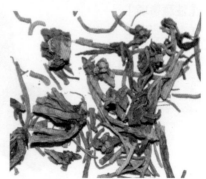

龙胆2

【饮片功能】

清热燥湿，泻肝胆火。用于湿热黄疸、阴肿阴痒、带下、湿疹瘙痒、目赤、耳聋、胁痛、口苦、惊风抽搐。

【用法用量】

内服：煎汤，3~6克；或入丸、散。

【注意事项】

脾胃虚弱作泄及无湿热实火者忌用，勿空腹服用。

黄棕色，木部有5~8个黄白色点状木质部束环列，髓明显。气微，味极苦。

（2）条叶龙胆及三花龙胆　性状特征与龙胆基本相同。

（3）坚龙胆　根茎短，呈不规则结节状，疏生细长而稍弯曲的根。根长8~20厘米，直径1~3毫米；表面黄棕色或红棕色，有细纵皱纹，无横皱纹，外皮易脱落。质硬脆易折断；断面棕色，中央木部呈黄白色圆心，易与皮部分离。气味似龙胆。

2. 饮片

（1）生龙胆　为不规则的圆形厚片或段，表面黄白色或淡黄棕色，切面中心有隐现的筋脉点，有裂隙。气微，味甚苦。

（2）酒龙胆　形如龙胆片或段，色泽加深，微有酒气。

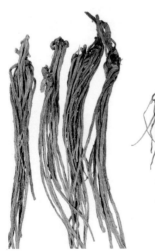 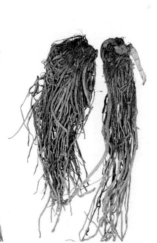 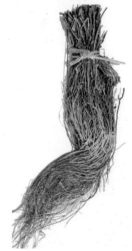

关龙胆药材1　　　关龙胆药材2　　　坚龙胆药材

龙骨
Longgu

古代哺乳动物如象类、犀牛类、三趾马等的骨骼的化石。主产于河南、河北。挖出后，除去泥土及杂质。五花龙骨质酥脆，出土后，露置空气中极易破碎，常用毛边纸粘贴。

【性状特征】

（1）龙骨　呈骨骼状或不规则块状。表面白色、灰白色或黄白色至淡棕色，多较平滑，有的具纵纹裂隙或具棕色条纹与斑点。质硬，砸碎后，断面不平坦，色白或黄白，有的中空。关节处膨大，断面有蜂窝状小孔。吸湿力强。无臭，无味。以质硬、色白、吸湿力强者为。

（2）五花龙骨　又称五色龙骨（《广利方》）。呈圆筒状或不规则块状。直径5~25厘米。淡灰白色、淡黄白色或淡黄棕色，夹有蓝灰色及红棕色深浅粗红不同的花纹，偶有不具花纹者。一般表面平滑，有时外层成片剥落，不平坦，有裂隙。质较酥脆，破碎后，断面粗糙，可见宽窄不一的同心环纹。吸湿力强。无臭，无味。以体较轻、质酥脆、分层、有花纹、吸湿力强者为佳。

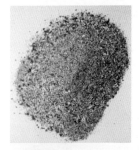

龙骨粉

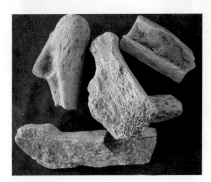

白龙骨药材

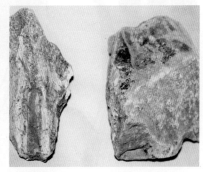

五花龙骨龙

【化学成分】

含碳酸钙（$CaCO_3$）及磷酸钙[$Ca_3(PO_4)_2$]等，

【饮片功能】

镇惊安神，平肝潜阳，固涩，收敛。用于惊痫癫狂、心悸怔忡、失眠健忘、头晕目眩、自汗盗汗、遗精遗尿、崩漏带下、久泻久痢、溃疡久不收口及湿疮。

【用法用量】

内服：煎汤，3~5钱；或入丸散。外用：研末撒或调敷。

【注意事项】

有湿热、实邪者忌用。

【食疗】

龙骨粥

煅龙骨30克、糯米100克、红糖适量。将龙骨捣碎，入砂锅内加水200克，煎1小时，去渣取汁，入糯米，再加水600克，红糖适量，煮成稀稠粥。

功能主治：镇惊潜阳，收敛固涩。适用于遗精以及产后虚汗不止、盗汗、自汗、崩漏等。

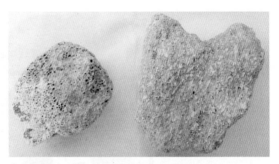

青龙骨药材

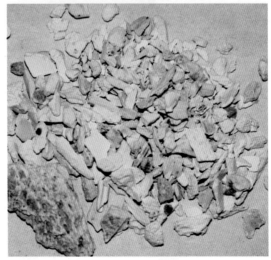

煅龙骨

龙眼肉

Longyanrou

无患子科植物龙眼的假种皮。主产于福建、台湾、广东。7~10月果实成熟时采摘。干燥，除去壳、核，晒至干爽不黏。

【性状特征】

为纵向破裂的不规则薄片，常数片黏结。长约1.5厘米，宽2~4厘米，厚约0.1厘米。棕褐色，半透明，一面皱缩不平，一面光亮而有细纵皱纹。质柔润。气微香，味甜。

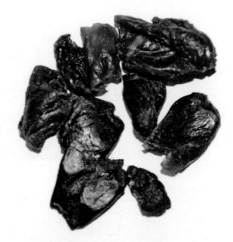

龙眼肉

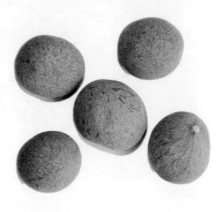

龙眼肉药材

【化学成分】

含葡萄糖、酒石酸、蔗糖、维生素B_1、B_2、P、C等。

【饮片功能】

补益心脾，养血安神。用于气血不足、心悸怔忡、健忘失眠、血虚萎黄。

【用法用量】

内服：煎汤，10~15克，大剂量30~60克；或熬膏；或浸酒；或入丸、散。

【注意事项】

脾胃有痰火及湿滞停饮、消化不良、恶心呕吐者忌用。孕妇，尤其妊娠早期，则不宜服用龙眼肉，以防胎动及早产等

【食疗】

龙眼煲黑鱼

龙眼肉6克，大枣6枚，黑鱼1尾，猪瘦肉120克，生姜10克，葱15克，食盐少许，料酒20克。

制作方法：将黑鱼去鳞及内脏，洗净，沥干水分，用少许植物油煎变色，瘦猪肉洗净，切成薄片，红枣洗净，去核。将红枣和瘦猪肉放入煲中，加料酒、水适量，用武火烧沸，再用文火炖至浓汤即可。

功能主治：益智安神，利水消肿。

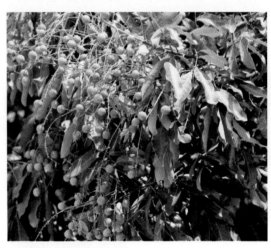

龙眼植株

龙葵

Longkui

茄科植物龙葵*Solanum nigrum* L.的干燥地上部分。全国大部分地区均产。夏、秋二季采割，除去杂质，干燥。

【化学成分】
含澳洲茄碱（sola-sonine），边缘茄碱（solamargine）以及游离的苷元澳茄胺、龙葵定碱等。

【饮片功能】
清热，解毒，活血，消肿。用于疮疖肿痛、尿路感染、小便不利、肿瘤。

【用法用量】
内服：煎汤，15～50克。外用：适量，鲜品捣烂外敷，干品熬膏外敷或煎汤洗患处。

【注意事项】
脾胃虚弱者勿用。

【性状特征】

茎呈圆柱形，有分枝，长20～60厘米，直径0杆2～1厘米，表面绿色或黄绿色，抽皱呈沟槽状，质硬而脆，断面黄白色，中空。叶对生，皱缩或破碎，完整者展平后呈卵形，长2.5～10厘米，宽1.5～5.5厘米；暗绿色，全缘或有不规则的波状粗齿，两面光滑或疏被短柔毛，叶柄长1～2厘米。聚伞花序侧生，花1～10朵，多脱落，花萼杯状，棕褐色，花冠棕黄色。浆果球形，直径约6毫米，表面棕褐色或紫黑色，皱缩。种子多数，棕色。气微，味淡。

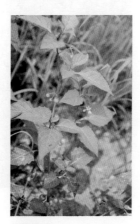

龙葵植株

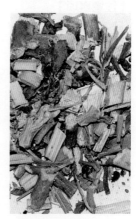

龙葵

亚麻子

Yamazi

亚麻科植物亚麻*Linum usitatiss imum* L.栽培品的种子。主产于内蒙古、黑龙江。秋季果实成熟时采收植株，晒干，打下种子，除去杂质、再晒干。

【性状特征】

呈扁平卵圆形，长4~6毫米，宽2~3毫米。表面红棕色或灰褐色，平滑，有光泽，一端钝圆，另端尖而略偏斜。种脐位于尖端的凹入处；种脊浅棕色，位于一侧边缘。种皮薄，胚乳棕色。薄膜状，子叶2枚，黄白色，富油性。无臭，嚼之有豆腥味。以色红棕、光亮、饱满、纯净者为佳。

【食疗】

亚麻子

面包师经常用这种坚果的种子来增加食物的香味和美感。科学家认为这种小小的棕色种子里富含一种雌激素的化合物，能有效地防止乳腺癌.乳腺癌协会的专家称，在患乳腺癌妇女的食物中加上亚麻子，调查结果显示：亚麻子非常明显地减慢了肿瘤的增长。

【化学成分】

含脂肪油30%~48%，油中主要成分为亚麻酸35%~45%，亚油酸25%~35%，油酸15%~20%及棕榈酸、硬脂酸等甘油酯。此外，含蛋白质18%~33%，黏液质5%~12%，糖12%~26%，有机酸，酶及维生素A等。

【饮片功能】

润燥通便，养血祛风。用于治疗麻风、皮肤痒疹、脱发、大便干燥。

【用法用量】

内服：煎汤，15克~25克；或入散剂。外用：捣敷或煎水洗。

【注意事项】

胃弱、大便滑泄者及孕妇忌用。

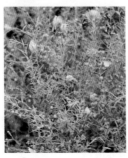

亚麻植株

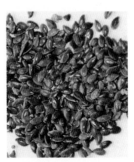

亚麻子

伊贝母

Yibeimu

百合科植物新疆贝母Fritillaria Walujewii regel.或伊犁贝母Fritillaria Pallidiflor Schrenk的干燥鳞茎。主产于新疆西北部（伊宁、绥定、霍城）。也分布于俄罗斯中亚地区。5～7月间采挖，除去泥沙，晒干，再去须根及外皮。

【性状特征】

新疆贝母呈扁球形。表面类白色，光滑。外层鳞叶瓣，月牙形，肥厚，大小相近而紧靠。顶端平展而开裂，基部圆钝，内有较大的鳞片及残茎、心芽各1枚。质硬而脆，断面白色，富粉性。气微，味微苦。伊犁贝母呈圆锥形，较大。表面稍粗糙，淡黄白色。外层鳞叶心脏形，肥大，一片较大或近等大，抱合。顶端稍尖，少有开裂，基部微凹陷。

【化学成分】

含西贝素（imperialine），西贝素-β-D-葡萄糖苷，贝母辛（peimissine），伊贝碱苷B等。

【饮片功能】

清热润肺，化痰止咳。用于肺热燥咳、干咳少痰、阴虚劳嗽、咳痰带血。

【用法用量】

用量3~9克。

【注意事项】

反川乌、草乌、附子类。

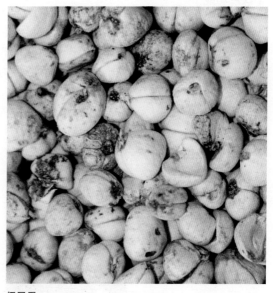

伊贝母

伏龙肝

Fulonggan

久经草或木柴熏烧的灶心土。全国各地均产。在拆修柴火灶（或烧柴的窑）时，将烧结的土块取下）用刀削去焦黑部分及杂质即得。

【性状特征】

为不规则块状。橙黄色或红褐色。表面有刀削痕。体轻，质较硬，用指甲可刻划成痕，断面细软，色稍深，显颗粒状，并有蜂窝状小孔。具烟熏气，味淡。有吸湿性。以块大整齐、色红褐、断面具蜂窝状小孔、质细软者为佳。

六画

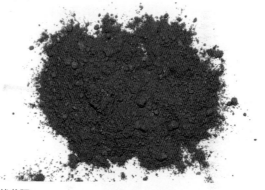

伏龙肝

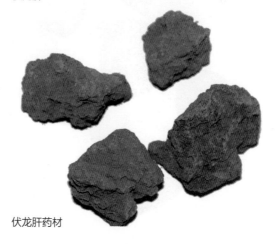

伏龙肝药材

【化学成分】

含硅酸（H_2SiO_3）、氧化铝（Al_2O_3）及三氧化二铁（Fe_2O_3）等。

【饮片功能】

温中燥湿，止呕止血。用于呕吐反胃、腹痛泄泻、吐血、衄血、便血、尿血、妇女妊娠恶阻、崩漏带下、痈肿溃疡。

【用法用量】

内服，煎汤（布包），1~2两；或入散剂；或煎汤代水煎药。外用，研末调敷。

【注意事项】

阴虚失血及热证呕吐反胃者忌用。

光慈菇

Guangcigu

百合科植物老鸦瓣*Tulipa edulis*（Miq.）Baker.的干燥鳞茎。主产于安徽、河南、江苏。春、秋、冬三季均可采收。挖取鳞茎，洗净，除去须根及外皮，晒干。

【性状特征】

1. 药材

鳞茎药材性状：干燥的鳞茎，呈卵圆形或圆锥形，高约0.7~1.5厘米，直径约0.5~1厘米。底部圆而凹陷，有根痕，上端急尖，一侧有纵沟自基部伸向顶端。表面黄白色，光滑。质硬而脆，横断面黄白色，粉质。无香气，味淡。

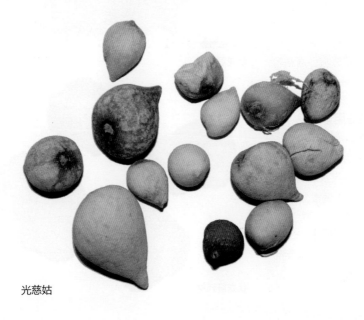

光慈姑

【化学成分】

含秋水仙碱等。

【饮片功能】

散结，化瘀。主治咽喉肿痛、瘰疬、痈疽、疮肿、产后瘀滞。

【用法用量】

内服：煎汤，3~6克。外用：捣敷或捣汁涂。

2. 饮片

呈卵圆形或类圆锥形。表面类白色、黄白色或浅棕色，光滑，顶端尖，基部圆平而凹陷，一侧有纵沟，自基部伸向顶端。质硬而脆，断面白色，粉性。气微，味淡。

【食疗】

乳核散结粥

柴胡、当归、黄芪、郁金、光慈菇、漏芦、昆布、海藻、淫羊藿、鹿衔草各10克，大米100克，白糖适量。

制作方法：将诸药择净，放入锅中，加清水适量，浸泡5~10分钟后，水煎取汁，加入大米煮粥，待熟时，加入白糖，再煮沸即成。

功能主治：治疗乳腺增生。

用法用量：每日2剂，7天为1疗。连续2~3疗程。

全蝎

Quanxie

钳蝎科动物东亚钳蝎*Buthus martensii* Karsch 的干燥体。主产于河南、山东。河南春末至秋初捕捉，除去泥沙，置沸水或沸食盐水中，煮至全身僵硬，捞出，置通风处阴干。

【性状特征】

头胸部与前腹部呈扁平长椭圆形，后腹部呈尾状，皱缩弯曲，完整者体长约6厘米。头胸部呈绿褐色，前面有一对短小的螯肢及1对较长大的钳状脚须，形似蟹螯，背面覆有梯形背甲，腹面有足4对，均为7节，末端各具2爪钩；前腹部由7节组成，第七节色深，背甲上有5条隆脊线。背面绿褐色，后腹部棕黄色，6节，节上均有纵沟，末节有锐钩状毒刺，毒刺下方无距。气微腥，味咸。

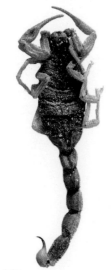

全蝎

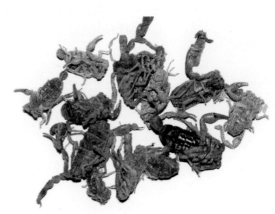

全蝎商品药材

【化学成分】

含蝎毒、三甲胺、甜菜碱、牛磺酸、软脂酸、硬脂酸、胆甾醇、卵磷脂及铵盐等。

【饮片功能】

息风镇痉，攻毒散结，通络止痛。用于小儿惊风、抽搐痉挛、中风口涡、半身不遂、破伤风症、风湿顽痹、偏正头痛、疮疡、瘰疬。

【用法用量】

内服：煎汤或入丸、散，用量2.5～4.5克。外用：适量为粉调敷患部。

【注意事项】

有毒，用量不宜过大。孕妇及血虚生风者慎用。

【食疗】

❶ 全蝎炖鱼肚

全蝎6克，蜈蚣2条，鱼肚250克，料酒10克，生姜5克，葱10克，食盐4克，味精3克，鸡汤2800毫升，鸡油25克。

功能主治：除湿，解毒，消肿，散结。对子宫癌患者食用尤佳。

❷ 全蝎鳗鱼汤

全蝎6克，鳗鱼300克，当归10克，红花6克，生姜10克，葱15克，食盐4克。

功能主治：祛风补血。

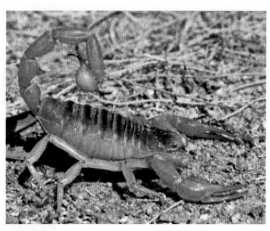

东亚钳蝎

冰片

Bingpian

【化学成分】

龙脑冰片含右旋龙脑（D-bomeo1）、树脂和挥发油等；艾片含左旋龙脑（L-bome01）、桉油精（cineole）、左旋樟脑、倍半萜醇等；机制冰片含消旋龙脑。

龙脑香科植物龙脑香树*Dryobalanops aromatica* Gaertn.f.的树脂加工品，习称"龙脑冰片""梅花冰片""龙脑香""片脑""羯婆罗香"。

菊科植物大风艾*Blumea balsamifera* DC.的鲜叶经蒸馏、冷却所得的结晶，习称"艾片""艾粉""艾纳香"。现多将松节油、樟脑等化学合成法加工所得物，称"机制冰片"。

【性状特征】

（1）龙脑冰片　呈半透明块状、片状或颗粒状结晶，直径1~7毫米，厚约1毫米，类白色至淡灰棕色。质松脆，手捻易成白色粉末，并挥散。气清香，味清凉，嚼之则慢慢溶化。燃烧时无黑烟或微有黑烟。

（2）艾片　为半透明稍厚的片状结晶，亦如薄冰之破碎，片、块较均匀，直径5~15毫米，厚约2~3毫米，纯白色。质略坚硬，无层纹，手捻不易粉碎。气清香，味微苦而辛凉。燃烧时有黑烟，无残迹遗留。

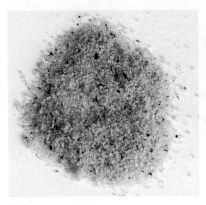

冰片

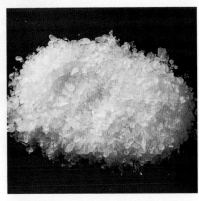

机制冰片

【饮片功能】

开窍醒神，清热止痛。用于热病神昏、痉厥、中风痰厥、气郁暴厥、中恶昏迷、目赤、口疮、咽喉肿痛、耳道流脓。

【用法用量】

内服：入丸、散用，0.15~0.3克。外用：研粉点敷患处。

【注意事项】

气血虚者忌用，孕妇慎用。

（3）机制冰片　呈半透明薄片状结晶，直径5~15毫米，厚约2~3毫米。白色，表面有如冰的裂纹。质松脆有层纹，可以剥离成薄片，手捻即粉碎。气清香，味辛凉。燃烧时有黑烟，并有带光的火焰，无残迹遗留。

【偏方】

樟脑3克，冰片0.6克。

制作方法：将药放碗底上，用火点着，鼻嗅其烟，1日闻3次。

功能主治：适用于偏头痛多年不愈、时好时犯者。

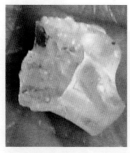

冰片药材

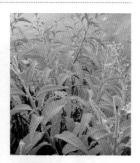

艾纳香

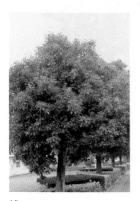

樟

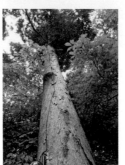

龙脑香树

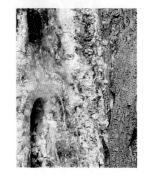

龙脑香树脂

决明子

Juemingzi

【化学成分】
含大黄酚、大黄素（emodin）、芦荟大黄素、大黄酸、大黄素葡萄糖苷、大黄素蒽酮、大黄素甲醚（physcion）、决明素（obtusin）、钝叶决明素（obtusifolin）、橙黄决明素、决明内酯、维生素A等。

豆科植物决明*Cassia obtusifolia* L.或小决明*Cassia tora* L.的干燥成熟种子。主产于天津、河北、山东；小决明主产于广东、广西。秋季采收成熟果实，晒干，打下种子，除去杂质。

【性状特征】

（1）决明　略呈菱方形或短圆柱形，两端平行倾斜，长3~7毫米，宽2~4毫米。表面绿

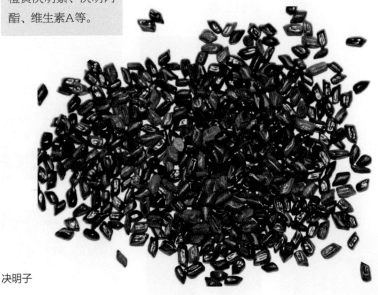

决明子

【饮片功能】

清热明目，润肠通便。用于目赤涩痛、羞明多泪、头痛眩晕、目暗不明、大便秘结。

【用法用量】

内服：煎汤：9~15克。外用：捣敷。

【注意事项】

决明子药性寒凉，有泄泻和降血压的作用，不适合脾胃虚寒、脾虚泄泻及低血压等患者服用。此外，决明子主要含有大黄酚、大黄素等化合物，长期服用可引起肠道病变。

棕色或暗棕色，平滑有光泽。一端较平坦，另端斜尖，背腹面各有1条突起的棱线，棱线两侧各有1条斜向对称而色较浅的线形凹纹。质坚硬，不易破碎。种皮薄，子叶2，黄色，呈"S"形折曲并重叠。气微，味微苦。

（2）小决明　呈短圆柱形，较小，长3~5毫米，宽2~3毫米。表面棱线两侧各有1片宽广的浅黄棕色带。

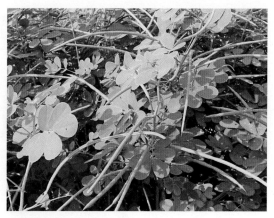

决明植株

刘寄奴

Liujinu

菊科植物奇蒿*Artemisia anomala* S.Moore的干燥全草。主产于江苏、浙江、江西。秋季开花或结果时采集全草，晒干。

【性状特征】

为带花的全草，枝茎长60~90厘米，通常已弯折，直径2~4毫米。表面棕黄色至棕褐色，常被白色茸毛，中央白色而疏松。叶互生，叶展开后长卵圆形，长6~10厘米，宽3~4厘米。表面棕绿色，背面灰绿色，密被白毛，质脆易破碎或脱落。枝梢带花穗，圆锥花序，枯黄色。气芳香，味淡。

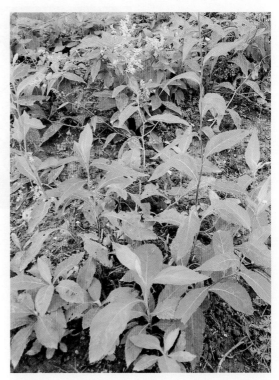

奇蒿植株

【化学成分】

含香豆素（cotnnarin），7-甲氧基香豆素（7-metlloxycotlnlarin），奇蒿内酯（artednomatactone），5,7-二羟基6,3',4'-三甲氧基黄酮（5,7-dinydroxy 6,3',4'-trimethoxvblarone），5,7-二羟基6,3',4',5'-四甲氧基黄酮（5,7-dihydroxy 6,3',4',5'-founnethoxyblarone）等。

【饮片功能】

清热利湿，活血行瘀，通经止痛。用于经闭癥瘕、胸腹胀痛、产后血瘀、缺打损伤、金疮出血、痈毒焮肿。

【用法用量】

内服：煎汤，7.5~15克；或入散剂。外用：捣敷或研末撒。

【注意事项】

气血虚弱、脾虚泻泄者忌用。

【食疗】

刘寄奴煨老鸭

刘寄奴10克，老鸭1只，料酒、食盐、味精、胡椒粉、生姜片、葱白各适量。

制作方法：将刘寄奴洗净，用布袋包裹。老鸭宰杀后去毛及内脏，洗净后入锅，加刘寄奴、生姜片、葱白、清水适量，大火烧沸后撇去浮沫，加料酒，小火煨煮2小时，至鸭肉酥烂后，取出药袋，加精盐、味精、胡椒粉，再沸后即成。佐餐当菜，随量食用。

功能主治：补气养血，活血通络，利湿除痹。主治气血不足、痰瘀交阻型颈椎病。

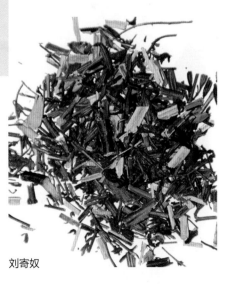

刘寄奴

六画

317

合欢皮

Hehuanpi

豆科植物合欢*Albizia julibrissin* Durazz.的干燥树皮。主产湖北、江苏、浙江。春、秋二季均可剥取树皮，扎起把，晒干，以春季清明后采剥为宜。

【性状特征】

呈卷曲筒状或半筒状，长40~80厘米，厚0.1~0.3厘米。外表面灰棕色或灰褐色，稍有纵皱纹，有的成浅裂纹，密生明显的椭圆形横向皮孔，棕色或棕红色，偶有突起的横棱或较大的圆形枝痕，常附有地衣斑；内表面淡黄棕色或黄白色，平滑，有细密纵纹。质硬而脆，易折断，断面呈纤维性片状，淡黄棕色或黄白色。气微香，味淡，微涩，稍刺舌，而后喉头有不适感。

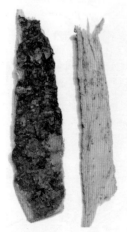

合欢皮药材

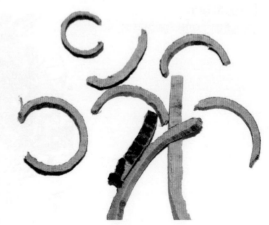

合欢皮

【化学成分】

含金合欢皂苷元B（acacigenin B）、美基豆酸内酯（machaerini-ca-cidlactone）及美基豆酸（machaerinic acid）、3′，4′，7′-三羟基黄酮，菠甾醇-D-葡萄糖苷和鞣质等。

【饮片功能】

解郁安神，活血消肿。用于心神不安、忧郁失眠、肺痈疮肿、跌扑伤痛。

【用法用量】

内服：煎汤，6~12克。外用：适量，研末调敷。

【注意事项】

溃疡病及胃炎患者慎用，风热自汗、外感者禁用。

【食疗】

合欢粥

合欢皮10克（合欢花2朵），大米100克，白糖适量。

制作方法：将合欢皮择净，放入锅中，加清水适量，浸泡5~10分钟后，水煎取汁，加大米煮粥，待粥熟时下白糖，再煮一二沸即成，或将合欢花洗净，切细，待粥熟时调入粥中服食。

功能主治：安神解郁。适用于情志所伤、愤怒忧郁、虚烦不安、健忘失眠等。

用法用量：每日1剂。

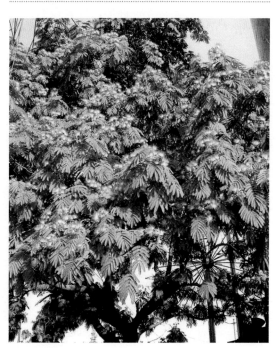

合欢植株

合欢花

Hehuanhua

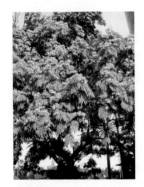

合欢植株

豆植物合欢*Albizzia julibrissin* Durazz.的花蕾或初开放的干燥花。主产于湖北、江苏。6~7月份，选择晴天将花序采下，摊于竹匾内迅即晒干，晒时需常翻动，约2~3天后花由红白色转变成黄褐色即可。5月采的花蕾，呈绿色，称"合欢米"。

【性状特征】

呈棒槌状，形细长而弯曲，长约2~10毫米；淡黄褐色，花萼筒状，先端有小齿5个；花冠筒长约为萼筒的两倍，上端五裂，裂片披针形，外表披有细柔毛；雄蕊多数，花丝极细，易断，下部合生，上部分离，呈错综交织状，而包被于花冠内。

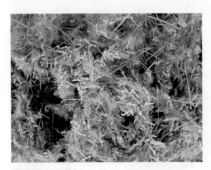

合欢花商品药材

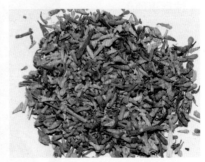

合欢米

【化学成分】

含皂苷、鞣质等。

【饮片功能】

养心护胃，理气解郁，明目。用于夜眠不安、抑郁不舒、神经衰弱、食欲不振、跌打损伤、视物不清等。

【用法用量】

内服：煎汤，3~6克或入丸、散。

【注意事项】

阴虚津伤者慎用。

【食疗】

❶ 合欢花粥

合欢花（干品）30克（鲜品50克），粳米50克，红糖适量。

制作方法：将合欢花、粳米、红糖同放入锅内，加清水500克，用文火烧至粥稠即可。

功能主治：安神解郁，滋阴补阳，活血，消痈肿。适用于忿怒忧郁、虚烦不安、健忘失眠等症。

用法用量：每晚睡前1小时空腹温热顿服。

❷ 合欢花猪肝瘦肉汤

猪肝60克，猪肉（瘦）60克，合欢花30克，食盐3克。

制作方法：将合欢花用水浸泡，洗净；猪肝、瘦肉洗净，切片，用调味料拌匀；把合欢花放入锅内，加清水适量，文火煮沸10分钟，放入猪肝、瘦肉再煮沸，调味即可。

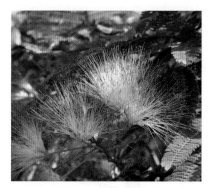

合欢花序

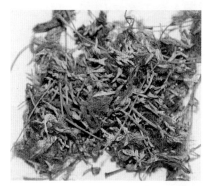

合欢花

地龙

Dilong

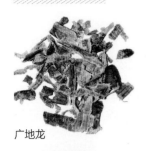

广地龙

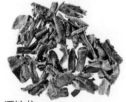

酒地龙

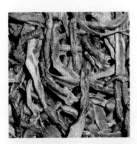

沪地龙药材

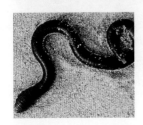

参环毛蚓

环节动物门钜蚓科动物参环毛蚓*Pheretima aspergillum*（Perrier）或缟蚯蚓*Allolobophora caliginosa*（Savigny）trapezoides（Ant.Deg s）的干燥体。药材名依次为"广地龙""土地龙"。广地龙主产于广东、广西；土地龙主产于河南、山东。地龙以广东产最好，奉为道地药材。广地龙7~9月采收。收集后拌草灰，用温水稍泡，除去蚯蚓体表的黏液，剖开腹部，洗去内脏及泥沙，晒干或用火焙干；土地龙6~9月采收，捕捉后用草木灰呛死，洗去灰晒干或烘干。

【性状特征】

1. 药材

（1）广地龙　扁片状，扭曲不直，长10~20厘米，宽1~2厘米。体前端稍尖，中央有口，尾端钝圆，有纵裂肛门。生殖环节明显，习称"白颈"。体背棕褐色，腹部较淡，体壁较厚。质脆，易折断。气腥，味微咸。

（2）土地龙　呈弯曲的圆柱形，长5~10厘米。环带多不明显，黄色至灰色棕色，不平直。质轻而脆，断面肉薄，常附泥土。

2. 饮片

（1）生地龙　片段状，其余特征同上

（2）酒地龙　形如小段，表面棕色，有焦斑及酒气。

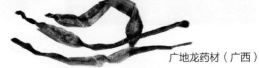

广地龙药材（广西）

【化学成分】

含蛋白质53.5%~65.1%，脂肪含量约为4.4%~17.38%，碳水化合物约为11%~17.4%，灰分7.8%~23%，还有地龙素、地龙解毒素、黄嘌呤、抗组织胺和维生素B等。

【饮片功能】

清热定惊，平喘，通络，利尿。用于高热狂躁、惊风抽搐、风热头痛、中风半身不遂、喘息、喉痹、关节疼痛、小便不通。

【用法用量】

内服：煎汤，6~15克；或入丸、散。外用：捣烂、化水或研末调敷。

【注意事项】

胃呆纳少者不宜多用。阳气虚损、脾胃虚弱、肾虚喘促、血虚不能濡养筋脉者忌用。

【食疗】

❶ 桃仁地龙饼

桃仁20个，地龙30克，红花、当归、川芎各10克，黄芪100克，玉米面400克，小麦面100克，白糖适量。

制作方法：将桃仁去皮尖，略炒后研碎，地龙酒炒后研细末，余药水煎取汁，以药汁和玉米面，小麦面、地龙粉及白糖，制成小饼，撒上桃仁末，烙熟服食。

功能主治：补气活血，通经活络。适用于气虚血瘀之半身不遂、肢软无力、语言不利、口眼歪斜、面色萎黄或暗淡无华等。

用法用量：每日1剂。

❷ 地龙炖凤爪

地龙30克，凤爪10只，调味品适量。

制作方法：将鲜地龙清水活养24小时，使其吐出泥沙浊液，然后放入锅中加水炖煮，煎取地龙汁100毫升左右。凤爪洗净晾干，置油锅内炸至爪皮起泡时捞出。用料酒、食醋、蒜泥、生姜、精盐、湿淀粉勾成芡汁，倒入锅中，放入凤爪，小火焖30分钟，而后加入地龙汁，再焖片刻即成。

功能主治：滋养肝肾，利尿活络。适用于中风后遗症、糖尿病足等。

用法用量：3日1剂。

地肤子

Difuzi

为藜科植物地肤*Kochia scoparia*（L.）Schrad.的干燥成熟果实。主产于河北、天津、山西。秋天果实成熟时，割取全草晒干，打下果实，去净枝叶等杂质。

【性状特征】

呈扁球状五角形，直径1~3毫米。外被宿存花被，表面灰绿色或浅棕色，周围具膜质小翅5枚，背面中心有微突起的点状果梗痕及放射状脉纹5~10条；剥离花被，可见膜质果皮，半透明。种子扁卵形，长约1毫米，黑色。气微，味微苦。

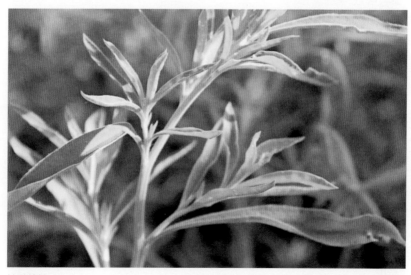

地肤植株

【化学成分】

含三萜皂苷、脂肪油、生物碱、黄酮等。

【饮片功能】

清热利湿，祛风止痒。用于小便涩痛、阴痒带下、风疹、湿疹、皮肤瘙痒。

【用法用量】

内服：煎汤，9~15克。外用：适量，煎汤熏洗。

【注意事项】

《本草备要》："恶螵蛸"。

【食疗】

地肤子煮牛奶

地肤子15克，无花果30克，羊奶250克，白糖25克。

制作方法：无花果洗净，切薄片；地肤子洗净。羊奶放入锅内烧沸，加入无花果、地肤子煮6分钟，放入白糖即成。

功能主治：清热润肠，护肤增白，清利湿热。适用于皮肤不润、青春痘等症。

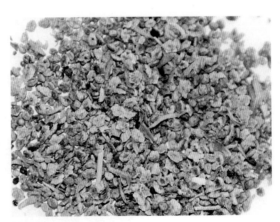

地肤子

地骨皮

Digupi

茄科植物枸杞*Lycium chinense* Mill.或宁夏枸杞*Lycium barbarum* L.的干燥根皮。以山西、河南产量最大。江苏、浙江所产称"南骨皮"，质量佳。春、秋二季采收。但以冬末春初采收者质较佳。将根挖出，洗净泥土，将根锯成10厘米左右的段，用刀纵切至木质部，入蒸笼中加热略蒸，待皮与中央木部容易剥落时，取出剥皮。或趁鲜用木棒敲打，使皮脱落，晒干即可。

【性状特征】

呈筒状或槽状，长3~10厘米，宽0.5~1.5厘米，厚0.1~0.3厘米。外表面灰黄色至棕黄色，粗糙，有不规则纵裂纹，易成鳞片状剥落。内表面黄白色至灰黄色，较平坦，有细纵纹。体轻，质脆，易折断，断面不平坦，外层黄棕色，内层灰白色。气微，味微甘而后苦。

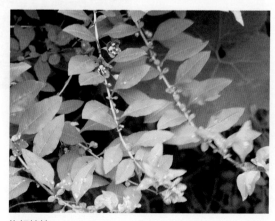

枸杞植株

【化学成分】

含甜菜碱、皂苷及苦味质等。

【饮片功能】

凉血除蒸，清肺降火。用于阴虚潮热、骨蒸盗汗、肺热咳嗽、咯血、衄血、内热消渴。

【用法用量】

内服：煎汤，9~15克。外用：煎水含漱、淋洗，研末撒或调敷。

【注意事项】

脾胃虚寒者忌用。

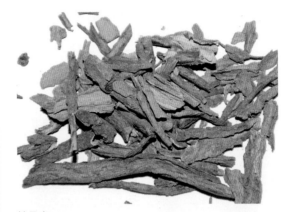

地骨皮

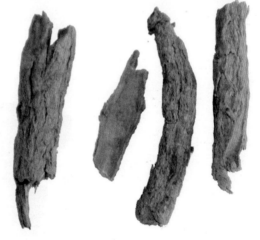

地骨皮药材

地枫皮

Difengpi

木兰科植物地枫皮 *Illicium difengpi* K.I.B.et K.I.M.的干燥树皮。主产于广西都安、马山、德保等县，为广西特产药材。春、秋二季剥取树皮，晒干或低温干燥。

【性状特征】

1. 药材

树皮呈卷筒状或槽状，长5~15厘米，厚0.2~0.3厘米，直径1~4厘米。外表面灰棕色至深棕色，有明显交错的纵向沟纹，有的可见灰白色斑纹，粗皮易剥离或脱落，脱落处呈棕红色。内表面棕色或棕红色，有明显的纵沟纹。质脆，易折断，断面颗粒性。气芳香，味微涩。

2. 饮片

呈不规则的碎块状，余同药材性状特征。

【化学成分】
含挥发油0.30%~0.71%。

【饮片功能】
祛风除湿，行气止痛。用于风湿关节疼痛、腰肌劳损。

【用法用量】
内服：煎汤，6~9克。外用：酒调敷。

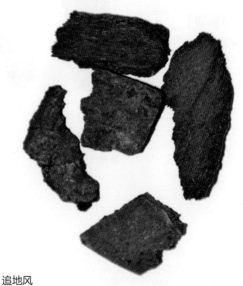

追地风

地黄

Dihuang

玄参科植物地黄*Rehmannia glutinosa* Libosch.栽培品的新鲜、干燥块茎的炮制加工品。主产于河南、河北、浙江，以河南产量最大，质量最好。秋季采挖，除去芦头、须根及泥沙，鲜用称"鲜地黄"；将鲜地黄缓缓烘焙至约八成干，习称"生地黄"；酒炖或蒸至黑润，晒干，称"熟地黄"。

【性状特征】

1. 药材

（1）鲜地黄　呈纺锤形或条状，长8～24厘米，直径2～9厘米。外皮薄，表面浅红黄色，具弯曲的纵皱纹、芽痕、横长皮孔及不规则疤痕。肉质，易折断，断面皮部淡黄白色，可见橘红色油点，木部黄白色，导管呈放射状排列。气微，味微甜、微苦。

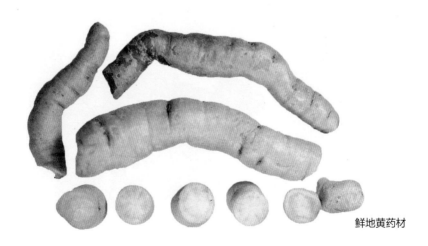

鲜地黄药材

【化学成分】

含多种苷类成分，以环烯醚萜苷类为主。

【饮片功能】

鲜地黄：清热生津，凉血，止血。用于热病伤阴、舌绛烦渴、温毒发斑、吐血、衄血、咽喉肿痛。

生地黄：清热凉血，养阴生津。用于热入营血、温毒发斑、吐血衄血、热病伤阴、舌绛烦渴、津伤便秘、阴虚发热、骨蒸劳热、内热消渴。

熟地黄：补血滋阴，益精填髓。用于血虚萎黄、心悸怔忡、月经不调、崩漏下血、肝肾阴虚、腰膝酸软、骨蒸潮热、盗汗遗精、内热消渴、眩晕、耳鸣、须发早白。

生地黄炭：凉血，止血。

熟地黄炭：补血，止血。

① 河南生地黄块根经加工搓揑成不规则类圆形团块，可见明显的挤压曲折沟纹，长6～12厘米，直径3～6厘米。表面土灰色至灰黑色，表皮薄，具细皱纹。有的小条呈弯曲长圆形，两端细，中部较丰满。体重，质硬实而显柔糯性，横切面乌黑油润有光泽，黏性大，隐约可见呈菊花心纹，极少数偶有细裂隙。微具焦糖气，味微苦微甜。

② 山西、陕西、河北等地产的生地黄，大只的亦有搓揑加工，但没有河南加工细致，因此，虽肥大但不圆，表皮较厚，有的呈锈皮样。中小条的大都不揑圆，表面土黄色至黄褐色。体重，但黏性小，切断面黄褐色至黑褐色，油润性光泽略差。广东、广西产的生地黄细的占多数，采收加工常为焙晒结合，故多为弯曲纺锤形。表面土黄色或黄褐色，断面黄棕褐色，油润性小。

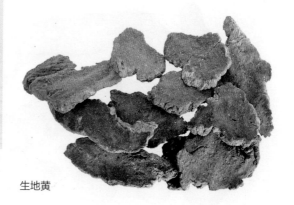

生地黄

2. 饮片

（1）生地黄　片为不规则的类圆形厚片，直径3～6厘米，厚2～4毫米。切面棕黑色或乌黑色，有光泽，油润有黏性，中间隐现菊花心纹理。周边灰黑色或棕灰色皱缩。质柔软，坚实。气特异，味微甜、微苦。

（2）熟地黄　为不规则的块片、碎块，大小、厚薄不一。表面乌黑色，有光泽，黏性大。质柔软而带韧性，不易折断，断面乌黑色，有光泽。无臭，味甜。酒熟地黄有酒香气；砂仁制熟地黄略有清香气。

（3）生地黄　炭形如生地黄，表面焦黑色，中心棕黑色，并有蜂窝状裂隙；质轻鼓眼，外皮焦脆，有焦苦味。

（4）熟地黄　炭形如生地黄炭，色泽加深而发亮。

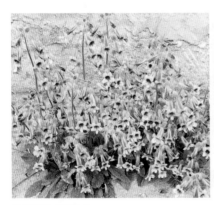

地黄植株（野生）

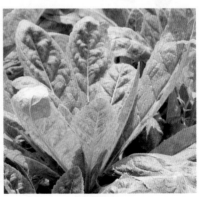

地黄植株（栽培）

地榆
Diyu

蔷薇植物地榆*Sanguisorba officinalis* L.或长叶地榆*Sanguisorba officinalis* L.var.*longifolia*（Bert.）Yü et Li野生品的干燥根。后者习称"绵地榆"。主产于江苏、河北、内蒙。秋季植株枯萎后或春季将发芽时采挖，除去根茎及须根，洗净，晒干或烘干。亦有趁鲜时切片后干燥者。

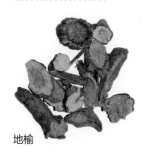
地榆

【性状特征】

1. 药材

（1）地榆　根圆柱形，略弯曲，长18～21厘米，直径0.5～2厘米，有时具支根或支根痕。表面棕褐色，纵皱纹明显，顶端有时具环纹，有圆柱状根茎或根茎残基。质坚脆，折断面平整，略粉质，横断面形成层环明显，皮部淡黄色，木部棕黄色或带粉红色，具放射状纹理。气微，味微苦、涩。

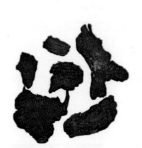
地榆炭

（2）长叶地榆　根圆柱形，扭曲状弯曲，长15～26厘米，直径0.5～2厘米。支根众多。

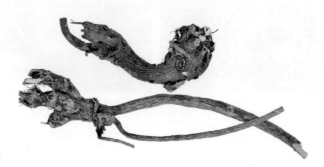
地榆药材

【化学成分】

含三萜及地榆糖苷Ⅰ、Ⅱ、Ⅲ等、没食子酸类鞣质、没食子酸、鞣花酸等成分。

【饮片功能】

地榆片：凉血止血，解毒敛疮。用于便血、痔血、血痢、崩漏、水火烫伤、痈肿疮毒。

【用法用量】

内服：用量9~15克。
外用：适量研末涂敷患处。

【注意事项】

虚寒性出血者禁用，血虚有瘀者慎用。本品虽可用于身体各部分急慢性出血，但以治慢性便血为主。

表面棕褐色，具纵皱。质较坚韧，不易折断，折断面细毛状，可见众多纤维，横断面皮部黄色，木部淡黄色。气微，味微苦、涩。

2. 饮片

（1）地榆片　不规则圆形或斜切片，外表棕褐色，有纵皱；断面红褐色，木质部有黄白色小点或条纹。质硬，气微，味微苦、涩。

（2）地榆炭　形同地榆片，表面黑褐色，折断面黄棕色。

【食疗】

地榆粥

地榆20克，粳米100克，白糖适量。

制作方法：将地榆择净，放入锅中，加清水适量，浸泡5~10分钟后，水煎取汁，加粳米煮粥，待粥熟时下白糖，再煮一二沸即成。

功能主治：凉血止血，解毒敛疮。

用法用量：每日1剂，连续3~5天。

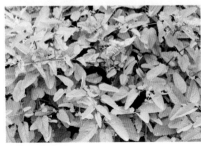

地榆植株

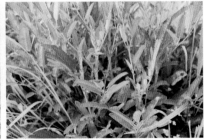

长叶地榆植株

地锦草

Dijincao

/////////////////

大戟科植物地锦草*Euphorbia humifusa* Willd.或斑地锦*Euphorbia maculata* L.的干燥全草。地锦草分布全国各地；斑地锦主产于山东、江苏等地。夏、秋二季采全草，除去杂质，晒干。

【性状特征】

1. 药材

（1）地锦　常皱缩卷曲，根细小。茎细，呈叉状分枝；表面带紫红色，光滑无毛或疏生白色细柔毛；质脆，易折断，断面黄白色，中空。单叶对生，具淡红色短柄或几无柄；叶片多皱缩或已脱落，展平后呈长椭圆形，长0.5~1.0厘米，宽0.4~0.6厘米，绿色带紫红色，通常无毛或疏生细柔毛，先端钝圆，基部偏斜，边缘具小锯齿或呈微波状。杯状聚伞花序腋生，较小。蒴果3棱状球形，表面光滑。种子细小，卵形，褐色。气微，味微涩。

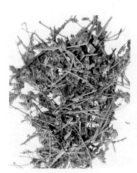

地锦草

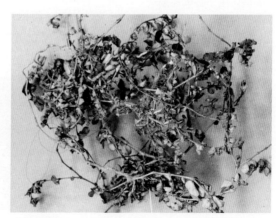

地锦草药材

【化学成分】

主要含黄酮类、鞣质类、三萜类化合物。

【饮片功能】

清热解毒，活血止血，利湿通乳。用于痢疾、肠炎、咳血、吐血、尿血、便血、崩漏、外伤出血、痈肿疮毒、跌打损伤、肿痛、湿热黄疸、乳汁不下。

【用法用量】

内服：煎汤，9~20克，鲜品30~60克。外用：适量。

【注意事项】

血虚无瘀及脾胃虚弱者慎用。

（2）斑地锦　叶上表面具红斑，蒴果被稀疏白色短柔毛。余同地锦。

2. 饮片

地锦草段为不规则的小段，茎、叶、花混合。茎表面带紫红色，质脆易折断。切面带白色，中空。叶卷曲皱缩，绿色。斑地锦叶表面有红斑。偶见3棱状球形蒴果及褐色卵形种子。气微，味微涩。

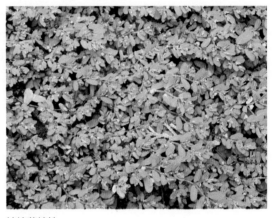

地锦草植株

安息香

Anxixiang

安息香科植物青山安息香*Styrax tonkinensis* （Pierre）Craib ex Hart.或粉背安息香（白花树、白叶安息香）*Styrax hypoglaucus* Perk.的干燥香树脂。青山安息香主产于云南、广东、广西；白花树主产于云南、贵州等地。4~9月选择5~10年的树干，在距地面40厘米处，用利刀在树干周围割数个三角形的切口，深度达木质部为止。经一周后，切口处流出黄色液汁，将此黄色液状物除去，待流出白色香树脂时开始收集，阴干，凝成乳白色固体物即为安息香。一般一棵树可采割7~10年。

【性状特征】

1. 药材

呈不规则的小块，稍扁平，有时常黏结成团块；表面橙黄色，具有蜡样光泽（自然

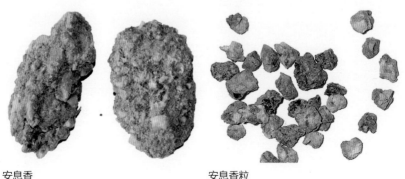

安息香   安息香粒

【化学成分】

青山安息香含总香脂酸25.6%，其中苯甲酸含量为99%左右，游离香树脂为12.5%；白花安息香含总香脂酸31.2%，其中苯甲酸含量为99%左右，游离香树脂约19.2%。

【饮片功能】

开窍醒神，行气活血，止痛。用于痰壅中风、突然昏厥、心腹疼痛、小儿惊风；外用作防腐剂及收敛药。

【用法用量】

内服0.6～1.5克，多入丸、散用。

【注意事项】

孕妇禁用。阴虚火旺者慎用。

出脂），或为不规则的圆柱状、扁平块状；表面灰白色至淡黄白色（人工割脂）。放置后逐渐变为淡黄棕色、黄棕色至红棕色。质脆，易碎，断面平坦，乳白色，具蜡样光泽。加热后则软化熔融。气芳香，味微辛，嚼之有砂粒感。

2. 饮片

为不规则小块，稍扁平，表面橙黄色，具蜡样光泽。质脆易碎，破碎面平坦，白色。

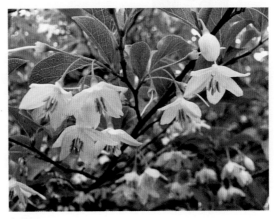

白花树

延胡索

Yanhusuo

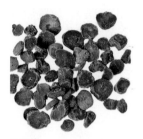

延胡索

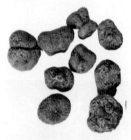

延胡索药材

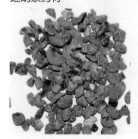

醋延胡索

罂粟科植物延胡索*Corydalis yanhusuo* W.T. Wang的干燥块茎。主产于浙江、陕西等地，以浙江产的延胡索为道地药材。栽培的延胡索于5～6月植株枯萎时采挖块茎，除去地上部分及须根，搓掉浮皮，洗净，入沸水煮3～6分钟，至块茎内部无白心时，捞起晒干或烘干。野生延胡索一般在花期或花后期采挖，但药材质量较差，商品药材主要为栽培品。

【性状特征】

1. 药材

呈不规则的扁球形，直径0.5～1.5厘米。表面黄色或黄褐色，有不规则网状皱纹，顶端有略凹陷的茎痕，底部常有疙瘩状凸起。质硬而脆，断面黄色，角质样，有蜡样光泽。气微，味苦。

2. 饮片

（1）延胡索　呈不规则的圆形厚片。外表皮黄色或黄褐色，有不规则细皱纹。切面黄色，角质样，具蜡样光泽。气微，味苦。

（2）醋延胡索　形如延胡索或片，表面和切面黄褐色，质较硬。微具醋香气。

【化学成分】

含多种生物碱：主要为原小檗碱型生物碱以及少量阿朴啡型生物碱。

【饮片功能】

活血，利气，止痛。用于气血瘀滞所致胃脘疼痛、胸胁痛、腹痛、痛经和跌打肿痛。

延胡索：破血祛瘀力大，行气止痛效强，用于血瘀气滞、癥瘕积聚。

醋延胡索：有效成分延胡索生物碱的水溶度增大，药效增加，用于头痛、胃痛、痛经及疝气痛等。

【用法用量】

内服：煎汤，3~9克；研末吞服，每次1.5~3克。

【注意事项】

血热气虚及孕妇忌用。产后血虚或经血枯少不利、气虚作痛者皆慎用。

【食疗】

元胡粥

延胡索10克，粳米100克，白糖适量。

制作方法：将延胡索择净，放入锅内，加清水适量，浸泡5~10分钟后，水煎取汁，加粳米煮粥，待煮至粥熟后，白糖调味服食。

功能主治：活血，行气，止痛。

用法用量：每日1剂，连续3~5天。

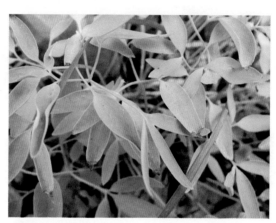

延胡索植株

当归

Danggui

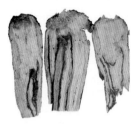

当归（纵片）

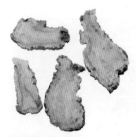

当归（顶头片）

伞形科植物当归*Angelica sinensis*（Oliv.）Diels.的干燥根。主产于甘肃、云南、陕西等省，其中甘肃岷县产量最大，习称"前山当归"或"岷归"，品质最佳，被奉为道地药材。四川产者习称"秦归"，云南产者习称"云归"。秋末封冻前采挖，提前十天割去地上部分，促进成熟。甘肃当归生长在2年以上的，于10月上旬，叶发黄时采挖。将根挖出后，去掉泥土，放置，待水分稍蒸发后，根变软时捆成小把。架于棚顶上，晾10天左右，先以湿木材猛火烘上色，再以文火熏干，经过翻棚，以使色泽均匀，全部干度达到70%~80%时，可以停火，干后下棚，当归不宜太阳晒，否则易枯硬如干柴，也不宜直接用煤火熏，否则色泽发黑，影响质量。云南当归一般栽培2年，在立冬前后采挖，去净泥土，勿沾水受潮以免变黑腐烂，摊晒时注意翻动，每晚收进屋内晾通风处，以免霜冻。

【性状特征】

1. 药材

呈圆柱形，下部有支根3~5条或更多，长15~25厘米。表面黄棕色至棕褐色，具纵皱纹及横长皮孔。根头（归头）直径1.5~4厘米，具环纹，上端圆钝，有紫色或黄绿色的茎及叶鞘的残基；主根(归身)表面凹凸不平；支根(归尾)直径0.3~1厘米，上粗下细，多扭曲，有少数须根痕。质柔韧，断面黄白色或淡黄棕色，皮部厚，有裂隙及多数棕色点状分泌腔，木部色较淡，形成层环黄棕色。有浓郁的香气，味甘、辛、微苦。

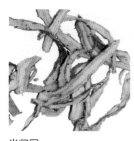

当归尾

2. 饮片

（1）生当归片　呈黄白色，为微翘之薄片，中层有浅棕色环纹，有油点，质柔韧，味甘微苦，香气浓厚。

（2）酒当归　呈老黄色，略有焦斑，香气浓厚，有酒香气。

（3）土炒当归　呈土黄色，具土气（挂土色），有香气。

（4）当归炭　表面呈黑褐色，断面灰棕色，质枯脆，气味减弱。

【食疗】

当归黄花汤

当归15克，黄花20克，瘦肉150克。

制作方法：将当归切薄片、黄花切段、瘦肉切片，同时放入锅内加清水适量煮汤。

功能主治：适用于产后或病后血虚所致的经闭腹痛、身体虚弱、贫血、神经衰弱、气虚乏力、头晕目眩、记忆力下降和食欲不振、月经不调等症。

用法用量：食肉饮汤。

【化学成分】
主要含挥发性成分、有机酸、糖类、维生素、氨基酸等。

【饮片功能】
补血活血，调经止痛，润肠通便。

【用法用量】
内服：煎汤，4.5~9克。也可浸酒、熬膏或入丸散。

【注意事项】
湿热中阻、肺热痰火、阴虚阳亢、大便溏泄者忌用。

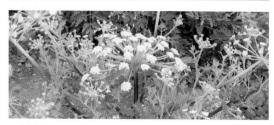

当归植株

341

灯心草

Dengxincao

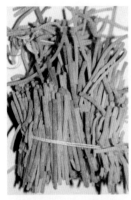

灯心草药材

灯心草科植物灯心草 *Juncus effusus* L.的干燥茎髓。主产江苏、四川、福建。在夏、秋二季灯心草生长旺盛时，割取地上部分，晒干，用刀尖（或篦片）自一端纵向剖开皮部，髓部即随刀尖脱出，然后整理顺直，扎把，剪成3～4厘米小段。

【性状特征】

1. 药材

呈细圆柱形，长90厘米，直径1～3毫米，表面白色或淡黄白色。置放大镜下观察，有隆起的细纵纹及海绵样的细小孔隙。体轻，质柔软，有弹性，易拉断，断面不平坦，白色。气无，味淡。

2. 饮片

（1）灯心草段　呈细圆柱形段状，表面白色或淡黄白色。体轻，质柔软，有弹性，易拉断。气无，味淡。

（2）灯心炭　呈细圆柱形的段。表面黑色。体轻，质松脆，易碎。气微，味微涩。

【食疗】

❶ 灯芯草柿饼汤

灯心草6克，柿饼2个，白糖适量。

制作方法：将灯心草、柿饼和水300克，煎剩100克加入白糖，汤温服，柿饼可吃。

功能主治：清热利尿，止血消炎。适宜于血尿等症。

【化学成分】

主要含多糖类、木樨草素和氨基酸类。

【饮片功能】

灯心草段：清心火，利小便。用于心烦失眠、尿少涩痛、口舌生疮。

灯心炭：凉血止血，清热敛疮。外用治疗咽痹、阴疳。

用法用量：内服：煎汤，1～3克。

注意事项：气虚小便不禁者忌用。虚寒者慎用。

❷ 灯心草莲子茶

芡实、苡米、莲子（去心）各等量，灯心草6克。

制作方法：前三味共捣碎备用。每次用100~150克，与灯心草并置砂锅中，加沸水适量，先用武火煎20分钟，后用文火闷煮至莲芡熟透，去灯心草，饮汤食莲、芡肉。

功能主治：用于产后多汗体虚、食欲不振、大便不实、舌质淡苔薄白者。

用法用量：每日1剂。

注意事项：产后热病汗多、大便秘实者忌用。

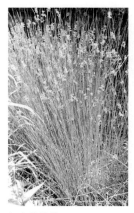

灯心草植株

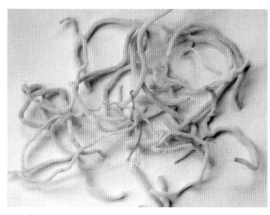

灯心草

朱砂

Zhusha

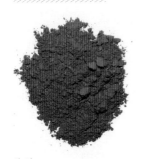

朱砂

硫化物类矿物辰砂族辰砂，主含硫化汞。主产于贵州、湖南、四川。采挖后，选取纯净者，用磁铁吸净含铁的杂质，再用水淘去杂石和泥沙。

【性状特征】

1. 药材

为粒状或块状集合体，呈颗粒状或块片状。鲜红色或暗红色，条痕红色至褐红色，具光泽。体重，质脆，片状者易破碎，粉末状者有闪烁的光泽。气微，味淡。

2. 饮片

朱砂粉为朱红色极细粉末，体轻，以手指撮之无粒状物，以磁铁吸之，无铁末。气微，味淡。

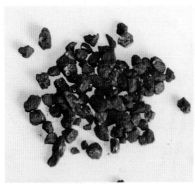

朱砂药材（豆瓣砂）

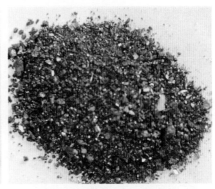

朱砂药材（朱宝砂）

【化学成分】
主含硫化汞。

【饮片功能】
清心镇惊，安神，明目，解毒。用于心悸易惊、失眠多梦、癫痫发狂、小儿惊风、视物昏花、口疮、喉痹、疮疡肿毒。

【用法用量】
0.1～0.5克，多入丸散服，不宜入煎剂。外用适量。

【注意事项】
孕妇及肝功能不全者禁用。忌火煅。

六画

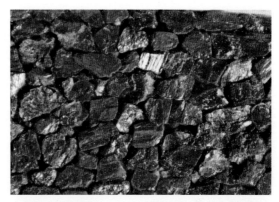

朱砂药材（镜面砂）

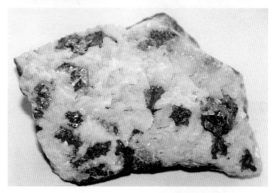

朱砂矿石

百合

Baihe

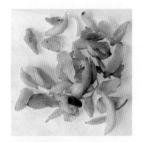

百合（湖南）

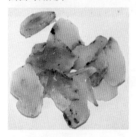

炒百合

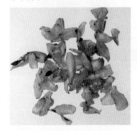

蜜百合

百合科植物卷丹*Lilium lancifolium* Thunb.、百合*Lilium brownii* F. E. Brown var. *viridulum* Baker 或细叶百合（山丹）*Lilium pumilum* DC.的干燥肉质鳞叶。主产于湖北、甘肃、湖南，以湖南所产质量最好，浙江产量最大。又浙江镇海紫桥产"野百合"，产量小，质更优，堪称道地药材。

【性状特征】

1. 药材

呈长椭圆形，长2~5厘米，宽1~2厘米，中部厚1.3~4毫米。表面类白色、淡棕黄色或微带紫色，有数条纵直平行的白色维管束(纵直脉纹)。顶端稍尖，基部较宽，边缘薄，微波状，略向内弯曲。质硬而脆，断面较平坦，角质样。无臭，味微苦。

2.饮片

（1）生百合　表面类白色、淡棕黄色或微带紫色，角质样，半透明，边缘薄，微波状，略向内弯曲，质硬而脆，无臭，味微苦。

（2）蜜百合　形如百合片，表面黄色，偶见黄焦斑，略带黏性，味甜。

【化学成分】

含秋水仙碱等多种生物碱、淀粉、蛋白质、脂肪及糖等。

【饮片功能】

滋阴润肺，清心安神。用于阴虚久咳、痰中带血、虚烦惊悸、失眠多梦、精神恍惚。

蜜百合：润肺止咳作用增强，多用于肺虚久咳或肺痨咳血。

【用法用量】

内服：煎汤，6～12克；蒸食或煮粥食。外用：捣敷。

【注意事项】

凡风寒咳嗽、虚寒出血、脾虚便溏者忌用。妇女胎前产后、月经期、哺乳期，均当慎用或忌用。

【食疗】

❶ 百合粥

百合60克，糯米100克，冰糖适量。

制作方法：百合、糯米放入砂锅，煮至米烂汤稠，加冰糖，分早晚餐温热服用。

功能主治：用于肺燥咳嗽、痰中带血、神志恍惚、心神不定、肺气肿、肺结核等。

❷ 蜜蒸百合

百合、蜂蜜各适量。

制作方法：放蒸锅内蒸1小时，趁热调匀，待冷装罐备用。

功能主治：用于虚烦不眠症。

用法用量：睡前服用。

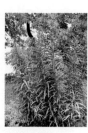 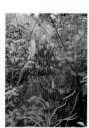 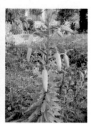

卷丹植株　　　细叶百合植株　　　百合植株

百草霜
Baicaoshuang

杂草经燃烧后附于锅底或烟筒中所积存的烟墨。全国各地均产，凡以山野杂草烧的锅灶内，均可获得。将烧杂草之灶底或烟筒中的黑灰，轻轻刮下，用细筛筛去杂质。

【性状特征】

为黑色粉末，或结成小颗粒状，手捻即为细粉。质轻，入水则飘浮分散。无油腻感。无臭，味淡，微辛。

【食疗】

百草霜炒鸡蛋

百草霜10g，鸡蛋3个。

制作方法：鸡蛋打碎后与百草霜调匀，炒熟即成。

功能主治：止血，润燥，和营。

用法用量：顿服（1次服完）。

【化学成分】
主含碳粒。

【饮片功能】
散瘀止血，消积聚，化滞气。用于治吐血、衄血、便血血崩、带下、泻痢、食积、咽喉口舌诸疮。

【用法用量】
内服：研末，0.9~1.2克。外用：研末撒或调搽。

【注意事项】
阴虚火燥、咳嗽肺损者禁用。

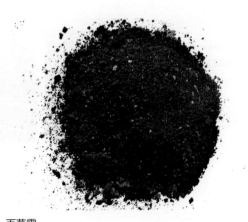

百草霜

红大戟

Hongdaji

【化学成分】
含蒽醌类、有机酸类。

【饮片功能】
泻水逐饮，解毒，消肿散结。用于胸腹积水、痈肿疮毒、二便不利、瘰疬痰核。

【用法用量】
内服：煎汤，1.5~3克。

【注意事项】
不宜于甘草同用。妇女胎前产后、月经期、哺乳期，均当慎用或忌用。

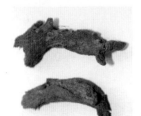

红大戟药材

　　茜草科植物红大戟*Knoxia valerianiodes Thorel et Pitard*的干燥块根。主产于广西、云南、广东，以广西产的品质最佳，奉为道地药材。春、秋二季均可采挖，但以秋季为佳。将挖起的根部除去须根，洗净，晒干；或洗净后用开水略烫，更易于晒干。本品鲜时易霉烂，要及时干燥，切忌堆放，以免变质。

【性状特征】

1. 药材

　　块根呈长圆锥形或长纺锤形，多不分枝，扭曲皱缩，长3~12厘米，直径0.6~1.2厘米，顶端常留有细小的茎痕。表面棕红色或灰棕色，粗糙，有扭曲的纵皱纹。质坚实而易折断，断面皮部红褐色，木部棕黄色。以水湿之有黏性。气微，味微辛。以个大、质坚实、色红褐者为佳。

2. 饮片

　　（1）红大戟片　为不规则长圆形或圆形厚片，表面红褐色或棕黄色，中心棕黄色，周边粗糙，红褐色或红棕色，质坚韧。气微，味甘、微辛。

　　（2）醋红大戟　形如红大戟片，色泽加深。微有醋气。

百部

Baibu

百部科植物直立百部*Stemona sessilifolia*（Miq.）Miq.、蔓生百部*Stemona japonica*（Bl.）Miq.或对叶百部*Stemona tuberosa* Lour.的干燥块根。直立百部主产于安徽、江苏，安徽滁县产量极大，奉为地道药材；蔓生百部主产于浙江、江苏；对叶百部主产于湖北、广东。春、秋二季采挖，除去须根，洗净，置沸水中略烫或蒸至无白心，取出，晒干。

【性状特征】

1. 药材

（1）直立百部根　呈纺锤形，上端较细长，有的下端作长尾状，皱缩弯曲，长5～12厘米，直径0.5～1厘米。表面黄白色或淡棕黄色，有不规则深纵沟，间或有横皱纹。质脆，易折断，断面平坦，角质样，淡黄棕色或黄白色，皮部较宽，中柱扁缩。气微，味甘、苦。

（2）对叶百部根　呈长纺锤形或长条形，长8～24厘米，直径0.8～2厘米。表面浅黄棕色至灰棕色，具浅纵皱纹或不规则纵槽。质坚实，断面黄白色至暗棕色，中柱较大，髓部类白色。

（3）蔓生百部根　两端稍狭细，表面多不规则皱褶。

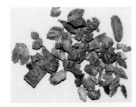

百部

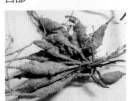

直立百部块根

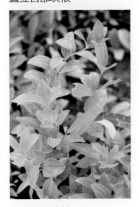

直立百部植株

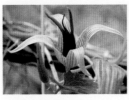

对叶百部植株

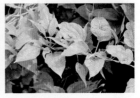

蔓生百部植株

【化学成分】

直立百部、蔓生百部主要含生物碱类成分；对叶百部含有生物碱类、糖，脂类和蛋白质等。

【饮片功能】

润肺下气，止咳，杀虫。用于新久咳嗽、肺痨咳嗽、百日咳。

生百部：外用于头虱、体虱、蛲虫病、阴痒症。

蜜百部：润肺止咳，用于阴虚劳嗽。

【用法用量】

外用适量，水煎或酒浸。用量3~9克。

【注意事项】

脾胃有热者慎用。

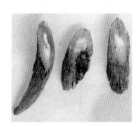

百部片

2. 饮片

（1）百部片　为不规则的类圆形厚片。表面黄白色，平坦，角质样，有光泽，中央圆形，中柱扁缩。周边灰白色，有深纵皱纹。质韧软。气微，味甘、微苦。

（2）蜜百部　形如生百部片，表面微黄色，带黏性，偶有粘连块。味甜。

【食疗】

❶ 百部粥

百部10克，粳米30克，蜂蜜适量。

制作方法：先煎百部，取汁去渣，入粳米同煮成粥。

功能主治：止咳化痰。适用于百日咳。

用法用量：每日2次，温热服。食前调入蜂蜜。

❷ 百部蜂蜜煎

百部30克，蜂蜜60克。

制作方法：百部30克，文火煎约30分钟，去渣取汁，浓缩后加入蜂蜜60克，小火慢煎成膏。

功能主治：用于感冒以后久咳不止、肺虚干咳、咽喉干痛或肺结核咳嗽。

用法用量：每日2次，每次1勺，开水化服。

竹茹

Zhuru

禾本科植物青秆竹*Bambusa tuldoides* Munro、大头典竹*Sinocalamus beecheyanus*（Munro）McClure var.pubescens P. F. Li或淡竹*Phyllostachys nigra*（Lodd.）Munro var. henonis（Mitf.）Stapf ex Rendle茎秆的干燥中间层。主产于河南、广东、四川等省。由于加工与地区销售习惯不同，四川、广东、浙江多刮成宽的带状长条扎成小把，通称"粗竹茹"；河南、江苏则刮成细丝绕成球状，通称"细竹茹"。一般认为细竹茹质量较佳。

【性状特征】

1. 药材

为不规则的丝条，扎成把或盘曲成团，有的为乱丝状，曲折而拘挛，或呈长条形薄片状。宽窄厚薄不等，浅绿色或黄绿色，体轻松，质柔韧，有弹性。气微，味淡。

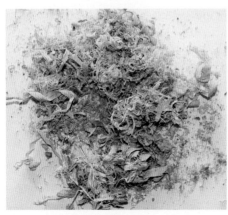

竹茹

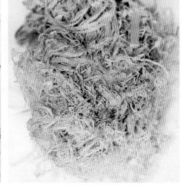

姜竹茹

【化学成分】

竹茹主含多聚戊糖、二氧化硅、木质素、果胶等；青秆竹、大头典竹含多糖、氨基酸、酚性物质、树脂类及黄酮等。

【饮片功能】

清热化痰，除烦止呕。用于热痰咳嗽、胆火挟痰、烦热呕吐、惊悸失眠、中风痰迷、舌强不语、胃热呕吐、妊娠恶阻、胎动不安、血热吐血、衄血、崩漏等症。

【用法用量】

内服：煎汤，45~9克。

【注意事项】

寒痰咳嗽、胃寒呕逆及脾虚泄泻者禁用。妇女胎前产后、月经期、哺乳期，均当慎用或忌用。

2. 饮片

（1）竹茹　为卷曲成团的不规则丝条或呈长条形薄片状。浅绿色、黄绿色或黄白色。纤维性，体轻松，质柔韧，有弹性。气微，味淡。

（2）姜竹茹　形如竹茹，表面黄色。微有姜香气。

【食疗】

芦根竹茹粥

新鲜芦根约150克，竹茹20克，粳米100克，生姜2片。

制作方法：将鲜芦根（活芦根）洗净，切成小段，与竹茹同煎取汁去渣，入粳米煮粥，粥欲熟时加入生姜2片，稍煮即成。

功能主治：清热，除烦，生津，止呕。适宜于因高热引起的口渴、心烦、胃热呕吐或呃逆不止、妇女妊娠恶阻、肺痈、痰热咳喘，咳吐脓性浊痰等症。

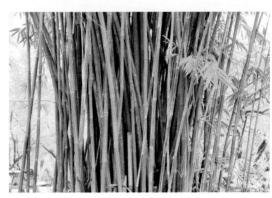

淡竹植株

红芪

Hongqi

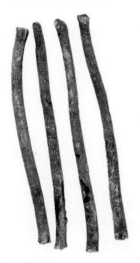

红芪药材

豆科植物多序岩黄芪*Hedysarum polybotrys* Hand.-Mazz.的干燥根。主产于甘肃六盘山和南部的山地、四川西北部等。春、秋二季采挖，除去须根和根头，晒干。

【性状特征】

1. 药材

呈圆柱形，少有分枝，上端略粗，长10～50厘米，直径0.6～2厘米。表面灰红棕色，有纵皱纹、横长皮孔样突起及少数支根痕，外皮易脱落，剥落处淡黄色。质硬而韧，不易折断，断面纤维性，并显粉性，皮部黄白色，木部淡黄棕色，射线放射状，形成层环浅棕色。气微，味微甜，嚼之有豆腥味。

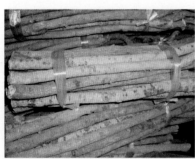

红芪商品药材

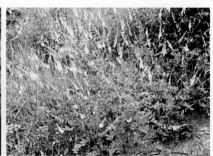

多序岩黄芪

【化学成分】

主要含黄酮、皂苷、甾醇类脂物、氨基酸、多糖等。

【饮片功能】

补气升阳，固表止汗，利水消肿，生津养血，行滞通痹，托毒排脓，敛疮生肌。用于气虚乏力、食少便溏、中气下陷、久泻脱肛、便血崩漏、表虚自汗、气虚水肿、内热消渴、血虚萎黄、半身不遂、痹痛麻木、痈疽难溃、久溃不敛。

【用法用量】

煎服：9～30克。

【注意事项】

实证及阴虚阳盛者忌用。妇女胎前产后、月经期、哺乳期，均当慎用或忌用。

2. 饮片

呈类圆形或椭圆形的厚片。外表皮红棕色或黄棕色。切面皮部黄白色，形成层环浅棕色，木质部淡黄棕色，呈放射状纹理。气微，味微甜，嚼之有豆腥味。

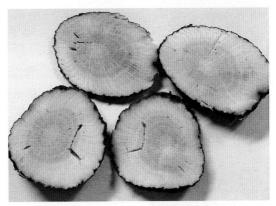

红芪（顶头片）

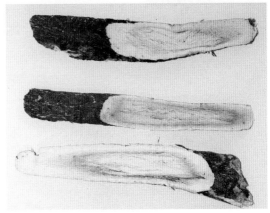

红芪（斜片）

红花

Honghua

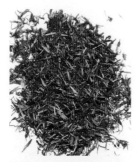

红花

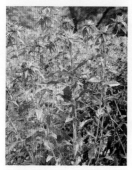

红花植株

菊科植物红花*Carthamus tinctorius* L.的干燥花。怀红花主产于河南长垣、濮阳等地；川红花产于四川遂宁、蓬溪等地；云红花主产于云南风庆、云县等地；杜红花产于浙江余姚、鄞县等地；新疆红花主产于昌吉州、伊犁等地。于5～6月间当花正开放，花冠由黄变红时采收，通常于早晨日出不久露水未干时摘取管状花。注意勿伤基部的子房，以便继续结子。将摘取的花在弱阳光下晒干或阴棚内阴干，或用微火烘干。

【性状特征】

为不带子房的管状花，红色，花筒呈细管状，先端开裂，常见有黄色雄蕊高出花冠筒之上。气香，味微苦。

（1）怀红花　花较长，先端较扁宽，长1.5厘米或过之，色红而较深，黄色雄蕊相对较少露出，质柔软。

（2）川红花　花长在1.5厘米以内，色红而鲜，近于橙红色，黄色雄蕊稍多露出，质稍硬，偶残留苞片针刺，握之常刺手。少数质差的带有白色花瓣。

（3）云红花　花类似川红花，但色淡，近于橙黄色。

（4）杜红花　花近于怀红花，花较长大，色红而不如怀红花色深，黄花雄蕊多见。二、三水花稍短而质硬，类似川红花而不如川红花鲜色。

【化学成分】

含红花苷（carth-amin）、新红花苷（Neocarthamin）、红花醌苷（cartham-one）、二十九烷、β-谷甾醇、棕榈酸、肉豆蔻酸、月桂酸、多糖等。

【饮片功能】

活血通经，散瘀止痛。用于经闭、痛经、恶露不行、癥瘕痞块、跌打损伤、疮疡肿痛。

【用法用量】

内服：煎汤，3～9克。

【注意事项】

孕妇及月经过多者禁用。

（5）新疆红花　过去野生品花短而碎，色红而晦暗，质硬，残留针刺较多。近年家种品质量有很大的改进，花长1.5厘米左右，色红中带黄，质较柔软，尤以北疆的吉昌州、伊犁产品质好，近于怀红花。

【食疗】

❶ 红花酒

红花200克，低度酒1000毫升，红糖适量。

制作方法：将红花洗净，晾干，与红糖同装入洁净的纱布袋内，封好袋口，放入酒坛中，加盖密封，浸泡7日即可。每日1～2次，每次20～30毫升。

功能主治：养血美肤，活血通经。适用于妇女血虚、血瘀、痛经等症。

❷ 红花炖牛肉

牛肉500克，土豆500克，胡萝卜30克，红花10克，调料适量。

制作方法：将牛肉切成小块放入锅中，加水适量与红花同煮，待牛肉将熟时，再加入土豆块和胡萝卜块、酱油、花椒、盐、姜、葱等，盖锅再煮；至牛肉煮烂时，即可食用。

功能主治：活血，消除疲劳，强壮身体。适用于疲劳过度、产后血瘀血虚以及跌打损伤等症。

红花子

Honghuazi

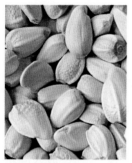

红花子（特写）

菊科植物红花*Carthamus tinctorius* L.栽培品的干燥成熟果实。主产于江苏、浙江。立夏前后，果实成熟时连花序托一起采摘，晒干，敲击筛取瘦果，再晒干。

【性状特征】

瘦果倒卵形，长7～8毫米，宽4～5毫米。色白，具4棱，先端留有花柱或花柱基，基部狭而歪斜。果皮坚硬。剖开，可见种子1枚，种皮灰白色，菲薄。除去种皮，可见2片子叶，黄白色，胚根位于稍尖一端。富含油质，气微，味微苦。

【化学成分】
主要含脂肪油和木脂素类。

【饮片功能】
活血，解豆毒。用于妇女气滞血瘀腹痛、儿童痘出不快等症。

【用法用量】
内服：捣碎煎汤，6～9克；或入丸、散。

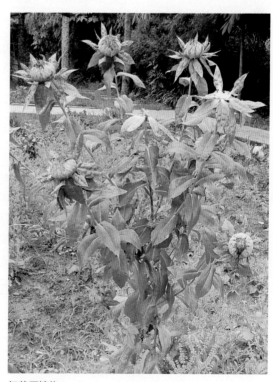

红花原植物

红豆蔻

Hongdoukou

【化学成分】

含挥发油、黄酮、皂苷和脂肪酸。

【饮片功能】

燥湿散寒，醒脾消食。用于脘腹冷痛、食积胀满、呕吐泄泻、饮酒过多。

【用法用量】

内服：煎汤，3~6克，用时捣碎。

【注意事项】

本品辛温，能动火伤目致衄，不宜久服。若脾肺素有伏火者，切不宜用。妇女胎前产后、月经期、哺乳期，均当慎用或忌用。

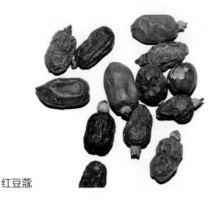

红豆蔻

　　姜科植物大高良姜*Alpinia galanga* Willd.的干燥成熟果实。主产于广东、广西、云南。秋季，当果实由绿色转为红色或紫红色时，割下果穗，摊在太阳下晒至半干，用剪刀把果实剪下，不留果柄，再摊开晒至足干。

【性状特征】

　　呈长球形，中部略细，长0.7~1.2厘米，直径0.5~0.7厘米。表面红棕色或暗红色，略皱缩，顶端有黄白色管状宿萼，基部有果柄痕。果皮薄，易破碎。种子6粒，扁圆形或三角状多面形，黑褐色或红褐色，外被黄白色膜质假种皮，胚乳灰白色。气香，味辛辣。

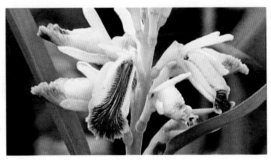

高良姜

红娘子

Hongniangzi

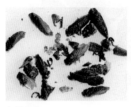

红娘子

【化学成分】
主要含斑蝥素、烃类及氨基酸类。

【饮片功能】
攻毒，通瘀，破积。内服治血瘀经闭、狂犬咬伤；外用治瘰疬、癣疮。

【用法用量】
内服：炒炙后研末入丸、散，0.15~0.3克。外用：研末敷贴，发泡或调涂。

【注意事项】
有毒，内服宜慎。体弱者及孕妇忌用。

蝉科昆虫红娘子*Huechys sanguinea*（De Geer）的干燥虫体。主产于湖南、河南。多于6~9月间捕捉。清晨露水未干时捕捉（捕捉时宜戴手套及口罩，以防刺伤，捕后，用沸水烫死或蒸死、烤死，晒干。

【性状特征】

干燥虫体呈长圆柱形，尾部较狭。似蝉而形较小，长1.5~2.5厘米，宽5~7毫米。头黑，嘴红，复眼大而突出。颈部棕黑色，两肩红色。背部有2对黑棕色的膜质翅，内翅较薄而透明，均有明显的细纹，质脆易破碎。胸部棕黑色，足3对，多已脱落。腹部红色，可见有8个环节，尾部尖。质松而轻，剖开后可见体内呈淡黄色。气微臭。

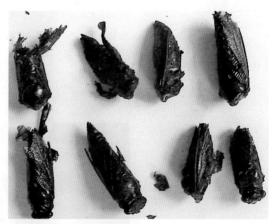

红娘子药材

红粉

Hongfen

【化学成分】
主要含氧化汞(HgO)。

【饮片功能】
拔毒,除脓,去腐,
生肌。用于痈疽疔
疮、梅毒下疳、一切
恶疮、肉暗紫黑、腐
肉不去、窦道瘘管、
脓水淋漓、久不收口。

【用法用量】
外用适量,研极细粉
单用或与其他药味配
成散剂或制成药捻。

【注意事项】
有毒,只可外用,不
可内服;外用亦不宜
久用。孕妇禁用。

红氧化汞(HgO)。主产于河北、天津、湖北等地。由水银、硝石、白矾或由水银或硝酸炼制而成。

【性状特征】

为橙红色片状或粉状结晶,片状的一面光滑略具光泽,另一面较粗糙。粉末橙色。质硬,性脆;遇光颜色逐渐变深。气微。

六画

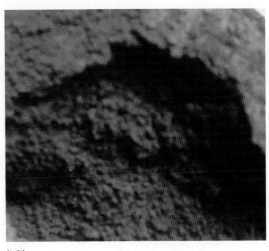

红粉

361

红景天

Hongjingtian

///////////////

景天科植物大花红景天*Rhodiola crenulata* (Hook. f. et Thoms.) H. Ohba的干燥根及根茎。主产于西藏。秋季植株枯萎时采挖，洗净，晒干。

【性状特征】

1. 药材

根茎呈圆柱形，略弯曲少数有分枝。长5～20厘米，直径2.9～4.5厘米。表面棕色或褐色，粗糙有褶皱，拨开外皮可见一层膜质状黄色带有粉红色花纹的内皮；节间不规则。质轻疏松，易折断。断面粉红色至紫红色。根呈圆

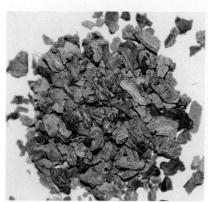

红景天

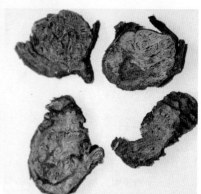

红景天片

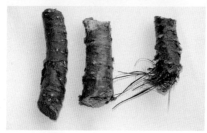

玫瑰红景天药材

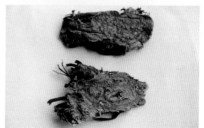

红景天片（大花）

锥形，切段圆柱形，长约20厘米，断面橙红色或紫红色，偶有裂隙。气芳香，味微苦涩，有回甜。

2. 饮片

类圆形的片，断面特征同药材。

【食疗】

红景天茶

红景天6克，研粗末。

制作方法：分两次放入茶杯，冲入沸水，加盖5~10分钟即可饮用。

功能主治：补气清肺。适合用于预防高原反应，也可用于体质虚弱、肺热咳嗽的人群饮用。

【化学成分】

含红景天苷及其苷元、黄酮类化合、蛋白质和氨基酸、无机元素铁、铝、锌、锰、银、铂、钛、钼等。

【饮片功能】

清热解毒，止血化瘀。用于年老心衰、体弱疲劳、心悸烦躁、失眠、健忘和糖尿病及肺热、温病、吐血、崩漏等症。

【用法用量】

内服：煎汤或泡水，3~6克。

【注意事项】

孕产妇及月经期、哺乳期妇女慎用或忌用。

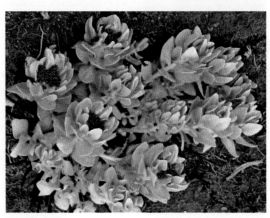

大花红景天植株

老鹳草

Laoguancao

牻牛儿苗科植物牻牛儿苗*Erodium stephaniahum* willd.、老鹳草*Geranium wilfordii* Maxim.或野老鹳草*Geranium carolinianum* L.的干燥地上部分，前者习称"长嘴老鹳草"，后两者习称"短嘴老鹳草"。主产于山东、山西、河北。夏、秋二季在果实将近成熟或成熟时，采集全草，晒干。

【性状特征】

1. 药材

（1）长嘴老鹳草　茎长30～50厘米，直径3～7毫米；分枝多，节膨大明显。表面灰绿色或带有紫色，有明显的纵棱，被稀疏的茸毛。叶对生，具柄，叶片多破碎脱落，完整叶片湿润后展开为2回羽状分裂，裂片宽在3毫米以下。叶腋生有具长柄的果实，花萼宿存，5裂，蒴果具长喙，长3～4厘米，成熟时常裂

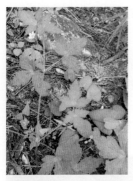

老鹳草植株

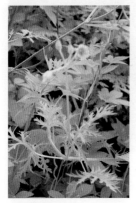

牻牛耳苗植株

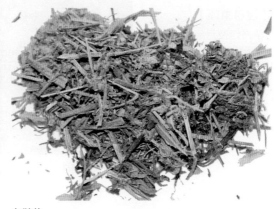

老鹳草

【化学成分】

长嘴老鹳草主含拢牛儿醇、槲皮素及其他色素。短嘴老鹳草主要含鞣质。

【饮片功能】

祛风湿，通经络，止泻痢。用于风湿痹痛、麻木拘挛、筋骨酸痛、泄泻、痢疾。

【用法用量】

内服：煎汤，9～15克，或浸酒或熬膏。

成5瓣，呈螺旋状卷曲而露出内面棕色的长毛。无臭，味淡。

（2）短嘴老鹳草　茎伸直或全株盘曲成团，多分枝，直径2～4毫米。表面灰绿色，有明显的细纵棱，上面的毛茸较细而密。叶具长柄，对生，叶片多卷曲皱缩。完整叶片润湿展平，为3～5裂的肾状多角形，裂片具粗齿或缺刻。腋生具长柄的花1～2朵，萼片5裂宿存。蒴果具柱状长喙，成熟时开裂反卷，内面无毛。无臭，味淡。

2. 饮片

为不规则的小段，茎叶混合。茎表面灰褐色或灰绿色，质坚脆，切面黄白色。叶卷曲皱缩，灰褐色。质脆，易碎。气微，味淡。

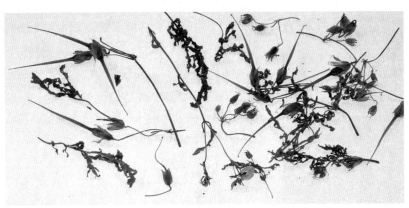

老鹳草药材

肉苁蓉

Roucongrong

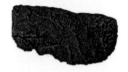

制肉苁蓉

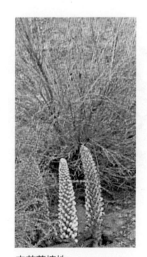

肉苁蓉植株

列当科植物肉苁蓉*Cistanche deserticola* Y.C. Ma或管花肉苁蓉*Cistanche tubulosa* (Schrenk) Wight的干燥带鳞叶的肉质茎。主产于内蒙古阿拉善盟、锡林郭勒盟，为道地药材。春季3～5月苗未出土或刚出土时采挖，除去花序，切段，晒干，或置沙中半晒半烫干。通常称"春货"。6、7月后采挖的称"秋货"。这些均称为"甜大芸""甜苁蓉"，大块者常投入盐湖中腌制，称"盐苁蓉"或"咸大芸"。

【性状特征】

1. 药材

（1）肉苁蓉　茎肉质，长圆柱形，下部稍扁，略弯曲，长3～20厘米，下部较粗，直径5～15厘米，向上渐细，直径2～5厘米。表面棕褐色或灰棕色，密被覆瓦状排列的肉质鳞片，鳞片菱形或三角形，宽0.5～1.5厘米，厚约2毫米，尚可见弯月形的鳞叶叶迹。体重，质坚实，不易折断。断面棕色，有淡棕色维管束小点，成深波状或齿轮状排列。有时中空。表面和断面在亮处可见结晶样小亮点。气微，味甜，微苦。

（2）盐苁蓉　表面黑褐色，附有较多的盐霜，质湿润，柔软，断面黑色至绿黑色，显油润性光泽，味咸。传统认为以肥大厚实、色暗棕、鳞片密集、质柔润者为佳。

2. 饮片

（1）肉苁蓉片　片厚约3毫米，棕色或黄棕色，边缘凹凸不齐，断面可见深波状排列的维管束，中央有时中空。质硬韧。

【化学成分】

主含肉苁蓉苷A、B、C、H、苯丙苷类成分、甜菜碱、琥珀酸、甘露醇、葡萄糖、蔗糖、多糖类、氨基酸、睾丸酮、无机元素锌、锰、铜、锶、铁等。

【饮片功能】

补肾阳，益精血，润肠通便。用于阳痿、不孕、腰膝酸软、筋骨无力、肠燥便秘。

【用法用量】

内服：煎汤，6~9克。

【注意事项】

阴虚火旺及大便泄泻者禁用。肠胃实热之大便秘结者慎用。

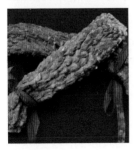

苁蓉药材

（2）盐苁蓉片　呈灰黑色或黑褐色，质较轻。其余特征同肉苁蓉片。

（3）酒苁蓉片　深棕色，质柔润。其余同肉苁蓉片。

【食疗】

❶ 肉苁蓉羹

羊肉(瘦)100克，肉苁蓉200克，甘薯50克，调料适量。

制作方法：将肉苁蓉刮去鳞，用酒洗去黑汁。切成薄片，甘薯、羊肉洗净后分别切成薄片；共放入锅中，加入姜（切片）和水适量，先用武火煮沸，再用文火煎煮35分钟，放入葱（切末）、盐即成。

功能主治：益气补虚，温中暖下，补肾壮阳，生肌健力，抵御风寒。

❷ 苁蓉羊肾粥

羊腰子50克，肉苁蓉15克，羚羊角15克，磁石20克，薏苡仁20克。

制作方法：肉苁蓉用酒洗去土，再与羚羊角（磨碎）屑、磁石一起水煎，去渣取汁。肾去脂膜细切后与薏苡仁一起放入药汁中煮作粥。

功能主治：滋阴补虚，补肾壮阳。

肉豆蔻

Roudoukou

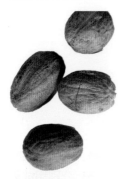

肉豆蔻

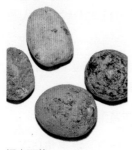

煨肉豆蔻

肉豆蔻科植物肉豆蔻*Myristica fragrans* Houtt. 的干燥种仁。主产于马来西亚及印度尼西亚。栽培约7年开始结果。每年采收2次，1次在4～6月，1次在11～12月。

【性状特征】

1. 药材

呈卵圆形或椭圆形，长2～3厘米，直径1.5～2.5厘米。表面灰棕色至暗棕色，有浅色纵沟纹及不规则网状沟纹，有时外被白粉（石灰粉末）。宽端有浅色圆形隆起的种脐，在狭端有暗色凹陷的合点，种脊呈纵沟状，连接两端。

2. 饮片

（1）肉豆蔻　表面灰棕色至暗棕色，有浅色纵沟纹及不规则网状沟纹，质坚实，气香浓烈，味辛辣、微苦。

（2）煨肉豆蔻　形如肉豆蔻，表面棕黄色或淡棕色，有焦斑，显油润，香气更浓郁，味辛辣。

【食疗】

❶ 豆蔻粥

煨肉豆蔻5克，生姜2片，粳米50克。

制作方法：先将肉豆蔻捣碎研为细末，过100目筛备用，再将粳米倒入砂锅，加清水适量，煮至粥将成时，下豆蔻粉及生姜，同煮至粥熟，加佐料调味至鲜即得。

【化学成分】

含挥发油5%~15%、脂肪油25%~40%及淀粉等。

【饮片功能】

温中行气，涩肠止泻。用于脾胃虚寒、久泻不止、脘腹胀痛、食少呕吐。

生肉豆蔻：温中行气，涩肠止泻。有一定毒性。

煨肉豆蔻：毒性降低，增强涩肠止泻的作用。用于心腹胀痛、虚弱冷痢、呕吐、宿食不消。

【用法用量】

内服：煎汤，3~9克。

【注意事项】

湿热泻痢者忌用。大肠素有火热及中暑热泄暴注、肠风下血、胃火齿痛及湿热积滞方盛、滞下初起者，皆忌用。妇女胎前产后、月经期、哺乳期，均当慎用或忌用。

功能主治：温中行气，和胃止痛。

用法用量：每日1剂，分2次于早晚温食，可连服3~5天。

❷ 肉豆蔻莲子粥

煨肉豆蔻5克，莲子（去心）30克，粳米50克。

制作方法：先将链子用开水烫过，备用，粳米淘净，与肉豆蔻、莲子一同倒入砂锅，加清水适量，以小火熬至成粥，加盐等佐料调味即可。

功能主治：温中行气，健脾和胃，缓急止痛，养心安神。

用法用量：每日1剂，分2次服完，可连服3~5天。

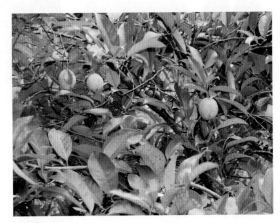

肉豆蔻植株

肉桂

Rougui

樟科植物肉桂*Cinnamomum cassia* Presl的干燥树皮。主产于广西、广东、云南、福建。以广西平南县"西江桂"的质量为优。9月剥皮称秋剥，这个时间不容易剥皮，但加工的产品质量较好。因此，需在剥皮前一个月在树干离地面15厘米处先环剥一圈宽3~4厘米树皮后，整个树皮才容易剥下。

【性状特征】

1. 药材

树皮呈槽状或卷筒状，长30~40厘米，宽5~10厘米，厚0.2~0.6厘米。两边稍向内弯曲，表面灰褐色，栓皮较厚。内表面棕红色或黄棕色，稍显凹凸不平。质坚硬，油性较少。气香较差，味辛辣，微甜。

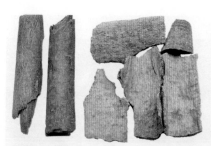

肉桂药材

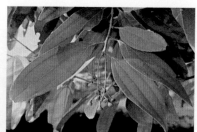

肉桂植物

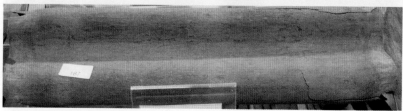

肉桂药材（企边桂）

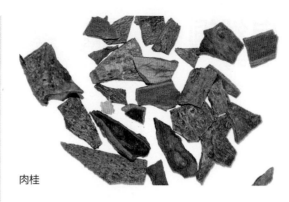

肉桂

【化学成分】

含挥发油、无机元素及鞣质。

【饮片功能】

补火助阳，引火归原，散寒止痛，活血通经。用于阳痿、宫冷、腰膝冷痛、肾虚作喘、阳虚眩晕、目赤咽痛、心腹冷痛、虚寒吐泻、寒疝、奔豚、经闭、痛经。

【用法用量】

内服：煎汤，1~4.5克；或入丸、散。

【注意事项】

有出血倾向者及孕妇慎用。不宜与赤石脂同用。

2. 饮片

为棕红色、棕色细丝或小碎块，质油润，气香浓烈，味甜而辛辣。

【食疗】

肉桂粥

肉桂5克，大米50克，红糖适量。

制作方法：将肉桂择净，水煎取汁，加大米煮粥，待熟时调入红糖，再煮一二沸即成，或将肉桂1﹣2克研为细末，调入粥中服食。

功能主治：健脾补肾，散寒止痛。

用法用量：每日1剂，连续3~5天。

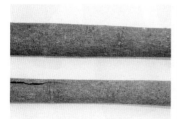

肉桂药材（筒桂）

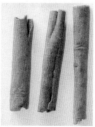

肉桂药材（刮皮桂）

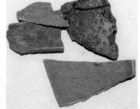

肉桂（桂碎）

自然铜

Zirantong

硫化物类矿物黄铁矿族黄铁矿，主含二硫化铁（FeS_2）。主产于辽宁、河北、江苏。采挖后，拣净杂石及有黑锈者，选黄色明亮的入药。

【性状特征】

形多为立方体，集合体呈致密块状。表面亮淡黄色，有金属光泽；有的黄棕色或棕褐色，无金属光泽。具条纹，条痕绿黑色或棕红色。体重，质坚硬或稍脆，易砸碎，断面黄白色，有金属光泽；或断面棕褐色，可见银白色亮星。

2. 饮片

（1）自然铜　表面亮淡黄色，有金属光泽，体重，质坚硬或稍脆，断面黄白色，有金属光泽；或断面棕褐色，可见银白色亮星。

（2）煅自然铜　表面呈黑褐色，光泽消失并酥松。

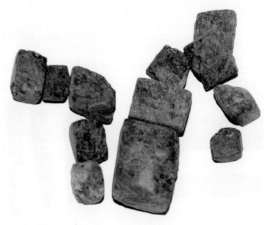

自然铜药材

【化学成分】
主含二硫化铁（FeS_2）。

【饮片功能】
散瘀止痛，续筋接骨。用于跌打损伤、筋骨折伤、瘀肿疼痛。
煅自然铜：散瘀止痛作用增强。用于跌扑肿痛、筋骨折伤、关节疼痛、心气刺痛。

【用法用量】
3～9克，多入丸散服，若入煎剂宜先煎。外用适量。

【注意事项】
阴虚火旺，血虚无瘀者忌用。妇女胎前产后、月经期、哺乳期，均当慎用或忌用。

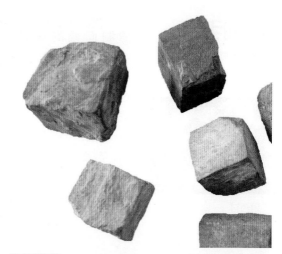

煅自然铜块

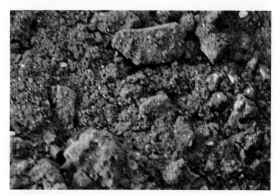

煅自然铜

芒硝

Mangxiao

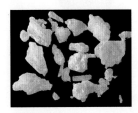

芒硝药材

【化学成分】
主含含水硫酸钠
（$Na_2SO_4 \cdot 10H_2O$）。

【饮片功能】
泻下通便，润燥软坚，清火消肿。用于实热积滞、腹满胀痛、大便燥结、肠痈肿痛；外治乳痈、痔疮肿痛。

【用法用量】
6~12克，一般不入煎剂，待汤剂煎得后，溶入汤液中服用。外用适量。

【注意事项】
不宜与硫黄、三棱同用。妇女胎前产后、月经期、哺乳期，均当慎用或忌用。

硫酸盐类矿物芒硝族芒硝，经加工精制而成的结晶体。主含含水硫酸钠（$Na_2SO_4 \cdot 10H_2O$）。主要分布在西藏、内蒙古、黑龙江。取天然产的芒硝，用热水溶解，过滤，放冷即析出结晶，通称朴硝。再取萝卜洗净切片，置锅内加水煮透后，加入朴硝共煮，至完全溶化，取出过滤或澄清后取上层液，放冷，待析出结晶。干燥后即为芒硝（每朴硝100斤，用萝卜10~20斤）。也有取天然产的芒硝，经煮炼、过滤、冷却后，取上层的结晶为芒硝。

【性状特征】

棱柱状、长方形或不规则块状及粒状。无色透明或类白色半透明。质脆，易碎，断面呈玻璃样光泽。气微，味咸。

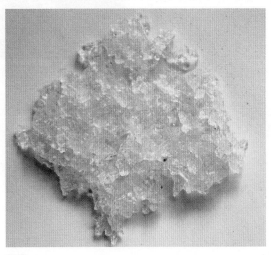

芒硝

血余炭

Xueyutan

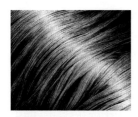

人头发

人的头发制成的炭化物。全国各地均产。将收集的人发用碱水洗去油垢，清水漂清后晒干，煅制成炭，放凉。

【性状特征】

呈不规则块状，乌黑光亮，有多数细孔。体轻，质脆。用火烧之有焦发气，味苦。

【化学成分】
主要成分是一种优角蛋白，另外还含有无机成分。

【饮片功能】
收敛止血，化瘀，利尿。用于吐血、咯血、衄血、血淋、尿血、便血、崩漏、外伤出血、小便不利。

【用法用量】
内服：煎汤5~10克。

【注意事项】
胃弱者慎用。妇女胎前产后、月经期、哺乳期，均当慎用或忌用。

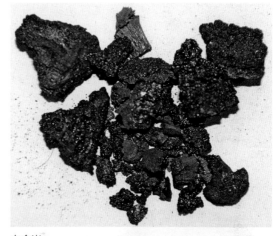

血余炭

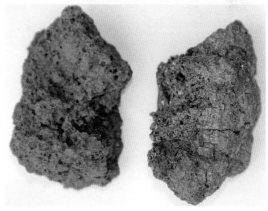

血余炭药材

血竭

Xuejie

【化学成分】
麒麟血竭含红色树脂约57%、松脂酸（Pimaric acid）、异松脂酸（1sopimaric acid）、松香酸（Abieticacid）等；国产血褐含红色树脂约90%以上。其成分经初步分析与进口血竭相似。

棕榈科植物麒麟竭*Daemonorops draco* Bltme及其同属植物果实渗出的树脂和从百合科植物海南龙血树*Dracaena cambodiana* Pierrese含脂木质部中提取而得的树脂。前者称"进口血竭"，后者称"国产血竭"。采收成熟果实，充分晒干，加贝壳同入笼中强力振摇，松脆的红色树脂即脱落，筛去果实鳞片和杂质，用布包起树脂，入热水中软化成团，取出放冷即可。

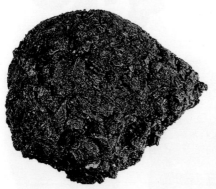

原装血竭

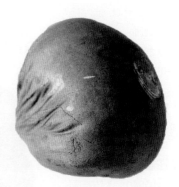

加工血竭

【饮片功能】

化瘀止痛，止血，敛疮生肌。用于跌打损伤、内伤凝痛、外伤出血不止、瘰疬、疮口溃久不合。

【用法用量】

内服：0.6～1.8克。外用：适量。

【注意事项】

无瘀血者慎用。妇女胎前产后、月经期、哺乳期，均当慎用或忌用。

【性状特征】

呈扁圆四方形，直径6～8厘米，厚约4厘米，重250～280克，表面暗红色或黑红色，有光泽，常有因摩擦而掉落的红粉。底部平圆，顶端有包扎成形时遗留的纵折纹，一般呈四棱形。质脆易碎，破碎面黑红，粉末则为血红色。气无，味淡。在水中不溶，在热水中软化。

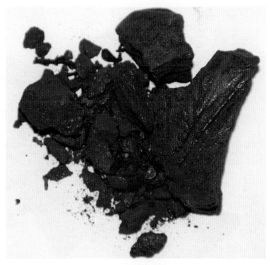

血竭

西瓜皮

Xiguapi

葫芦科植物西瓜*Citrullus vulgaris* Schrader
成熟果实的干燥外层果皮。全国各地均产。将
食后的西瓜皮，削下外面一薄层青色果皮（愈
薄愈好），洗净晒干。

【性状特征】

常卷曲成管状或不规则形，大小不一，
厚0.5~1厘米。外表面深绿色、黄绿色或淡黄
白色，光滑或具深浅不等的皱纹。内表面色
稍淡，有网纹筋脉（维管束），常有果柄。质
脆，易碎。无臭，味淡。

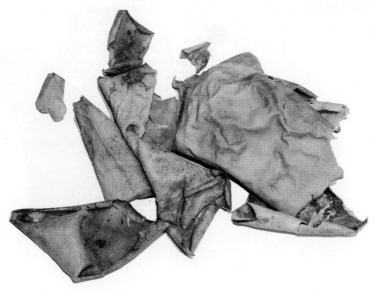

西瓜皮

【化学成分】

含蜡质、糖等。

【饮片功能】

清热解暑，利尿。用于暑热烦渴、小便不利、水肿、黄疸。

【用法用量】

内服：煎汤，10~20克。

【注意事项】

中寒湿盛者忌用。脾胃虚寒、大便滑泻者少用。

【食疗】

西瓜皮排骨汤

西瓜皮759克，猪排骨120克，盐适量。

制作方法：西瓜皮洗净，削去翠衣，切块成丁，排骨洗净，加入水8杯，用大火煮沸后，加入切好的西瓜中果皮，再用小火煮10分钟后，加少许盐调味，即可食用。

功能主治：用于暑温、中暑、口舌唇内溃疡。

用法用量：每日1次。

注意事项：脾虚、湿困、腹泻、神疲乏力、苔腻者不可服。

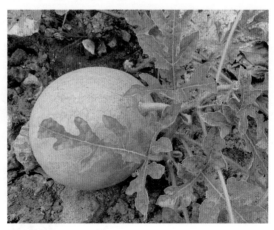

西瓜植株

六画

379

西红花

Xihonghua

鸢尾科植物番红花*Crocus sativus* L.的干燥柱头。主产于西班牙；我国西藏、浙江、江苏等地亦有种植。9~10月晴天太阳刚出时采集花朵，然后摘下柱头，在55℃~60℃烘干，即为干红花；若再进行加工使油润光亮，则为湿红花。

【性状特征】

（1）湿西红花　全体呈棕红色，具油润光泽，手摸有油腻感，易黏结成团。单一的柱头如线形，略弯曲，长约3厘米，顶端较宽，基部较窄，在放大镜下观察，内方有一短裂缝，顶端边缘为不整齐的齿状。柱头常单一或2~3个与一短花柱相连。花柱橙黄色，置于水中，柱头扩大膨胀，开口呈长喇叭状，水被染成黄色。具特异香气，味微苦而后甘凉。

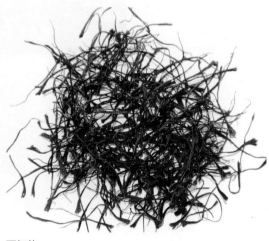

西红花

【化学成分】

含西红花苷、西红花苦苷、西红花醛、挥发油。

【饮片功能】

活血化瘀，凉血解毒，解郁安神。用于经闭癥瘕、产后瘀阻、温毒发斑、忧郁痞闷、惊悸发狂。

【用法用量】

内服：煎汤或入丸、散；用量：3～9克。

【注意事项】

有溃疡病及出血性疾病者应慎用。妇女胎前产后、月经期、哺乳期，均当慎用或忌用。

（2）生晒西红花（干西红花） 呈暗红棕色，间有浅黄色花柱。常有2～3个柱头连在花柱上。质轻松而不粘连，无光泽及油润感。其余与湿西红花同。

（3）国产西红花 性状基本与进口生晒西红花相同，但柱头较短，一般不带花柱，色泽较暗，质不如进口生晒西红花柔软。水泡色亦稍淡，特征是色暗紫红，身最短，而且质最脆，易碎。

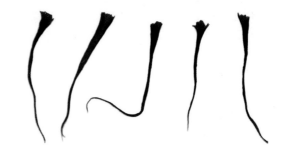

西红花药材

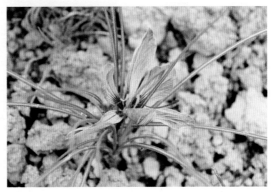

西红花植株

西河柳

Xiheliu

【化学成分】
含鞣质、树脂、槲皮素。

【饮片功能】
散风，解表，透疹。用于麻疹不透、风湿痹痛。

【用法用量】
内服：煎汤，3~6克；或研末为散剂。外用，煎水洗。

【注意事项】
用量过大能令人心烦不安。麻疹已透及体虚汗多者忌用。妇女胎前产后、月经期、哺乳期，均当慎用或忌用。

柽柳科植物柽柳*Tamarix chinensis* Lour.的干燥细嫩枝叶。全国大部分地区均有产，河南的开封、商丘产量较大，质量为佳。夏季花未开放时，选择晴天采收，阴干。

【性状特征】

1. 药材

茎枝呈细圆柱形，直径0.5~1.5厘米。表面灰绿色，有多数互生的鳞片状小叶，卵状三角形，长不足1毫米，先端尖，基部抱茎。质脆，易折断。稍粗的枝表面红褐色，叶片常脱而残留突起的叶基，断面黄白色，中心有髓。气微，味淡。

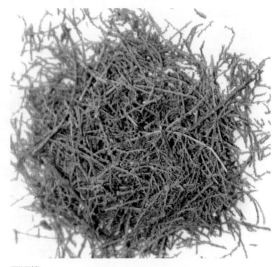

西河柳

2. 饮片

呈圆柱形的段。表面灰绿色或红褐色，叶片常脱落而残留突起的叶基。切面黄白色，中心有髓。气微，味淡。

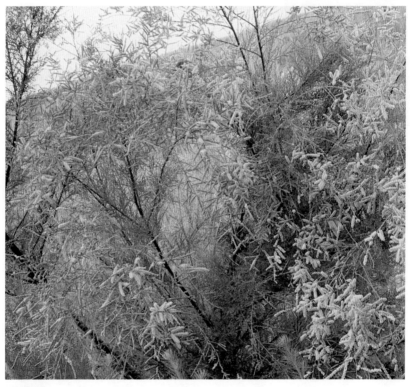

柽柳植株

西洋参

Xiyangshen

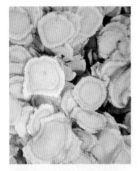

西洋参

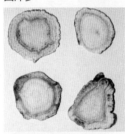

西洋参片（进口）

五加科植物西洋参 *Panax quinquefolium* L.的干燥根，均系栽培品。主产于美国、加拿大，以美国产者为地道药材。选取生长3～6年的根，于秋季采挖，除去分枝、须尾，晒干。喷水湿润，撞去外皮，再用硫黄熏之。晒干后，颜色白起粉的称为"粉光西洋参"，又称"去皮参"。挖出后，带栓皮晒干或烘干的，习称"原皮西洋参"，又称"面参"。

【性状特征】

1. 药材

呈圆柱形或长纺锤形，长2～6厘米，直径0.5～1.1厘米。芦头、支根及须根多已除去。表面淡棕黄色（原皮参）或类白色（粉光参），表面有密集细横纹。质结实。断面平坦，淡黄白色，形成层环纹明显，并散有多数红棕色树脂道。气特异，味微苦而甜。

2. 饮片

呈长圆形或类圆形薄片。外表皮浅黄褐色。切面淡黄白至黄白色，形成层环棕黄色，

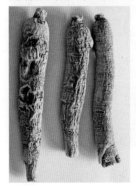

西洋参药材（长枝）

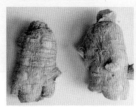

西洋参药材（短枝）

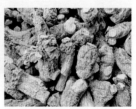

西洋参药材（立头）

【化学成分】

主要含皂苷类化合物，尚含有钾、钠等无机元素。

【饮片功能】

益肺阴，清虚火，生津止渴。用于肺虚久嗽、失血、咽干口渴、虚热烦倦。

【用法用量】

水煎口服（另煎兑服），5~10克。

【注意事项】

不宜与藜芦同用。脾胃虚寒、常有胃痛腹泻者忌用。

皮部有黄棕色点状树脂道，近形成层环处较多而明显，木部略呈放射状纹理。气微而特异，味微苦、甘。

【食疗】

西洋参粥

西洋参3克，麦冬10克，淡竹叶6克，大米30克。

制作方法：先将麦冬、淡竹叶水煎，去渣取汁，加入大米煮粥，待粥将熟时，加入西洋参共煮。

功能主治：益气养阴，清热和胃。用于气阴不足之烦躁、口干、气短乏力等。

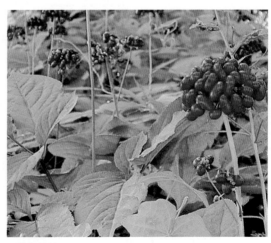

西洋参植株

防己

Fangji

防己科植物粉防己*Stephania tetrandra* S.Moore的干燥根。主产于江苏、安徽、浙江，以安徽产品质最优，奉为道地药材。秋季采挖。挖得根茎后，用水洗净泥土，在日光下曝晒，半干后截成6~10厘米或16~30厘米的段，纵剖为2瓣，再晒干或焙干即成。

【性状特征】

1. 药材

呈不规则的圆柱形、半圆形块状或块片状，常弯曲如结节状，长3~10厘米，直径1~5（~6）cm。去栓皮者表面淡灰黄色，可见残留的灰褐色栓皮，弯曲处有深陷的横沟。体重，质坚实。断面平坦，灰白色至黄白色，富粉性，有排列较稀疏的放射状纹理，纵剖面浅黄白色，维管束浅棕色，呈弯曲筋脉状纹理。气微，味苦。

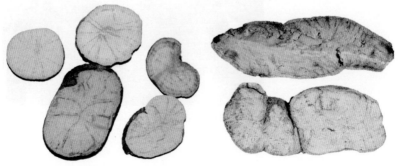

防己   防己药材

【化学成分】

含有多种生物碱。

【饮片功能】

利水消肿,祛风止痛。用于水肿脚气、小便不利、湿疹疮毒、风湿痹痛、高血压症。

【用法用量】

内服: 煎汤, 4.5~9克。

【注意事项】

胃纳不佳及阴虚体弱者慎用。妇女胎前产后、月经期、哺乳期,均当慎用或忌用。

2. 饮片

圆形、半圆形或不规则形的厚片,表面黄白色,皮部薄,形成层纹明显,导管部棕色,呈放射状,粉性。周边淡灰黄色。气微,味苦。

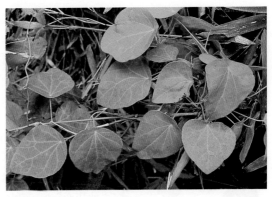

粉防己植株

防风

Fangfeng

伞形科植物防风*Saposhnikovia divaricata*（Turcz.）Schischk.的干燥根。主产于河南、河北、山西，黑龙江省产量大，品质佳，视为道地药材。春、秋二季采挖。在植株未有抽苔前挖取。挖取后，除去茎叶及须根，抖净泥土，晒干。栽培者种植2～3年后采挖，除去须根及泥沙，晒干。

【性状特征】

1. 药材

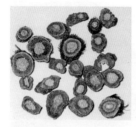

防风

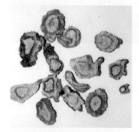

防风（栽培品）

根呈圆锥形或长圆柱形，下部渐细，长约20～30厘米，直径0.5～2厘米。表面灰黄色或灰褐色。顶端钝尖，根头部多有密集的细环节如蚯蚓，习称"蚯蚓头"或"旗杆顶"，细环节上带有部分黄色纤维状毛须，细环节之下多纵皱纹并有横长皮孔及点状突起的须根痕。体轻，质松，易折断。断面中间有黄色圆心（木质部）；心外有棕色环（形成层）；最外层淡黄棕色（皮部），散生黄棕色油点，有裂隙（习称"菊花心"）。有特异香气。

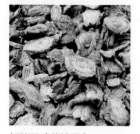

祁防风（栽培品）

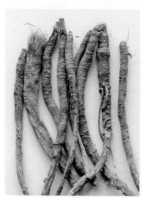

防风药材

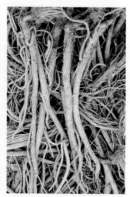

防风药材（栽培品）

【化学成分】

含挥发油类、酚类、苷类、内酯类等。

【饮片功能】

解表祛风，胜湿，止痉。用于感冒头痛、风湿痹痛、风疹瘙痒、破伤风。

【用法用量】

内服：煎汤，4.5~9克。

【注意事项】

血虚痉挛及阴虚火旺者慎用。

2. 饮片

圆形或长圆形的厚片，表面黄白色或浅黄色，木部圆形，有的可见小型髓部，形成层环色深，皮部棕色，有多数放射状裂隙及众多细小油点。质松软。气微香，味甘。

【食疗】

防风粥

防风10克，大米50克，葱白2茎。

制作方法：将防风择洗干净，放入锅中，加清水适量，浸泡5~10分钟后，水煎取汁，加大米煮粥，待熟时调入葱白，再煮一二沸即成。

功能主治：疏风解表，散寒止痛。

用法用量：每日1~2剂，连续3~5天。

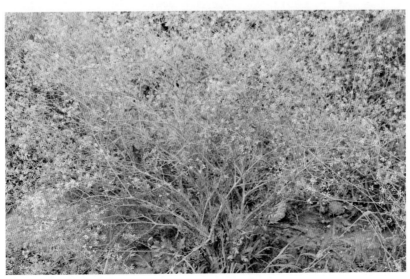

防风植株

阳起石

Yangqishi

硅酸盐类角闪石族矿物透闪石及其异种透闪石。主产于湖北、河南、山西。采挖后去净泥土，选择浅灰白色或淡绿白色的纤维状或长柱状集合体入药。

【性状特征】

为长条形或扁长条形，大小不一。全体乳白色、青白石至青灰色相间的纵花纹，有的带黄棕色，表面显纤维状纹理。质松软，小块者可折断，断面呈纤维状，易纵向裂开，碾碎后呈丝状，其丝绵软而光滑，富弹性。气无，味淡。以针束状，色乳白，质柔软，易撕碎、无杂质者为佳。

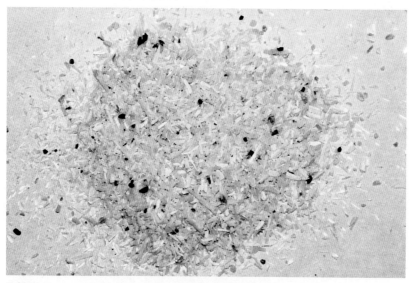

阳起石

【食疗】

阳起石粥

阳起石10克，大米50克，白糖适量。

制作方法：将阳起石择净，放入锅中，加清水适量，浸泡5~10分钟后，水煎取汁，加大米煮粥，待熟时调入白砂糖，再煮一二沸服食。

功能主治：温肾壮阳。

用法用量：每日1剂。

【化学成分】
主含钙、镁、铁的羟硅酸盐，尚含少量方解石或兼有角闪石和绿泥石（含镁铁铝的硅铝酸盐）等。

【饮片功能】
温肾壮阳。主治肾阳虚衰、阳痿、遗精、早泄、腰膝酸软、宫寒不孕、带下、症瘕、崩漏。

【用法用量】
内服：煎汤，3~5克；或入丸、散。外用：适量，研末调敷。

【注意事项】
阴虚火旺者忌用。妇女胎前产后、月经期、哺乳期，均当慎用或忌用。

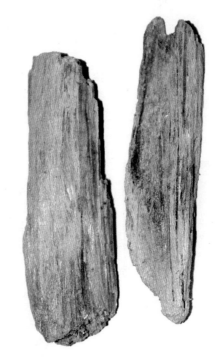

阳起石药材

阴行草

Yinxingcao

玄参科植物阴行草*Siphonostegia chinensis* Benth.的全草。主产于东北及河北、河南、山东等地。立秋至白露采割，去净杂质，切段，晒干或鲜用。

【性状特征】

1. 药材

全草长30~80厘米，密被锈色短毛。茎圆柱形多分枝，直径0.2~0.4厘米，表面棕紫色或棕黑色，折断面黄白色，边缘呈纤维性，中央为白色疏松的髓。叶对生，多脱落，完整叶为1~2次羽状细裂，棕黑色，叶两面及边缘被褐色柔毛及腺毛。枝梢有长筒状花萼，长约1杆5厘米，表面有10条隆起的纵棱，顶端5裂。花唇形，超出花萼外，棕黄色。蒴果藏于萼筒内，狭卵状椭圆形，表皮黑色，长0.5~1 cm，有多数纵脉纹。种子多数，细小，长形，表面皱缩，棕黑色。气微，味淡、微苦。

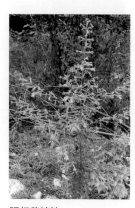

阴行草植株

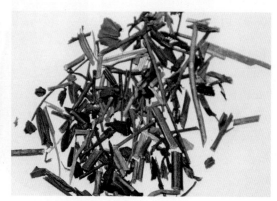

阴行草（北刘寄奴）

【化学成分】

含3-羟基-16-甲基-
十七羧酸、芹菜素
（apigenin）、木樨
草素（luteolin）、三
十四和三十五烷、
β-谷甾醇、挥发
油、单萜烯类生物碱
（isocantleylne）、阴
行草醇（siphonoste-
glul）、内酯类成分等。

【饮片功能】

清热利湿，凉血止
血，祛瘀止痛。用于
黄疸型肝炎、胆囊
炎、泌尿系结石、小
便不利、尿血便血、
产后瘀血腹痛。

【用法用量】

内服：煎汤，5~15
克。外用：适量，研
末调敷或撒患处。

2. 饮片

棕紫色或棕黑色段状，折断面黄白色，边缘呈纤维性，中央为白色疏松的髓。气微，味淡、微苦。

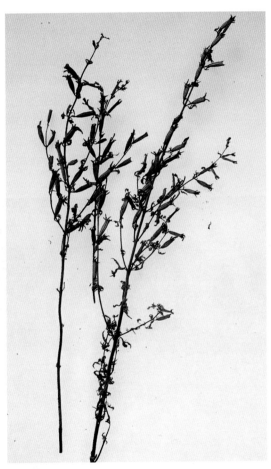

阴行草药材

伸筋草

Shenjincao

石松科植物石松*Lycopodium japonicum* Thunb.的干燥全草。主产于浙江、湖北、江苏、湖南、四川。夏、秋二季茎叶茂盛时采收，连根拔起，去净泥土、杂质，晒干。

【性状特征】

1. 药材

匍匐茎呈细圆柱形，略弯曲，长可达2m，直径1~3毫米，其下有黄白色细根。直立茎作二叉分枝。叶密生茎上，螺旋状排列，皱缩弯曲，线形或针形，长3~5毫米，黄绿色至淡黄棕色，无毛，先端芒状，全缘，易碎断。质柔软，断面皮部浅黄色，木部类白色。无臭，味淡。

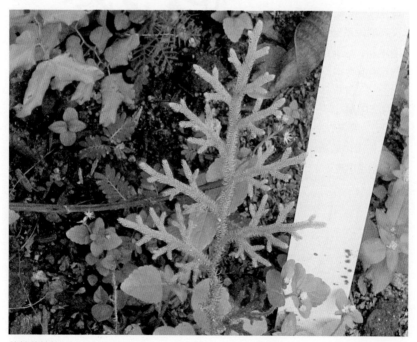

伸筋草植株

2. 饮片

呈不规则的段，茎呈圆柱形，略弯曲。叶密生茎上，螺旋状排列，皱缩弯曲，线形或针形，黄绿色至淡黄棕色，先端芒状，全缘。切面皮部浅黄色，木部类白色。气微，味淡。

【食疗】

伸筋草炖猪蹄

猪蹄250克，伸筋草10克，生姜片、盐、鸡精适量。

制作方法：将伸筋草洗净，猪蹄去毛，洗净。斩件。锅内烧水，水开后放入猪蹄滚去表面血迹，再捞出洗净。煲内加入清水适量，再将全部材料放入炖盅。加入开水适量。以文火隔水炖4个小时，调味即可。

功能主治：舒筋活骨。适用于筋骨受伤后关节不能去甚者。

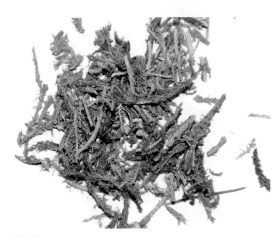

伸筋草

何首乌

Heshouwu

蓼科植物何首乌*Polygonum multiflorum* Thunb.的干燥块根。主产于江西、湖北、四川、贵州,贵州产者习称为"红内消"。秋、冬二季叶枯萎时采挖,削去两端,洗净,个大的切成块,干燥。

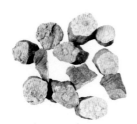

何首乌

【性状特征】

1. 药材

(1)何首乌　团块状或不规则纺锤形,长6~15厘米,直径4~12厘米。表面红棕色或红褐色,皱缩不平,有浅沟,并有横长皮孔及细根痕。体重,质坚实,不易折断,断面浅黄棕色或浅红棕色,显粉性,皮部有4~11个类圆形异型维管束环列,形成云锦状花纹,中央木部较大,有的呈木心。气微,味微苦而甘涩。

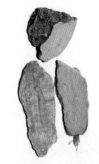

何首乌药材

(2)德庆首乌　呈较长的不规则纺锤状。长8~15厘米,直径3~6厘米。表面灰褐色,有不整齐的横沟和细密的皱纹,上下端有一明显的根茎残痕,露出坚硬的纤维状维管束。表皮较薄,不易剥离,质坚硬而体重,难折断,断面黄棕色或淡黄棕色,富粉性,可见中央有1圈环纹或1~2个维管束花纹,气无,味甘涩。已

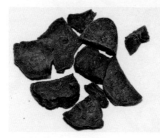

制何首乌1

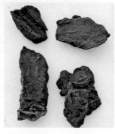

制何首乌2

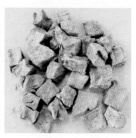

制何首乌3

【化学成分】

含蒽醌衍生物及其苷类、二苯乙烯类、氮化合物、胡萝卜苷和没食子酸等。

【饮片功能】

解毒，消痈，润肠通便。用于瘰疬疮痈、风疹瘙痒、肠燥便秘、高脂血症。

【用法用量】

内服：煎汤、熬膏、浸酒或入丸、散，6～12克。外用：煎水洗，研末撒或调涂。

【注意事项】

大便溏泄及湿痰壅盛者不宜用。妇女胎前产后、月经期、哺乳期，均当慎用或忌用

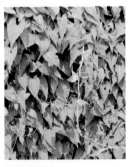

何首乌植株

切片的为横切中厚片，断面直径3杆5～6厘米，厚约0杆2厘米，棕黄色至黄褐色，具胶质样光泽，中柱明显，间见有1～2个异形维管束，折断面棕黄色，味甘凉涩。

2. 饮片

制何首乌为不规则皱缩状的块片，厚约1厘米。表面黑褐色或棕褐色，凹凸不平。质坚硬，断面角质样，棕褐色或黑色。气微，味微甘而苦涩。

【食疗】

何首乌粥

制何首乌30克，大米100克，大枣5枚，白糖少许。

制作方法：将首乌择净，放入锅中，用冷水浸泡10～30分钟后，水煎取汁，加大米、大枣同煮为粥，待熟时调入白糖或冰糖，再煮一二沸即成。

功能主治：益气养血，滋补肝肾。适用于肝肾亏虚、须发早白、头目眩晕、耳聋耳鸣、腰膝酸软、遗精、早泄、带下崩漏、大便秘结以及高血压、血脂、冠心病等。

用法用量：每日1剂。

佛手

Foshou

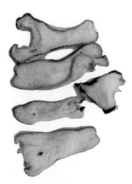

佛手

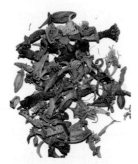

佛手花

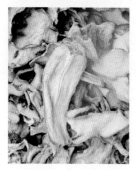

佛手商品

芸香科植物佛手*Citrus medica* L. var. *sarcodactylis* Swingle的干燥近成熟果实。主产于广东肇庆、高要。产于广西者称为"广佛手";产于四川者称"川佛手";产于福建者称"建佛手";产于浙江者称"兰佛手"。其中以广东肇庆产品质量最优,视为道地药材。秋季果实将熟尚未变黄或变黄时采收。晾数天,待水分大部蒸发后纵切成厚约0.5厘米的薄片,晒干或低温干燥。

【性状特征】

1. 药材

(1)佛手 鲜果长椭圆形,顶端分裂如拳状,或张开似指状,其裂数即代表心皮数;近果柄一端略细瘦。表皮嫩时绿色,成熟时金黄色,粗糙,密布小凹点状油室,并有数条纵沟或棱;果肉淡黄色。种子数粒,卵形,先端尖,有时不完全发育。成熟果实气香甜浓郁。

(2)广佛手 果大色黄而光亮,体糯芳香。

(3)川佛手 果实小,但香味浓。

(4)建佛手 果实较小,香味较淡。

2. 饮片

(1)佛手片 为未成熟果实的纵切片,呈类圆形或卵圆形的薄片,常皱缩或卷曲,长4~6厘米,宽2~4厘米,厚约3毫米。顶端稍宽,常有3~5个手指状的裂瓣,基部略窄,有的可见圆形果柄痕。外皮绿褐色或黄绿色,密

【化学成分】

果皮的外部含挥发油；果皮内部含有香豆精类化合物，主要为佛手内酯（Bergapten）、柠檬内酯（Limettin）。

【饮片功能】

疏肝理气，和胃止痛。用于肝胃气滞、胸肋胀痛、胃脘痞满、食少呕吐。

【用法用量】

内服：煎汤，3~9克。

【注意事项】

阴虚有火、无气滞症状者慎用。痢久气虚者禁用。

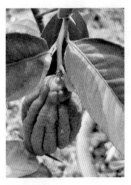

佛手植株

布小凹点状油室和皱纹，果肉黄白色或淡黄褐色，散有凹凸不平的线状或点状维管束。质硬而脆，受潮后柔韧。气香，味微苦、酸。

（2）广佛手片　为成熟果实的纵切片，长8~15厘米，宽3~6厘米，厚1~2毫米。外皮黄褐色或橙黄色，果肉淡黄白色。质柔软。气微香，味先甜而后微苦、酸。

【食疗】

❶ 佛手粥

佛手15克，苏梗15克，粳米60克。

制作方法：先将佛手、苏梗洗净，水煎取汁，待粳米粥八成熟时入药汁共煮至熟，入白糖少许调味食。

功能主治：治疗妊娠期间胸腹胀满疼痛以两胁尤甚、嗳气吐酸、烦躁易怒、苔薄腻、脉弦滑者。

❷ 佛手姜汤

佛手10克，生姜6克，白糖适量。

制作方法：把生姜去皮，与佛手一齐放入清水中洗净，取生姜切成片。将砂锅洗净，把生姜片、佛手放入锅内，加清水适量，置于火上煮1小时，去渣留汁，加入白糖即成。

功能主治：理气宽胸，和胃止呕。适用于妊娠恶阻、肝胃不和的胸脘堵闷、疼痛作胀、呕吐频繁。

余甘子

Yuganzi

大戟科植物余甘子*Phyllanthus emblica* L.的干燥成熟果实。主产于云南、福建等地，马来西亚及印度亦有产。冬季至次春果实成熟时采收，除去杂质，干燥。藏族习用药材。

【性状特征】

呈球形或扁球形，直径1.2~2厘米。表面棕褐色至墨绿色，有浅黄色颗粒状突起，具皱纹及不明显的6棱，果柄约1毫米。中果皮厚1~4毫米，质硬而脆。内果皮黄白色，硬核样，3室，表面略具6棱，背缝线的偏上部有数条维管束，干后可裂成6瓣。种子6粒，棕色，近三棱形，背面弧形，腹面有一淡棕色种脐。气微，味酸涩、回甜。

【化学成分】

含维生素C、鞣质、有机酸类，另含胡萝卜素（carotene）及酚类余甘子酚（emblicol）。

【饮片功能】

清热凉血，消食健胃，生津止渴。用于血热血瘀、肝胆病、消化不良、腹痛、咳嗽、喉痛、口干。

【用法用量】

内服：煎汤或入丸散，3~9克。外用：捣汁敷。

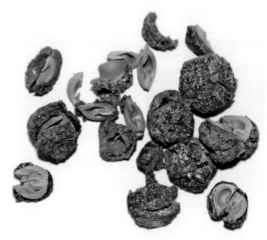

余甘子

【食疗】

油甘子木瓜汤

木瓜750克，油甘子6个，雪梨3个，蜜枣3个，瘦肉188克，盐适量。

制作方法：木瓜去皮去核切厚块，蜜枣洗干净，雪梨去皮切块，油甘子洗净用刀拍烂。瘦肉洗干净，余烫后再冲洗干净。煲滚适量水，放入木瓜、油甘子、雪梨、蜜枣和瘦肉，水滚后改慢火煲约90分钟，下盐调味即成。

功能主治：益肺养胃，解毒利咽。

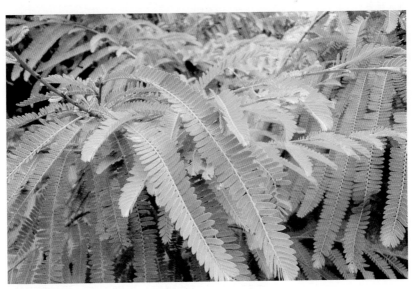

余甘子植株

吴茱萸

Wuzhuyu

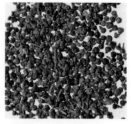

吴茱萸药材（江西）

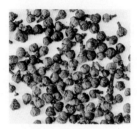

炙吴茱萸

芸香科植物吴茱萸*Euodia rutaecarpa*（Juss.）Benth.、石虎*Euodia rutaecarpa*（Juss.）Benth var. *officinalis*（Dode）Huang或疏毛吴茱萸*Euodia rutaecarpa*（Juss.）Benth. var. *bodinieri*（Dode）Huang的干燥近成熟果实。吴茱萸主要分布于贵州、四川等地；石虎主要分布于贵州、四川等地；疏毛吴茱萸主要分布于贵州、广西等地。每年处暑前后（8月下旬），当吴茱萸由绿色变黄色，而心皮尚未分离时采收，采摘时将果穗成串剪下，立即摊开日晒，晚上收回亦摊开，晒7～8天即干。若遇阴雨天气，可用不超过60℃的文火烤干。晒或烤的过程中，须经常翻动，使之干燥一致。干后用手或木棒揉搓打下果实，拣尽枝、叶、果柄等杂质。折干率约30%～50%。

【性状特征】

1. 药材

（1）吴茱萸（大花吴茱萸）　商品称为大花吴茱萸。呈类圆球形或略呈五角状扁球形，直径约3～6nm，表面褐色，粗糙，有多个点状突起或凹下油室。顶端稍下凹，可见五角星状裂隙，中央有花柱残留物，基部有黄棕色花萼及短小果柄。质硬而脆，横切面可见子房5室，每室有未成熟的淡黄色种子1～2粒，气芳香浓郁，味辣而苦。

（2）石虎、疏毛吴茱萸（小花吴茱萸）　商品称为小花吴茱萸，呈球形，直径2～5毫米，表面黄绿色至褐色，粗糙，有多数点状突起或凹下油点，顶端有五角星状的裂隙，基部残留被有黄色茸毛的果柄，质硬而脆，横切面可见

【化学成分】

主要含挥发油、生物碱类。

【饮片功能】

散寒止痛，降逆止呕。用于厥阴头痛、寒疝腹痛、寒湿脚气、经行腹痛、脘腹胀痛、呕吐吞酸、五更泄泻。

【用法用量】

内服：煎汤，1.5~4.5克。外用：适量。

【注意事项】

本品辛热燥烈，易耗气动火，并有小毒，故不宜多用、久服。阴虚有热者禁用。妇女胎前产后、月经期、哺乳期，均当慎用或忌用

子房5室，每室有淡黄种子1~2粒，气芳香浓郁，味辣而苦。

2. 饮片

（1）吴茱萸　表面暗黄绿色至褐色，粗糙，有多数点状突起或凹下的油点。气芳香浓郁，味辛辣而苦。

（2）制吴茱萸　表面棕褐色至暗褐色。气味稍淡。

【食疗】

吴茱萸生姜粥

吴茱萸10克，糯米100克，生姜3片。

制作方法：将吴茱萸用纱布袋装好先下，糯米、生姜共煮稀粥，粥成后拣去吴茱萸、生姜即成。

功能主治：温中止痛。适宜于寒性胃痛患者的辅助食疗。

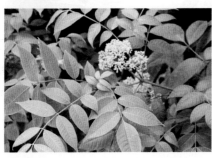

吴茱萸植株

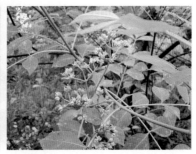

石虎植株

杜仲
Duzhong

杜仲科植物杜仲*Eucommia ulmoides* Oliv.的干燥树皮。主产于贵州、四川、陕西。4~6月将树皮剥下后，内皮相对叠放在垫好稻草的平地上，使之发汗，经6~7天，内皮呈黑绿色或黑褐色时，取出晒干。晒时注意压平。再将表面的粗皮除去即可。

【性状特征】

1. 药材

呈板片状或两边稍向内卷，大小不一，厚2~7毫米。外表面淡棕色或灰褐色，有明显的皱纹或纵裂槽纹；有的树皮较薄，未去粗皮，可见明显的皮孔；内表面暗紫色，光滑。质脆，易折断，断面有细密银白色、富弹性胶丝相连。气微，味微苦。

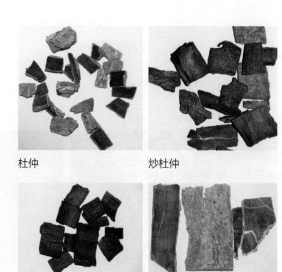

杜仲

炒杜仲

杜仲炭

杜仲药材

【化学成分】

含有杜仲胶（getta-percha）约20%、杜仲醇及树脂、卫矛醇、绿原酸、维生素C、微量生物碱、降压成分松脂醇二葡萄糖苷（pinoresinol-diglycoside）及桃叶珊瑚苷（aueubin）等。

【饮片功能】

补肝肾，强筋骨，安胎。用于肝肾不足、腰膝酸痛、筋骨无力、头晕目眩、妊娠漏血、胎动不安。

【用法用量】

内服：煎汤，6~9克。

【注意事项】

阴虚火旺者慎用。

2. 饮片

（1）生杜仲　为呈10~15毫米的小方块，或呈丝状。外表面淡棕色或灰褐色，有明显的皱纹或纵裂槽纹，内表面暗紫色，光滑。折断时有细密、银白色的橡胶丝相连。气微，稍苦。

（2）盐杜仲　形如生杜仲，焦黑色或灰棕色，断面白丝易黏，略具咸味。

【食疗】

杜仲寄生茶

杜仲、桑寄生各等分。

制作方法：共研为粗末。

功能主治：用于高血压而有肝肾虚弱、耳鸣眩晕、腰膝酸软者。

用法用量：每次10克，沸水浸泡饮。

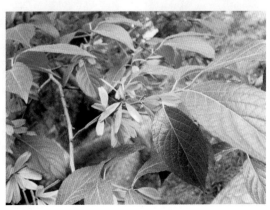

杜仲植株

忍冬藤

Rendongteng

忍冬科植物忍冬*Lonicera japonica* Thunb. 的干燥藤茎。药材称为"忍冬藤"。主产于浙江、四川、江苏，以浙江产量最大，江苏所产质量优，可奉为地道药材。秋、冬二季采收，割取嫩藤，除去杂质，扎成捆把，晒干。

【性状特征】

1. 药材

茎圆柱形，细长，常数枝相互盘曲扭转成束状，直径0.15~0.6厘米，表面棕红色、暗棕色或灰绿色，光滑或有细柔毛，尤以嫩枝为多，皮部易剥落，常撕裂作纤维状。茎上多带有椭圆形的对生叶，呈绿黄色，常破碎不全。质坚脆，折断面灰白色或黄白色，中央髓部有空隙。气弱，嫩枝味淡，老枝味微苦。

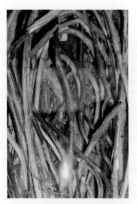

忍冬藤药材

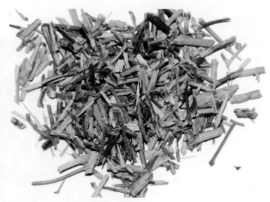

忍冬藤

【化学成分】

藤含绿原酸（chloro-genic acid）、异绿原酸（isochlorogenic acid）；地上部分含马钱子甙（loganin）、断马钱子甙二甲基缩醛（secologanin dimethylacetal）、断马钱子苷半缩醛内酯（vogeloside）等。

【饮片功能】

清热解毒，疏风通络。用于温病发热、热毒血痢、痈肿疮疡、风湿热痹、关节红肿热痛。

【用法用量】

内服：煎汤，15~50克；或入丸、散，浸酒。外用：煎水熏洗，熬膏贴或研末调敷。

【注意事项】

脾胃虚寒、泄泻不止者禁用。

2. 饮片

为不规则的小段或厚片。表面棕红色或暗棕色，切面黄白色，中空。偶有残叶，暗绿色，略有绒毛。无臭，老枝味微苦。嫩枝味淡。

【食疗】

忍冬藤酒

忍冬藤150克、生甘草30克、白酒200毫升。

制法方法：将忍冬藤核甘草加水2000毫升，浓煎1小时，再加入白酒，煎煮数沸，过滤去渣，装瓶备用。

功能主治：清热解毒，消痈散结。

用法用量：每日3次，每次30~50毫升；或随量饮服。

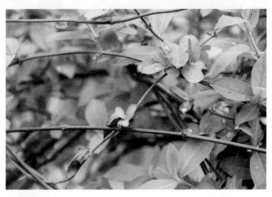

忍冬藤植株

杠板归

Gangbangui

蓼科植物杠板归*Polygonum perfoliatum* L.的干燥地上部分。主产于江苏、浙江、福建。夏、秋二季，采收地上部分，晒干或鲜用。

【性状特征】

1. 药材

茎细长，略呈方柱形，有棱角，多分枝，直径1～3毫米。表面淡棕色或紫红色，近基部紫棕色，具纵纹。棱角上有稀疏倒生的钩刺。节略膨大，节间长2~6厘米。质较硬，断面黄白色，有髓或中空。叶互生，有长柄；盾状着生，叶片皱缩，易碎，完整者展平后呈近等边三角形，灰绿色至红棕色，背面叶脉、叶柄及花梗均有倒生钩刺。托叶鞘近圆形，穿茎，或脱落，短穗状花序顶生或生于上部叶腋，花梗红棕色，花小，多皱缩或脱落。气微，茎味淡，叶味酸。

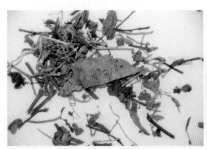

杠板归

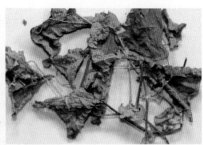

杠板归药材

【化学成分】

含苷类：黄酮苷、蒽苷、强心苷。另含酚类、氨基酸类。

【饮片功能】

清热解毒，利水消肿，止咳。用于咽喉肿痛、肺热咳嗽、小儿顿咳、水肿尿少、湿热泻痢、湿疹、疖肿、蛇虫咬伤。

【用法用量】

内服：煎汤，10~30克。外用：适量，煎汤熏洗或鲜品捣烂敷患处。

2. 饮片

呈方柱形段状，表面淡棕色或紫红色，具纵纹。气微，茎味淡，叶味酸。

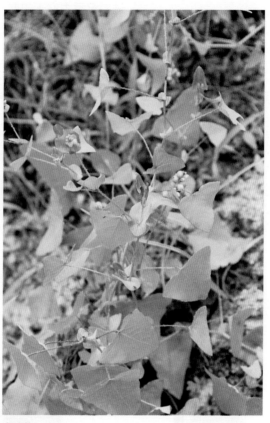

穿叶蓼

沉香
Chenxiang

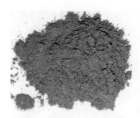

沉香粉

瑞香科植物白木香*Aquilaria sinensis*（Lour.）Gilg或沉香*Aquilaria agallocha* Roxb.含有树脂的木材。前者称为"国产沉香"，后者称为"进口沉香"。国产沉香主产于海南、广东等地；进口沉香主产于印度尼西亚、马来西亚、越南等地。沉香采收，多根据当地的习惯，一般有以下几种方法：

（1）选择树干直径达30厘米以上的大树，在距地面1.5~2米的高处，用刀在树干上顺砍数刀，伤口深3~4厘米，伤口附近的木质部则分泌树脂，逐渐变棕黑色，经数年后割取有树脂的木部。此创伤口，经若干年后又继续生成沉香。

（2）在距地面约1米处的树干上，凿成深3~6厘米，直径3~6厘米的小口（俗称"开口者"），然后用泥土封好，伤口附近的木质部分泌树脂。

（3）寻找枯朽的白木香及沉香树，有时可觅得质量较好的沉香。

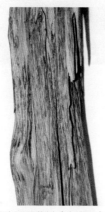

国产沉香药材（白木香）

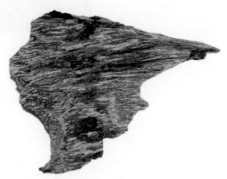

沉香药材

【化学成分】

白木香含挥发油及树脂，挥发油中含沉香螺萜醇（agarospirol）、白木香酸（baimuxinic）及白木香醇（baimuxinol）等；沉香含油树脂。

【饮片功能】

行气止痛，温中止呕，纳气平喘。用于胸腹胀闷疼痛、胃寒呕吐呃逆、肾虚气逆喘急。

【用法用量】

研末冲服，1.5~4.5克。亦可用原药磨汁服。入煎剂宜后下。

【注意事项】

气虚火旺者须慎用。

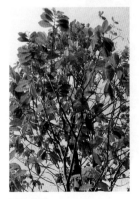

沉香植株

【性状特征】

（1）国产沉香 呈不规则的块状、片状或盔帽状，大小不一。剔去朽木部分，具长短不一的纵沟及纵棱。表面具凹凸不平的加工的刀痕，可见黑褐色树脂与黄白色木部相间的斑纹。含油足的木质部黑棕色，微有光泽，含油较少的木质部淡褐色，不含油的木质部黄白色，色深浅交错，形成纵顺花纹或花斑纹；虫伤及创伤部分黄褐色，显粗糙呈枯朽样，凸凹不平或有孔洞，并常附带有微量泥土。质较轻，有特殊香气。含油足者质坚重，入水下沉或半沉。易点燃，烧时发浓烟，有黑色油状树脂冒出，并有浓郁香气四溢。气芳香，味微苦。

（2）进口沉香 呈长块状，两端锯齐，间有圆柱状或不规则片状。表面黄褐色，木纹粗糙，纵纹顺直明显，可见棕黑色顺直的树脂线。断面可见多数棕黑色树脂线点。质较坚硬，气芳香，燃烧时香气更浓，味微苦，均以色黑体重、树脂显著、入水下沉者为佳。

【食疗】

沉香粥

沉香2克，大米100克，白糖适量。

制作方法：将沉香择净，研为细末。大米淘净，放入锅内，加清水适量煮粥，待煮至粥熟时，调入白糖、沉香粉，再煮一二沸即成。

功能主治：行气止痛，降逆调中，温肾纳气。

用法用量：每日1剂，连续3~5天。

没药

Moyao

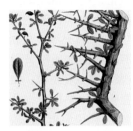

没药树植株

橄榄科植物地丁树*Commiphora myrrha* Engl. 和哈地丁树*Commiphora molmol Eng*l.茎干皮部渗出的干燥树脂。主产于索马里和埃塞俄比亚等国。11月至次年2月或6~7月，割伤树皮，树脂从伤口流出，初为淡黄白色液体，在空气中渐变为红棕色硬块。采集后，拣去杂质。

【性状特征】

1. 药材

天然没药不规则颗粒或黏结成团块，大小不一，直径1~3厘米，少数可达10厘米。表面红棕色或黄棕色，粗糙，被有黄棕色粉末。有的杂有树皮或其他杂质，显黑棕色；有的杂有黄白色透明胶质块。质硬脆，破碎面呈颗粒

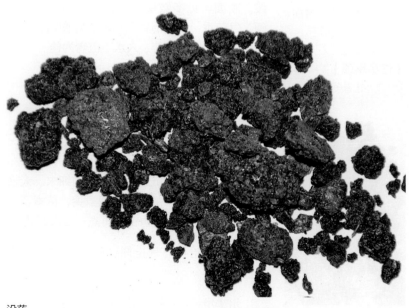

没药

样，显棕色油脂光泽。与水共研磨则成黄棕色乳状液。气香特异，味苦、微辛。

2. 饮片

（1）醋没药　为小碎块或圆形颗粒，表面黑褐色或棕褐色，有光泽。微有乙酸香气。

（2）炒没药　为小碎块或圆形颗粒，表面黑褐色或棕黑色，有光泽。气微香。

【化学成分】
主要含树脂、树胶、挥发油。

【饮片功能】
活血止痛，消肿生肌。用于瘀血心腹疼痛、跌扑伤痛、痹痛拘挛、痈疽肿痛或溃疡不敛。

【用法用量】
内服：3~9克，多入丸、散用。外用：适量，研细末调敷患处。

【注意事项】
孕妇及胃弱者慎用。

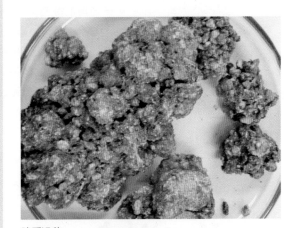

胶质没药

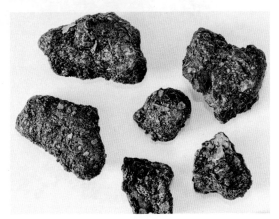

醋没药

沙苑子

Shayuanzi

豆科植物扁茎黄芪*Astragalus complanatus* R.Brown的干燥成熟种子。商品习惯称为"潼沙苑"或"中正苑"。主产于陕西、安徽。秋末冬初种子成熟时，割取地上部分，晒干后打脱荚壳，收取种子，扬净杂质即可。

【性状特征】

1. 药材

呈圆肾形或肾形，稍扁，长2~2.5毫米，宽重1.5~2毫米，厚约1毫米。表面灰绿色或深绿色，腹面凹陷处具圆形种脐。质坚硬，不易破碎。破开后可见黄色子叶2片和弯曲的胚根，胚根长约1毫米。气微弱，嚼之有豆腥味。

2. 饮片

盐沙苑子深黄色，表面微鼓起，有焦香气，余同药材。

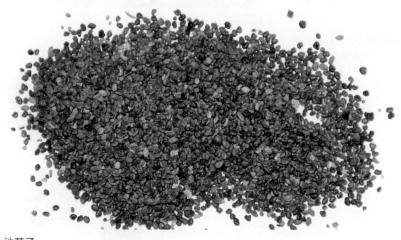

沙苑子

【化学成分】

含维生素A样物质。

【饮片功能】

温补肝肾，固精，缩
尿，明目。用于肾虚
腰痛、遗精早泄、白
浊带下、小便余沥、
眩晕目昏。

【用法用量】

内服：煎汤，9~15克。

【注意事项】

相火炽盛、阳强易举
者忌用。

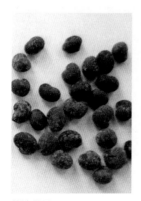

盐沙苑子

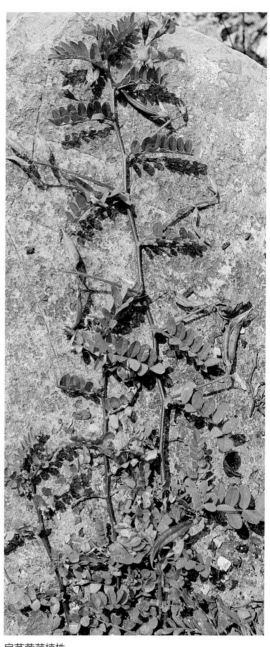

扁茎黄芪植株

灵芝

Lingzhi

多孔菌科植物灵芝*Ganoderma lucidum*（beysex FX）Karst或紫芝*Ganoderma sinense* Zhao,Xu et Zhang的干燥子实体。主产于华东、西南及河北、山西等地。野生灵芝于夏、秋二季采收。栽培品于子实体成熟孢子散出后，菌盖边缘不再生长（边缘不再增厚，无浅白色边）时，采收。采后除净泥土或残留的培养基，洗净，阴干或在4℃~50℃温度下干燥。

【性状特征】

（1）灵芝 全株呈红褐色。菌盖半圆形、肾形或数个重叠或粘连而呈不规则状，边缘薄，稍下垂内卷，中间厚；表面有光泽，环纹明显，放射纹有的清楚，有的不清楚，硬如木质。纵切面米黄色至浅褐色，菌层棕褐色；菌盖下面浅黄色至粉白色，扩大镜下观察可见极

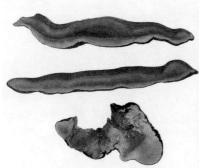

灵芝   赤芝植株（栽培）

【化学成分】

主要含三萜化合物，灵芝多糖等。

【饮片功能】

安神健胃，滋补强壮。用于神经衰弱、失眠、食欲不振、久病体虚等。

【用法用量】

内服：煎汤，9~12克。

细小的针眼状菌管口。菌柄侧生，扁圆柱形，常弯曲，颜色与菌盖相似。气微，味苦。

（2）紫芝　皮壳紫黑色，有漆样光泽。菌肉锈褐色。

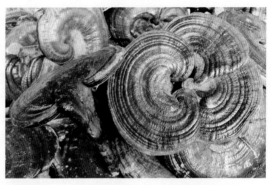

灵芝药材

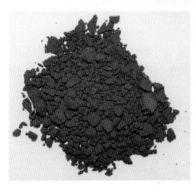

灵芝孢子粉（贵州）

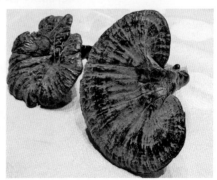

紫芝药材

牡丹皮

Mudanpi

/////////////////////////

　　毛茛科植物牡丹*Paeonia suffruticosa* Andr. 的干燥根皮。凤丹皮主产于安徽铜陵凤凰山，以凤山和东山货质量最有名；瑶丹皮主产于安徽南陵县、西山；湘丹皮主产于湖南。栽培3~5年后采收，于10~11月挖根，洗净，去掉须根，用刀剖皮，抽去木部，将根皮晒干，为原丹皮；如先用竹刀或碗片刮去外皮，再抽去木部，名为刮丹皮（粉丹皮）。

【性状特征】

1. 药材

　　（1）连丹皮　呈筒状或半筒状，有纵剖开的裂缝，略向内卷曲或张开，长5~20厘米，直径0.5~1.2厘米，厚0.1~0.4厘米。外表面灰褐色或黄褐色，有多数横长皮孔样突起和细根痕，栓皮脱落处粉红色；内表面淡灰黄色或浅棕色，有明显的细纵纹，常见发亮的结晶。质硬而脆，易折断，断面较平坦，淡粉红色，粉性。气芳香，味微苦而涩。

　　（2）刮丹皮　外表面有刮刀削痕，外表面红棕色或淡灰黄色，有时可见灰褐色斑点状残存外皮。

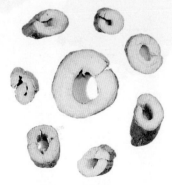

牡丹皮

2. 饮片

呈圆形或卷曲形的薄片。连丹皮外表面灰褐色或黄褐色，栓皮脱落处粉红色；刮丹皮外表面红棕色或淡灰黄色。内表面有时可见发亮的结晶。切面淡粉红色，粉性。气芳香，味微苦而涩。

【化学成分】

主含芍药苷、羟基芍药苷、苯甲酰芍药苷及挥发油等。

【饮片功能】

清热凉血，活血化瘀。用于温毒发斑、吐血衄血、夜热早凉、无汗骨蒸、经闭痛经、痈肿疮毒、跌扑伤痛。

【用法用量】

内服：煎汤，6~12克。

【注意事项】

血虚有寒、月经过多者及孕妇慎用。

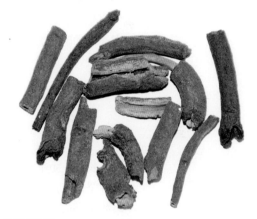

牡丹皮药材

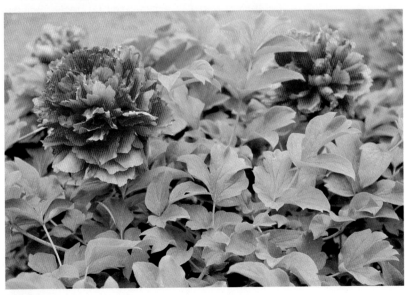

牡丹植株

牡蛎

Muli

牡蛎科动物长牡蛎*Ostrea gigas* Thunberg、大连湾牡蛎*Ostrea talienwhanensis* Crosse或近江牡蛎*Ostrea rivularis*Gould的贝壳。主产于广东、海南、福建等地，以福建产为最佳。全年均可生产，以冬、春二季产量大。采捕后，去肉，洗净晒干。

【性状特征】

1. 药材

（1）长牡蛎　呈长片状，背腹缘几乎平行，长10~50厘米，高4~15厘米。右壳较小，鳞片坚厚，层状或层纹状排列，壳外面平坦或具数个凹陷，淡紫色、灰白色或黄褐色，内面瓷白色，壳顶二侧无小齿。左壳凹下很深，鳞片较右壳粗大，壳顶附着面小。质硬，断面层状，洁白。无臭，味微咸。

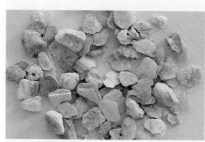

牡蛎

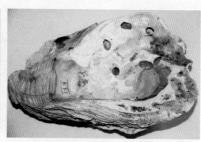

牡蛎药材（大连湾牡蛎）

【化学成分】
含碳酸钙、氨基酸、蛋白质等。

【饮片功能】
重镇安神，潜阳补阴，软坚散结，收敛固涩。用于惊悸失眠、眩晕耳鸣、瘰疬痰核、癥瘕痞块、自汗盗汗、遗精崩带、胃痛泛酸。

【用法用量】
内服：煎汤，先煎，9~30克。

（2）大连湾牡蛎 呈类三角形，背腹缘呈八字形。右壳外面淡黄色，具疏松的同心鳞片，鳞片起伏成波浪状，内面白色。左壳同心鳞片坚厚，自壳顶部放射肋数个，明显，内面凹下呈盒状，铰合面小。

（3）近江牡蛎 呈圆形、卵圆形或三角形等。右壳外面稍不平，有灰、紫、棕、黄等色，环生同心鳞片，幼体者鳞片薄而脆，多年生长后鳞片层层相叠，内面白色，边缘有时淡紫色。

2. 饮片

（1）牡蛎 为不规则的碎块。表面淡紫棕色、灰白色、黄色或黄褐色，内面瓷白色。质硬。断面层状或层纹状排列，洁白。气微腥，味微咸。

（2）煅牡蛎 形如牡蛎碎块，青灰色，质松脆。

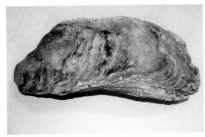

牡蛎药材（长牡蛎）

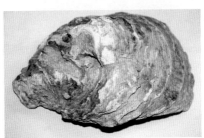

牡蛎药材（近江牡蛎）

皂角刺

Zaojiaoci

豆科植物皂荚*Gleditsia sinensis* Lam.的干燥棘刺。主产于河南、湖北、广西。全年均可采收，但以10月至翌年3月为宜。将针刺铲下，晒干，或趁鲜纵切成薄片后晒干。

【性状特征】

1. 药材

完整的刺具多数分枝，全体紫棕色，尖部呈红棕色，光滑，或有细皱纹。主刺长圆柱形，末端尖锐；主干上具数个分枝刺，螺旋形排列，呈长圆锥形，长短不一。在分枝上又常有更小的刺。在每个分枝刺的基部内侧均有小阜状隆起。质坚硬，难折断。气微，味淡。

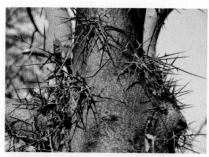

皂角刺

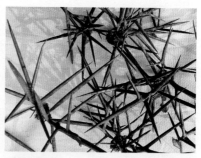

皂角刺药材

【化学成分】
含黄酮类黄颜木素（漆二氢素fustin）、非瑟素（漆黄素fisetin）、无色花青素。

【饮片功能】
活血消肿，排脓通乳，杀虫。用于痈肿疮毒初起或脓成不溃、乳汁不下；外治疥癣麻风。

【用法用量】
内服：煎汤，3~9克。外用：适量，醋煮涂患处，研末撒或调敷。

【注意事项】
凡痈疽已溃者忌用，孕妇忌用。

2. 饮片

为不规则的斜片，厚0.1~0.3厘米，常带有尖细的刺端。切面木质部黄白色，中心髓部呈海绵状，淡红棕色，周边棕紫色或棕褐色。质脆，易折断。无臭，味淡。

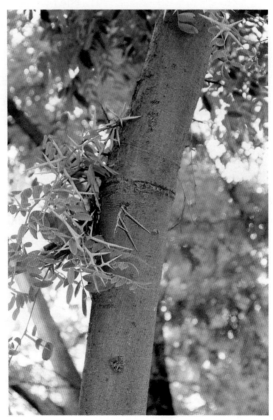

皂荚植株

羌活

Qianghuo

伞形科植物羌活 *Notopterygium incisum* Ting ex H.T.Chang或宽叶羌活 *Notopterygium forbesii* Boiss栽培品的干燥根茎及根。主产于四川、云南，川羌多为蚕羌。春、秋二季采收。挖取地下部分，除去细根及泥土，干燥。部分地区系烘干。

【性状特征】

1. 药材

按药材形态分为"蚕羌""竹节羌""大头羌"和"条羌"等。

（1）羌活　为圆柱状略弯曲的根茎。顶端具茎痕。表面棕褐色至黑褐色，外皮脱落处呈黄色。节间缩短，呈紧密隆起的环状，形似蚕（习称"蚕羌"）；或节间延长，形如竹节状（习称"竹节羌"）。节上有多数点状或瘤状突起的根痕及棕色破碎鳞片。体轻，质脆，易折断，断面不平整，有多数裂隙。皮部黄棕色至暗棕色，油润，有棕色油点，木部黄白色，射线明显，髓部黄色至黄棕色。气香，味微苦而辛。

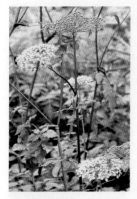

宽叶羌活植株

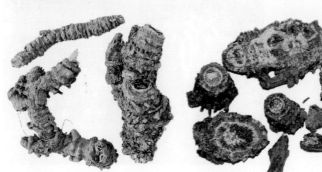

羌活药材　　　　羌活

【化学成分】

含挥发油、呋喃香豆素类等。

【饮片功能】

解表散寒，除湿，止痛。用于风寒感冒、头痛、四肢酸痛、恶寒、无汗发热、风湿关节疼痛。

【用法用量】

内服：煎汤，3～10克；或入丸、散。

【注意事项】

血虚痹痛者忌用。

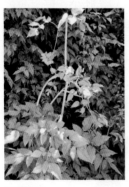

羌活植株

（2）宽叶羌活　根茎类圆柱形，顶端具茎及叶鞘残基，根类圆锥形，有纵皱纹及皮孔，表面棕褐色，近根茎处有较密的环纹（习称"条羌"）。有的根茎粗大，不规则结节状，顶部具数个茎基，根较细（习称"大头羌"）。质松脆，易折断，断面略平坦，皮部浅棕色，木部黄白色。气味较淡。均以条粗壮、有隆起、环纹细密、断面质紧密、有棕色油点、香气浓郁者为佳。

2. 饮片

为不规则类圆形厚片，表面棕黄色，有黄棕色朱砂点，木部黄白色，髓部黄色或黄棕色，有放射状裂隙，周边棕褐色至褐色。体松质脆。气香，味微苦而辛。

【食疗】

羌活粥

羌活10克，大米100克，白糖少许。

制作方法：将羌活择净，放入锅中，加清水适量，水煎取汁，加大米煮粥，待熟时调入白糖，再煮一二沸即成。

功能主治：散寒解表，胜湿止痛。

用法用量：每日1剂。

芡实

Qianshi

睡莲科植物芡*Euryale ferox* Salisb.的干燥成熟种仁。主产于江苏、山东。8~10月随时采收成熟的果实。四川地区则于茎叶枯萎后采收。芡实割取后集中于筐内，击破带刺的果实，取出种子。或将果实堆积起来使果皮腐烂，然后置于流水中，上下搅动，冲去果皮。将种子晾尽水气，置锅内用小火炒焦，按大小分批磨掉硬壳外种皮。磨时需将磨脐适当垫起，以免粉碎子粒，然后簸净即可。江苏省则将磨掉后的芡实再放入麻袋中撞去紫红色外衣使成白色者称"苏芡实"。

【性状特征】

1. 药材

类圆球形，直径5~8毫米，有的破碎成小块，完整者表面（内种皮）薄膜状，紧贴于胚乳之外，红棕色或暗紫色，有不规则的脉状网纹，一端淡黄色（约占1/3），胚小，位于淡黄色一端的圆形凹窝内。断面白色，粉质，质地较硬。气无，味淡。

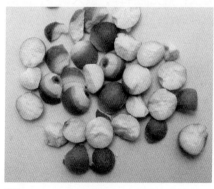

芡实

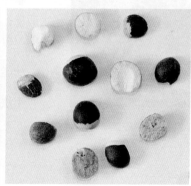

炒芡实

【化学成分】

含碳水化合物、蛋白质、粗纤维、灰分、核黄素、烟酸、维生素C及微量胡萝卜素。

【饮片功能】

补脾止泻，祛湿止带。用于梦遗、滑精、遗尿、尿频、脾虚久泻、白浊、带下。

【用法用量】

内服：煎汤，9~15克。

【注意事项】

有邪实者不宜用。

2. 饮片

炒芡实与麸炒芡实呈微黄色或黄色，具香气，味甘而涩。

【食疗】

芡实茯苓粥

芡实15克、茯苓10克、大米50克。

制作方法： 将芡实、茯苓捣碎，加水适量，调文火煮。煮至软烂时再加入淘净的大米，继续煎煮成粥。

功能主治： 补脾益气。适用于小便不利、尿液混浊。

用法用量： 每天食用1次，连续吃几天。

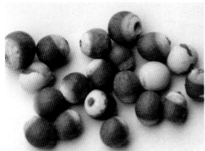

芡实药材

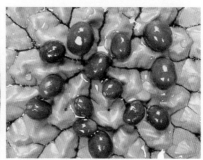

芡植株

芥子

Jiezi

十字花科植物白芥*Sinapis alba* L.或芥*Brassica juncea*（L.）Czem.et Coss.的干燥成熟种子。前者习称"白芥子"，后者习称"黄芥子"。白芥子主产于安徽、河南、山东。夏末秋初果实成熟变黄时，采割植株，晒干，打下种子，除净杂质。

【性状特征】

1. 药材

（1）白芥子　呈球形，直径1.5~2.5毫米。表面灰白色至淡黄色，光滑，在放大镜下观察，可见细微的网纹，一端具一圆形淡褐色的种脐。种皮薄而脆，破开后可见2片肥厚白色子叶，有油性。气微，味辛辣。

（2）黄芥子　形状与白芥子相似而较小，直径1~2毫米。表面黄色至棕黄色，少数为暗红棕色。气微，味极辛辣。研碎后加水浸湿，产生强烈的特异臭气。

2. 饮片

炒芥子形如芥子，表面深黄色或深棕黄色，爆裂，微有焦香气。

【化学成分】
含硫苷类、脂肪油等。

【饮片功能】
温肺豁痰利气，散结通络止痛。用于寒痰喘咳、胸胁胀痛、经络关节麻木、疼痛、痰湿流注、阴疽肿毒。

【用法用量】
内服：煎汤，3~9克。外用：适量。

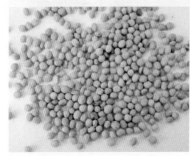

白芥子药材

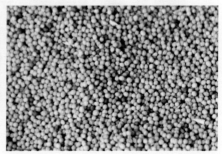

黄芥子药材

【食疗】

白芥子粥

白芥子10克，大米100克。

制作方法： 将芥菜子择净，放入锅中，加清水适量，浸泡5~10分钟后，水煎取汁，加大米煮粥，服食。

功能主治： 温肺祛痰，通络止痛。

用法用量： 每日1剂，连续2~3天。

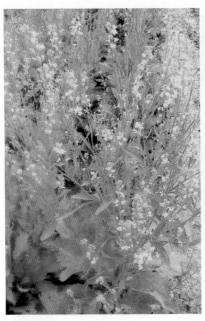

白芥植株

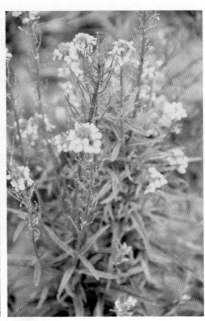

黄芥子植株

芦荟

Luhui

百合科植物庫拉索芦荟Aloe barbadensis Mill和同属近缘种好望角芦荟Aloe felox Mill、斑纹芦荟Aloe vera vera chnensis(ltaw) Berger植物叶的液汁浓缩干燥物。我国南方广东、海南、云南等地有栽培，云南南部有野生。翠叶芦荟原产于北非、西印度群岛有栽培。汁液蒸发浓缩后逐渐冷却凝固的药材称"库拉索芦荟""肝色芦荟"或"老芦荟"；若将汁液用猛火煮沸煎浓后迅速冷却凝固，则称"新荟"或"光亮芦荟"。全年皆可割取。将割的叶片排列于水槽两侧，将液汁经水槽流人容器，然后放人铜锅中加热蒸发至稠膏状，倾入容器中，逐渐冷却凝固。

【性状特征】

（1）库拉索芦荟　呈不规则块状，常破裂为多角形，大小不一。表面暗红褐色或深褐色光泽。体轻，质硬，不易破碎，断面粗糙或显麻纹，富吸湿性。有特殊臭气，味极苦。

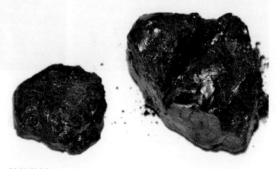

芦荟药材

【化学成分】

含芦荟总苷约25%，其中以芦荟苷为主。

【饮片功能】

清肝热，通便，杀虫。用于热结便秘、妇女经闭、小儿惊痫、疳热虫积；外用治癣疮、痔漏、瘰疬。

【用法用量】

内服：煎汤，2~5克。外用：适量，研末敷患处。

【注意事项】

孕妇忌用。凡脾胃虚寒作泻及不思食者禁用。

（2）好望角芦荟　表面呈暗褐色，略显绿色，有光泽。体轻，质松，易碎，断面玻璃样而有层纹。

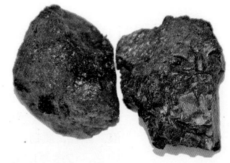

芦荟药材（进口）

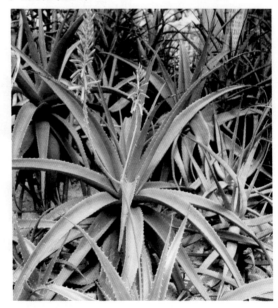

库拉索芦荟植株

芦根

Lugen

禾本科植物芦苇*Phragmites communi*s Trin. 野生或栽培品的根茎。主产于安徽、江苏、浙江等地。6~10月挖取地下根茎，去净泥沙、芽和须根，晒干。鲜用者可在采挖后用泥沙埋藏，随用随取。

【性状特征】

1. 药材

呈长圆柱形，或压扁，长短不一。表面黄白色，有纵皱。节呈环状，有残留根痕及芽痕。体轻，质韧，不易折断。切断面黄白色，中空，边缘厚1.2毫米，有小孔排列成环。气微，味甘。

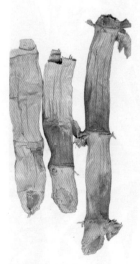

芦根药材

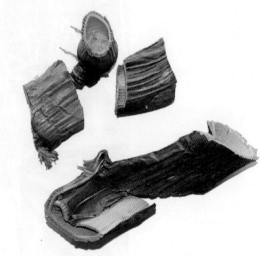

芦根

2. 饮片

为中空的短段，长约1.5厘米，余同原药材。鲜芦根原药材和饮片与干品的区别是表面有光泽，纵皱纹不明显。

【食疗】

芦根粥

芦根30克，大米50克，白糖适量。

制作方法：将芦根择净，水煎取汁，加大米煮粥，待熟时调入白糖，再煮一二沸即成。

功能主治：清热除烦，生津止呕。

用法用量：每日1剂，连续3~5天。

【化学成分】

含薏苡素，天冬酰胺，蛋白质5%，脂肪1%，碳水化合物51%。

【饮片功能】

清热生津，除烦止呕，利尿。用于热病烦渴、胃热呕哕、肺热咳嗽、肺痈吐脓、热淋涩痛。

【用法用量】

内服：煎汤，15~30克。鲜芦根，30~60克。

【注意事项】

脾胃虚寒者忌用。

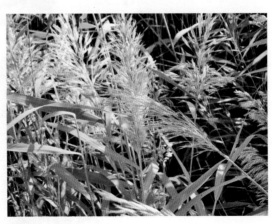

芦苇

芫花

Yuanhua

瑞香科植物芫花*Daphne genkwa* Sieb.et Zucc. 的干燥花蕾。主产于安徽、江苏、四川、河南、山东。每年春季4月当花将开放时，采取花蕾，拣除杂质，阴干或烘干。

【性状特征】

常3~7朵簇生于短花轴上，基部有卵形苞片1~2片，多脱落为单朵。完整单朵花呈棒槌状，常弯曲；花被筒表面淡紫色或灰绿色，密被短柔毛，先端4裂，呈花冠状，裂片淡紫色或黄棕色。质软。气微，味辛辣。

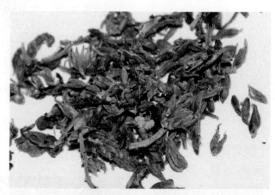

芫花

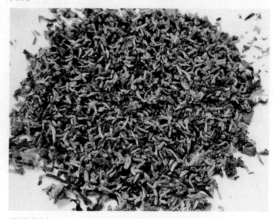

芫花药材

【化学成分】

主要含芫花素、羟基芫花素等。

【饮片功能】

泻水逐饮，解毒杀虫。用于水肿胀满、胸腹积水、痰饮积聚、气逆喘咳、二便不利；外治疥癣秃疮、冻疮。

【用法用量】

内服：煎汤，1.5~3克。醋芫花研末吞服，1次0.6~0.9克，1日1次。

【注意事项】

孕妇禁用。不宜与甘草同用。忌酒和辛辣物。胃及十二指肠溃疡、胃炎、体弱者慎用。

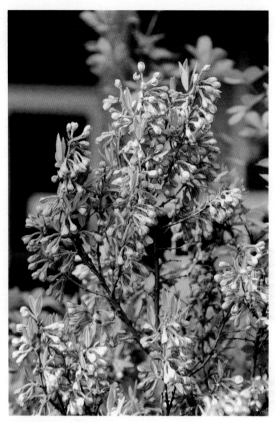

芫花植株

芫荽

Yuansui

//////////

伞形科植物芫荽*Coriandrum sativum* L.的干燥全草。我国各地均有栽培。春季采收，洗净，晒干。

【性状特征】

药材为干燥的全草，叶多卷缩脱落，呈草黄色；茎亦枯萎，粗约1毫米；根须卷曲，具浓烈的特殊香味。

【食疗】

❶ 芫荽生姜汤

芫荽10克（切碎），生姜10g（切片）。

制作方法：生姜切片后，加水1碗，火上先煮沸2分钟，然后加入鲜芫荽及调味品，即可出锅。

功能主治：辛温透表，发散风寒。用于风寒感冒为宜。

用法用量：每日2剂。

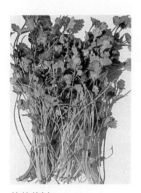

芫荽药材

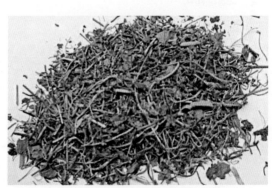

芫荽

【化学成分】
含维生素C、芳樟醇等。

【饮片功能】
发表透疹，健胃。用于麻疹透发不快、食物积滞等病症。

【用法用量】
内服：煎汤，9~15克（鲜者50克~100克）；或捣汁。外用：煎水熏洗或捣敷。

【注意事项】
因热毒壅盛而非风寒外来所致的疹出不透者忌用。小儿麻疹已经透发后即不能食用。患有癌症、慢性皮肤病和眼病、气虚体弱和患有胃及十二指肠溃疡之人不宜多用。凡服补药及中药白术、牡丹皮者，不宜同时食用芫荽。

❷ 芫荽猪肝汤

鲜芫荽100g，鲜猪肝250克，生姜适量。

制作方法：将芫荽洗净，猪肝洗净切片，生姜切碎；精油烧热加水500毫升，烧开后入猪肝、生姜、猪肝将熟时，入芫荽、精盐即可。

功能主治：补肝和胃，促进食欲。适用于脾胃不和所致的嗳气反酸、不欲饮食、眩晕等病症。

用法用量：每日1剂。

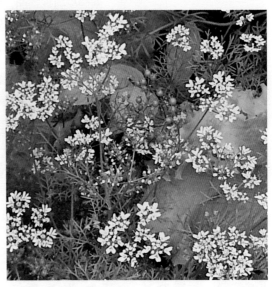

芫荽植株

芫荽子

Yuansuizi

伞形科植物芫荽*Coriandrum sativum* L.的干燥成熟果实。主产于江苏、安徽、湖北。秋季果实成熟时，采收果枝，晒干，打下果实，除净枝梗等杂质。

【性状特征】

药材为双悬果，呈球形，直径3~5毫米。表面淡黄棕色至黄棕色，有较明显而纵直的次生棱脊10条及不甚明显而呈波浪形弯曲的初生棱脊10条，相间排列。顶端可见极短的柱头残迹，多分裂为二，周围有残存的花萼5枚，基部钝圆，有长约15毫米的小果柄或果柄痕。悬果瓣背面隆起，腹面中央下凹，具3条纵行的棱线，中央较直，两侧呈弧形弯曲，有时可见悬果柄。果实较坚硬，用手揉碎，有特异浓烈香气，味微辣。

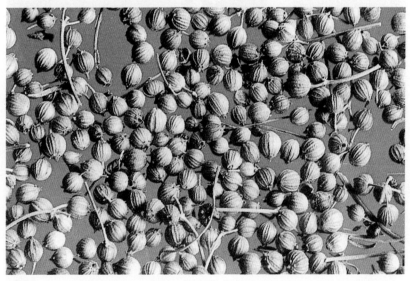

芫荽子

【化学成分】

含挥发油类、脂肪类、蛋白质等。

【饮片功能】

发表，透疹，开胃。用于感冒鼻塞、痘疹透发不畅、饮食乏味、齿痛。

【用法用量】

内服：煎汤，3~6克。外用：适量，煎汤含漱或熏洗。

【注意事项】

不宜久煎。气虚、眼疾者不宜用。狐臭、口臭、胃溃疡、脚气、疮疡患者均不宜用。

【食疗】

健胃消食汤

芫荽子、陈皮各6g，苍术9克。

制作方法：芫荽子、陈皮、苍术，水煎服。

功能主治：健胃消食。用于胃弱消化不良。

用法用量：每日2剂。

七画

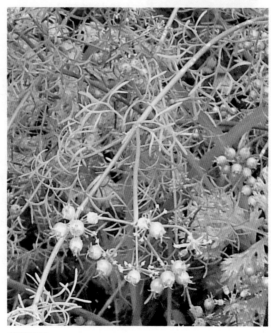

芫荽植株

花椒

Huajiao

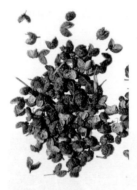

花椒

芸香科植物青椒*Zanthoxylum schinifolium* Sieb. et Zucc.或花椒*Zanthoxylum bungeanum* Maxim. 的干燥成熟果实。花椒遍布全国，以秦岭以南包括湖北西北部及云南、贵州、四川为最多；青椒分布于辽宁、河北等省。以四川、陕西、河北产品最为驰名，视为道地药材。秋季果实成熟时采摘或连小枝剪下，晾晒至干，除去枝叶等杂质，将果皮（习称"花椒"）与种子（习称"椒目"）分开。

【性状特征】

1. 药材

（1）花椒蓇葖果　多单生，直径4~5毫米。外表面紫红色或棕红色，散有多数疣状突起的油点，直径0.5~1毫米，对光观察半透明；内表面淡黄色。香气浓，味麻辣而持久。

（2）青椒　多为2~3个上部离生的小蓇葖果，集生于小果梗上，蓇葖果球形，沿腹缝线开裂，直径3~4毫米。外表面灰绿色或暗绿色，散有多数油点和细密的网状隆起皱纹；内表面类白色，光滑。内果皮常由基部与外果皮分离。残存种子呈卵形，长3~4毫米，直径2~3毫米，表面黑色，有光泽。气香，味微甜而辛。

2. 饮片

炒花椒形如牛花椒，外表面焦黄色或棕褐色，内表面深黄色，香气浓郁。

【化学成分】

含挥发油、植物甾醇、不饱和有机酸等；青椒含挥发油、佛手内酯和苯甲酸等。

【饮片功能】

温中止痛，杀虫止痒。用于脘腹冷痛、呕吐泄泻、虫积腹痛、蛔虫症，外治湿疹瘙痒。

【用法用量】

内服：煎汤，3~6克。外用：适量，煎汤熏洗。

【注意事项】

阴虚火旺者忌用，孕妇慎用。

【食疗】

七画

❶ 花椒粥

花椒5克，大米适量。

制作方法：花椒水煎，留汁。加入大米煮成粥即可。

功能主治：适用于牙痛。

用法用量：空腹趁热服用，早晚各1次。

❷ 花椒红糖汤

花椒12克，红糖30克。

制作方法：花椒洗净，锅置火上，加水400毫升，放入花椒，煎成250毫升，加入红糖搅拌溶化即可。

功能主治：散寒下气。可用于回乳。

用法用量：每日2~3次。

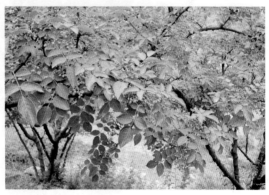

花椒植株

芸苔子

Yuntaizi

十字花科植物油菜*Brassica campestris* L.var.*oleifera* DC.的种子。主产于安徽、浙江、江西等地。夏季果实成熟时，割取地上部分，晒干，打下种子，除去杂质，晒干贮存。

【性状特征】

药材为圆球形，直径1.5~2毫米。种皮红褐色或棕黑色，在放大镜下观察，表面有微细网状纹理，一端有黑色点状种脐。子叶2片，肥厚，乳黄色，富油性。气微，味淡，微有油样感。

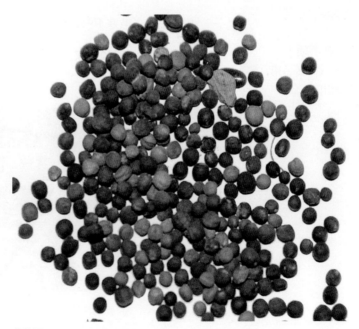

芸苔子

【食疗】

菜籽油

芸苔子若干。

制作方法：筛选，清洗，炒籽，磨碾，压榨。

功能主治：润燥杀虫，散火消肿。

用法用量：可烹调菜肴使用。

【化学成分】
含脂肪油、蛋白质、芸香苷等。

【饮片功能】
行气祛瘀，消肿散结。用于痛经、产后血滞腹痛；外用治疮疖痈肿。

【用法用量】
内服：煎汤，4.5~9克。外用：适量。

【注意事项】
麻疹后、疮疖、目疾患者不宜用。

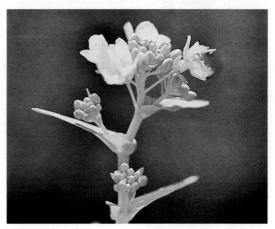

油菜植株

苍术

Cangzhu

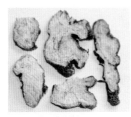

苍术（北苍术）

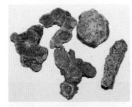

苍术（茅苍术）

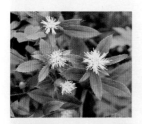

北苍术植株

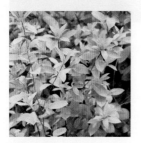

茅苍术植株

菊科植物茅苍术Atractylodes lancea（Thunb.）DC.或北苍术Atractylodes chinensis（DC.）Koidz.的干燥根茎。茅苍术主产于江苏、湖北、浙江等地；北苍术主产于河北、陕西、山西等地。春、秋二季采挖，除去泥沙和残茎，晒至九成干后撞去须根，用火烧掉毛须，晒干。

【性状特征】

1. 药材

（1）茅苍术　呈不规则连珠状或结节状圆柱形，略弯曲，偶有分枝，长3~10厘米，直径1~2厘米。表面灰棕色，有皱纹、横曲纹及残留须根，顶端具茎痕或残留茎基。质坚实，断面黄白色或灰白色，散有多数橙黄色或棕红色油点，暴露稍久，可析出白色细针状结晶。气香特异，味微甘、辛、苦。

（2）北苍术　呈疙瘩块状或结节状圆柱形，长4~9厘米，直径1~4厘米。表面黑棕色，除去外皮者黄棕色。质较疏松，断面散有黄棕色油点。香气较淡，味辛、苦。

2. 饮片

（1）苍术片　为类圆形或不规则形厚片，长2~6厘米，宽1~3厘米，厚约3毫米，切面浅黄白色或灰黄白色，散有多数橙黄色或棕红色的油点，或有白色毛状结晶，边缘不整齐，周边灰棕色或黑棕色凹凸不平，有皱纹、横曲纹及根痕。质坚实，香气特异。味微甘、辛、苦。

（2）麸炒苍术　形如苍术片，切面黄色或焦黄色，有香气。

【化学成分】

含苍术炔、苍术螺醇、苍术酮等。

【饮片功能】

燥湿健脾，祛风散寒，明目。用于脘腹胀满、泄泻、水肿、风湿痹痛、风寒感冒、雀目夜盲。

【用法用量】

内服：煎汤或入丸散，用量3~9克。

【注意事项】

阴虚内热、气虚多汗者忌用。

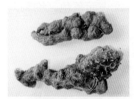

北苍术药材

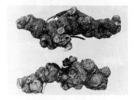

茅苍术药材

【食疗】

❶ 苍术粥

苍术10克，大米100克，白糖少许。

制作方法：将苍术择净，放入锅中，加清水适量，水煎取汁，加大米煮粥，待熟时调入白糖，再煮一二沸即成。

功能主治：燥湿健脾，祛风除湿。适用于湿阻中焦所致的脘腹胀满、食欲不振、恶心呕吐、倦怠乏力、风寒湿痹、脚膝肿痛、痿软无力等。

用法用量：每日1剂。

❷ 苍术冬瓜祛湿汤

苍术15克，泽泻15克，冬瓜250克，猪瘦肉500克，生姜片、盐、鸡精各适量。

制作方法：苍术、泽泻洗净。冬瓜洗净，切块。猪瘦肉洗净，切块。锅内烧水，水开后放入猪瘦肉，焯去血水。将苍术、泽泻、冬瓜、猪瘦肉、生姜片一起放入煲内，加入适量清水，大火煮沸后，用小火煮1小时，调味即可。

功能主治：健脾燥湿，散寒解表。

用法用量：每日1剂。

苍耳子

Cangerzi

菊科植物苍耳*Xanthium sibiricum* Patr.带总苞的果实。全国大部分地区均有野生。9~10月间果实成熟时，割取地上部分，晒干，打下果实，除去杂质，晒干。

【性状特征】

1. 药材

果实包在总苞内，呈纺锤形，长1~1.5厘米，直径4~7毫米。表面黄棕色或黄绿色，全体有钩刺，顶端有较粗的刺2枚，分离或相连，基部有果柄痕。质硬而韧，横切面可见中间有一纵向隔膜，分为两室，内各有一瘦果。瘦果纺锤形，一面较平坦，顶端具突起的花柱基，果皮薄，灰黑色，具纵纹。种皮膜质，浅灰色，有纵纹。子叶有油性。气微，味苦。

2. 饮片

炒苍耳子形似药材，惟表面黄色，钩刺多折断，微具香气。

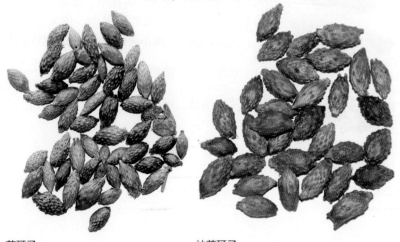

苍耳子   炒苍耳子

【化学成分】

含棕榈酸、硬脂酸甘油酯、亚油酸、油酸等。

【饮片功能】

散风寒，通鼻窍，祛风湿。用于鼻炎、鼻窦炎、头痛、过敏性鼻炎、皮肤瘙痒、风湿痹痛。

【用法用量】

内服：煎汤，3~9克；或入丸散。

【注意事项】

有小毒，过量服用可导致中毒，引起上腹胀闷、恶心呕吐，有时腹痛腹泻、头痛烦躁等。

【食疗】

❶ 苍耳子粥

苍耳子10克，粳米50克。

制作方法：先煮苍耳子取汁去渣，再入米煮粥。

功能主治：散风除湿。适宜于因风湿上扰引起的头痛、鼻渊、因湿热下注引起的老年痔疮以及风湿阻痹之肢体作痛或皮肤瘙痒等症。

用法用量：每日1剂。

❷ 苍耳子茶

苍耳子10克，白芷5克，绿茶2克。

制作法：将苍耳子、白芷分别洗净。白芷切成片，与苍耳子、绿茶同放入砂锅，加水浸泡片刻，煎煮20分钟，用洁净纱布过滤，取汁放入容器，即成。

功能主治：对风寒型单纯性慢性鼻炎尤为适宜。

用法用量：早晚2次分服。

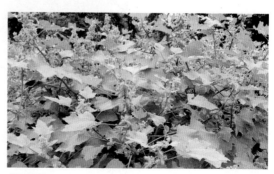

苍耳植株

苏木
Sumu

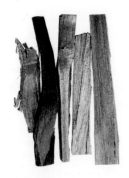

苏木药材

豆科植物苏木*Caesalpinia sappan* L.的干燥心材。主产于印度尼西亚、马来半岛、泰国等地；我国主产于广东、海南、台湾等地。全年均可采收，多在秋季伐取树干，将边材及外皮剥去，取红黄色或黄棕色的中心部分干燥。

【性状特征】

1. 药材

（1）国产品心材　呈圆柱形，常弯曲不直，近树头部呈不规则膨大结节，有的呈靴形。全体具刀削痕迹，间有未除净的小块浅红色白木。表面红黄色，无臭，味微涩。

（2）进口品条　较粗大，常截成长1米以上，直径5~15厘米，大多为正心材，顺直而深红色，很少残留边材白木，质坚体重，断面色深红。

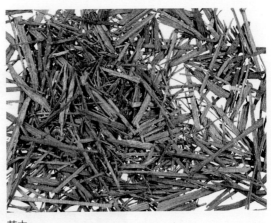

苏木

【化学成分】

含巴西苏木素、苏木酚、挥发油等。

【饮片功能】

活血祛瘀，消肿止痛。用于血滞经闭、产后瘀阻腹痛、跌打损伤瘀肿疼痛。

【用法用量】

内服：煎汤，3~9克。

【注意事项】

孕妇忌用。

2. 饮片

苏木片（块）为不规则的极薄片或小碎块，表面呈红黄色或黄棕色，有时中央可见一条黄白色的髓。质致密、坚硬。无臭，味微涩。

【食疗】

黑豆仁苏木粥

黑豆100克，益母草30克，桃仁10克，苏木15克，粳米100克，红糖适量。

制作方法：将苏木、桃仁，益母草用水煎煮30分钟，取药液500毫升，再将黑豆、粳米加药液和适量水，煮至黑豆粥烂熟，加红糖即可服食。

功能主治：用于血瘀型痤疮的治疗。

用法用量：每日1剂。

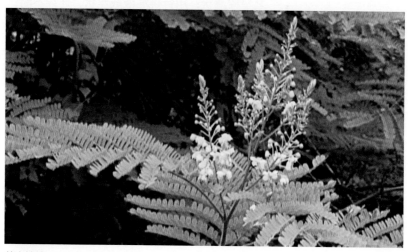

苏木植株

苏合香
Suhexiang

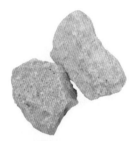

苏合香药材

金缕梅科植物苏合香树*Liguidambar orientalis* Mill.的树干渗出的香树脂，经加工精制而成。主产于土耳其南部、小亚细亚南部、叙利亚北部等地；我国广西、云南有引种。当树龄有3~4年时即可采集。每年5~8月在树干的两侧削下树皮和边材的外层，将收集的刨花放于水中煎煮，并装入粗布袋压榨过滤，滤出树脂的乳液，再分离除去水分即成天然品。精制苏合香系将天然品溶解在95%乙醇中过滤，除去不溶物（包括树皮的碎块及其他外来的物质），将醇液蒸发浓缩即得。宜装于铁筒中，并灌以清水浸之，置阴凉处，以防止走失香气。

【性状特征】

为半流动性的浓稠液体，棕黄色或暗棕色，半透明。质黏稠。气芳香。在90%乙醇、二硫化碳、氯仿或冰乙酸中溶解，在乙醚中微溶。

经验鉴别：取少许苏合香放锡纸上用火烧之呈稀薄状；用针挑油液成丝状，连绵不断，

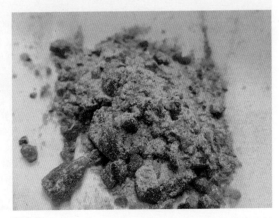

苏合香

【化学成分】

含树脂、苯乙烯、香草醛、桂皮酸等。

【饮片功能】

开窍，辟秽，止痛。用于中风痰厥、猝然昏倒、胸腹冷痛、惊痫等症。

【用法用量】

内服：0.3~1克，宜入丸、散服，不入煎剂。

【注意事项】

体虚无瘀者慎用，孕妇忌用。

发出浓香气者；或取少许苏合香放手心中摩擦，香透手背者，此为真品。

【食疗】

苏合香酒

苏合香丸50克，米酒1000克。

制作方法：将苏合香丸放入米酒中，用文火稍煮，使药丸完全溶化后备用。

功能主治：散寒通窍，温经通脉。

用法用量：每日2次，每次服药酒10毫升，连服数日。

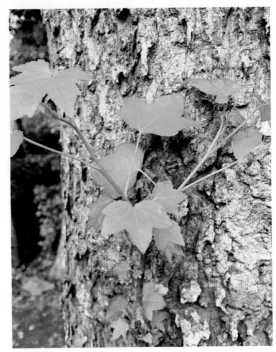

苏合香树植株

补骨脂

Buguzhi

豆科植物补骨脂*Psoralea corylifolia* L.的干燥成熟果实。主产于四川、河南、安徽，以河南产者为道地药材，名"怀故子"。秋季果实成熟时采收果枝，晒干，打出果实，除去杂质，小于果实成熟期有先后，故一般均随成熟随采。

【性状特征】

1. 药材

呈扁圆肾形，少数有宿萼、长3.5~5.5毫米，宽2~4毫米，厚约1毫米。表面黑棕色或棕褐色，具微细网纹，在放大镜下可见众多点状凸凹纹理. 果皮厚不及0.5毫米，与种皮紧密贴生；种子1枚，棕褐色，外种皮质硬，光滑，种脐小点状，位于凹侧卜端，合点位于另端，种脊不明显-内种皮膜质，灰白色，无胚孔，子叶2枚，肥厚，淡黄色至淡黄棕色，胚根小，质坚硬，气芳香，味苦、微辛。

2. 饮片

炒补骨脂和盐补骨脂全形同生品，但微鼓起，外表有少量焦末，气香，盐炒者味微咸。

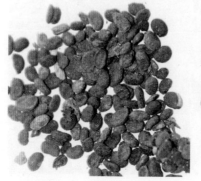

补骨脂药材1

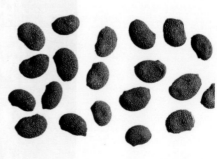

补骨脂药材2

【化学成分】

含香豆素及其苷类、黄酮类化合物、补骨脂酚、挥发油类等。

【饮片功能】

温肾助阳，纳气平喘，温脾止泻；外用消风祛斑。用于阳痿遗精、遗尿尿频、腰膝冷痛、肾虚作喘、五更泄泻；外用可治白癜风、斑秃，多配成酊剂应用。

【用法用量】

内服：煎汤，6~9克。外用：20%~30%酊剂涂患处。

【注意事项】

阴虚火旺及大便燥结者忌用。

【食疗】

❶ 鹿筋补益汤

补骨脂15克，肉苁蓉15克，骨碎补10克，黑扁豆15克，猪脚筋数个、瘦肉或猪骨适量。

制作方法： 加入1000毫升水，大火煲沸后，用小火煲1小时，供两人饮用。

功能主治： 补肝肾，强筋骨。可防止骨质疏松、对老人便秘有润肠通便作用。

用法用量： 每日1剂。

❷ 山药补骨脂粥

山药80克，补骨脂15克，吴茱萸5克，粳米60克。

制作方法： 将山药与补骨脂、吴茱萸布包放入。加入600毫升水，大火煮沸，再小火煎煮30分钟，将药包取出。加入粳米煮成粥后食用。

功能主治： 温肾健脾，化气利水。适用于慢性肾炎。

用法用量： 每日1剂。

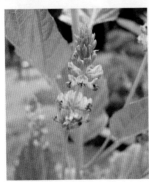

补骨脂植株

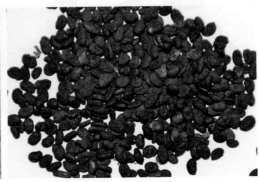

炒补骨脂

诃子

Hezi

使君子科植物诃子*Terminalia chebula* Retz.或绒毛诃子*Terminalia chebula* Retz.var.*tomentella* Kurt.的干燥成熟果实。主产于云南、广东、广西。秋末冬初，采收成熟的果实，晒干，即可。也有将果实置沸水中烫5分钟，取出，晒干或烘干者。注意晾晒时不宜多移动，否则由黄色变成黑色，不光滑。

【性状特征】

1. 药材

为长圆形或卵圆形，长2~4厘米，直径2~2.5厘米。表面黄棕色或暗棕色，略具光泽，有5~6条纵棱线及不规则的皱纹，基部有圆形果梗痕。质坚实。果肉厚0.2~0.4厘米，黄棕色或黄褐色。果核长1.5~2.5厘米，直径1~1.5厘米，浅黄色，粗糙，坚硬，核壳厚0.3~0.4厘米。种子狭长纺锤形，长约1厘米，直径0.2~0.4厘米；种皮黄棕色，子叶2枚，白色，相互重叠卷旋。无臭，味酸涩后甜。

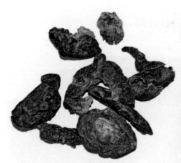

诃子肉

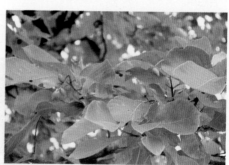

诃子植株

【化学成分】

含鞣质类、莽草酸去氢莽草酸、奎宁酸等。

【饮片功能】

涩肠敛肺，降火利咽。用于久泻久痢、便血脱肛、肺虚咳喘、久嗽不止、咽痛音哑。

炒诃子：用于久泻久痢、便血脱肛。

【用法用量】

内服：煎汤，3~9克。外用：煎水熏洗。敛肺清火宜生用，涩肠止泻宜煨用。

【注意事项】

凡外邪未解、内有湿热者忌用。

2. 饮片

（1）诃子肉　呈不规则粒块状，肉厚2~4毫米，为深褐色或黄褐色。稍有酸气，味酸涩而后甜。

（2）炒诃子　形如诃子肉，表面深黄色。质坚脆易碎。断面黄褐色，微有香气，味涩。

【食疗】

诃子甘草茶

诃子9克，甘草3克，白糖、茶叶各适量。

制作方法：上药研末共置保暖杯中，沸水冲泡，盖闷15分钟左右，加白糖或冰糖适量（根据患者的好恶而定），频频代茶饮。

功能主治：清肺利咽，敛肺下气。用于慢性单纯性喉炎、咳嗽失音、属肺有伏热者、嗓音工作者咽喉疲劳太过而致声音嘶哑。

用法用量：每日1~2剂。

注意事项：外感风寒之"暴瘖"者忌用。

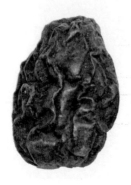
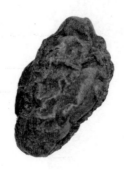
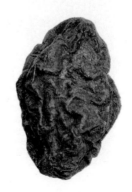

诃子药材

谷芽

Guya

禾本科植物粟*Setaria italica*（L.）Beauv.的成熟果实经发芽干燥的炮制加工品。全国大部分地方均产。将粟谷用水浸泡后，保持适宜的温、湿度，待须根长至约6毫米时，晒干或低温干燥。

【性状特征】

1. 药材

呈类圆球形，直径约2毫米，顶端钝圆，基部略尖。外壳淡黄色，具点状皱纹，下端有初生的细须根，长约3~6毫米。气微，味微甘。

2. 饮片

（1）谷芽　同药材，除去杂质。

（2）炒谷芽　形如谷芽，表面深黄色。有香气，味微苦。

（3）焦谷芽　形如谷芽，表面焦褐色。有焦香气。

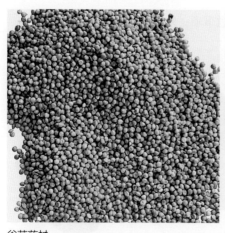

谷芽药材

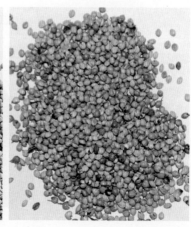

炒谷芽

【化学成分】

含蛋白质、脂肪油、淀粉、淀粉酶、麦芽糖、腺嘌呤、胆碱以及天冬氨酸、γ-氨基丁酸等18种氨基酸。

【饮片功能】

谷芽：消食和中，健脾开胃。用于食积不消、腹胀口臭、脾胃虚弱、不饥食少。

【用法与用量】

内服：煎汤，10~15克。

【注意事项】

胃下垂者忌用。

【食疗】

谷芽粥

原料：谷芽（炒）15克，粳米50克。

制作方法：炒好的谷芽水煎，去渣取汁。用药汁煮粳米粥，粥成即可食用。

功能主治：健脾开胃，消食和中。适用于小儿食积滞化、胀满、食积泄泻、厌食症、消瘦。

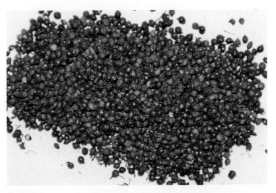

焦谷芽

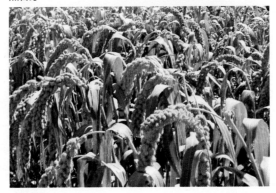

粟植株

谷精草

Gujingcao

谷精草科植物谷精草*Eriocaulon buergerianum* Koem.和赛谷精草（白药谷精草）*Eriocaulon sieboldianum* Sieb.et Zucc.ex Steud.及谷精珠（华南谷精草*Eriocaulon sexangulare L.*和毛谷精草*Eriocaulon australe* R.Br）的干燥全草或带花茎的头状花序，药材依次称"谷精草""赛谷精草""谷精珠"。主产于浙江、湖南、江苏，以浙江、江苏产的质量佳。秋季开花时采收，将花序连同花茎拔出，洗净晒干，扎成小把。

【性状特征】

1. 药材

（1）花

① 谷精草花为半花径的头状花序，花茎纤细，长短不一，长14~24厘米，直径1毫米，淡黄绿色，具4~5条扭曲棱，有光泽，质柔软。气微，味淡。

② 赛谷精草（白药谷精草）花头状花序较小，灰黄色，小花十数朵，较疏松排列，花茎细而柔软，有时带叶片。

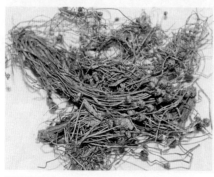
谷精草药材

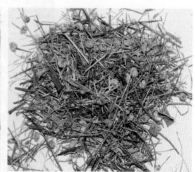
谷精草

【化学成分】
含黄酮类成分。

【饮片功能】
疏散风热，明目退翳。用于风热目赤、肿痛羞明、眼生翳膜、风热头痛。

【用法与用量】
内服：煎汤，3~6克。
外用：烧存性研末撒。

【注意事项】
阴虚血亏之眼疾者不宜用。

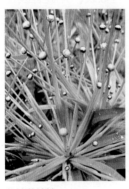

谷精草植株

③ 华南谷精草花头状花序呈半球形或圆柱形，顶端凹陷，习称"脐眼"，基部楔形，雌雄花紧密排列，直径4~7毫米，高2~7毫米，粉褐色，质坚硬，花序底部生薄革质总苞，总苞片近圆形，黄棕色，紧密排列，短于盘花。气微香。

④ 毛谷精草花头状花序扁圆形，顶端及底部均向下凹陷。雌雄花排列紧密，直径6~8毫米，粉白色或褐色，坚硬；花序底部生黄褐色总苞，总苞倒卵形，革质。气微香。

（2）全草　带茎叶的全草，多扎小把，少数散开，全体呈淡棕色。

2. 饮片

呈段状，长约10毫米。

【食疗】

谷精草炒羊肝

谷精草5克，羊肝100克。

制作方法：取净谷精草，加水煮25分钟，去渣，留汁液即得谷精草液。将谷精草液、羊肝和调料炒食。

功能主治：明目退翳。

用法用量：每日1剂。

豆蔻

Doukou

姜科植物白豆蔻*Amomum kravanh* Pirre ex Gagnep.或爪哇白豆蔻*Amomum compactum* Soland ex Maton的干燥成熟果实。按产地不同分为"原豆蔻"和"印尼白蔻"。栽培于热带地区，主产于越南、泰国。多于7~8月间果实即将黄熟，但未开裂时采集果穗，去净残留的花被和果柄后晒干，或再用硫黄熏制漂白，使果皮呈黄白色。

【性状特征】

1. 药材

（1）原豆蔻　呈类球形，直径1.2~1.8厘米。表面黄白色至淡黄棕色，有3条较深的纵向槽纹，顶端有突起的柱基，基部有凹下的果柄痕，两端均具浅棕色绒毛。果皮体轻，质脆，易纵向裂开，内分3室，每室含种子约10粒；种子呈不规则多面体，背面略隆起，直径3~4毫米，表面暗棕色，有皱纹，并被有残留的假种皮。气芳香，味辛凉略似樟脑。

（2）印尼白蔻　个略小。表面黄白色，有的微显紫棕色。果皮较薄，种子瘦瘪。气味较弱。

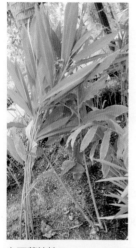

白豆蔻植株

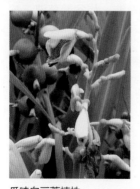

爪哇白豆蔻植株

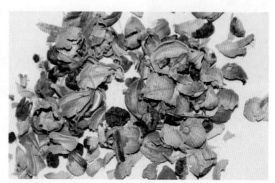

豆蔻

【化学成分】

含挥发油、少量皂苷、色素和淀粉。

【饮片功能】

化湿行气，温中止呕，开胃消食。用于湿浊中阻、不思饮食、湿温初起、胸闷不饥、寒湿呕逆、胸腹胀痛、食积不消。

【用法与用量】

3~6克，入煎剂宜后下。

【注意事项】

阴虚内热、胃火偏盛、口干口渴、大便燥结者忌用。干燥综合征及糖尿病患者忌用。

2. 饮片

（1）豆蔻仁 种仁集结成团，俗称"蔻球"，蔻球3瓣，有白色隔膜，每瓣有种子7~10粒，习称"蔻米"。种子为不规则的多面体，直径3~4毫米，表面暗棕色或灰棕色。质坚硬，断面白色粉质，有油性。气芳香，味辛凉。

（2）豆蔻皮 呈不规则薄片，黄白色。气微香，味辛。

【食疗】

豆蔻粥

豆蔻3克，生姜3片，大米50克。

制作方法：将白蔻、生姜择净，放入锅中，加清水适量，浸泡5~10分钟后，水煎取汁，加大米煮为稀粥，或将豆蔻、生姜研细，待粥熟时调入粥中，再煮一二沸即成。

功能主治：温中散寒，健脾止泻。

用法用量：每日1剂，连续5~7天。

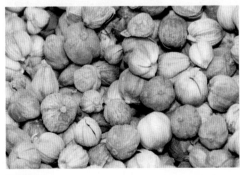

豆蔻药材

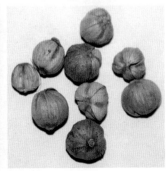

豆蔻药材（紫蔻）

赤小豆

Chixiaodou

豆科植物赤小豆*Phaseolus calcaratus* Roxb. 或赤豆*Phaseolus angularis* Wight.的干燥成熟种子。赤小豆主产于浙江、江西、湖南等地；赤豆主产于吉林、北京、天津等地。秋后荚果成熟而未开裂时拔起全株，晒干，打出种子，除去杂质，再晒至足干。

【性状特征】

（1）赤小豆　呈长圆形而稍扁，长5~8毫米，直径3~5毫米。表面紫红色或暗红褐色，少棕黄色，平滑，无光泽或微有光泽，种脐白色，线形突起，偏向一端，约为全长的2/3，中间凹陷成纵沟。背面有一条不明显的棱脊。质坚硬，不易破碎。破开后可见肥厚的乳白色子叶2枚，胚根细长，乳白色，弯向一端。气微，味微甘，嚼之有豆腥味。

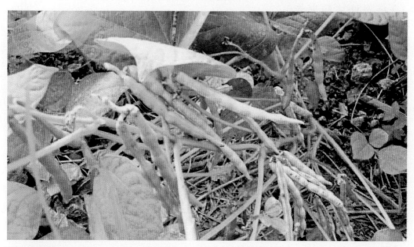

红小豆植株

【化学成分】

含蛋白质、脂肪、碳水化合物、粗纤维等。

【饮片功能】

利水消肿，解毒排脓。用于水肿胀满、脚气浮肿、黄疸尿赤、风湿热痹、痈肿疮毒、肠痈腹痛。

【用法与用量】

9~30克。外用适量，研末调敷。

【注意事项】

阴虚而无湿热及小便清长者忌用

（2）赤豆　呈短圆柱形，两端较平截或钝圆，直径4~6毫米。表面暗棕红色，有光泽，种脐不突起，中央不凹陷。

【食疗】

赤小豆粥

赤小豆50克，粳米50克。

制作方法：温水浸泡2~3小时，加水先将赤小豆煮烂，再加入粳米50克，共煮为稀粥，加入适量红糖调味。

功效主治：健脾胃，消水肿，利小便，止泻痢，通乳。适宜于乳汁不通或产后浮肿尿少等症，也可用于老年肥胖症见手足浮肿、小便不利、大便稀薄。

用法用量：每日早晚温热服食。

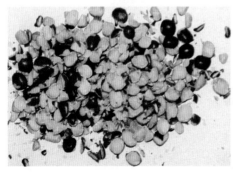

赤小豆

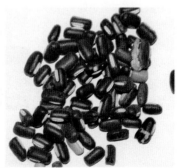

赤小豆药材

赤石脂

Chishizhi

硅酸盐类矿物多水高岭石族多水高岭石，主含四水硅酸铝[$Al_4(Si_4O_{10})(OH)_8 \cdot 4H_2O$]。主产于福建、河南、江苏。采挖后，除去杂石。

【化学成分】

主含四水硅酸铝以及氧化铁等物质。

【饮片功能】

涩肠，止血，生肌敛疮。用于久泻久痢、大便出血、崩漏带下；外治疮疡久溃不敛、湿疮脓水浸淫。

赤石脂：生品收湿生肌力强，多用于疮疡不合，外伤出血。

煅赤石脂：煅后增强收敛作用，止血、止泻力强。

【用法与用量】

9~12克，先煎。外用适量，研末敷患处。

【注意事项】

不宜与肉桂同用。湿热积滞泻痢者忌用。孕妇慎用。

【性状特征】

为块状集合体，呈不规则的块状。粉红色、红色至紫红色，或有红白相间的花纹。质软，易碎，断面有的具蜡样光泽。吸水性强。具黏土气，味淡，嚼之无沙粒感。

【食疗】

赤石脂粥

赤石脂50克，白芍50克，干姜50克。

制作方法：将赤石脂、白芍和干姜炮裂，锉成细粉，罗为散。

功能主治：治妇人久赤白带下。

用法用量：每于食前，以粥饮调下10克。

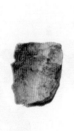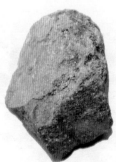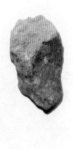

赤石脂药材

连钱草

Lianqiancao

唇形科植物活血丹*Glechoma longituba*（Nakai）Kupriian.的干燥地上部分。主产于江苏、广东、四川、广西等省。春、秋二季采收，除去杂质，干燥。

【化学成分】

含单萜酮、挥发油、熊果酸、多种氨基酸等。

【饮片功能】

利湿通淋，清热解毒，散瘀消肿。用于热淋、石淋、湿热黄疸、疮痈肿痛、跌打损伤。

【用法用量】

内服：煎汤，25~50克，（鲜品50~100克）。外用：适量，鲜品捣烂敷患处。民间用全草作茶剂饮用，作补血强壮药。

【注意事项】

单服连钱草后引起药物性皮炎，皮疹明显增多并向四肢扩展。

【性状特征】

多皱缩成团，茎细长，方形，常扭曲，具纵棱线，灰绿色或微带紫色，有短毛，断面中空。叶多卷缩，肾形或心形，边缘具圆钝齿，灰绿色，质脆易碎。叶柄长4~44毫米，多扭曲。花、果通常不见。气微香，味辛凉。

【食疗】

连钱草汤

鲜连钱草30克。

制作方法：用水煎服

功能主治：预防和治疗附睾炎。

用法用量：每日1剂。

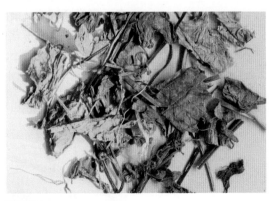

连钱草

赤芍

Chishao

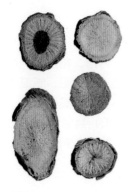

赤芍

毛茛科植物芍药*Paeonia lactiflora* Pall.或川赤芍*Paeonia veitchii* Lynch的干燥根。主产于内蒙古和东北等地；川赤芍主产于四川。春、秋二季采收。以秋季产者为好，此时浆汁饱满，干后粉质多。将根挖出后，去掉根茎及须根，洗净泥土。弯曲者用手理直，晾晒至半干，打成小捆，以免干后弯曲，再勤翻勤晒，至足干时即可。

【性状特征】

1. 药材

（1）芍药根　呈圆柱形，稍弯曲，长10~40厘米，直径0.6~3厘米。表面暗棕色至黑棕色，粗糙。气微香，味稍苦涩。以枝条粗长、质较轻松、糟皮粉碴者为佳。

（2）内蒙古多伦野生品　根条长，质松，具有"糟皮粉碴"的特点，质量最佳，称"多伦赤芍"。

（3）川赤芍根　呈圆柱形或长圆锥形，长10~25厘米，直径1~4厘米。表皮棕色或棕褐色，有纵顺皱纹及横向皮孔。质坚实，断面显粉性、黄白色或带紫色，呈射线纹理。气香，味苦甜。以枝条粗壮、内碴黄白色者为佳。

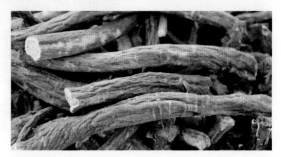

川赤芍药材

【化学成分】

芍药根主含芍药苷、苯甲酸、鞣质。

【饮片功能】

清热凉血，散瘀止痛。用于热入营血、温毒发斑、吐血衄血、目赤肿痛、肝郁胁痛、经闭痛经、癥瘕腹痛、跌扑损伤、痈肿疮疡。

【用法与用量】

6~12克。

【注意事项】

不宜与藜芦同用。

2. 饮片

（1）赤芍片　为椭圆形薄片，表面粉白色或粉红色，中心有放射状纹理，皮部窄，周边灰褐色。

（2）炒赤芍　形如生赤芍片，色泽加深。

【食疗】

附子赤芍饮

熟附片10克，生大黄、生甘草各5克，黄连、黄芩、黄芪各9克，当归、赤芍、白芍、防风各10克，酸梅5克，白糖30克。

制作方法：熟附片洗净，放入炖锅内煮30分钟，再把其余药物洗净放入炖锅内。先用武火烧沸，再用文火煎煮25分钟，滤去渣，留汁液，在汁液里加入白糖搅匀即成。

功能主治：清理湿热，止痒。慢性荨麻疹患者饮用尤佳。

用法用量：每日1次，每次饮150毫升。

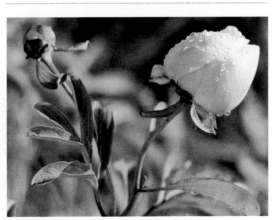

芍药（野生）

辛夷

Xinyi

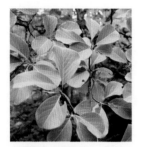

武当玉兰植株

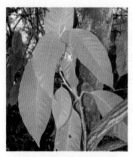

望春玉兰植株

木兰科植物望春花*Magnolia biondii* Pamp.、玉兰*Magnolia denudata* Desr.或武当玉兰*Magnolia sprengeri* Pamp.的干燥花蕾。产于河南及湖北者质量最佳；安徽产者，称"安春花"，质较次。从立冬到立春花蕾时采摘，除去枝梗，放于室内晾干。

【性状特征】

望春花呈长卵形，似毛笔头，长1.2~2.5厘米，直径0.8~1.5厘米。基部常具短梗，长约5毫米，梗上有类白色点状皮孔。苞片2~3层，每层2~3片，两层苞片间有小鳞芽，苞片外表面密被灰白色或灰绿色茸毛，内表面棕色，无毛。花被片9，棕色，外轮花被片3，条形，约为内两轮长的1／4，呈萼片状，内两轮花被片6，每轮3，轮状排列。雄蕊和雌蕊多数，螺旋状排列。体轻，质脆。气芳香，味辛凉而稍苦。

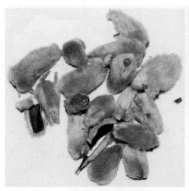

辛夷

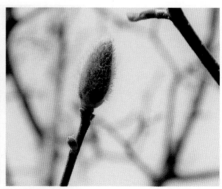

玉兰花蕾

【化学成分】

含生物碱类、挥发油类、木脂素类等。

【饮片功能】

散风寒，通鼻窍。用于风寒头痛、鼻塞、鼻渊、鼻流浊涕。

【用法用量】

内服：煎汤，3~9克。外用适量。

【注意事项】

不宜多用，有时会引起目赤头昏。阴虚火旺者忌用。

【食疗】

辛夷鸡蛋

辛夷9克，鸡蛋3个。

制作方法：将辛夷9克，鸡蛋3个洗净，加适量水同煮。

功能主治：主治鼻炎、鼻窦炎。

用法用量：吃蛋饮汤。

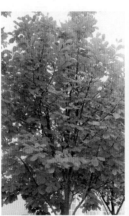

玉兰植株

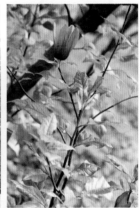

紫玉兰植株

远志

Yuanzhi

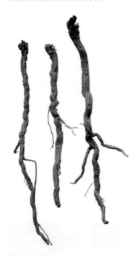

远志药材

远志科植物远志*Polygala tenuifolia* Willd.或卵叶远志*Polygala sibirica* L.的干燥根。主产于山西、陕西、吉林，以山西产品质量最佳，奉为道地药材，习称"关远志"。春季长苗时或秋季叶枯萎时采挖根部，除去泥土，晒至皮部稍皱，用手揉搓抽去木心，晒干称"远志筒"，如不能抽去木心的，可将皮部割开，去掉木心称"远志肉"。过于小的远志因不能去木心，商品称"远志棍"。

【性状特征】

1. 药材

（1）远志筒　根皮呈圆管筒状，略弯曲，长2~8厘米，中部直径3~6毫米。表面灰黄色或浅棕色。全体有较深而密的横皱纹，管状形如蚯蚓，呈结节状，易折断，断面黄白色，平坦。气微，味苦、微辛，嚼之有刺喉感。

（2）远志肉　皮部断裂成不规则的短段或碎块。

（3）远志棍　根条中心有质硬而韧的木心。

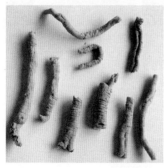

远志

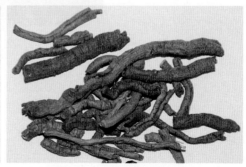

炙远志

【化学成分】

含皂苷类、生物碱类、糖醇类及氨基糖类等。

【饮片功能】

安神益智，交通心肾，祛痰，消肿。用于心肾不交引起的失眠多梦、健忘惊悸、神志恍惚、咳痰不爽、疮疡肿毒、乳房肿痛。

【用法与用量】

3~10克。

【注意事项】

凡实热或痰火内盛者以及有胃溃疡或胃炎者均应慎用。

2. 饮片

（1）远志段　为小圆筒形结节状小段，长约15毫米，外皮灰黄色，有横皱纹。质脆，易折断，切面黄白色。气微，味苦微辛。嚼之有刺喉感。

（2）制远志　形如远志段，味微甜。

（3）蜜远志　形如远志段，色泽加深，味甜。

（4）朱远志　形如远志段，外被朱砂细粉。

【食疗】

远志枣仁粥

远志肉10克，炒枣仁10克，粳米50克。

制作方法：如常法煮米做粥，煮沸后即放入远志、枣仁。每晚睡前作为夜宵食用。

功能主治：宁心安神，交通心肾。用于心肾不交的不射精症。

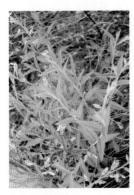

卵叶远志植株

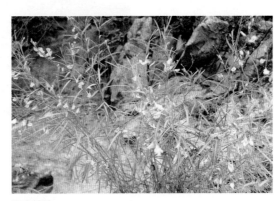

远志植株

连翘

Lianqiao

【化学成分】
含连翘酚、甾醇、连翘苷、齐墩果酸等。

【饮片功能】
清热解毒，消肿散结，疏散风热。用于痈疽、瘰疬、乳痈、丹毒、风热感冒、温病初起、温热入营、高热烦渴、神昏发斑、热淋尿闭。

【用法用量】
内服：煎汤6~15克；或入丸、散。

【注意事项】
脾胃虚弱、气虚发热、痈疽已溃、脓稀色淡者忌用。

木樨科植物连翘 *Forsythia suspensa*（Thunb.）Vahl的成熟或近成熟干燥果实。主产于山西、河南、陕西，以山西、河南产量最大。秋季果实初熟尚带绿色时采收，除去杂质，蒸熟，晒干，习称"青翘"；果实熟时采收，晒干，除去杂质，习称"老翘"。

【性状特征】

呈长卵形至卵形，稍扁，长1.5~2.5厘米，直径0.5~1.3厘米。表面有不规则的纵皱纹及多数凸起的小斑点，两面各有1条明显的纵沟。顶端锐尖，基部有小果梗或已脱落。"青翘"多不开裂，表面绿褐色，凸起的灰白色小斑点较少；质硬；种子多数，黄绿色，细长，一侧有翅。"老翘"自顶端开裂成两瓣，表面黄棕色或红棕色，内表面多为浅黄棕色，平滑，具一纵隔；质脆；种子棕色，多已脱落。气微香，味苦。

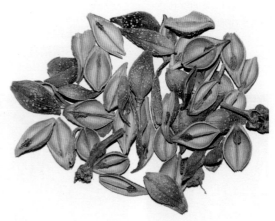

连翘

【食疗】

银花连翘汤

金银花30克，连翘12克，薄荷6克。

制作方法：金银花、连翘入锅中，水煎20分钟。再下薄荷，煎煮4~5分钟，出锅。

功能主治：用于温病初起、热毒壅盛之高热、咽喉肿痛等症；对多种细菌均有抑制作用，临床用于各种炎症，疗效卓著。

用法用量：每日2剂。

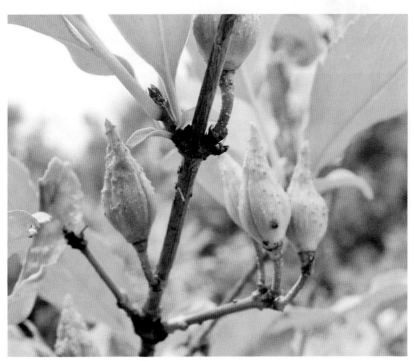

连翘植株

阿胶

Ejiao

马科动物驴*Equidae asinus*Linnaeus干燥皮的加工品。主产于山东、浙江、江西，以山东东阿为道地产区。多在每年冬至后宰杀毛驴，剥取驴皮。将驴皮置水中漂泡，每日换水1~2次，至能刮毛时取出，刮去毛，切成小块，再用清水如前漂泡，约2~5天，置锅中加水。煎熬约3昼夜，待液汁稠厚取出，加水再煎，如此反复5~6次，煎至胶质提尽，去滓。将煎出的胶液过滤，静置，使杂质沉淀，滤取清胶液，用文火浓缩至呈稠膏状时，倾入凝胶槽内，待其自然冷凝，取出切成长方块，阴干。每块重约50克或100克，小块重约7.5克。

【性状特征】

1. 药材

呈整齐的长方形块状，通常长约8.5厘米，宽约3.7厘米，厚约0.7或1.5厘米。表面棕黑色或乌黑色，平滑，有光泽。对光照略透明。质坚脆易碎，断面棕黑色或乌黑色，平滑，有光泽。气微弱，味微甜。以色乌黑、光亮、透明、无腥臭气、经夏不软者为佳。

2. 饮片

阿胶珠呈类球形。表面棕黄色或灰白色，附有白色粉末。体轻，质酥，易碎。断面中空或多孔状，淡黄色至棕色。气微，味微甜。

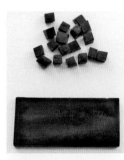

阿胶

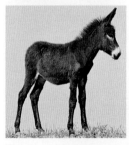

驴

【化学成分】

主含骨胶原，经水解后得到多种氨基酸，含氮16.43%~16.54%。

【饮片功能】

补血滋阴，润燥，止血。用于血虚萎黄、眩晕心悸、心烦不眠、肺燥咳嗽。

【用法用量】

内服：6~15克，多烊化兑服。炒阿胶可入汤剂或丸、散。滋阴补血多生用，清肺化痰蛤粉炒。

【注意事项】

脾胃虚弱、消化不良者不宜用。

【食疗】

❶ 阿胶红枣鸡蛋汤

阿胶，红枣5颗，鸡蛋1个。

制作方法：红枣和鸡蛋同煮至沸腾8分钟，鸡蛋捞起剥壳后放回汤内再煮8分钟，再放入红糖炖煮片刻，最后倒入碗内，混合碎阿胶后服用。

功能主治：补身效果事半功倍，能改善女性手脚冰凉的情况。

用法用量：喝胶吃蛋，在女性月经干净后连续吃4~5天，每日1剂。

❷ 阿胶茯苓炖猪瘦肉

阿胶，人参，茯苓，陈皮，白术，猪瘦肉100克。

制作方法：人参、茯苓、陈皮、白术一同炖瘦肉后，倒入碗里混合碎阿胶后服用。

功能主治：调和气血，滋养脾胃。

用法用量：每周1~2次。

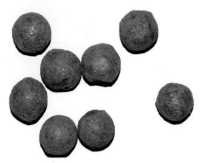

阿胶珠

阿魏

Awei

伞形科植物新疆阿魏*Ferula sinkiangensis* K.M.Shen及同属其他种具有蒜样特臭植物的油胶树脂。主产于新疆。割取法：于5~6月植物抽茎后至初花期，由茎上部往下割取，每次待树脂流尽后再割下一刀，一般割3~5次，将收集物放入容器中，置通风干燥处以除去水分。榨取法：于春季挖出根部，洗去泥沙，切碎，压取汁液，置容器中，放通风干燥处以除去水分。

【性状特征】

呈不规则的块状和脂膏状。颜色深浅不一，表面蜡黄色至棕黄色。块状者体轻，质地似蜡，断面稍有孔隙；新鲜切面颜色较浅，放置后色渐深。脂膏状者黏稠，灰白色。具强烈而持久的蒜样特异臭气，味辛辣，嚼之有灼烧感。

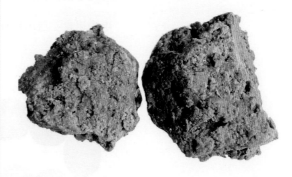

阿魏

【食疗】

阿魏散

川芎、当归、白术、赤茯苓、红花、阿魏、鳖甲尖各3克，大黄（酒炒）24克，荞麦面30克。

制作方法： 上药共为末。

功能主治： 用于痞癖初起、腹中觉有小块、举动牵引作疼、久则渐大成形。

用法用量： 每服9克，空腹时用好酒酌量调稀服。

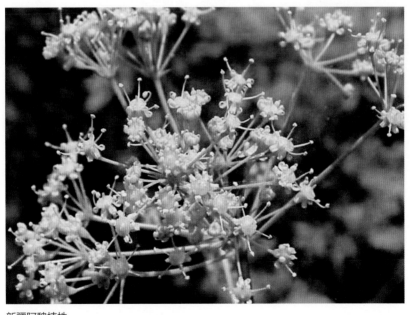

新疆阿魏植株

附子

Fuzi

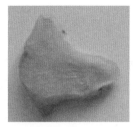

白附片

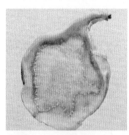

黄附片

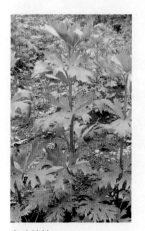

乌头植株

毛茛科植物乌头 *Aconitum carmichaeli* Debx. 子根加工品。主产于四川、陕西、云南，以四川产者最优，奉为地道药材，习称"川附子"。6月下旬(夏至)至7月初(小暑)挖出乌头根部洗净泥土，选取侧生块根称为"泥附子"，再按不同的规格进行加工。

【性状特征】

1. 药材

（1）盐附子　呈圆锥形，长5~8厘米，直径3~4厘米。表面灰黑色，粗糙，附有含盐结晶。周围有突起的支根（俗称"钉角"）或其痕。顶端凹陷为芽的残迹。质重而坚硬，夏季多潮解变软，难折断。断面灰棕色，中央略浅，形成层呈弯曲的多角形，并可见食盐结晶，气微弱，味咸而麻辣。以肥大、坚实、灰黑色、表面光滑者为佳。

（2）附子瓣　呈瓣状。切面边缘凸翘而中心凹陷，内外均呈淡棕色。质坚硬，角质状，半透明。剖面具纵向筋线。

（3）黑附片　呈不规则片状，周边略翘起，直径2~5厘米，厚0.2~0.4厘米。表面棕色，略平坦；切开面黄棕色，略透明，可见稍突起的弯曲的木质部。质坚硬，难折断，断面角质样。气微弱，味淡。以片大、均匀、色棕黄、坚硬者为佳。

（4）白附片　呈不规则状。全体黄白色，半透明。余同黑顺片。以片大、色白、透明、厚薄均匀者为佳。

【化学成分】

主含乌头碱、次乌头碱等生物碱类等。

【饮片功能】

回阳救逆，补火助阳，散寒止痛。用于亡阳虚脱、肢冷脉微、阳痿、宫冷、心腹冷痛、虚寒吐泻、阴寒水肿、阳虚外感、寒湿痹痛。

【用法用量】

内服：煎汤或入丸、散；用量：3~15克。宜先煎45~60分钟，至口尝无麻辣感为度，以确保用药安全。

【注意事项】

煎剂先煎30~60分钟，至口尝无麻为度。非阴盛阳虚者不宜用，孕妇忌用。反半夏、瓜蒌、贝母、白蔹、白及、畏犀角。

（5）黄附片　呈圆形或不规则的圆形，无外皮，黄色，半透明状。

2. 饮片

（1）炒附片　形如白附子，表面鼓起，质松脆。

（2）熟附片　为类圆形横切厚片。黄色，半透明，具光泽，中央可见多角形环纹。质坚硬，不易折断。气微，味淡。

（3）煨附片　为不规则薄片。灰棕色，半透明，断面光滑平整，微有光泽，具孔隙。质脆。无臭，味微咸。

【食疗】

附子粥

附子1克，大米100克。

制作方法：将附子1克研为细末，待粥沸时调入粥中，煮至粥熟服食。

功能主治：温肾助阳，散寒止痛。适用于脾肾阳虚所致的脘腹冷痛、畏寒肢冷、腰膝冷痛等。

用法用量：每日1剂，连续3~5天。

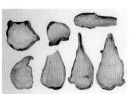

黑附片

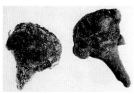

附子药材（盐附子）

陈皮
Chenpi

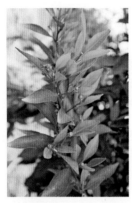

广陈皮植株

芸香科植物橘*Citrus reticulata* Blanco及其栽培变种的干燥成熟果皮。药材分为"陈皮"和"广陈皮"。主产于广东新会、广州近郊，品质最佳，习称"广陈皮"，奉为道地药材；四川、福建、浙江等地所产，通称"陈皮"或"杂陈皮"。9~11月果实成熟，剥取果皮，阴干或通风干燥。广陈皮剥取时多割成3~4瓣。

【性状特征】

1. 药材

（1）广陈皮　大多广陈皮系由果实剥下的整个外果皮，干燥后常3裂，裂片向外反卷，因此白色内层明显外露，果皮厚不及1毫米。外表面黄橙色至红橙色，有无数大而凹入的油点；内表面白色海绵状，油点微凹入，时可察见。质轻而柔软，易于折断。香气浓郁，味微辛、微苦。

（2）杂陈皮　呈不规则形的碎片状，皮厚1~2毫米，通常向内卷曲。外表面鲜橙红色，黄棕色至棕褐色，有无数细小而凹入的油室；内表面淡黄白色，海绵状，并有维管束痕呈短线状，果蒂处较密；在外表皮上有时可见果柄

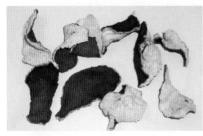

陈皮药材

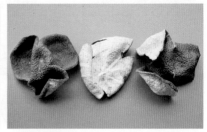

广陈皮药材图

【化学成分】

含挥发油类、黄酮类橙皮苷、橘皮素等。

【饮片功能】

理气健脾，燥湿化痰。用于胸腹胀满、食少吐泻、咳嗽痰多。

【用法用量】

内服：煎汤，3~9克。

【注意事项】

内有实热或舌红少津者忌用。

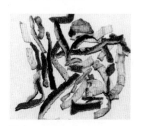

陈皮

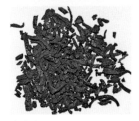

陈皮炭

疤痕呈圆环状。果皮干燥后质脆，易折断，断面粗糙。气香，有苦味。

两者均以色深红、内面白、外表面油润、以手握之有弹性者为佳。

2. 饮片

陈皮炭形如陈皮丝片，表面黑褐色，内部棕褐色，质松脆易碎。气微，味淡。

【食疗】

❶ 陈皮茶

陈皮10克。

制作方法：将陈皮洗净，撕成小块，开水冲泡10分钟，放入白糖即可。

功能主治：消暑，止咳，化痰，健胃。适宜消化不良、咳嗽痰多之人食用。

用法用量：每次2~3次。

❷ 陈皮荷叶茶

荷叶10克，山楂20克，薏苡仁10克，陈皮10克，冰糖适量，清水700毫升。

制作方法：将上药洗净放入锅中。锅中倒入清水，大火煮开后，转中火继续煮5分钟即可。

功能主治：体重偏重的人或肠胃负担过重的人，可以饮用此茶，达到降脂和减肥的作用。

用法用量：每天午、晚饭后30分钟喝1次，连续1周。

驴鞭

Lubian

马科动物驴*Equus asinus*.L.的雄性干燥的外生殖器。主产于河北、山西、黑龙江、四川。雄驴杀死后，割取其阴茎及睾丸，剔除残肉及油脂，洗净，悬挂于通风处阴干或晒干。

【性状特征】

为圆柱形长条，或稍带弯曲，长约30厘米，粗3~4厘米，前端圆形，较大，色黑；基部两侧各有一大型睾丸；肉质，坚硬。以整条、带有睾丸、无残肉油脂、体干燥者为佳。

【食疗】

驴鞭酒

驴鞭50克，熟地120克，枸杞子30克，山药、茯苓、人参、大枣、当归、补骨脂、山茱萸各20克。

制作方法：上述材料，用40度以上的清香型白酒浸泡1个月后，即可取用。

功能主治：用于腰膝酸痛、阳痿、早泄、遗精、遗尿、尿频余沥、耳鸣、头晕眼花、视力减退、先兆流产、带下等症。

用法用量：每日100毫升。

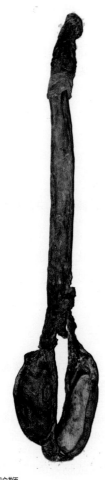

驴鞭

【化学成分】
含蛋白质、脂肪等。

【饮片功能】
益肾强筋。主治阳
痿、筋骨酸软、骨结
核、骨髓炎、气血虚
亏、妇女乳汁不足。

【用法用量】
内服：煎汤，15~20
克；或入丸剂。

【注意事项】
精力过旺者勿用。

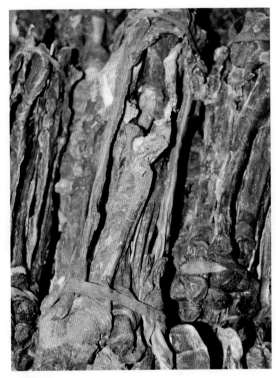

驴鞭商品

鸡内金

Jineijin

雉科动物家鸡*Gallus gallus domesticus* Brisson 的干燥沙囊内壁。全国各地均产。全年。杀鸡后，取出鸡胗，立即剥下内壁，洗净，干燥。

【性状特征】

1. 药材

为不规则卷片，厚约2毫米。表面黄色、黄绿色或黄褐色，薄而半透明，具明显的条状皱纹。质脆，易碎，断面角质样，有光泽。气微腥，味微苦。

2. 饮片

炒鸡内金和醋鸡内金表面黄褐色至焦黄色，用放大镜观察，显颗粒状或微细泡状。转折即断，断面有光泽。

【食疗】

❶ 猪肚鸡内金汤

鸡内金10克，新鲜的生猪肚、玉米面、参须、生姜适量。

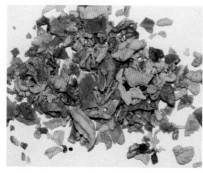

鸡内金

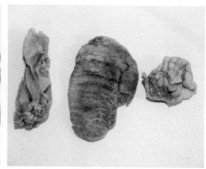

鸡内金药材

【化学成分】

含蛋白质、氨基酸、胃激素等。

【饮片功能】

健胃消食，涩精止遗，通淋化石。用于食积不消、呕吐泻痢、小儿疳积、遗尿、遗精、石淋涩痛、胆胀胁痛。

【用法用量】

煎服，3~10克；研末服，每次1.5~3克。研末服效果优于煎剂。

【注意事项】

脾虚无积滞者慎用。

制作方法：将新鲜的生猪肚用玉米面清洗干净，然后切成合适的小块，并与鸡内金、参须、生姜一起放到锅里炖煮，先用大火，然后改成小火，3个小时即可。

功能主治：对胃肠道的疾病有改善功效，能促进胃部消化，而且再加上参须补气的功效，效果更为明显。

用法用量：每日一剂，喝汤吃猪肚。

❷ 白术内金糕

鸡内金10克，白术9克，白面、白砂糖、枣，发酵粉、干姜适量。

制作方法：将白术、鸡内金、枣、干姜一起用砂锅煎煮，然后将药渣去掉，晾凉。用汤汁和白面、白砂糖和发酵粉一起和面，等面团发起后，将揉好的面放到锅里蒸，半个小时后出锅。

功能主治：助消化，改善食欲不振的状况。

用法用量：每日1剂。

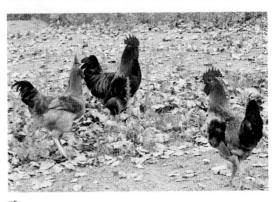

鸡

鸡矢藤

Jishiteng

茜草科植物鸡矢藤*Paederia scandens*（Lour.）Merr.的干燥地上部分。主产于云南、贵州、四川等地。夏、秋二季采收全草，晒干。

【性状特征】

常弯曲成团。茎呈扁圆柱形，老茎灰棕色，直径0.3~1.2厘米，栓皮常易脱落，有纵皱纹及叶柄断痕，易折断，断面平坦，灰黄色；嫩茎黑褐色，直径1~3毫米，质韧，不易折断，断面纤维性，灰白色或浅绿色。叶对生，叶片多皱缩破碎，完整叶片展平后呈宽卵形或披针形，长5~15厘米，宽3~9厘米，先端尖或渐尖，基部宽楔形、圆形或浅心形；上表面灰绿色，下表面灰褐色；叶脉于背面稍突起，有棕褐色毛茸。气微，味微甘、酸。

【化学成分】

含鸡屎藤苷、鸡屎藤次苷、车叶草苷及γ-谷甾醇等。

【饮片功能】

祛风活血，止痛解毒，消食导滞，除湿消肿。用于风湿疼痛、腹泻痢疾、脘腹疼痛、气虚浮肿、头昏食少、肝脾肿大、瘰疬、肠痈、无名肿毒、跌打损伤等。

【用法用量】

内服：煎汤或浸酒服，10~15克。外用：适量，捣敷或煎水洗。

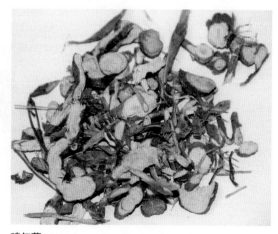

鸡矢藤

【食疗】

鸡藤香耙

嫩鸡屎藤茎叶若干，糯米粉、适量。

制作方法：切碎后，掺入糯米粉中蒸制而成，颜色翠绿。

功能主治：温中暖胃，舒筋活血。

用法用量：调以椰汁、白糖食用。

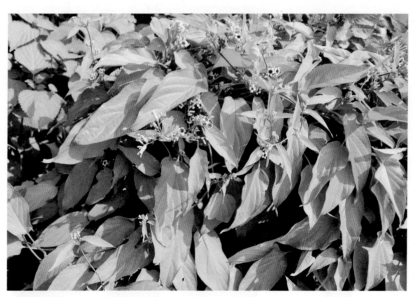

鸡矢藤植株

鸡血藤

Jixueteng

豆科植物密花豆*Spatholobus suberectus* Dunn 的干燥藤茎。主产于广西、广东等地。秋、冬二季采收，除去枝叶，切片，晒干。

【性状特征】

呈扁圆柱形，通常切成椭圆形、长矩圆形或不规则的斜切片，厚0.3~1厘米。栓皮灰棕色，有的可见灰白色斑，栓皮脱落处现红棕色。切面木部红棕色或棕色，导管孔分散；韧皮部有树脂状分泌物，呈红棕色至黑棕色，与木部相间排列呈3~8个偏心性半圆形环；髓部偏向一侧。质坚硬。气微，味涩。

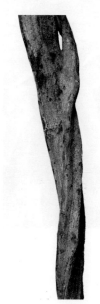

鸡血藤药材

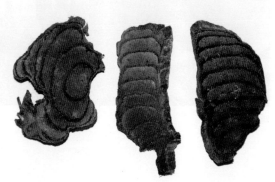

鸡血藤

【化学成分】

含异黄酮和查耳酮类、甾醇类和三萜类化合物。

【饮片功能】

补血，活血，通络。用于月经不调、血虚萎黄、麻木瘫痪、风湿痹痛。

【用法用量】

内服：煎汤或浸酒，9~15克。

【注意事项】

阴虚火亢者慎用。

【食疗】

鸡血藤茶

鸡血藤10克、花茶3克。

制作方法：用300毫升开水泡饮。

功能主治：舒筋，活血，镇静。用于腰膝酸痛、麻木瘫痪、月经不调。

用法用量：冲饮至味淡。

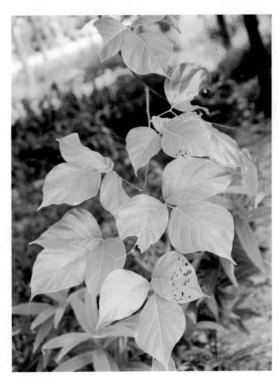

密花豆植株

鸡冠花

Jiguanhua

苋科植物鸡冠花*Celoosia cristata* L.的干燥花序。主产于河北、天津、北京。秋季花盛开时采收，连花轴剪下，迅速晒干。

【性状特征】

1. 药材

为穗状花序，多扁平而肥厚，呈鸡冠状，长8~25厘米，宽5~20厘米。上缘宽，具皱褶，密生线状鳞片；下端渐窄，常残留扁平的茎。表面红色、紫红色或黄白色；中部以下密生多数小花，每花宿有的苞片及花被片均呈膜质状。果实盖裂，种子扁圆肾形，黑色，有光泽。体轻，质柔韧。无臭，味淡。

2. 饮片

（1）鸡冠花　为不规则的块状，长约2厘米。表面紫色、红色或黄色。体较轻，质柔韧。无臭，味淡。

（2）鸡冠花炭形　如鸡冠花段，表面焦黑色，内部焦黄色。质轻，易碎。味苦。

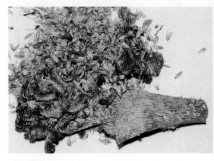

鸡冠花

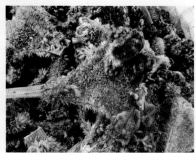

鸡冠花药材

【化学成分】

含甜菜红素、甜菜黄素、苋菜红素、鸡冠花素及异鸡冠花素等。

【饮片功能】

收敛止血，止带止痢。用于吐血、崩漏、便血、痔血、赤白带下、久痢不止。

【用法用量】

内服：煎汤，4.5~9克；或入丸、散。外用：适量，煎水熏洗。

【食疗】

鸡冠花蛋汤

白鸡冠花60克、鸡蛋一只、葱段、姜片、盐、味精、白糖、麻油少许。

制作方法：将60克洗净的白鸡冠花，加清水1升放入锅内煎煮到60毫升，留汤去渣。将洗净的葱段、姜片下入锅内，再下入适量盐、味精、白糖、烧开、调匀。将鸡蛋一只打入锅内，煮成荷包蛋，盛入碗中，淋上少许麻油即可。

功能主治：凉血止血，滋阴养血。可用于治疗便血、崩漏、白带等症。

用法用量：每日1剂。

七画

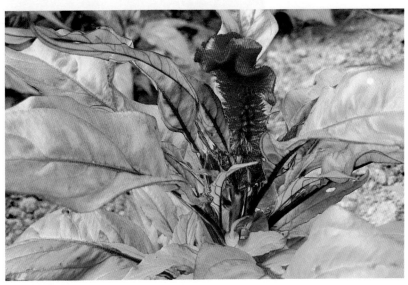

鸡冠花植株

鸡骨草

Jigucao

豆科植物广州相思子*Abrus cantoniensis* Hance.的干燥全草。主产于广东、广西。全年均可采挖，除去泥沙，干燥。

【性状特征】

根多呈圆锥形，上粗下细，有分枝，长短不一，直径0.5~1.5厘米；表面灰棕色，粗糙，有细纵纹，支根极细，有的断落或留有残基；质硬。茎丛生，长50~100厘米，直径约0.2厘米；灰棕色至紫褐色，小枝纤细，疏被短柔毛。羽状复叶互生，小叶8~11对，多脱落，小叶矩圆形，长0.8~1.2厘米，先端平截，有小突尖，下表面被伏毛。气微香，味微苦。

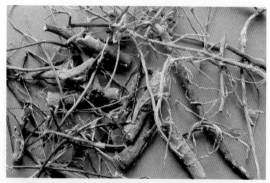

鸡骨草

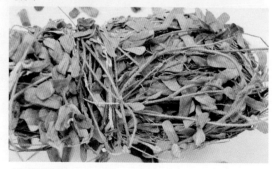

鸡骨草药材图

【化学成分】

含相思子碱、胆碱、甾醇化合物、黄酮类化合物、糖类、氨基酸等。

【饮片功能】

清热解毒，舒肝止痛。用于黄疸、胁肋不舒、胃脘胀痛、急、慢性肝炎、乳腺炎。

【用法用量】

内服：煎汤，15~25克，或入丸、散。外用：捣敷。

【注意事项】

凡虚寒体弱者慎用。

【食疗】

山栀蛋肉鸡骨草汤

鸡蛋1~2个，瘦猪肉25克，鸡骨草、山栀根各15克。

制作方法：将鸡蛋、猪肉、鸡骨草、山栀根分别洗净，同入锅加水2碗，煮至七八成熟时，拍碎蛋壳(但不能将整个鸡蛋拍碎)，继续加热煨之。煎汤剩1碗时，滤掉药渣，留汁及蛋、肉。

功能主治：补虚安神，凉血解毒，利湿热，退黄疸。适宜于小儿肝炎长期未愈、尿少色黄、双眼多血丝。

用法用量：每日1剂，分2次服食。连续5~7日为1个疗程。

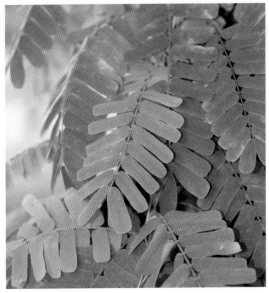

广州相思子植株

麦冬
Maidong

百合科植物麦冬*Ophiopogon japonicus*（L.）Ker Gawl.栽培品的干燥块根。主产于浙江、四川。浙江于栽培后第二和第三年后的小满至夏至采收，洗去泥沙，两端保留约1毫米的细根，反复堆晒至干，撞去保留的细根，筛去杂质即得。四川则在栽培后第二年的清明至谷雨节时采挖。野生麦冬在清明后采收。

【性状特征】

1. 药材

（1）浙麦冬块根　呈纺锤形，偶有中部缢缩如束腰状，两端钝尖，长2~3厘米，直径0.3~0.6厘米。表面黄白色，微透明，有细纵皱纹。干透的质硬实，回潮后变柔软。折断面黄白色，稍呈角质状，微显颗粒样，有糖性，中央有黄白色细木质心。气微香，味微甜，嚼之有黏性。

（2）川麦冬块根　呈纺锤形或长椭圆形，体形比浙麦冬明显细短，两端尖。中部膨大，长1~1.8厘米，中部直径0.3~0.4厘米，表面淡黄

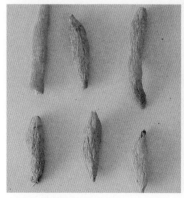

麦冬药材（杭麦冬）

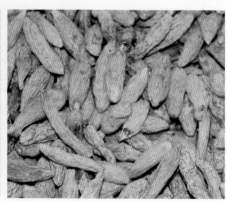

麦冬药材（川麦冬）

【化学成分】

含多种甾体皂苷、黄酮类化合物。

【饮片功能】

养阴生津，润肺清心。用于肺燥干咳、虚劳咳嗽、津伤口渴、心烦失眠、内热消渴、肠燥便秘、白喉。

【用法用量】

内服：煎汤，6~12克；或入丸、散。

【注意事项】

凡脾胃虚寒泄泻、胃有痰饮湿浊及暴感风寒咳嗽者均忌用。

白色或类白色，表皮较薄，细皱纹较明显。质稍柔糯，味苦微甜，嚼之黏性较小。

2. 饮片

（1）朱麦冬　形如生麦冬，外被朱砂细粉。

（2）炒麦冬　形如生麦冬，颜色稍加深。

【食疗】

麦冬粟米粥

麦冬15克，鲜竹叶10克，粟米100克。

制作方法：麦冬、竹叶煎水取汁，粟米加水煮至半熟时加入前汁，再煮至粥熟。

功能主治：养阴清心，清心除烦，养胃。用于心热烦闷、口渴、舌红少津。

用法用量：每日1剂。

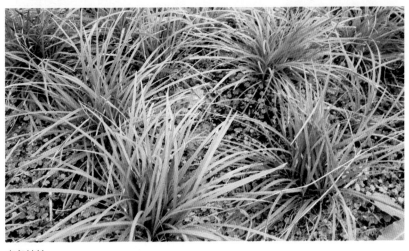

麦冬植株

龟甲

Guijia

龟科动物乌龟*Chinemys reevesii*（Gray）的背甲及腹甲。主产地浙江、湖北、湖南。全年均可捕捉，以秋、冬二季为多，捕捉后杀死，剥取背甲及腹甲，除去残肉，称为"血板"。或用沸水烫死，剥取背甲及腹甲，除去残肉，晒干者，称为"烫板"。

【性状特征】

1. 药材

背甲及腹甲由甲桥相连，背甲稍长于腹甲，与腹甲常分离。背甲呈长椭圆形拱状，长7.5~22厘米，宽6~18厘米；外表面棕褐色或黑褐色，脊棱3条；颈盾1块，前窄后宽；椎盾5块，第1椎盾长大于宽或近相等，第2~4椎盾宽大于长；肋盾两侧对称，各4块，缘盾每侧11块，臀盾2块。腹甲呈板片状，近长方椭圆形，长6.4~21厘米，宽5.5~17厘米；外表面淡黄棕色至棕黑色，盾片12块，每块常具紫褐色放射状纹理，腹盾、胸盾和股盾中缝均长，喉盾、肛盾次之，股盾中缝最短；内表面黄白色至灰白色，有的略带血迹或残肉，除净后可见骨板9块，呈锯齿状嵌接；前端钝圆或平截，

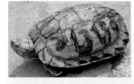

乌龟

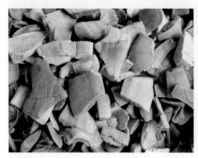

龟甲

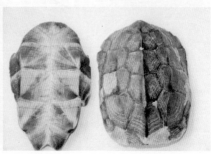

龟甲药材

【化学成分】

含蛋白质、骨胶原，其中含有天冬氨酸、苏氨酸、蛋氨酸、苯丙氨酸、亮氨酸等多种氨基酸，碳酸钙等。

【饮片功能】

滋阴潜阳，益肾强骨，养血补心。用于阴虚潮热、骨蒸盗汗、头晕目眩、虚风内动、筋骨痿软、心虚健忘。

【用法用量】

内服：煎汤，15~30克，先煎；或入丸、散。外用：适量，烧灰存性，研末掺或油调敷。

【注意事项】

孕妇或胃有寒湿者忌用。

后端具三角形缺刻，两侧残存呈翼状向斜上方弯曲的甲桥。质坚硬。气微腥，味微咸。

2. 饮片

醋龟甲呈不规则的块状。背甲盾片略呈拱状隆起，腹甲盾片呈平板状，大小不一。表面黄色或棕褐色，内表面棕黄色或棕褐色，边缘有的呈锯齿状。断面不平整，有的有蜂窝状小孔。质松脆。气微腥，味微咸，微有醋香气。

【食疗】

蛋壳龟板散

鸡蛋壳、龟甲各等分。

制作方法：鸡蛋壳焙干，龟甲砂炒、醋淬后干燥，共研为细末。

功能主治：补肾健骨，补钙。用于小儿缺钙、行迟齿迟、骨痿。

用法用量：每次3~6克，加白糖适量，米汤调食。

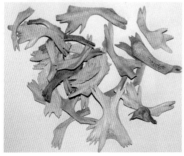

醋龟甲

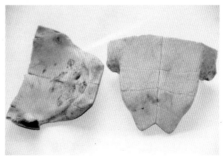

醋龟甲药材

龟甲胶

Guijiajiao

龟甲经水煎煮、浓缩制成的固体胶。主产地浙江、湖北、湖南。将龟甲漂泡洗净，分次水煎，滤过，合并滤液（或加入白矾细粉少许），静置，滤取胶液，浓缩（可加适量的黄酒、冰糖及豆油）至稠膏状，冷凝，切块，晾干，即得。

【性状特征】

长方形的扁块，深褐色，质硬而脆，断面光亮，对光照视呈透明状；气微腥，味淡。

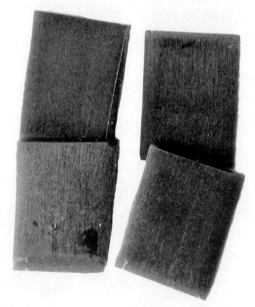

龟甲胶

【化学成分】

含蛋白质等。

【饮片功能】

滋阴，养血。用于阴虚潮热、骨蒸盗汗、腰膝酸软、血虚萎黄。

【用法用量】

烊化兑服，3~9克。

【注意事项】

孕妇禁用。凡脾胃虚弱、呕吐泄泻、腹胀便溏、咳嗽痰多者慎用。

【食疗】

双胶炖仔鸡

龟甲胶、鹿角胶各10克，黄精20克，生地黄、山药、山茱萸各15克，五味子、覆盆子、当归、枸杞子、女贞子、韭菜子各12克，童子鸡1只，料酒10毫升，葱10克，姜15克，盐6克。

制作方法：将以上药物分别洗净，装入纱布袋布。放入水锅中，用中火煎熬30分钟后将药袋取出，再加水适量，放入药袋煎煮30分钟，合并两次煎液。将合并的煎液放入炖锅内，放入童子鸡、料酒、葱、姜、盐，炖1小时，即可食用。

功能主治：滋阴补肾，安心宁神。适用于肾阴虚证。

用法用量：每日1次，适量食用。

注意事项：孕妇及胃功能不全者忌用。

乳香
Ruxiang

橄榄科植物卡氏乳香树*Boswellia carterii* Birdwood及同属其他数种植物皮部切伤后渗出的油胶树脂。主产于索马里、埃塞俄比亚及阿拉伯半岛南部。春、夏二季将较大的树干皮部切开成沟，树脂便慢慢从伤口渗出，顺沟流下，凝结成乳头粒状或块状，将其收集，干燥，即为乳香珠。如脂胶流散地下，或粘附树皮中，捡拾而得者常含一定杂质，即为原乳香。

【性状特征】

1. 药材

（1）乳香珠　又称滴乳香，呈乳头状或不规则圆珠状，直径0.3~1.2厘米，有的数粒黏结成团。表面黄白色至浅棕黄色，半透明状，外层常沾上磨擦掉落的粉尘样粉末。质坚硬，遇热可变软，略显胶黏。干燥品断面具玻璃样光泽。气微香，味微苦，口嚼之迅即软化而粘牙。加水研磨或水煮，水成白色或黄白色乳液。火烧之香气明显，并冒黑烟。熔融较慢，显油性而滴坨少。

（2）原乳香　呈碎粒状或粘结成大小不等的团块，并具粉末，常见粘附有松皮状树皮及

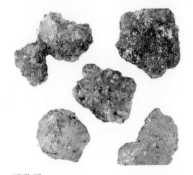

醋乳香

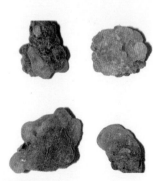

乳香药材

【化学成分】

含树脂、树胶、挥发油。

【饮片功能】

调气活血，定痛，消肿，生肌。用于气血瘀滞、心腹疼痛、痈疮肿毒、跌打损伤、风湿痹痛、痛经、产后瘀血刺痛。

【用法用量】

内服：煎汤，3~9克。

【注意事项】

孕妇及胃弱者慎用。

细砂粒。表面黄色、灰白色，少数至棕黑色，不透明。水研或火烧之常有残渣留下。

2. 饮片

醋制乳香呈小圆珠或圆粒状，表面淡黄色，显油亮。质坚脆，稍具醋气。

【食疗】

乳香粥

乳香10克，粳米100克，白糖适量。

制作方法：将乳香洗净，用适量清水浸泡5~10分钟。把乳香取出，放入煎锅用清水煎煮，滤去渣滓，取汁。粳米淘净，用清水和药液共同煮粥，粥熟后，加入白糖调味即成。

功能主治：活血止痛。适用于痛经、胃脘疼痛、风湿痹痛等患者食用。

用法用量：每日1剂。

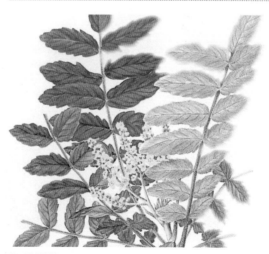

乳香树植株

佩兰

Peilan

菊科植物佩兰*Eupatorium fortunei* Turcz.干燥地上部分。主产于江苏、上海、河北，以江苏产量最大。夏、秋二季分两次采割，除去杂质，晒干。

【性状特征】

1. 药材

茎呈圆柱形，长30~100厘米，直径0.2~0.5厘米；表面黄棕色或黄绿色，有的带紫色，有明显的节及纵棱线；质脆，断面髓部白色或中空。叶对生，有柄，叶片多皱缩，破碎，绿褐色；完整叶片3裂或不分裂，分裂者中间裂片较大，展平后呈披针形或长圆状披针形，基部狭窄，边缘有锯齿；不分裂者展平后卵圆形、卵状披针形或椭圆形。气芳香，味微苦。

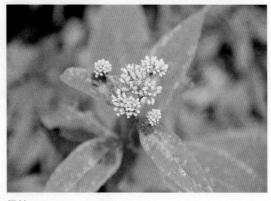

佩兰

【化学成分】

含挥发油、生物碱类、香豆精、香豆酸及麝香草氢醌等。

【饮片功能】

芳香化湿，醒脾开胃，发表解暑。用于湿浊中阻、脘痞呕恶、口中甜腻、口臭、多涎、暑湿表证、头胀胸闷。

【用法用量】

内服：煎汤，3~9克。

【注意事项】

阴虚、气虚者忌用。

2. 饮片

呈黄绿色，切断面中空，显白色。微有香气，味微苦。

【食疗】

藿香佩兰茶

藿香、佩兰各10克，红茶5克，冰块适量。

制作方法：将藿香、佩兰分别洗净备用；将红茶、藿香、佩兰放入杯中，加入200毫升沸水冲泡，再加盖闷约5分钟。然后倒入杯中晾凉．放入冰块调匀即可。

功能主治：用于呕吐、腹泻、防暑。

用法用量：每日1剂。

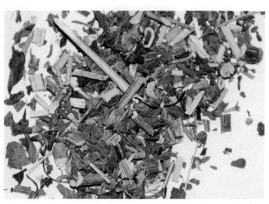

佩兰药材

使君子

Shijunzi

使君子科植物使君子*Quisqualis indica* L.的干燥成熟果实。主产于四川、广西、福建、广东，以四川产量为最大。使君子在每年9月份以后，便陆续成熟，当果实由绿色变为黑褐或棕褐色时，即应采摘，收完为止。采收果实，用慢火烘烤，至果实外壳坚硬，摇动有响声时，扬去空壳，即成。把烘干果实击破，取出种仁，用慢火烘至用手指能搓去外皮壳时，即得使君子仁。

【性状特征】

1. 药材

呈椭圆形或卵圆形，具5条纵棱，偶有4~9棱，长2.5~4厘米，直径约2厘米。表面黑褐色至紫黑色，平滑，微具光泽；顶端狭尖，基部钝圆，有明显圆形果柄痕。质坚硬，横切面多呈五角星形，棱角处较厚，中间呈类圆形空腔，内有一粒长椭圆形或纺锤形种仁。

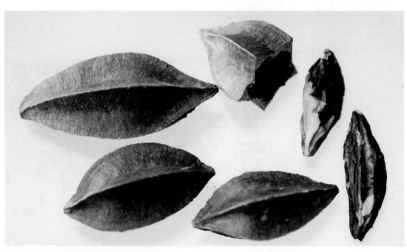

使君子药材及使君子仁

【化学成分】

种仁含油酸、棕榈酸、硬脂酸、使君子酸钾、蔗糖、葡萄糖等。

【饮片功能】

杀虫消积。用于蛔虫病、蛲虫病、虫积腹痛、小儿疳积。

【用法用量】

内服：煎汤，使君子9~12克，使君子仁6~9克。入丸、散或炒香嚼食。

【注意事项】

忌饮浓茶。大量服用时，易引起呃逆、眩晕、呕吐等反应。

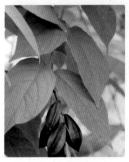

使君子植株

2. 饮片

使君子仁为使君子去壳的种仁，长椭圆形或纺锤形，长2厘米，直径约1厘米。表面棕褐色或黑褐色，有数纵皱纹。种皮薄，易剥离。子叶2枚，黄白色，有油性，断面有裂纹。气微香，味微甜。

【食疗】

使君子蒸猪瘦肉

使君子8克，猪瘦肉100克。

制作方法：将使君子去壳取出使君子肉备用。将使君子肉和瘦猪肉一起捣碎和匀，加入少许盐。将使君子肉饼放入锅中蒸熟或煮饭时放在饭面上蒸熟即成。

功能主治：可治小儿肠道蛔虫、营养不良等症。每遇到儿童不想吃东西、面色花白、日渐消瘦、腹胀虫痛、口渴烦躁等症状出现时就可服食。

用法用量：每日1剂。如服使君子肉后出现头昏、恶心、呕吐、便秘等症状时，将使君子的壳煎水代茶饮，即可解除。

侧柏叶

Cebaiye

柏科植物侧柏*Platycladus orientalis*（L.）Franco的干燥枝梢及叶。主产于江苏、广东、河北、山东等地。全年均可采收嫩枝叶，阴干。以夏、秋二季采收为好。剪下大枝后再剪小枝，扎成小把吊于通风处阴干即可。如果在太阳下曝晒，叶色则变黄而且易碎。

【性状特征】

枝梢多分枝，小枝扁平。叶细小鳞片状，交互对生，贴伏于枝上，深绿色或黄绿色。质脆，易折断。气清香，味苦涩，微辛。

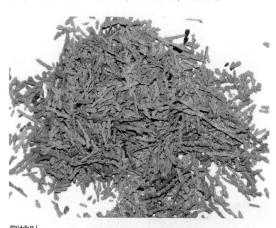

侧柏叶

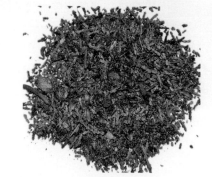

侧柏叶炭

【化学成分】
含挥发油、黄酮类槲皮素、杨梅树素等。

【饮片功能】
凉血止血，化痰止咳，生发乌发。用于吐血、衄血、尿血、血痢、肠风、须发早白、咳嗽、腮腺炎等。

【用法用量】
内服：煎汤，10~20克。或入丸、散。外用：煎水洗，捣敷或研末调敷。

【注意事项】
多食能倒胃。

【食疗】

柏叶粥

侧柏叶10克，大米100克，白糖少许。

制作方法：将侧柏叶择净，放入锅中，加清水适量，水煎取汁，加大米煮粥，待熟时调入白糖，再煮一二沸即成。

功能主治：凉血止血，祛痰止咳。适用于血热妄行所致的各种出血、肺热咳嗽等。

用法用量：每日1剂。

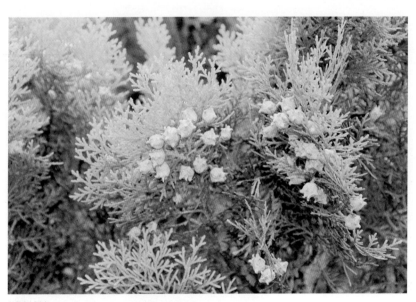

侧柏植株

刺五加

Ciwujia

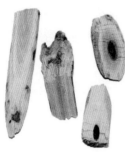

刺五加饮片

五加科植物刺五加*Acanthopanax senticosus*（Rupr et Maxim）Harms的干燥根及根茎。主产于黑龙江、吉林、辽宁等地。春、季二季采挖，洗净，干燥。

【性状特征】

1. 药材

（1）根茎呈不规则圆柱形，直径1.4~4.2厘米，有分枝，上端可见不定芽发育的细枝，下部与根相接；表面灰棕色，有纵皱，弯曲处常有密集的横皱纹；皮孔横长，微突起而色淡。

（2）根圆柱形，多分枝，直径0.3~15厘米；表面纵皱明显，皮孔可见。质硬，不易折断，断面黄白色。气微香，味微苦、辛。

2. 饮片

不规则厚片，表面灰褐色或黑褐色，皮部与木部较易分离。质硬，切断面黄白色，纤维性。有特有特异香气，味微辛，稍苦、涩。

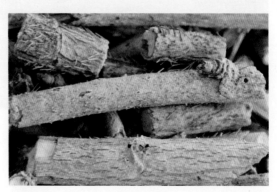

刺五加枝

【化学成分】

含刺五加苷、多糖、胡萝卜苷、苦杏仁苷等。

【饮片功能】

益气健脾,补肾安神。用于脾肾阳虚、体虚乏力、食欲不振、腰膝酸痛、失眠多梦。

【用法用量】

内服:煎汤,9~27克。

【食疗】

❶ 刺五加粥

刺五加皮10克,大米100克,白糖少许。

制作方法:将刺五加皮择净,放入锅中,用冷水浸泡5~30分钟后,水煎取汁,加大米同煮为粥,待熟时调入白糖或冰糖,再煮一二沸即成。

功能主治:祛风利湿,补益肝肾,强筋健骨。适用于风湿痹痛、四肢拘挛、腰膝酸软、小儿行迟等,尤其适用于风湿痹痛兼肝肾不足者。

用法用量:每日1剂。

❷ 刺五加五味茶

刺五加15克,五味子6克。

制作方法:将刺五加、五味子同置茶杯内,冲入沸水,加盖闷15分钟即可。

功能主治:补肾强志,养心安神。适用于腰膝酸痛、神疲乏力、失眠健忘、注意力难以集中等症。

用法用量:当茶饮,随冲随饮,每日1剂。

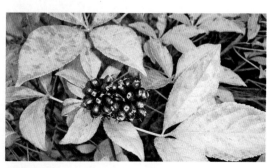

刺五加植株

刺猬皮
Ciweipi

刺猬科动物刺猬*Erinaceus europaeus* L.、短刺猬*Hemichianus dauricus* Sundevall.或大耳猬*Hemichianus auritus* Gmelin.的干燥外皮。刺猬分布于全国大多数地区；短刺猬分布于辽宁西部、河北北部以及内蒙古东部草原等地；大耳猬栖息于农田、庄园。全年均可捕捉，于冬眠时捕获更易。捕得后，用刀纵剖腹部，将皮剥下，翻开，撒上一层石灰，于通风处阴干。

【性状特征】

1. 药材

呈多角形板刷状或直条状，有的边缘卷曲呈筒状或盘状，长3~4厘米。外表面密生错综的棘刺，棘长1.5~2厘米，坚硬如针，灰白色、黄色或灰褐色不一。腹部的皮上有灰褐色软毛。皮内面灰白色或棕褐色，留有筋肉残痕。具特殊腥臭气。以皮张大、肉脂刮净、刺洁净无臭者为佳。

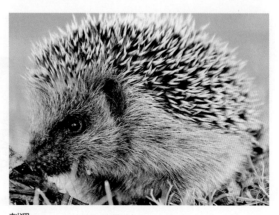

刺猬

【化学成分】

上层刺主要含角蛋白；下层真皮层主要含胶原、弹性硬蛋白、脂肪等。

【饮片功能】

凉血，解毒，止痛。用于胃脘疼痛、子宫出血、便血、肠风下血、脱肛、痔疮、遗精、遗尿。

【用法用量】

内用：6~9克，研末；1.5~3克，入丸剂。外用：适量，研末撒，或调敷。

【注意事项】

孕妇忌用。

2. 饮片

为密生硬刺的不规则小块。外表面灰白色、黄色或灰褐色，皮内面灰白色或棕褐色，边缘有毛，质坚韧。有特殊腥臭气。

【食疗】

刺猬海参

海参50克，无花果50克，槐角25克，刺猬皮10克，猪大肠1尺。

制作方法：将上述食材放入锅中炖熟。

功能主治：可作为肠癌患者的药膳食用。

用法用量：吃海参、大肠，余药丢弃。

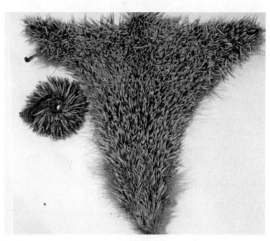

刺猬皮药材

垂盆草
Chuipencao

景天科植物垂盆草*Sedum sarmentosum* Bunge 新鲜或干燥的全草。主产于江苏、安徽。夏、秋二季采收，除去杂质，鲜用或干燥后应用。以秋季采者有效成分含量较高。

【性状特征】

根细小。茎纤细，长可达 20 厘米以上，直径0.1~0.2厘米；表面黄绿色至淡褐色，节部明显，偶有残留的不定根；质脆或较柔韧，断面中心淡黄色。叶常皱缩、破碎或脱落，完整叶片展平后呈倒披针形至矩圆形，肉质，长1.5~2.8厘米，宽0.3~0.7厘米，黄绿色至暗绿色，先端近急尖，基部急狭，有距。有的带花，聚伞状花序顶生，小花黄白色，气微，味微苦。以身干、色绿褐、无杂质者为佳。

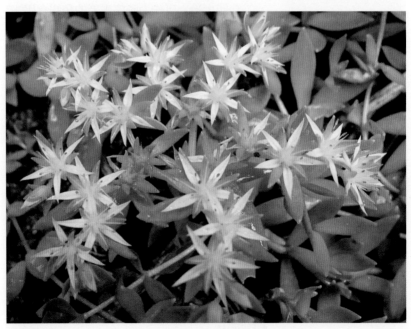

垂盆草植株

【化学成分】

含生物碱类消旋甲基异石榴碱、氰苷类垂盆草苷、基酸类左旋天冬酰胺、糖类景天庚糖等。

【饮片功能】

清利湿热，解毒。用于湿热黄疸、小便不利、痈肿疮疡、急慢性肝炎。

【用法用量】

内服：煎汤，鲜品50~100克，干品15~30克。外用：适量，捣敷；或研末调搽；或取汁外涂；或煎水湿敷。

【注意事项】

脾胃虚寒者慎用。

【食疗】

垂盆草糖浆

鲜垂盆草200克，红枣20个，白糖15克。

制作方法：将鲜垂盆草切碎，红枣洗净. 加水1000克共煎成浆约600克，加白糖即成。

功能主治：适于急性肝炎、低热烦躁、脾胃素虚、体倦乏力患者。

用法用量：每日2剂。

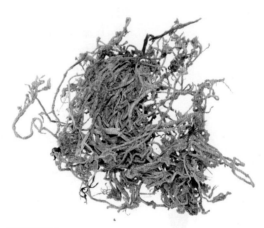

垂盆草药材

夜交藤
Yejiaoteng

蓼科植物何首乌*Polygonum multiflorum* Thunb.的干燥藤茎。主产于浙江、江苏、湖南，以浙江、湖北产量大。多在秋冬叶脱落后采收，割取地上部分，除去残叶，捆成把，晒干。

【性状特征】

1. 药材

茎呈长条圆柱形，茎粗约5毫米，细枝径约11毫米，呈扭曲状，并带叶，往往已扎成捆。茎表面粗糙，紫红或紫褐色，有明显扭曲的纵皱纹和节，节部稍膨大，有侧枝痕。外皮菲薄，可剥离。质坚硬而脆，易折断，断面皮部紫红色，木部淡黄色，木质部呈放射状，中央为白色疏松的髓部。无臭，味微苦、涩。

2. 饮片

（1）夜交藤　为不规则的小段。表面紫红色至紫褐色，粗糙，有纵纹，节部稍膨大，有侧枝痕。质坚硬，切面黄白色或淡棕色，髓部类白色。无臭，味微苦、涩。

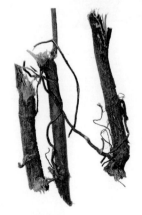
夜交藤药材

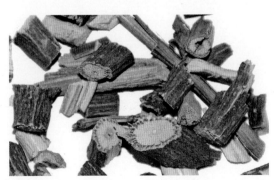
夜交藤

【化学成分】

含大黄素、大黄酚等蒽醌类成分、苷类、鞣质等。

【饮片功能】

养心安神，祛风通络。用于失眠多梦、血虚身痛、风湿痹痛；外治皮肤瘙痒。

【用法用量】

内服：煎汤，9~15克。外用：适量，煎水洗患处。

【注意事项】

躁狂属实火者慎用。

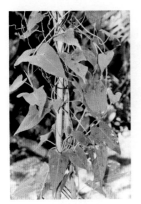

何首乌植株

（2）朱砂拌夜交藤形　如夜交藤，表面被有朱砂细粉，淡红色。

【食疗】

❶ 夜交藤合欢花炖猪脑

夜交藤30克，合欢花15克，枸杞子、圆肉各10克（以上中药店有售），猪脑1副，生姜3片。

制作方法：各药物分别洗净，稍浸泡；猪脑漂洗，用牙签挑去红筋。先煲药材，用1250毫升水煲至500毫升时，去渣留汁。将药汁与猪脑、生姜一起放进炖盅内，加盖隔水炖3小时即可，进饮时再下盐。

功能主治：解郁宁神，养心和肝，益髓补脑。

用法用量：此量可供2人用。作调理用宜每周2~3次。

❷ 夜交藤粥

夜交藤60克，粳米50克，大枣2枚，白糖适量。

制作方法：取夜交藤用温水浸泡片刻，加清水500毫升，煎取药汁约300毫升，加粳米、白糖、大枣，再加水200克煎至粥稠即可。

功能主治：养血安神，祛风通络。适用于顽固性失眠、多梦。

用法用量：每晚睡前1小时，趁热食，连服10天为1个疗程。

夜明砂

Yemingsha

蝙蝠科动物蝙蝠*Vespertilio superans* Thomas、大管鼻蝠*Murina leucogaster* Milne-Edwards、普通伏翼*Pipistrellus abramus* Temminck以及其他多种蝙蝠的粪便。主产浙江、江西、江苏、广西。全年均可采集，以夏季为宜，采时携带麻袋，从山洞中铲取，除去泥土，拣去泥土，拣去杂质，晒干。以质轻、干燥、色棕褐、无泥沙等杂质者为佳。

【性状特征】

长椭圆形颗粒，两端微尖，长5~7毫米，直径约2毫米。表面粗糙，棕褐色或灰棕色，常有破碎者，呈小颗粒状或粉末状。在放大镜下观察，可见棕色或黄棕色有光泽的昆虫头、眼及小翅。气无，味微苦而辛。以身干、无砂土、色棕褐、质轻、嚼之无砂感并有小亮点者为佳。

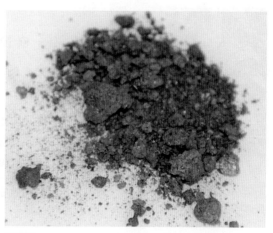

夜明砂

【食疗】

夜明砂蒸猪肝

夜明砂6克，鲜猪肝90克。

制作方法：将夜明砂加清水淘洗，除去泥沙。将猪肝用竹片切碎，与夜明砂拌匀，放入碗内，上笼蒸熟即成。

功能主治：养肝血，明眼目。适用于肝血不足、肝阴亏损之视力模糊、夜盲症。

用法用量：不放调味，趁热服食，每天或隔天1次。

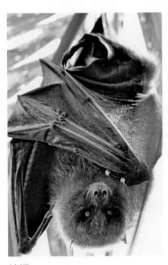

蝙蝠

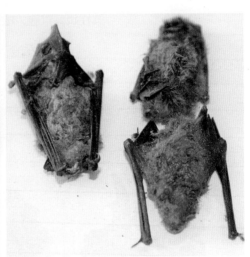

蝙蝠药材（蝙蝠的干燥全体，亦可入药）

昆布

Kunbu

海带科植物海带*Laminaria japonica* Aresch 或翅藻科植物昆布*Ecklon iakurome* Okam的干燥叶状体。主产于福建、浙江、山东、辽宁。夏、秋二季晴天、低潮时采捞，摊于海滩上晒干。

【性状特征】

1. 药材

（1）海带卷　曲折叠成团状，或缠结成把。全体呈黑褐色或绿褐色，表面附有白霜，并常附生丝状海藻。用水浸软则膨胀成扁平长带状，长50~150厘米，宽10~40厘米，中部较厚，边缘较薄而呈波状，类革质。残存柄部扁圆柱状。气腥，味咸。

（2）昆布卷　曲皱缩成不规则团块。全体呈黑色，较薄。用水浸软则膨胀呈扁平的叶状，长宽约为16~26厘米，厚约1~6毫米；两侧呈羽状深裂，裂片呈长舌状，边缘有小齿或全缘。柔滑。

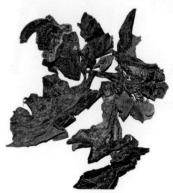

昆布

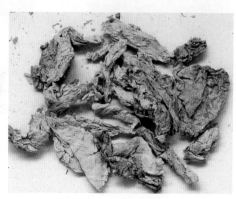

广昆布药材图

【化学成分】

含碘、藻胶素、粗蛋白、甘露醇等。

【饮片功能】

消痰软坚散结，利水消肿。用于瘰疬瘿瘤、睾丸肿痛、痰饮水肿等症。

【用法用量】

内服：煎汤，6~12克。

【注意事项】

脾胃虚寒者不宜。传统认为反甘草。

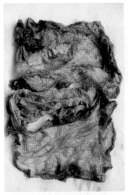

广昆布鲜品（石莼科植物孔石莼 *Ulva pertusa* Kjellm.）

干品质韧，易吸水返潮。以水浸泡即膨胀，表面黏滑，附着透明黏液质。手捻不分层者为海带，分层者为昆布。均以色黑褐、体厚者为佳。

2. 饮片

呈宽丝状，表面黑褐色或绿褐色，质柔韧。气腥，味微咸。

【食疗】

❶ 昆布冬瓜苡米汤

昆布30克，冬瓜100克，苡米10克。

制作方法：上述材料同煮汤，用适量白糖调味食用。

功能主治：降血压，降血脂，清暑解热，利湿健脾，防癌。

用法用量：每日1次。

❷ 昆布绿豆糖水

昆布60克，切丝，绿豆150克。

制作方法：上述材料同煮汤，加适量红糖调味食用。

功能主治：补心，利尿，软坚，散瘿瘤。适用于高血压、单纯性甲状腺肿、小儿暑天热痱疖毒、痰热咳嗽等。

用法用量：每日1剂。

明党参

Mingdangshen

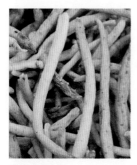

明党参药材

伞形科植物明党参*Changium smyrnioides-Wolff*的干燥根。主产于江苏、安徽、浙江，江苏产者奉为道地药材。4~5月采挖，除去须根，洗净，置沸水中煮至无白心，取出，刮去外皮，漂洗，干燥。

【性状特征】

呈细长圆柱形、长纺锤形或不规则条块，长6~20厘米，直径0.5~2厘米。表面黄白色或淡棕色，光滑或有纵沟纹及须根痕，有的具红棕色斑点。质硬而脆，断面角质样，皮部较薄，黄白色，有的易与木部剥离，木部类白色。气微，味淡。

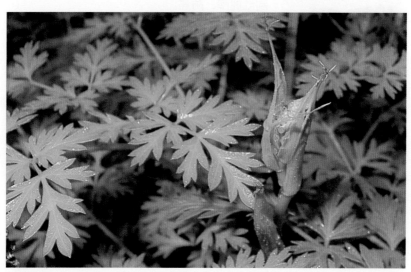

明党参植株

【化学成分】

含挥发油类、脂肪油类、磷脂类、多糖类、氨基酸及无机元素类等。

【饮片功能】

润肺化痰，养阴和胃，平肝，解毒。用于肺热咳嗽、呕吐反胃、食少口干、目赤眩晕、疔毒疮疡。

【用法用量】

内服：煎汤，6~12克；或熬膏。

【注意事项】

气虚下陷、精关不固及孕妇慎用。阴虚肝旺、内热烦渴者忌用。外感咳嗽无汗者忌用。大量服食易引起浮肿。

【食疗】

明党参炖乌鸡

明党参30克，红枣6颗，枸杞子20克，乌鸡1只（约500克），料酒10毫升，姜5克，葱10克，盐3克，味精2克，鸡精2g，鸡油25毫升。

制作方法：将明党参润透，切3厘米长的段；红枣去核，洗净；枸杞子去杂质、果柄，洗净；乌鸡宰杀后，去毛桩、内脏及爪；姜切片；葱切段。将明党参、红枣、枸杞子、乌鸡、姜、葱、料酒同放炖锅内，加水2800毫升，置武火上烧沸，再用文火炖煮35分钟，加入盐、味精、鸡精、鸡油即成。

功能主治：平肝，清肺，和胃，化痰。适用于痰火咳嗽、头晕、呕吐、目赤、白带、疔毒疮疡等症。

用法用量：每日1次，适量食用。

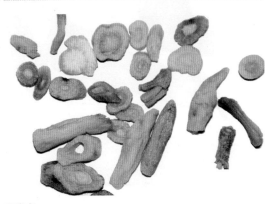

明党参

松节

Songjie

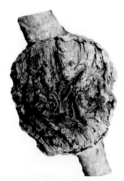

松科植物红松*Pinus karaiensis* Sieb.et Zucc.、油松*Pinus tabulaeformis* Carr.或马尾松*Pinus massoniana* Lamb.的茎枝瘤状节。红松主产于黑龙江、吉林、辽宁；油松主产于辽宁、吉林、河北；马尾松主产于河南、安徽、江苏。全年均可采收。采伐时或木材加工时锯取松树的节部，经过修整，晒干或阴干。

松节药材（马尾松）

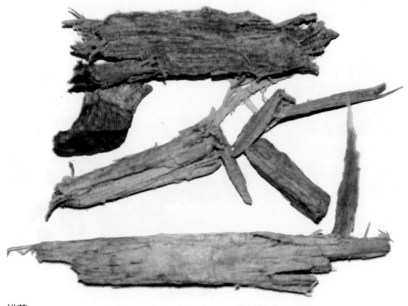

松节

【化学成分】

主要含纤维素、木质素、挥发油、树脂等。

【饮片功能】

祛风燥湿，活血止痛。用于风湿痹痛、筋骨拘挛、四肢麻木、关节不利。

【用法用量】

内服：煎汤，15~25克；或浸酒。外用：浸酒涂擦。

【注意事项】

阴虚血燥者慎用。

【性状特征】

呈不规则块状或片状，大小粗细不等。表面黄棕色或红棕色。有的松节渗出呈滴珠状或连成条状的干燥树脂，乳黄色或棕褐色，并显出裂纹。有的断面较粗糙，边缘油润，深棕色，有同心性环纹或纵条纹。体重，质致密坚硬。有松节油香气，摩擦时香气更浓饮片：松节呈不规则块状或片状，大小粗细不等，有松节油香气。

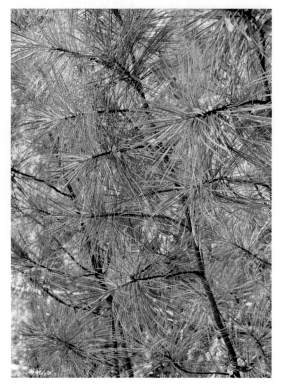

红松

松花粉

Songhuafen

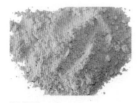

松花粉

【化学成分】
含油脂及色素等。

【饮片功能】
收敛止血，燥湿敛
疮。用于外伤出血、
湿疹、黄水疮、皮肤
糜烂、脓水淋漓。

【用法用量】
内服：煎汤，5~9克；
或浸酒或调服。外
用：干撒或调敷。

　　松科植物马尾松*Pinus massoniana* Lamb.及
油松*Pinus tabulaeformis* Carr.或同属他种植物
的干燥花粉。主产于浙江、江苏、山东。4~5
月份花刚开时采摘雄球花，摊放竹匾中晒干，
搓取花粉，过细筛除去杂质即得松花粉。加工
时应注意：①不能直接在屋外操作，因为易被
风吹散。②不能在日光下晒，否则变成白色
（走油）。③在屋内要铺薄层，否则发热变色。

【性状特征】

　　为鲜黄色或淡黄色细粉。质轻松，易
流动，手捻之有滑润感，入水不沉。气微，
味淡。

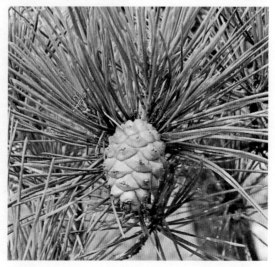

樟子松

松香
Songxiang

【化学成分】
含挥发油、树脂、槲皮素等。

【饮片功能】
祛风燥湿，排脓，拔毒，生肌，止痛。用于痈疽、疔毒、痔瘘、风湿痹痛等。

【用法用量】
5~15g，入丸散或浸酒服。外用适量，入膏药或研末敷患处

【注意事项】
血虚者、内热实火者禁用。不可久用。未经严格炮制不可用。

松科植物马尾松 *Pinus massoniana* Lamb.、油松 *Pinus tabulaeformis* Cart 或从同属其他植物树干中取得油树脂，经蒸馏除去挥发油后的遗留物。主产于河南、安徽、江苏；油松主产于辽宁、吉林、河北。多在夏季采收，在松树干上用刀挖成V字形或螺旋纹槽，使边材部的油树脂自伤口流出，收集后，加水蒸馏，使松节油馏出，剩下的残渣，冷却凝固后，即为松香。

【性状特征】

1. 药材

为不规则半透明的块状，大小不等。表面黄色，常有一层黄白色的霜粉。常温时质坚而脆，易碎，断面光亮，似玻璃状。有松节油臭气，味苦。加热则软化，然后熔化，燃烧时产生棕色浓烟。

2. 饮片

形同松香，颜色较深，味微苦。

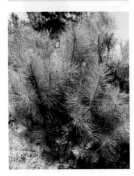

马尾松

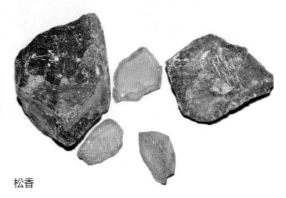

松香

板栗

Banli

山毛榉科植物板栗*Castanea mollissima* Bl.的坚果。主产于河北、天津、浙江等省。秋季果实成熟时采摘，晒干，敲去壳斗，拣取坚果，再晒干。

【性状特征】

呈半球形、圆锥形或两侧压扁的心形，直径2~2.5厘米。表面深褐色，微有光泽，并有白色毛茸，近顶端更多，基部有圆形、椭圆形，稍突起的果柄脱落痕迹，顶端有残留柱基或柱基脱落的痕迹。质坚而重，不易折断。敲开或剥开时，可见外果皮坚韧，中果皮疏松而呈羽毛状，内果皮和种皮粘连，不易分离。种仁表面黄白色，有叶脉状稍内陷的纹理，折断面不平坦，粉性。入口咀嚼有甜味。

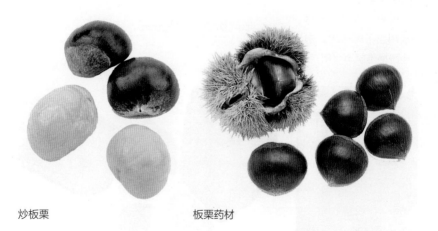

炒板栗   板栗药材

【化学成分】

果皮含鞣质；果肉（种仁）含蛋白质、脂肪、淀粉、维生素B、脂肪酶等。

【饮片功能】

益气健脾，补肾。用于肾虚腰痛、咳嗽、瘰疬等症。

【用法用量】

内服：用量不拘多少（适量）

【注意事项】

糖尿病、风湿病患者及脾胃虚弱者忌用。栗子难以消化，不宜多食，否则会引起胃脘饱胀。

【食疗】

板栗粥

板栗100克，糯米100克，生姜10克。

制作方法：板栗100克去皮，切碎粒，糯米100克淘洗干净，生姜10克洗净拍碎。放入锅中，加清水适量，浸泡30分钟后，煮至米烂汤稠。

功能主治：用于脾胃虚寒、腰酸腰痛、腿脚无力、小便频多。

用法用量：及少许盐，温热服食。

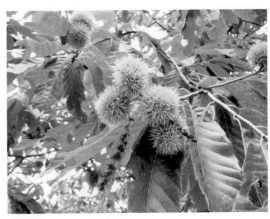

板栗植株

板蓝根
Banlangen

十字花科植物菘蓝*Isatis indigotica* Fort.的干燥根。主产于河北、黑龙江、甘肃，以河北安国产品质量好。四川产者习称"兰龙根"。秋季采挖，去净叶，用手顺直，晒干。

【性状特征】

1. 药材

呈圆柱形，稍扭曲，长10~20厘米，直径0.5~1厘米。表面淡灰色或淡棕黄色，有纵皱纹及横生皮孔，并有支根痕。可见暗绿色或暗棕色轮状排列的叶柄残基和密集的疣状突起。体实，质略软，断面皮部黄白色，木中黄色。气微，味先微甜后苦涩。

2. 饮片

板蓝根片为圆形切片，直径0.3~1.2厘米，厚1~2毫米。切面皮部黄白色或淡棕黄色，木部黄色，有放射状纹理，形成层成环。周边淡灰黄色至淡棕黄色，有时可见密集的疣状突起及叶柄残基。质硬脆或略软。气微腥，味微甜而后苦。

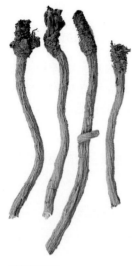

板蓝根药材

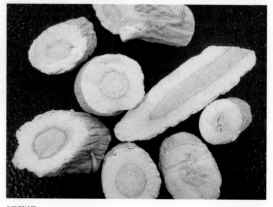

板蓝根

【食疗】

板蓝根炖猪腱

板蓝根8克，猪腱60克，姜1片，蜜枣半粒。

制作方法：清洗猪腱（即猪前小腿的肉），切成大片。用水冲洗一下板蓝根片，然后把所有材料放入炖盅内，猛火炖3小时。

功能主治：清热解毒，凉血利咽。可增强人体抵抗力。

用法用量：保温至饮用时再加入食盐调味。

【化学成分】
含芥子苷、靛红、蔗糖、腺苷和氨基酸。

【饮片功能】
清热解毒，凉血利咽。用于发热咽痛、痄腮、痈肿。

【用法用量】
内服：煎汤或入丸、散，用量9~15克。

【注意事项】
体虚而无实火热毒者忌用。

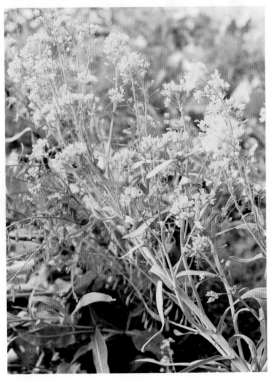

菘蓝植株

八画

枇杷叶

Pipaye

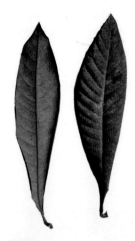

枇杷叶

蔷薇科植物枇杷*Eriobotrya japonica*（Thunb.）Lindl.的干燥叶。主产于江苏、浙江（多家种）、广东（多野生），以江苏产量大，通称"苏杷叶"；广东质量佳，通称"广杷叶"。全年皆可采收，多在4~5月间采叶，质较佳。采摘后，晒至七八成干时，扎成小把，再晒干。

【性状特征】

呈长椭圆形或倒卵形，长12~30厘米，宽4~9厘米。先端渐尖，基部楔形，边缘有疏锯齿，近基部全缘。上表面灰绿色、黄棕色或红棕色，较光滑，有光泽，下表面密被黄棕色茸毛，主脉于下表面显著突起，羽状网脉；叶柄极短，被棕黄色茸毛。叶片革质，脆而易折断。气无，味微苦。

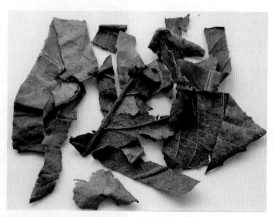

枇杷叶药材

【化学成分】

含挥发油类、苦杏仁苷、三萜类、有机酸类、维生素类、鞣质、糖类及山梨糖醇等。

【饮片功能】

清肺止咳，降逆止呕。用于肺热咳嗽、气逆喘急、胃热呕逆、烦热口渴。

【用法用量】

内服，煎汤，6~9克。

【注意事项】

肺寒咳嗽及胃寒呕吐者禁用。

【食疗】

枇杷叶粥

枇杷叶15克（鲜品加倍），大米100克。

制作方法：加清水适量，先煎枇杷叶，去渣取汁，入米煮粥。

功能主治：清肺和胃，降气化痰，枇杷叶润肺养胃化痰，大米补中益气。尤适宜气阴两虚而发热的患者食用。

用法用量：每日1剂。

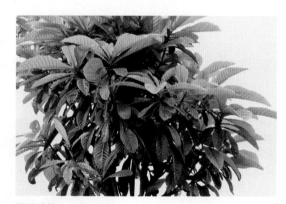

枇杷植株

泽兰

Zelan

//////////////

唇形科植物地瓜儿苗*Lycopus lucydus* Turcz.及毛叶地瓜儿苗*Lycopus lucidus* Turcz.var.hirtus. Regel的干燥地上部分。全国大部分地区均产。夏秋季茎叶茂盛时采割地上部分，去净泥沙，晒干（以阴干为好）。

【性状特征】

1. 药材

（1）地瓜儿　苗茎呈方柱形，四面均有浅纵沟，长50~100厘米，直径2~5毫米。表面黄绿色或稍带紫色，节明显，节间长2~11厘米。质脆，易折断，髓部中空。叶对生，多皱缩，展开后呈披针形或长圆形，边缘有锯齿，上表面黄绿色或灰绿色，下表面有棕色腺点。花簇生于叶腋呈轮状，花冠多脱落，苞片及花萼宿存。气无，味淡。

（2）毛叶地瓜儿　苗与地瓜儿苗的不同点为茎有白色毛茸，节处较密集；叶二面的脉上均有刚毛。

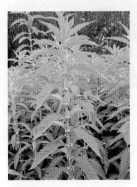

地瓜苗

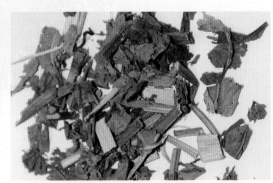

泽兰

【化学成分】

含挥发油、鞣质及漆蜡酸、桦木酸、熊果酸等有机酸。

【饮片功能】

活血调经，祛淤消痈，利水消肿。用于月经不调、经闭、痛经、产后瘀血腹痛、疮痈肿毒、水肿腹水。

【用法用量】

内服：煎汤，6~12克；或入丸、散。外用：捣敷或煎水熏洗。

【注意事项】

血虚、无瘀血者慎用。

2. 饮片

呈不规则的小段，茎、叶、花混合，茎长约6~8毫米，方形，表面灰棕色，中空。叶长约5厘米，呈灰绿色。茎节处及叶的两面无毛（地瓜儿苗）或有白色毛茸（毛叶地瓜儿苗）。

【食疗】

泽兰粥

泽兰15克，粳米150克，白糖15克。

制作方法：用适量清水煮泽兰15分钟，停火，过滤，去渣，留汁液，加入粳米，粥煮好后，加入白糖。

功能主治：治血瘀经闭、经痛、月经稀少。

用法用量：每日1剂。

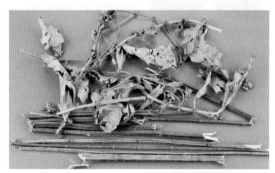

泽兰药材

泽泻

Zexie

泽泻科植物泽泻*Alisma orientalis*（Sam.）Juzep.的干燥块茎。主产于福建、山东、四川。多在冬至后采收。过早根茎尚未长全，过晚受冻则影响质量。挖出后，除掉茎叶，洗净泥土，取其根茎，烘焙5~6天。烘时随时翻动，直至内心发软或相碰时发出响声，即为成品。或装在竹筐中撞去须根及粗皮，再用硫黄熏白，晒干。

【性状特征】

1. 药材

呈类圆形、长圆形或卵圆形，长4~7厘米，直径3~5厘米。表面黄白色，未去尽粗皮者显淡棕色，有不规则横向环状浅沟纹，并散有多数细小突起的须根痕，质坚实，破折面黄白色，颗粒性，有多数细孔。气微，味极苦。

（1）福建品（建泽泻）　呈椭圆形或长圆形，如鸭蛋而稍短。个大小不等，一般长3~10厘米，直径2~3厘米。表面黄白色，有较宽的横曲纹作岗状（习称"岗纹"）。有许多蜂窝状的小凹点及凸起的小疙瘩。质坚实较重或较松。断面浅黄白色，细腻而有粉性，有的有黄筋。无臭，味甘而苦。

（2）四川品（川泽泻）　形状和建泽泻相似。唯个较小，皮较粗糙，顶端四周多有大疙瘩突起，粉性小，质轻松，气味与建泽泻相同。

均以个大、质坚实、色黄白、粉性足者为佳，尤以新货品质最佳。

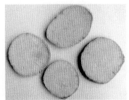

泽泻

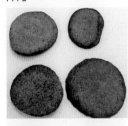

盐泽泻

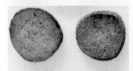

麸炒泽泻

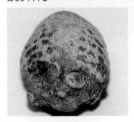

泽泻药材（川泽泻）

2. 饮片

（1）泽泻　片为圆形或长圆形厚片，直径2~6厘米，厚2~4毫米。切面黄白色或类白色，粉性，并现颗粒性，有多数细孔，周边黄白色或淡黄棕色，有不规则的横向环状沟纹及须根痕。质坚实，易掰断，断面粉性。气微，味微苦。

（2）盐泽　泻形如泽泻片，表面微黄色，偶见焦斑。味微咸。

（3）麸炒泽　泻形如泽泻片，表面微黄色，偶见焦斑。有香气。

【食疗】

泽泻茯苓鸡

母鸡1只，泽泻60克，茯苓60克，黄酒2匙。

制作方法：母鸡洗净，将泽泻、茯苓洗净，黄酒2匙，放入鸡腹，旺火隔水蒸3~4小时，离火。

功能主治：泽泻利水渗湿、泻热消肿之力，凭母鸡补五脏、益气力、壮阳道之功，攻与补兼施，扶正而除水。对肝硬化久病体虚，又患腹水者颇为适宜。

用法用量：弃药吃鸡，分三天吃完。

【化学成分】

含多种四环三萜酮醇衍生物。此外，尚含少量挥发油、生物碱、胆碱、脂肪醇等。

【饮片功能】

利水渗湿，泄热，化浊降脂。用于小便不利、水肿胀满、泄泻尿少、痰饮眩晕、热淋涩痛、高脂血症。

【用法用量】

内服：煎汤，6~9克。

【注意事项】

肾虚精滑者忌用。

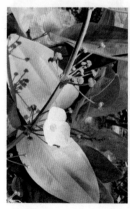

泽泻植株

泽漆
Zeqi

大戟科植物泽漆*Euphorbia helioscopia* L.的干燥全草。全国大部分地区均产，以江苏、浙江产量较大。4~5月开花时采收，除去根及泥沙，晒干。

【性状特征】

全草长10~30厘米，茎呈圆柱形，直径2~5毫米；表面黄绿色，基部呈紫红色，具纵纹；质脆，易折断。叶互生，无柄，叶片倒卵形或匙形，易脱落，往往皱缩；长1~3厘米，宽0.5~1.8厘米，先端钝圆或微凹，基部阔楔形，边缘在中部以上有细锯齿。茎基部分枝较多，多歧聚伞花序顶生，有5伞梗，基部轮生叶状苞片5枚，形同茎叶而较大。每枝作1~2回分枝，分枝处轮生倒卵形苞片3枚。蒴果三棱状卵圆形，光滑。

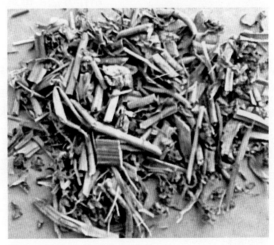

泽漆

【化学成分】

含槲皮素-3，5-二-D-半乳糖苷、泽漆皂苷、β-二氢岩藻甾醇、丁酸、苯甲酸、泽漆内酯、葡萄糖、果糖、麦芽糖、羟苯基甘氨酸、大戟乳脂等。

【饮片功能】

行水，消痰，杀虫，解毒。用于水气肿满、痰饮喘咳、瘰疬、骨髓炎。

【用法用量】

内服：煎汤，5~15克熬膏或入丸、散。外用：煎水洗，熬膏涂或研末调敷。

【注意事项】

气血虚者禁用。

【食疗】

泽漆蛋

鲜泽漆茎叶100克，鸡蛋2只。

制作方法：鲜泽漆茎叶，洗净切碎，加水，放鸡蛋煮熟，去壳刺孔，再煮数分钟。

功能主治：治肺源性心脏病。

用法用量：先吃鸡蛋后服汤，每日1剂。

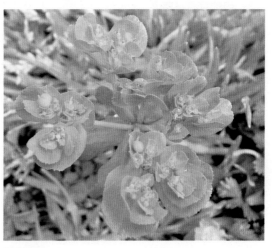

泽漆植株

炉甘石

Luganshi

碳酸盐类矿物方解石族菱锌矿，主含碳酸锌（$ZnCO_3$）。主产于湖南、广西。炉甘石采挖后，洗净，晒干，除去杂石。

【性状特征】

1. 药材

（1）生甘石（菱锌矿） 为块状或钟乳状集合体。呈不规则块状。白色，灰白色或浅土黄色，条痕灰白色至淡棕色。表面有的有凹陷或多孔隙，似蜂窝状。土状光泽，不透明，体轻，质较硬而脆，易碎，断面白色或浅土黄色，有的黄白相间似花纹状。无臭、味微涩。

（2）浮水甘石（水锌矿） 多为白色，孔隙较多。体轻，质松软，有较强吸水性，舐之粘舌。

均以色白、体轻、质松者为佳。

2. 饮片

煅炉甘石呈白色、淡黄色或粉红色的粉末；体轻，质松软而细腻光滑。气微，味微涩。

【食疗】

炉甘石点眼粉

炉甘石250克，黄连200克，片脑12.5克。

制作方法：用炉甘石250克，加锉成小粒的黄连200克，放在瓦罐里，煮两沸。去掉黄连，单取炉甘石研末，加片脑12.5克。共研匀，贮存在小瓦罐中。

功能主治：一切目疾。

用法用量：每次用少许点眼。

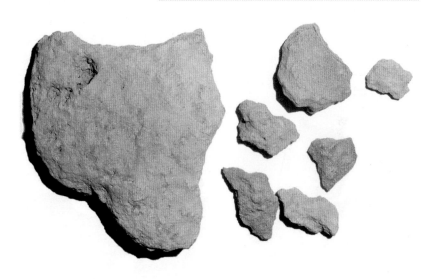

炉甘石药材

狗脊

Gouji

蚌壳蕨科植物金毛狗脊 *Cibotium barometz*（L）J.Sm.的干燥根茎。主产于福建、四川等地。全年均可采收，以秋季至冬季采收为佳。掘出根茎，除去地上部分及柔毛，洗净晒干称"生狗脊条"。干后质坚，不易切片，现多趁新鲜时切片晒干，称"生狗脊片"。用水煮或蒸后晒至六七成干，再切片晒干称"熟狗脊片"。

【性状特征】

1. 药材

根茎呈不规则的长块状，长10~30厘米，直径2~10厘米。表面深棕色，残留金黄色茸毛；上面有数个红棕色的木质叶柄残基，下面残存黑色细根。质坚硬，不易折断。无臭，味淡、微涩。

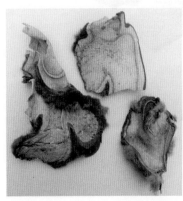

狗脊

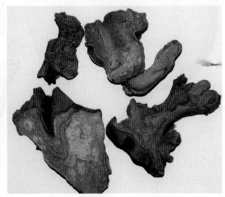

熟狗脊

【化学成分】

根茎含淀粉约30%及绵马酚；毛茸含鞣质及色素。

【饮片功能】

祛风湿，补肝肾，强腰膝。用于风湿痹痛、腰脊酸软、下肢无力。

【用法用量】

内服：煎汤，6~12克。

【注意事项】

肾虚有热、小便不利或短涩黄赤者，均慎用。

2. 饮片

（1）生狗脊片　呈不规则长条形或圆形，长5~20厘米，直径2~10厘米，厚1.5~5毫米。切面浅棕色，较平滑，近边缘1~4毫米处有1条棕黄色隆起的木质部环纹或条纹，边缘不整齐，偶有金黄色茸毛残留。质脆，易折断，有粉性。

（2）熟狗脊片　呈黑棕色，质坚硬，角质，对光透视半透明状。气无，味淡。

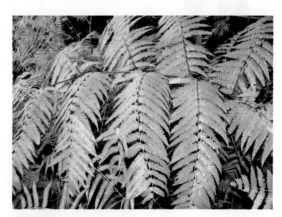

金毛狗脊

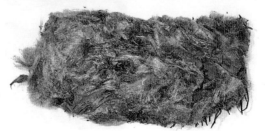

狗脊药材

狗鞭

Goubian

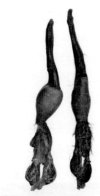

狗鞭

犬科动物雄性家狗带睾丸的阴茎。全国各地均产。全年均可捕杀，以秋、冬季为优。将雄狗杀死后，割下阴茎及睾丸，去净附着的肉和油脂，拉直，晾干或焙干或拌以石灰后晒干。

【性状特征】

阴茎棒状，长9~15厘米，直径1~2厘米，表面较光滑，具一条不规则的纵沟，先端龟头色稍深，长2~3厘米，阴茎后端由韧带连结两只睾丸，睾丸呈扁椭圆形，长3~5厘米，宽2~3厘米，表面干皱；附睾紧密地附着于睾丸外侧面的背侧方，与一条淡黄色输精管连接；全体淡棕色或棕褐色，质硬，不易折断。有腥臭气。

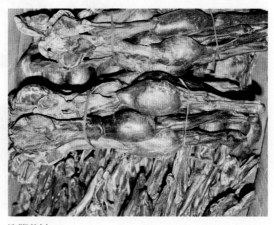

狗鞭药材

【化学成分】

含雄性激素、蛋白质、脂肪等。

【饮片功能】

暖肾，壮阳，益精。主治阳痿、遗精、男子不育、阴囊湿冷、腰膝酸软、形体羸弱、女子虚寒带下、产后体虚。

【用法用量】

内服：煎汤，3~9克；研末，每次1.5~3克。

【注意事项】

不与蒜同食，食之损人。阳事易举者忌之，内热多火者勿用。

【食疗】

红烧狗鞭

狗鞭1~2具。

制作方法：宰杀雄狗时，取出阴茎和睾丸，去掉周围的肉和脂肪，煮熟，五味调食。

功能主治：补肾壮阳，益精。

用法用量：每日可用1~2具。

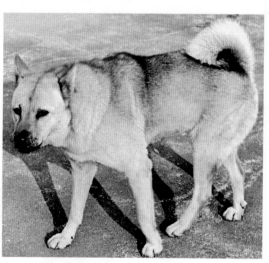

黄狗

玫瑰花

Meiguihua

////////////////////////

蔷薇科植物玫瑰 *Rosa rugosa* Thunb. 的干燥花蕾。主产于浙江、江苏、福建等地。4~6月当花蕾将开放时，择晴天分批采摘，文火迅速烘干或阴干。

【性状特征】

花蕾球形或卵形，直径1~3.5厘米。花托钟形，直径4~7毫米，长4~5毫米，基部钝圆，偶有短花梗；萼片5，披针形，背面灰绿色，有细柔毛，内面密被淡黄色绒毛；花瓣紫红色或棕红色，多重瓣；雄蕊多数，黄褐色。体轻，质脆。有浓郁香气，味微苦、涩。

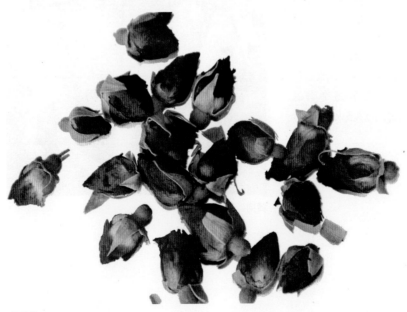

玫瑰花

【化学成分】

含挥发油、橙花醇、丁香酚和苯乙醇及玫瑰花素等。

【饮片功能】

行气解郁，和血，止痛。用于肝胃气痛、食少呕恶、月经不调、跌扑伤痛。

【用法用量】

内服：煎汤或入丸散，3~30克，不宜久煎。外用：适量，研末调敷患处。

【注意事项】

便秘者不宜多用。孕妇当慎用或忌用

【食疗】

枸杞玫瑰花茶

枸杞20粒，玫瑰花20朵。

制作方法：最好用透明的玻璃杯将枸杞玫瑰花放入杯中，用95℃开水冲泡，盖上盖子持续泡5分钟左右即可。

功能主治：理气平肝。促进血液循环，益容颜。

用法用量：直接饮用。

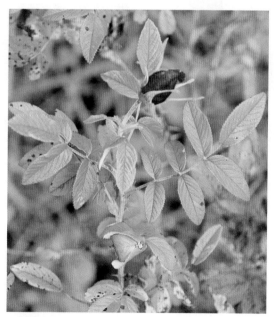

玫瑰植株

八画

知母

Zhimu

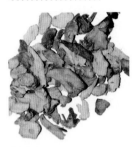

盐知母

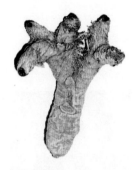

知母药材

　　百合科植物知母*Anemarrhena asphodeloides* Bge.栽培品的干燥根茎。主产于河北、安徽、山西。春、秋二季采挖，秋季采收质量最好。挖取根茎，去掉茎苗及须根，晒干，即为知母；新鲜时剥去或刮去外皮，晒干，即为毛知母肉。

【性状特征】

1. 药材

　　（1）毛知母　长条状，微弯曲，偶有分枝，长3～15厘米，直径0.8～1.5厘米。一端有浅黄色的茎叶残痕。表面黄棕色至棕色，上面有一凹沟，具紧密排列的环状节，节上密生黄棕色的残存叶基，由两侧向根茎上方生长；下面隆起而略皱缩，并有凹陷或突起的点状根痕。质硬，易折断，断面黄白色。气微，味微甜、略苦，嚼之带黏性。

　　（2）知母　肉外皮大部分刮去，表面黄白色，有扭曲的沟纹；有的可见叶痕及根痕。

2. 饮片

　　（1）知母片　呈不规则类圆形或长圆形厚片，直径0.5～1.5厘米，厚2～4毫米。切面黄白色或淡黄色，颗粒状，有时隐现筋脉点。周边灰棕色至黄棕色，有少数毛须状叶基。质硬脆。气微，味微甜，嚼之有黏性。

　　（2）知母肉片　形如知母片，切面黄白色，周边淡黄色，有扭曲的沟纹。

　　（3）盐知母　形如知母片，色泽加深，偶有焦斑，略具咸味。

【化学成分】

含知母皂苷、知母聚糖、黏液质、鞣质、烟酸、芒果苷和脂肪油。

【饮片功能】

清热泻火，生津润燥。用于外感热病、高热烦渴、肺热燥咳、骨蒸潮热、内热消渴和肠燥便秘。

知母肉：泻火清热，除烦止渴。用于肺热喘咳、胸膈满闷。

盐知母：引药下行，滋肾潜阳。用于肾阴不足、骨蒸潮热。

【用法用量】

内服：煎汤，或入丸、散，用量6～12克。

【注意事项】

脾虚便溏者不宜用。

（4）酒知母　形如知母片，表面黄棕色，微有酒香气。

【食疗】

双母蒸甲鱼

甲鱼一只（500~600克），川贝母6克，知母6克，杏仁6克，前胡6克，银柴胡6克。葱、姜、花椒、盐、白糖、黄酒、味精适量。

制作方法：甲鱼宰杀，放尽血水，剥去甲壳，弃除内脏，切去脚爪，洗净后切成大块。将诸药材洗净，切成薄片，放入纱布袋内，扎紧口袋。把甲鱼与药袋一起一起放入蒸碗内，加水适量，再加葱、姜、花椒、白糖、黄酒等调料后入蒸笼中蒸1小时，取出放味精调味后即可。

功能主治：养阴清热，润肺止咳。

用法用量：分次食用。

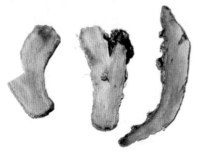

知母

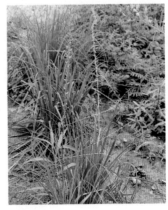

知母植株

细辛

Xixin

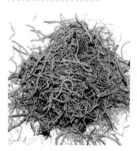

细辛

马兜铃科植物北细辛*Asarum heterotropoides* Fr.Schmidt var. *mandshuricum*（Maxim.）Kitag 杆、汉城细辛*Asarum sieboldii* Miq. var. *seoulense* Nakai或华细辛*Asarum sieboldii* Miq栽培品的干燥全草。前两种习称"辽细辛"。北细辛主产于辽宁、吉林、黑龙江等地；华细辛主产于陕西、四川、湖南。以东北产的北细辛为道地药材。6~7月间连根挖取，除尽泥土，每十数棵捆成一把，置于阴凉通风处阴干，不宜日晒及水洗，以免使其挥发性成分降低而影响疗效。

【性状特征】

1. 药材

（1）北细辛

① 野生品常卷曲成团。根茎呈不规则圆柱形，有短分枝，长1~10厘米，直径1~4毫米，表面灰棕色，粗糙，环节明显，下部的节间较短，上部的节间较长。根细长，密生节上，长6~20厘米，直径约1毫米；表面灰黄色，常有微细的纵皱纹；质脆，易折断，断面黄白色。叶有长柄，完整的叶展开呈卵状心形或近肾形，全缘，先端急尖或钝，长4~9厘米，宽5~12厘米，表面淡绿色。有时可见花和果实，花通常已皱缩，暗紫色；果半球形。气辛香，味辛辣，麻舌。

② 栽培品根茎多分枝，根上须根较少。根长15~40厘米，直径1~2毫米，叶甚多。

（2）汉城细辛　根茎直径1~5毫米，节间长1~10毫米。基生叶多为2，叶柄有毛，叶片较厚，花被裂片开展，果实半球形。

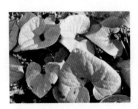

北细辛植株

【化学成分】

含生物碱类和挥发油成分。

【饮片功能】

祛风散寒，通窍止痛，温肺化饮。用于风寒感冒、头痛、牙痛、鼻塞。

【用法用量】

内服：煎汤，1~3克；或入丸散或水磨服。外用：适量。

【注意事项】

不宜与藜芦同用。气虚多汗、血虚头痛、阴虚咳嗽等忌用。

（3）华细辛根　茎长5~20厘米，直径1~2毫米，节间长2~10毫米。基生叶1~2，叶片较薄，心形，先端渐尖。果实近球形。气味较弱。

2. 饮片

为不规则的小段，茎、叶、花混合。地下根状茎呈不规则圆柱形，细而弯曲，表面粗糙，有环形节，上生有细根。质脆，切面黄白色。叶具长柄，柄有纵纹，叶片心脏形，多皱缩，破碎，灰绿色。花暗褐色，钟形。有香气，味辛辣而麻舌。

【食疗】

细辛粥

细辛3克，大米100克。

制作方法：将细辛洗净，放入锅中，加清水适量，浸泡5~10分钟后，水煎取汁，加大米煮为稀粥。

功能主治：祛风散寒，温肺化饮，宣通鼻窍。适用于外感风寒头痛、身痛、牙痛、痰饮咳嗽、痰白清稀、鼻塞等。

用法用量：每日1~2剂，连续2~3天。

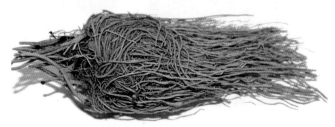

细辛药材

八画

罗布麻叶

Luobumaye

夹竹桃科植物罗布麻*Apocynum venetum* L.的干燥叶。主产于西北、华北及东北等地。夏、秋二季或开花前采摘嫩叶，阴干或蒸炒揉制后用。

【性状特征】

多皱缩卷曲，有的破碎，完整叶片展开后椭圆状或长椭圆状披针形，长2~5厘米，宽0.5~2厘米。淡绿色或灰绿色。先端尖，有小芒尖，基部钝圆或楔形，边缘具细齿，常反卷，二面无毛，叶脉于下表面突起。叶柄细，长约4毫米质脆易碎。气微，味淡。

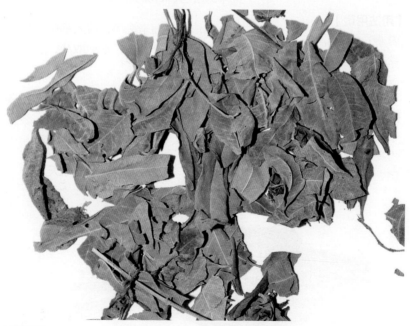

罗布麻叶

【化学成分】

主含黄酮类成分，如金丝桃苷、异槲皮苷和槲皮素等，还含有多种氨基酸及三萜类物质等。

【饮片功能】

清热利水，平肝安神。用于高血压、头晕、心悸、失眠、肝炎腹胀、肾炎浮肿等。

【用法用量】

内服：煎汤，6~12克。

【食疗】

罗布麻茶

罗布麻叶3~10克。

制作方法：将罗布麻叶放入瓷杯中，以沸水冲泡，密闭浸泡5~10分钟。

功能主治：平抑肝阳，清热利尿。

用法用量：不拘时间，代茶频饮，每日数次。

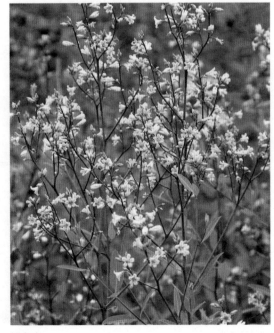

罗布麻

罗汉果

Luohanguo

葫芦科植物罗汉果*Momordica grosvenori Swingle.*的干燥成熟果实。主产于广西永福、临桂。通常在每年9~10月份，果皮由浅绿色转为深绿，间有黄色斑块，果柄近果蒂处变黄，用手轻轻捏果实具有坚硬并富有弹性时，便可采收。采收时选择晴天或阴天进行，露水未干或下雨天不宜采收，用剪刀剪下轻放。把采回的果实摊放在室内阴凉通风处，待水分蒸发后，摊放7~15天，果实水分蒸发占鲜果重10%~15%，表面有50%呈黄色时便可进行烘烤加工。

【性状特征】

呈卵形、长圆形或球形，长4.5~8.5厘米，直径3.5~6厘米。表面褐色、黄褐色，有深色斑

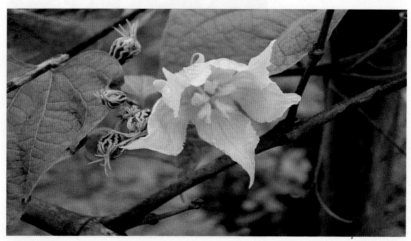

罗汉果植株

【化学成分】

含蛋白、葡萄糖、果糖、罗汉果苷、维生素C、油等成分。

【饮片功能】

清热润肺，滑畅通便。用于肺火燥咳、咽痛失音、肠燥便秘。

【用法用量】

内服：煎汤，9~15克，用时捣碎。

【注意事项】

脾胃虚寒者忌用。

块或黄色柔毛6~11条。顶端有花柱残痕，基部有果柄痕。体轻，质脆，易碎。中果皮和内果皮海绵状，浅棕色。种子中间微凹陷，四周有放射状沟纹，边缘有槽。气微，味甜。

【食疗】

罗汉果八珍汤

瘦肉适量，罗汉果半个，龙眼肉15克，龙利叶50克，蜜枣6粒，花旗参20克，杏仁20克，北沙参15克。

制作方法：瘦肉洗净，将其他几味药和适量水，煲2.5小时至汤浓即可。

功能主治：清凉解渴，清心润肺。

用法用量：饮汤食肉。

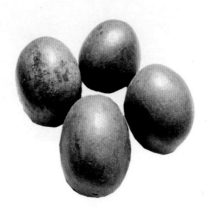

罗汉果

罗勒

Luole

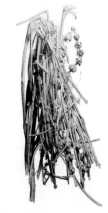

罗勒药材

　　唇形科植物罗勒*Ocimum basilicum* L.的干燥全草。其种子称"罗勒子"。主产于云南、四川、广东等地。夏、秋二季采收全草，除去细根和杂质，切段，晒干。

【性状特征】

　　为带有果穗的茎枝，叶片多已脱落。茎方形，表面紫色或黄紫色，有柔毛；折断面纤维状，中央有白色的髓。花已凋谢，宿萼黄棕色，膜质，具5裂，内藏棕色小坚果。气芳香，有清凉感。以干燥、茎细、无杂草泥沙者为佳。

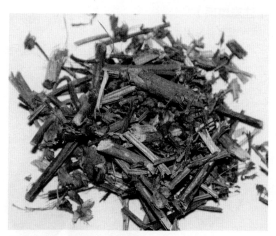

罗勒

【化学成分】

含挥发油类成分。

【饮片功能】

疏风行气，化湿消食，活血，解毒。用于外感头痛、食胀气滞、脘痛、泄泻、月经不调、跌打损伤、蛇虫咬伤、皮肤湿疮、瘾疹瘙痒。

【用法用量】

内服：煎汤10~15克；或鲜花捣汁饮服。外用：捣敷，烧存性研末调敷或煎汤洗。

【注意事项】

气虚血燥者慎用。

【药膳】

罗勒炖鸡

罗勒10克、大鸡腿1只、盐1茶匙、米酒适量。

制作方法：罗勒先泡水10分钟，再用刷子刷去皮外的污泥；大鸡腿洗净、切块、氽烫去血水。锅内加4碗清水煮至沸腾时，放入罗勒煮20分钟；再加l碗水及鸡腿块煮至沸腾时，用中小火续煮20分钟；捞出罗勒。加盐、酒调味即可。

功能主治：可促进少女的生长发育。

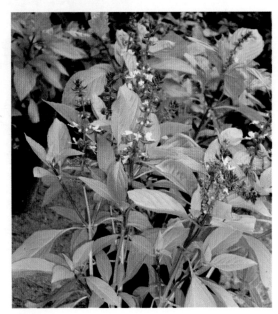

罗勒植株

苘麻子

Qingmazi

锦葵科植物苘麻*Abutilon theophrasti* Medic.的干燥成熟种子。主产于四川、河南、江苏、湖北。秋季采收成熟果实，晒干，打下种子，除去杂质。

【性状特征】

呈三角状肾形，长3.5~6毫米，宽2.5~4.5毫米，厚1~2毫米，表面灰黑色或暗褐色，有白色稀疏绒毛，凹陷处有类椭圆形种脐，淡棕色，四周有放射状细纹。种皮坚硬，子叶2枚，重叠折曲，富油性。气微，味淡。

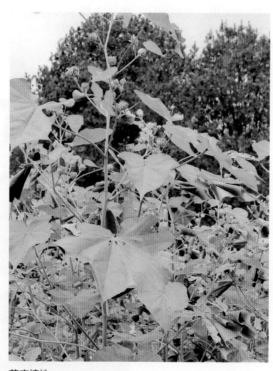

苘麻植株

【食疗】

❶ 茼麻子炙猪肝

茼麻子一升，研为末，放入猪肝的切片中，炙熟。每服少量，陈米汤送下。一天服3次。

功能主治：一切眼疾。

❷ 茼麻子明目丸

茼麻子，去壳，放入羊肝薄片中，慢慢炙熟，研细，加醋和成丸子，如梧子大。每服三十丸，开水送下。

功能主治：目生翳膜。

【化学成分】
含脂肪油15%~17%，其中亚油酸占58%。

【饮片功能】
清热利湿，解毒，退翳。用于赤白痢疾、淋病涩痛、痈肿目翳、瘰疬。

【用法用量】
内服：煎汤，10~15克；或入丸、散剂。

八画

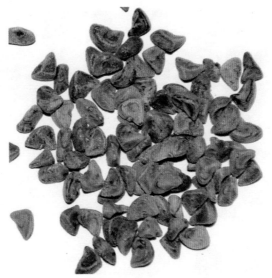

茼麻子

苦木
Kumu

苦木科植物苦木*Picrasma quassioides*（D.Don）Benn.的干燥枝及叶。主产于广东、广西、云南等地。取原药材，除去杂质。洗净，润透，切片，晒干。

【性状特征】

枝呈圆柱形，长短不一，直径0.5~2厘米；表面灰绿色或棕绿色，有细密的皱纹及多数点状皮孔；质脆，易折断，断面不平整，淡黄色，嫩枝色较浅且髓部较大。叶为单数羽状复

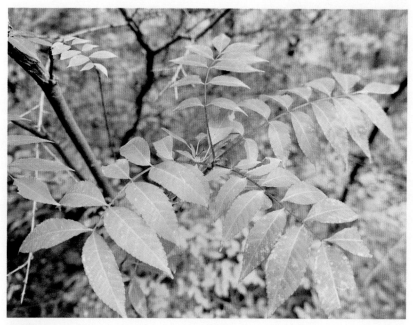

苦木植株

【化学成分】
含苦木内酯类、苦木半缩醛类、生物碱类成分。

【饮片功能】
抗菌消炎，祛湿解毒。用于感冒、急性扁桃体炎、肠炎、湿疹。

【用法用量】
内服：煎汤，枝3~4.5克；叶1~3克。外用适量。

【注意事项】
有一定毒性，内服不宜过量。孕妇慎用。

叶，易脱落；小叶卵状长椭圆形或卵状披针形，近无柄，长4~16厘米，宽5~6厘米；先端锐尖，基部偏斜或稍圆，边缘钝齿；两面通常绿色，有的下表面淡紫红色，沿中脉有柔毛。气微，味极苦。

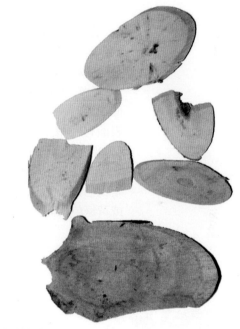

苦木饮片

苦地丁

Kudiding

罂粟科植物布氏紫堇*Corydalis bungeana* Turcz.的干燥全草。主产于河北、内蒙、山东、辽宁等地。春、夏二季采挖带根全草，除去泥沙及杂草，晒干。

【性状特征】

1. 药材

多为皱缩的干燥全草，伸展后长5~30厘米，地上部分柔软，疏松，暗绿色或灰绿色，根浅棕黄色。主根扁圆柱形，长3~5厘米，直径1~3厘米，有纵沟及皱纹。质较硬，易折断。断面平坦，黄白色，木部棕色。茎丛生，纤细，表面有5个棱脊及纵纹，灰绿色或黄绿色，长5~20厘米，直径1~2.5毫米，节间较长，质地较软。断面中空，略呈纤维性。叶多皱缩破裂，暗绿色。花少见，或破碎。蒴果多见，灰绿色或黄绿色，扁平，长椭圆形，果皮质脆，常破

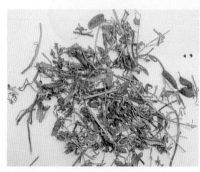

苦地丁

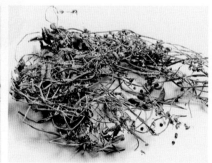

苦地丁药材

【化学成分】

含生物碱类以及少量内酯、甾体皂苷、中性树脂、挥发油、黄酮、蛋白质、氨基酸、矿物质等。

【饮片功能】

清热解毒，凉血消肿。用于痈肿疔疮、风热感冒、暴发火眼、支气管炎、肝炎等。

【用法用量】

内服：煎汤，9~15克。外用：适量，煎汤洗。

碎或裂成2片。种子扁心形，黑色，有光泽，种脐附近着生有黄白色叶状膜质种阜。有青草气，味苦而持久。

2. 饮片

多为切碎的短段，长约1厘米，根、茎、果实特征同原药材。

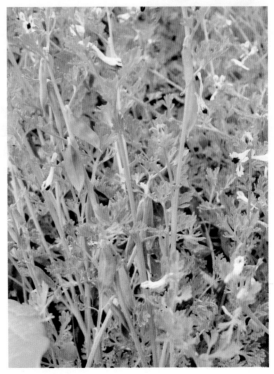

布氏紫堇植株

苦杏仁

Kuxingren

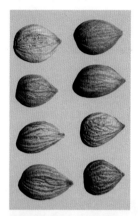

苦杏仁药材

蔷薇科植物山杏*Prunus armeniaca* L.var. *ansu* Maxim.、西伯利亚杏*Prunus sibirica* L.、东北杏*Prunus mandshurica*（Maxim.）Koehne 或杏*Prunus armeniaca* L.的干燥成熟种子。主产于我国北方省区，以内蒙古的东部、吉林等地产量最大。山杏仁主产于河北、山西等地；西伯利亚杏仁主产于东北。夏季果实成熟后采收，采收后除去果肉，击破果核，取出种子，晒干即得。不可火烘，否则出油，并使成分破坏而失效。

【性状特征】

1. 药材

呈扁心形，长1~1.9厘米，宽0.8~1.5厘米，厚0.5~0.8厘米。顶端略尖，基部钝圆，左右不对称。种皮薄，棕色至暗棕色，有不规则的皱纹，用温开水浸润后剥去种皮，内有白色子叶2枚，富油性，其尖端可见小的胚根及胚芽。无臭，味苦。

2. 饮片

（1）苦杏仁　无种皮，表面乳白色，有特殊的香气，味苦。

（2）炒苦杏仁　表面微黄，偶带焦斑，有香气。

【化学成分】

含脂肪油、苷类、酶类、其他类含有维生素B_1及雌性酮（estrone）、γ-雌二醇（γ-Estradiol）。

【饮片功能】

降气，止咳平喘，润肠通便。用于咳嗽气喘、胸满痰多、血虚津枯、肠燥便秘。

【用法用量】

内服：煎汤，4.5~9克，入煎剂宜后下。

【注意事项】

内服不宜过量，以免中毒。

【食疗】

❶ 杏仁粥

苦杏仁10克，粳米50克，食盐或冰糖适量。

制作方法：将苦杏仁去皮尖，放入锅中加水煮至杏仁软烂，去渣留汁；用药汁煮粳米成粥，调入盐或冰糖温热食。

功能主治：降气化痰，止咳平喘。

用法用量：每日2次。

❷ 杏仁饼

苦杏仁10克，柿饼10个，青黛10克。

制作方法：将苦杏仁去皮尖炒黄研为泥状，调入青黛做饼；另将柿饼破开，包入杏仁泥饼，用湿纸包裹，煨熟。

功能主治：清肝泻火，降逆平喘。

用法用量：分2次于早晚食之。

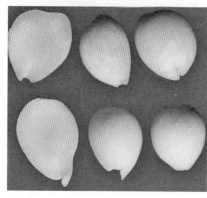

苦杏仁

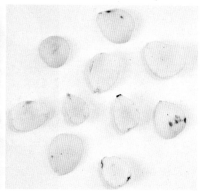

炒苦杏仁

苦参
Kushen

豆科植物苦参*Sophora flavescens* Ait.的干燥根。主产于山西、河南、河北。春、秋二季采挖，除去根头和小支根，洗净，干燥，或趁鲜切片，干燥。

【性状特征】

1. 药材

呈长圆柱形，下部常有分枝，长10～30厘米，直径1～6.5厘米。表面灰棕色或棕黄色，具纵皱纹和横长皮孔样突起，外皮薄，多破裂反卷，易剥落，剥落处显黄色，光滑。质硬，不易折断，断面纤维性；切片厚3～6毫米；切面黄白色，具放射状纹理和裂隙，有的具异型维管束呈同心性环列或不规则散在。气微，味极苦。

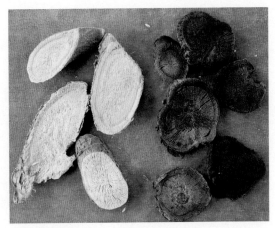

苦参炭和苦参

【化学成分】

主含各类生物碱成分。

【饮片功能】

清热燥湿，杀虫，利尿。用于热痢、便血、黄疸尿闭、赤白带下、阴肿阴痒、湿疹、湿疮、皮肤瘙痒、疥癣麻风；外治滴虫性阴道炎。

【用法用量】

内服：煎汤，4.5～9克。外用适量，煎汤洗患处。

【注意事项】

不宜与藜芦同用。

2. 饮片

呈类圆形或不规则形的厚片。外表皮灰棕色或棕黄色，有时可见横长皮孔样突起，外皮薄，常破裂反卷或脱落，脱落处显黄色或棕黄色，光滑。切面黄白色，纤维性，具放射状纹理和裂隙，有的可见同心性环纹。气微，味极苦。

【食疗】

鸡蛋苦参汤

鸡蛋1枚，苦参10克。

制作方法：先将苦参水煎汁，然后将鸡蛋打碎搅匀，用煮沸的药汁冲鸡蛋，趁热服用。

功能主治：主要治疗风热型感冒、咳嗽痰稠、苔薄黄、脉浮数。

八画

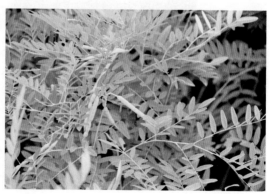

苦参植株

苦楝子

Kulianzi

楝科植物楝树*Melia azedarach* L.的干燥成
熟果实。主产于山西、甘肃、山东等地。秋、
冬二季果实成熟呈黄色时采收，晒干。

【性状特征】

呈椭圆形，长径1.2～2厘米，短径1～1.5
厘米。表面黄棕色至黑红色，有光泽，多皱
缩，一端可见果柄残痕，另一端有圆形凹点。
外果皮革质，果肉极薄，淡黄色，遇水微显黏
性。果核长椭圆形，质坚硬，一端平截，另一
端略尖，具5～6条纵棱，内分5~6室，每室含
紫红色至紫黑色棱形种子1枚，种仁乳白色，
富油性。气微而特异，味酸而后苦。

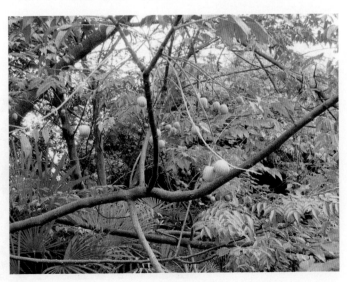

楝

【化学成分】

含四环三萜类化合物苦楝酮（Melianone）、苦楝醇（Melianol）、苦楝三醇（Melianotriol）及苦楝内酯（Melialactone）等。

【饮片功能】

理气止痛，清湿热，驱虫。外用治疗癣、冻疮。

【用法用量】

内服：煎汤，3~10克。外用：适量，研末调涂。

【注意事项】

脾胃虚寒者禁用。不宜过量及长期服用。内服量过大，可有恶心、呕吐等不良反应，甚至中毒死亡。

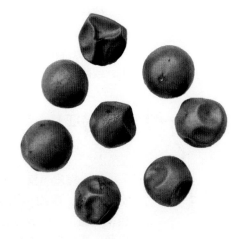

苦楝子

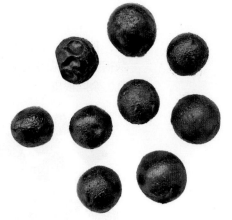

炒苦楝子

苦楝皮

Kulianpi

楝科植物川楝*Melia toosendan* Sieb.et Zucc.
或楝*Melia azedarach* L.的干燥树皮及根皮。主
产于四川、湖北、安徽。春、秋二季剥取，晒
干，或除去粗皮，晒干。

【性状特征】

1. 药材

（1）根皮　呈不规则片状或卷筒状，长短
宽窄不一，厚约2毫米。外表面灰棕色或灰褐
色，粗糙，常破裂似鱼鳞状，刮去粗皮呈淡黄
白色。质坚韧，不易折断。断面纤维性，呈层
片状。气微，味极苦。

（2）干皮　呈不规则长块状或稍呈槽状卷
曲，长宽不一，厚2~6毫米。外表面灰棕色或
灰褐色，有纵向裂纹和细横裂纹及多数棕色皮
孔。余同根皮。

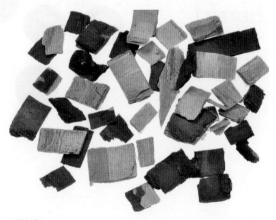

苦楝皮

【化学成分】
含川楝素、楝树碱、山柰酚、树脂、鞣质。

【饮片功能】
驱虫疗癣。用于蛔蛲虫病、虫积腹痛；外用治疗疥癣瘙痒。

【用法用量】
内服：煎汤，4.5~9克。外用：适量，研末，用猪脂调敷患处。

【注意事项】
体弱及肝肾功能障碍者、孕妇及脾胃虚寒者均慎用。

2. 饮片

呈不规则的槽状或半卷筒状的丝片。余同药材性状。

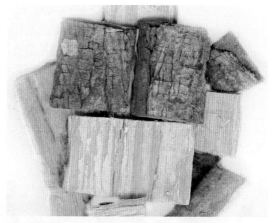

苦楝皮药材

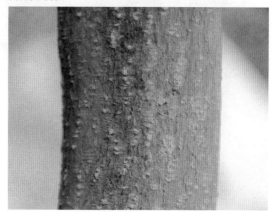

苦楝树干

八画

茉莉花

Molihua

木樨科植物茉莉*Jasminum sambac*（L.）Ait的干燥花。主产于江苏、浙江、福建。7月前后，花初开时，择晴天采收，晒干。

【性状特征】

花长1.5~2厘米，直经约l厘米。鲜时白色，干后黄棕色至棕褐色，冠筒基部的颜色略深。未开放的花蕾全体紧密叠合成球形，花萼管状，具细长的裂齿8~10个，外表面有平行的皱缩条纹，被稀短毛；花瓣椭圆形，先端短尖而钝，基部联合成管状。气芳香，味涩。

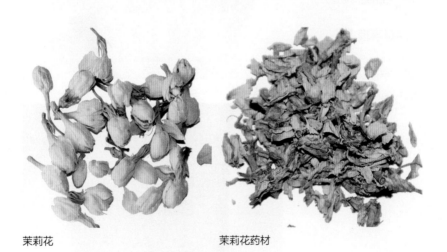

茉莉花   茉莉花药材

【化学成分】

鲜花含挥发油0.2%~0.3%：油中主要含素馨酮（jasmone）、苄醇（Benzyl alcohol）及其酯类、芳樟醇（linalool）等。

【饮片功能】

清热解表，利湿。用于外感发热、腹泻、目赤肿痛（外用）。

【用法用量】

内服：煎汤，1.5~3克，或泡茶。

【食疗】

茉莉花粥

鲜茉莉花60克或干品30克，粳米50克。

制作方法：待煮至米将熟时放入茉莉花，熟则即服。

功能主治：疏肝理气，健脾运湿，化浊宽中。

用法用量：每日1次。

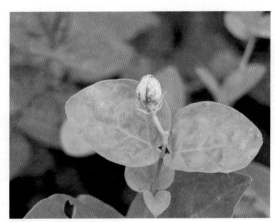

茉莉花植株

虎杖

Huzhang

蓼科植物虎杖*Polygonum cuspidatum* Sieb et Zucc野生或栽培品的干燥根茎及根。主产于江西、广东、广西等地。春、秋二季采挖，除去须根，洗净，趁鲜切短段或厚片，晒干。

【性状特征】

1. 药材

多为圆柱形短段或不规则厚片，长1~7厘米，直径0.5~2.5厘米。外皮棕褐色，有纵皱纹及须根痕，切面皮部较薄，木部宽广，棕黄色，射线放射状，皮部与木部较易分离。根茎髓中有隔或呈空洞状。质坚硬。气微，味微苦、涩。

2. 饮片

虎杖片为不规则厚片或圆柱形段片，直径1~3厘米，厚4~8毫米。切面棕黄色，皮部较薄，木部宽广，有放射状纹理，皮部与木部较

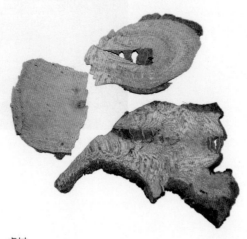

虎杖

【化学成分】

含游离蒽醌及其苷，主要为大黄素、大黄素甲醚、大黄酚。

【饮片功能】

祛风利湿，散瘀定痛，止咳化痰。用于关节痹痛、湿热黄疸、经闭、癥瘕、咳嗽痰多、水火烫伤、跌扑损伤、痈肿疮毒。

【用法用量】

内服：煎汤、浸酒或入丸、散，9～15克。外用：研末、烧灰撒、熬膏涂或煎水浸渍。

【注意事项】

孕妇慎用。

易分离，根茎髓中有隔或呈空洞状。周边棕褐色，有纵皱纹及须根痕。质坚硬。气微，味微苦、涩。

【食疗】

虎杖糯米粥

虎杖12克，糯米100克，白糖20克。

制作方法：先将虎杖洗净，放入铝锅内，加水适量，置旺火上烧沸，小火煮20分钟，滤去残渣，备用；糯米淘洗干净。将备好的汁与糯米同放铝锅内，加水适量，置旺火上烧沸，立即清除浮沫，用小火煮30分钟，加入白糖拌匀即成。

功能主治：鲜甜益口，有益气理血的功效。

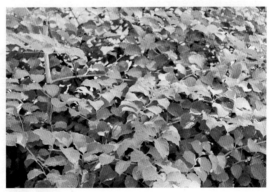

虎杖植株

败酱草

Baijiangcao

败酱科植物黄花败酱*Patrinia scabiosaefolia* Fisch. ex Link.或白花败酱*Patrinia villosa*（Thunb.）Juss杆的干燥带根全草。主产于四川、江西、福建、河南。夏、秋二季采割，洗净，晒干。

【性状特征】

（1）黄花败酱　长50~100厘米。根茎圆柱形，直径0.2~0.8厘米，黄绿色至黄棕色，节明显，常有倒生粗毛。质脆，断面中部有髓，或呈小空洞。叶对生，叶片薄，多卷缩或破碎，完整者展平后呈羽状深裂至全裂，裂片边缘有粗锯齿，绿色或黄棕色；叶柄短或近无柄；茎上部叶较小，常3裂，裂片狭长。有的枝端带有伞房状聚伞圆锥花序。花黄色。气特异，味微苦。

【化学成分】

黄花败酱根含挥发油、三萜类皂苷、黄花龙芽苷（Patrinoside）、β-谷甾醇葡萄糖苷、鞣质、糖类及微量生物碱等成分；白花败酱根和根茎含环烯醚萜苷类成分以及少量挥发油。

【饮片功能】

清热解毒，化瘀排脓。用于阑尾炎、肠粘连、盆腔炎、肝炎、产后瘀血腹痛、痈肿疔疮。

【用法用量】

内服：煎汤，6~15克。

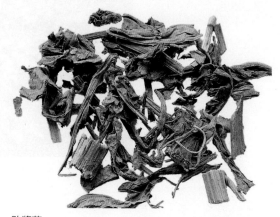

败酱草

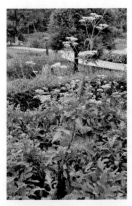

白花败酱植株

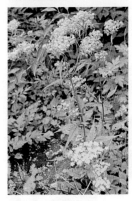

黄花败酱植株

（2）白花败酱　与上种主要区别是根茎节间长3~6厘米以上。着生数条粗壮的根。茎不分枝，有倒生的白色长毛及纵沟纹，断面中空。茎生叶多不分裂，叶柄长1~4厘米，有翼。花浅棕白色。

【食疗】

败酱草知母鱼丸汤

败酱草一把，知母5克，鲅鱼500克，料酒一小勺，姜片葱段适量，胡椒粉、盐5克，米醋5克，清水3000克。

制作方法：鲅鱼洗净去骨去皮，加入料酒、盐和姜片葱段，搅成鱼糜备用；败酱草用淡盐水浸泡30分钟备用；砂锅加足清水，加入知母高火煮到滚，余入鱼丸；待鱼丸全部浮起后，加入洗好的败酱草再次煮到滚；加入盐、米醋、胡椒粉调味就可以喝了。

功能主治：适用于内热肠燥便秘。

八画

郁李仁

Yuliren

蔷薇科植物欧李*Prunus humilis* Bge.、郁李*Prunus japonica* Thunb.或长柄扁桃*Prunus pedunculata* Maxim.的干燥成熟种子。前2种习称"小李仁",后1种习称"大李仁"。欧李仁主产于东北及内蒙古、河北、山东;郁李仁主产于河南、山东;长柄扁桃仁主产于内蒙古。8~10月间采收成熟果实,堆放烂去果肉,冲洗干净,将果核蒸约2小时,使种仁变白(不蒸则种皮为红黄色,过久则易出油),再分开大小果核,用石碾或机器压碎外壳取仁,即可。也可将果实置锅内,煮至果肉烂时,捞出洗净,碾碎外壳,选出种仁。

【性状特征】

(1)小李仁 呈卵形,长5~8毫米,宽3~5毫米。外表黄白色或浅棕色。顶端尖,尖端一侧有线形痕(种脐),基部钝圆,圆端中央有深色合点,由合点处向上具多条纵向脉纹(维

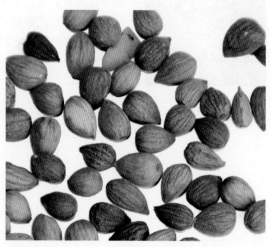

郁李仁

【化学成分】

种子含苦杏仁苷（amygdalin）；果实含郁李仁苷A、B（prunusideA、B），番草酸等。

【饮片功能】

润燥滑肠，下气，利水。用于津枯肠燥、食积气滞、腹胀便秘、水肿、脚气、小便不利。

【用法用量】

内服：煎汤，3~9克。

【注意事项】

孕妇慎用。

管束）。种皮薄，易剥落，子叶2，乳白色，富油性。气微，味微苦。

（2）大李仁 呈圆锥形，长6~10毫米，直径5~7毫米，表面黄棕色。

【食疗】

郁李仁粥

郁李仁30克，粳米100克。

制作方法：将郁李仁浸泡洗净，去皮，微炒后研末，加水浸泡淘洗，滤过取汁，加入粳米煮粥。

功能主治：润肠通便，利水消肿。

用法用量：空腹食用。

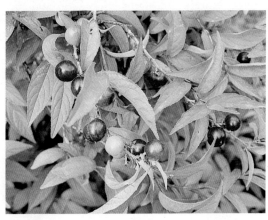

郁李植株

郁金

Yujin

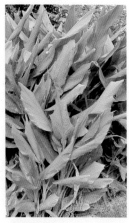

温郁金植株

姜科植物温郁金 *Curcuma wenyujin* Y.H.Chen et C.Ling、姜黄 *Curcuma longa* L.、广西莪术 *Curcuma kwangsiensis* S.G.Lee et C.F.Liang或蓬莪术 *Curcuma phaeocaulis* Val.的干燥块根。前两者分别习称"温郁金"和"黄丝郁金"，其余按性状不同习称"桂郁金"或"绿丝郁金"。温郁金主产于浙江、福建、四川等地；黄丝郁金主产于四川、福建、广东等地；桂郁金主产于广西、云南等地；绿丝郁金主产于四川、浙江、福建等地。冬季茎叶枯萎后采挖，除去泥沙和细根，蒸或煮至透心，干燥。

【性状特征】

1. 药材

块根呈长圆形或卵圆形，稍扁，有的微弯曲，两端渐尖，长3.5~7厘米，直径1.2~2.5厘米。表面灰褐色或灰棕色，具不规则的纵皱纹，纵纹隆起处色较浅。质坚实，断面灰棕色，角质样；内皮层环明显。气微香，味微苦。

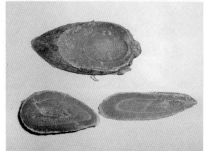

郁金（桂郁金）

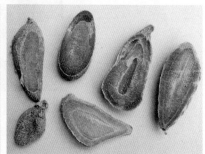

郁金（黄丝郁金）

【化学成分】

含挥发油、姜黄素、脱甲氧基姜黄素、双脱甲氧基姜黄素、姜黄酮和多糖等。

【饮片功能】

活血止痛，行气解郁，清心凉血，利胆退黄。用于胸胁刺痛、胸痹心痛、经闭痛经、乳房胀痛、热病神昏、癫痫发狂。

【用法用量】

内服：煎汤，3~10克。

【注意事项】

不宜与丁香、母丁香同用。

2. 饮片

呈椭圆形或长条形薄片。外表皮灰黄色、灰褐色至灰棕色，具不规则的纵皱纹。切面灰棕色、橙黄色至灰黑色。角质样，内皮层环明显。

【食疗】

三金炖肉

金钱草30克，金银花30克，郁金10克，瘦猪肉250克，葱、姜、黄酒、盐适量。

制作方法：将金钱草、金银花、郁金洗净，用纱布包好放入锅中，并放洗净切块的猪肉，加水及葱、姜、黄酒，用小火炖至肉烂，再放入盐调味即可。

功能主治：金钱草能清热除湿利尿，郁金可行气、疏肝解郁、利胆退黄，两者均有加强胆囊收缩作用，金银花能清热解毒，有助于炎症的消退，配以滋阴润燥的瘦猪肉，对于体虚，有湿热黄疸、口苦、尿黄症状的慢性胆囊炎患者最为适宜。

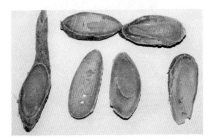

郁金

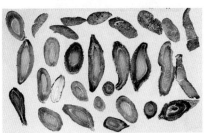

郁金商品

金樱子

Jinyingzi

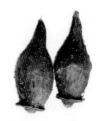

金樱子

　　蔷薇科植物金樱子*Rosa laevigata* Michx. 的干燥成熟果实。主产于广东、湖南、江西。10~11月果实成熟变红时采收，晒干后放入桶内，以棍棒搅动，擦去毛刺即得。

【性状特征】

1. 药材

　　呈倒卵形，长2~3.5厘米，直径1~2厘米，表面红黄色或红棕色。顶端有宿存的花萼如盘状，中部膨大，基部渐尖。质硬，切开后，可见花萼筒壁厚1~2毫米，有小瘦果30~40粒，淡黄棕色，木质坚硬。花托内壁及瘦果均有淡黄色的绒毛。气微，味甘微涩。

2. 饮片

　　（1）金樱子肉　呈半圆形，表面红黄色或红棕色，有棕色小突起，花托内壁去毛和核。

　　（2）蜜炙金樱子　表面老黄色，有焦斑。味甜涩。

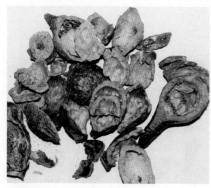

炒金樱子

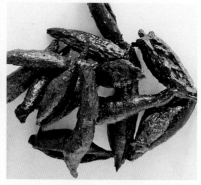

蜜金樱子

【化学成分】

含苷类、有机酸类、糖类、鞣质类成分。

【饮片功能】

固精缩尿，涩肠止泻。用于遗精滑精、遗尿尿频、白带过多、久泻久痢、脱肛、子宫下垂、崩漏等。

【用法用量】

内服：煎汤，6~12克。

【注意事项】

有实火、邪热者忌用。

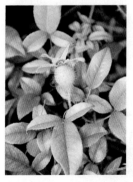

金樱子植株

【食疗】

❶ 金樱子粥

金樱子30克，粳米50克，食盐少许。

制作方法：金樱子洗净，放入锅内，加清水适量，用武火烧沸后，转用文火煮10分钟，滤去渣，药汁与粳米同煮为粥，再加食盐少许，拌匀调味即可。

功能主治：固精止遗，涩肠止泻。

用法用量：每日1次，晚上睡前温服。

❷ 金樱子炖猪小肚

金樱子30克，猪小肚一个，食盐、味精各适量。

制作方法：先将猪小肚去净肥脂，切开，用盐、生粉拌擦，冲洗干净，放入锅内用开水煮15分钟，取出在冷水中冲洗。金樱子去净外刺和内瓤，一同放入砂锅内，加清水适量，大火煮沸后，文火炖3小时，再加适量食盐、味精调味即成。

功能主治：缩尿涩肠，固精止带，益肾固脱。

用法用量：每日1次。

金沸草

Jinfeicao

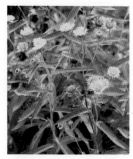

旋覆花

【化学成分】

线叶旋覆花含线叶旋覆花内酯；旋覆花地上部分含旋覆花次内酯，旋覆花含蒲公英甾醇。

【饮片功能】

化痰，止咳。用于咳喘痰黏；外治疔疮肿毒。

【用法用量】

内服：煎汤，9~12克。外用：鲜叶适量，捣汁涂患处。

【注意事项】

阴虚劳咳及温热燥嗽者忌用。

菊科植物线叶旋覆花 *lnula lineariifolia* Turcz.或旋覆花 *lnula japonica* Thunb.的干燥地上部分。主产于河南、江苏、河北、浙江。夏、秋二季采割，晒干。

【性状特征】

（1）线叶旋覆花茎　呈圆柱形，上部分枝，长30~70厘米，直径0.2~0.5厘米；表面绿褐色或棕褐色，疏被短柔毛，有多数细纹；质脆，断面黄白色，髓部中空。叶互生，叶片条形或条状披针形，长5~10厘米，宽0.5~1厘米；先端尖，基部抱茎，全缘，边缘反卷，上表面近无毛，下表面被短柔毛。头状花序顶生，直径0.5~1厘米，冠毛白色，长约0.2厘米。气微，味苦。

（2）旋覆花叶片　椭圆状披针形，宽1~2.5厘米，边缘不反卷。头状花序较大，直径1~2厘米，冠毛长约0.5厘米。

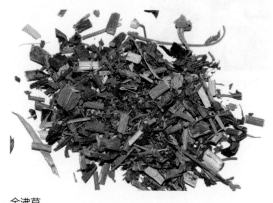

金沸草

闹羊花

Naoyanghua

【化学成分】

含毒性成分枝木毒素（Andromedotoxin）和石楠素（Eficolin）。

【饮片功能】

散瘀消肿，祛湿，杀虫，止痒止痛。用于风湿顽痹、伤折疼痛、皮肤顽癣。并用作手术麻醉。

【用法用量】

内服：煎汤，0.3~0.6克；浸酒或入丸、散。外用：捣擦。

【注意事项】

不宜多服、久服。体虚者及孕妇禁用。

杜鹃花科植物羊踯躅*Rhododendron molle*（Bl.）G.Don的干燥花。主产江苏、浙江、安徽、湖南。4~5月间花开放时选择晴天采收。采下后立即晒干。

【性状特征】

为已开放的花朵，多皱缩，有时带花梗。花梗灰白色，长短不等；花萼小，5裂，边缘有较长的细毛；花冠筒长约3厘米，5裂，裂片几与筒部等长，顶端卷折，表面疏生短柔毛；雄蕊较长，花丝卷曲，暴露于花冠外，有的脱落，花丝棕黄色，花药卵黄色，2室，孔裂。气微香，味微麻。有毒。

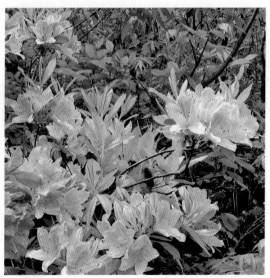

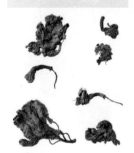

闹羊花药材

羊踯躅（闹羊花）

金荞麦
Jinqiaomai

////////////////

蓼科植物野荞麦*Fagopyrum cymosum*（Trev）Meisn野生品的干燥根茎。主产江西九江、江西萍乡、广西。一般在秋、冬二季挖其根茎，洗净，切碎阴干。

【性状特征】

1. 药材

呈不规则团块状，常具瘤状分枝，长短不一，直径1～4厘米。表面深灰褐色，有环节及纵皱纹，并密布点状皮孔，有凹陷的圆形根痕及须根残余；瘤状分枝顶端，有茎的残基。质坚硬，不易折断，切断面淡黄白色至黄棕色，有放射状纹理，中央有髓。气微，味微涩。

2. 饮片

呈不规则片状，片厚2～4厘米，切面木部黄白色或淡棕红色，有放射状纹理。外皮棕褐，有纵皱纹，密布点状皮孔，可见横向环节，凹陷的圆形根痕及残留须根。气微，味微涩。

【化学成分】
含野荞麦苷，此苷碱水解后生成对香豆酸、阿魏酸及葡萄糖；还含有双聚原矢车菊苷元。

【饮片功能】
清热解毒，排脓去瘀。用于肺脓疡、麻疹肺炎、扁桃体周围脓肿。

【用法用量】
内服：用水或黄酒隔水密闭煎服；或研末，15～45克。外用：捣汁或磨汁涂。

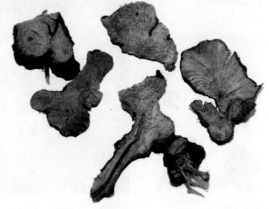

金荞麦

【食疗】

金荞麦瘦肉汤

猪瘦肉250克，金荞麦100克，冬瓜子30克，桔梗15克，生姜3片，红枣5枚。

制作方法：猪肉洗净切成块，放入沸水中；金荞麦、冬瓜子、桔梗、红枣（去核）洗干净，全部放入炖盅内，加入温开水盖好，小火隔水炖3小时即可。

功能主治：适用于内有热毒（发热、咳嗽、痰多以及肺脓肿）者。

用法用量：佐餐食用，每天1～3次，每次150～250毫升。

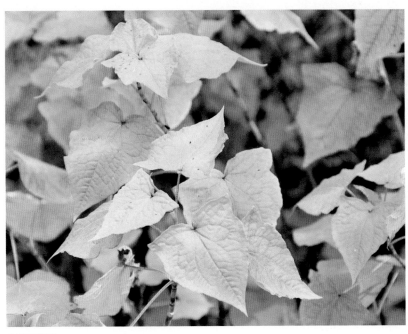

金荞麦植株

金莲花

Jinlianhua

毛茛科金莲花属植物金莲花*Trollius chinensis* Bunge.和短瓣金莲花*Trollius ledebouri*Rrichb.的干燥花。主产于山西、河北、黑龙江。夏季花盛开时采收，晾干。

【性状特征】

干燥的花朵形状不规则，通常带有灰绿色的花柄，长1.5厘米左右。萼片与花瓣呈金黄色，花瓣皱缩成线状，雄蕊黄白色。气浓香，味微苦。

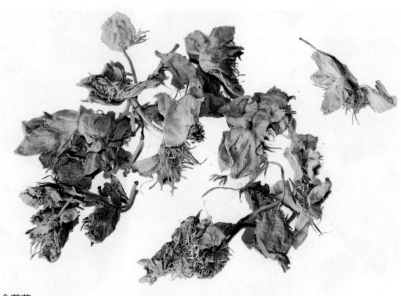

金莲花

【食疗】

金莲花炖梨

雪梨一个，老冰糖30克，金莲花4朵，水500毫升。

制作方法：雪梨切小块，放进砂锅，加水500毫升和老冰糖，中小火煮10分钟，关火。最后放入金莲花焖10分钟。

功能主治：止咳润肺，清喉利咽。

用法用量：喝汤吃梨。

【化学成分】
含生物碱类及黄酮类成分。

【饮片功能】
清热解毒。用于急慢性扁桃体炎、急性中耳炎、急性鼓膜炎、急性结膜炎、急性淋巴管炎。

【用法用量】
内服：煎汤，3~6克，或泡水当茶饮。外用：适量，煎水含漱。

【注意事项】
脾胃虚寒者慎用。

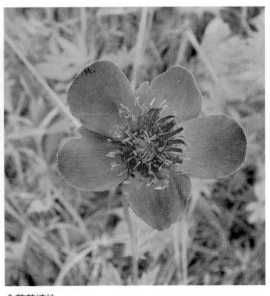

金莲花植株

金钱白花蛇

Jinqianbaihuashe

眼镜蛇科动物银环蛇*Bungarus multinftus* Blyth的幼蛇干燥体。主产于广东、广西、广东、江西等。夏、秋二季捕捉，剖开腹部，除去内脏，擦净血迹，用乙醇浸泡处理后。盘成圆形，用竹签固定，干燥。

【性状特征】

呈圆盘状，盘径3~6厘米，蛇体直径0.2~0.4厘米。头盘在中间，尾细，常纳口内，口腔内上颌骨前端有毒沟牙1对，鼻间鳞2片，无颊鳞，上下唇鳞通常各为7片。背部黑色或灰黑色，有白色环纹45~58个，黑白相间，白环纹在背部宽1~2行鳞片，向腹面渐增宽，黑环纹宽3~5行鳞片，背正中明显突起一条脊棱，脊鳞扩大呈六角形，背鳞细密，通身15行，尾下鳞单行。气微腥，味微咸。

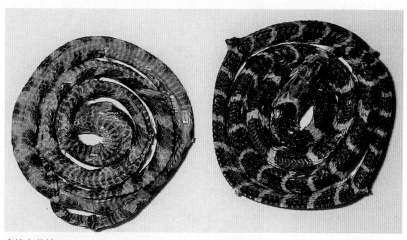

金钱白花蛇

【化学成分】

含蛋白质、脂肪、氨基酸及钙、磷、镁、铁、铝、锌、锶、钛、锰、钒、铜等21种元素。

【饮片功能】

祛风，通络，止痉。用于风湿顽痹、麻木拘挛、中风口眼㖞斜、半身不遂、抽搐痉挛。

【用法用量】

2~5克。研粉吞服1~1.5克。

【注意事项】

阴虚血少及内热生风者禁用。

【食疗】

金钱白花蛇酒

金钱白花蛇一条，烧酒1升。

制作方法：金钱白花蛇躯干剪断，浸入烧酒内，隔七日服用。

功能主治：治游走性关节疼痛。

用法用量：每晚临睡前服10~30毫升。

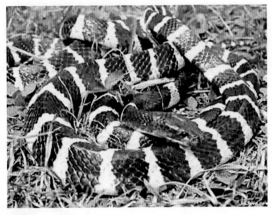

银环蛇

金钱草

Jinqiancao

报春花科植物过路黄*Lysimachia christinae* Hance的干燥全草。主产于四川、山西、陕西、云南。夏、秋二季采收，除去杂质，晒干。

【性状特征】

1. 药材

常缠结成团，无毛或被疏柔毛。茎扭曲，表面棕色或暗棕红色，有纵纹，下部茎节上有时具须根，断面实心。叶对生，多皱缩，展平后呈宽卵形或心形，长1～4厘米，宽1～5厘米，基部微凹，全缘；上表面灰绿色或棕褐色，下表面色较浅，主脉明显突起，用水浸后，对光透视可见黑色或褐色条纹；叶柄长1～4厘米。有的带花，花黄色，单生叶腋，具长梗。蒴果球形。气微，味淡。

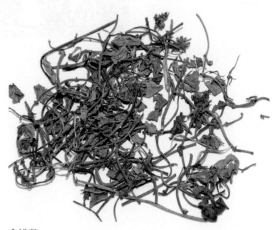

金钱草

2. 饮片

为不规则的段。茎棕色或暗棕红色，有纵纹，实心。叶对生，展平后呈心形，上表面灰绿色或棕褐色，下表面色较浅，主脉明显突出，用水浸后，对光透视可见黑色或褐色的条纹。偶见黄色花。气微，味淡。

【食疗】

金钱草饮

金钱草200克，冰糖少许。

制作方法：金钱草洗净，切碎，入药煲，加水300毫升，煎至100毫升，调入冰糖。

功能主治：清热利尿，利湿退黄。

用法用量：代茶频饮。

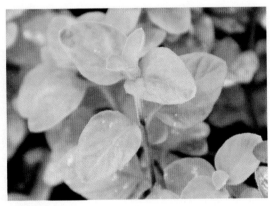

金钱草植株

【化学成分】

含挥发油、熊果酸、β-谷甾醇、棕榈酸、琥珀酸、多种氨基酸、鞣质、苦味质、胆碱、硝酸钾等成分。

【饮片功能】

利湿退黄，利尿通淋，解毒消肿。用于湿热黄疸、小便涩痛、痈肿疔疮、蛇虫咬伤。

【用法用量】

15~60克；鲜品加倍。

【注意事项】

《福建民间草药》："凡阴疽诸毒，脾虚泄泻者，忌捣汁生服。"

金银花

Jinyinhua

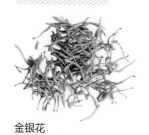

金银花

忍冬科植物忍冬*Lonicera japonica* Thunb. 的干燥花蕾或带初开的花。主产于河南、山东等地。夏初开花前采收，干燥；或用硫黄熏后干燥。

【性状特征】

1. 药材

花蕾呈长棒状，上粗下细，略弯曲，长约2.5~3厘米，直径0.15~0.3厘米。表面黄色或黄白色至黄青色，密生短茸毛及腺毛。花头钝圆，基部有细小花萼，绿色，先端5裂。花冠筒状，展开可见先端开裂，内有雄蕊5枚，雌蕊1枚。质稍柔，有蜜样香气，味微苦。

2. 饮片

金银花炭形如金银花，表面焦褐色。质轻脆，易碎。

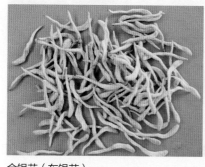

金银花（东银花）

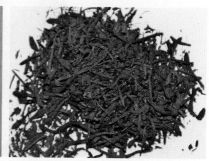

金银花炭

【食疗】

❶ 银花茶

金银花20克，茶叶6克，白糖50克。

制作方法：水煎服。

功能主治：辛凉解表。

用法用量：每日1次，连服2~3天。

❷ 蒲金酒

蒲公英15克，金银花15克，黄酒600毫升。

制作方法：上药与黄酒600毫升煎至一半，去渣取汁。

功能主治：清热，解毒，消肿。

用法用量：分2份早晚饭后各1次温饮，药渣外敷患处。

【化学成分】
含有机酸类绿原酸（chlorogenic acid）和异绿原酸（isochlorogenic acid）、黄酮类木樨草素、木樨草素，挥发油类芳樟醇、双花醇、香叶醇等。

【饮片功能】
清热解毒。用于痈肿疔疮、喉痹、丹毒、热血毒痢、风热感冒、温病发热。

【用法用量】
内服：煎汤或入丸、散，用量6~15克。外用：适量，煎汤熏洗患处。

【注意事项】
脾胃虚寒及气虚疮疡脓清者忌用。

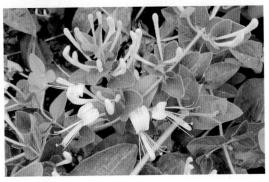

金银花植株

金精石

Jinjingshi

【化学成分】

主要含氧化硅（SiO_2）、氧化镁（MgO）、氧化铝（Al_2O_3）、氧化铁（Fe_2O_3）、氧化亚铁（FeO）以及水，另外还含有钛、钡、锰、锌等杂质。

【饮片功能】

安神，去翳明目。用于心悸、失眠；外用治角膜云翳。

【用法用量】

内服：入丸、散，3~6克。

【注意事项】

心气虚者忌用。

硅酸盐类矿物水金云母。主产于河南、山东、山西、四川。采得后，除去泥沙、杂石，挑选纯净的块片。

【性状特征】

为不规则的片状，一般长2~6厘米，厚约5毫米。色金黄、或暗棕色至墨绿棕色。表面光滑，有网状纹理，具金属光泽。质柔软，用指甲划会留浅色痕迹。断面呈层状，无光泽，易剥离成薄层。薄层具可塑性，极易用手折断。灼热后迅速膨胀。气微，味淡。

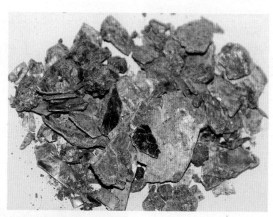

金精石药材

金果榄

Jinguolan

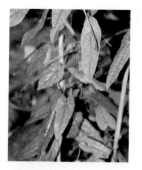

金果榄植株

八画

防己科植物青牛胆*Tinospora sagittata*（Oliv.）Gagnep.野生品的块根。主产于四川、湖南、广西。秋季采挖块根，除去须根和茎，洗净晒干或烘干。也有采挖后，洗净切片晒干。

【性状特征】

1. 药材

呈不规则圆块状，长5～10厘米，直径3～5厘米。表面棕褐色或淡棕色，皱缩，凹凸不平，有时可见横长的皮孔。质坚硬，不易击碎，断面淡黄白色，可见放射状排列的导管束，色较深。气微，味苦。

2. 饮片

金果榄片切片类圆形，厚3毫米，切面类白色，有放射状点状纹理，外层棕褐色。味苦。

【化学成分】

含青牛胆苦素（为苦味成分）、掌叶防己碱、药根碱等。

【饮片功能】

清热解毒，利咽，止痛。用于咽喉肿痛、痈疽疔毒、泄泻、痢疾、脘腹热痛。

【用法用量】

内服：煎汤，或研末或捣汁；用量：3～9克。外用：研末吹喉或醋磨涂敷患处。

【注意事项】

脾胃虚弱者慎用。

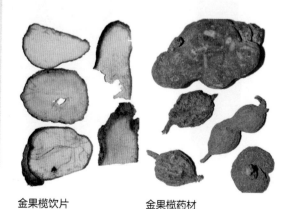

金果榄饮片　　　　　　金果榄药材

降香

Jiangxiang

豆科植物降香檀*Dalbergia odorifero* T.Chen 树干和根的干燥心材。主产于海南、福建、云南。全年皆可采集，除去边材，锯段阴干。

【性状特征】

1. 药材

呈类圆柱形或不规则块。表面紫红色或红褐色，切面有致密的纹理。质硬，有油性。气微香，味微苦。

2. 饮片

为不规则薄片、小碎块或细粉，表面紫红色或红褐色，有致密的纹理，质硬，有油性。

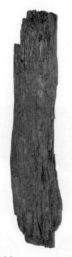

降香药材

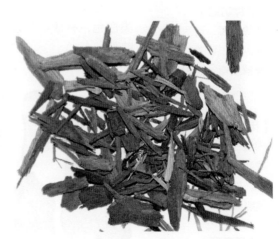

降香

【化学成分】

含挥发油和黄酮类化合物。

【饮片功能】

行气，活血，止痛，止血。用于脘腹疼痛、肝郁胁痛、胸痹刺痛、跌扑损伤、外伤出血。

【用法用量】

内服：入煎剂宜后下，10~15克。外用：适量，研细末敷患处。

【注意事项】

①《本经逢原》："血热妄行、色紫浓厚、脉实便秘者禁用"。
②《本草从新》："痈疽溃后，诸疮脓多，及阴虚火盛，俱不宜用。"

【食疗】

香参炖大肠

木香10克，降香5克，海参10克，猪大肠1具。

制作方法：将海参泡发，洗净切片。猪大肠洗净，切细。降香、木香装入纱布袋中。锅内加水适量煮大肠，煮沸去沫，加葱、姜，煮至肠将熟时，放海参、药袋，煮至大肠极软，再加适量盐、酱油，稍煮即成。

功能主治：行气养血通便。

用法用量：佐餐食用。

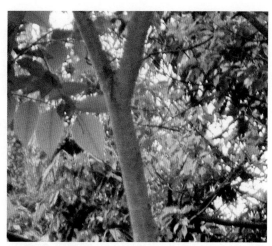

降香檀（花梨木）

青风藤

Qingfengteng

防己科植物青藤*Sin omenium acutum*（Thunb.）Rehd.etWils.及毛青藤*Sinomenium acutum*（Tntmb.）Rehd.et Wils.uar.*cinereum* Rehd. et Wils. 野生的干燥藤茎。主产于浙江、安徽、河南、湖北等地。青藤于秋末冬初采割藤茎，晒干，或润透切段，晒干；毛青藤于秋冬采老藤，切段，晒干。

【性状特征】

1. 药材

呈长圆柱形，微弯曲，常截成长20~70厘米或更长的段条，直径0.5~2厘米。表面绿褐色至棕褐色，有的灰褐色，有细纵纹及皮孔，节部稍膨大，有分枝或分枝痕。体轻，质硬而

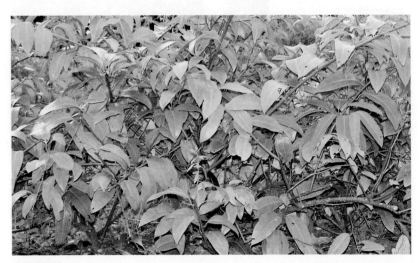

青风藤植株

【化学成分】

含生物碱类防己碱（Sinomenine，又称青藤碱）和青风藤碱（Sinoacutine）。

【饮片功能】

祛风湿，通经络，利小便。用于风湿痹痛、关节肿胀、麻痹瘙痒。

【用法用量】

内服：煎汤，6~12克；浸酒或熬膏。外用：煎水洗。

脆，易折断，断面不平坦，灰黄色或淡灰棕色，皮部窄，木部射线呈放射状排列，髓部淡黄白色或黄棕色。气微，味苦。

2. 饮片

为长圆形或不规则的厚片。片面灰黄色或浅灰棕色，木部有放射状纹理，其间具多数小孔，髓部淡黄白色。体轻，质硬而脆。气微，味苦。

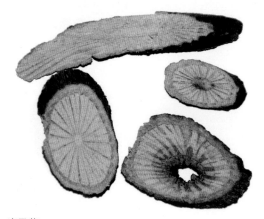

青风藤

青果

Qingguo

橄榄科植物橄榄*Canarium album* Raeusch.的干燥成熟果实。主产于福建、台湾、广东、广西等地。秋季果实成熟时采摘，晒干或阴干。

【性状特征】

纺锤形，两端钝尖，2.5~4厘米，直径1~1.5厘米。表面棕黄色或黑褐色，密布皱纹。果肉灰棕色或棕褐色。果核梭形，暗红棕色，具纵棱；质坚硬，剖面内分3室，各有种子1粒。气微，果肉味涩，久嚼微甜。

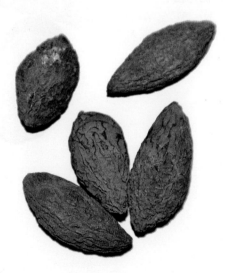

青果

【化学成分】

含维生素类、脂肪类成分。

【饮片功能】

清热，利咽，生津，解毒。用于咽喉肿痛、咳嗽、烦渴、鱼蟹中毒。

【用法用量】

内服：熬水饮，5~9克。

【食疗】

生津茶

青果5个（研），金石斛6克，甘菊6克，荸荠（去皮）5个，麦门冬9克，鲜芦根2支（切碎），桑叶9克，竹茹6克，鲜藕10片，黄梨（去皮）2个。

制作方法：上十味水煎取汁。

功能主治：解表清热，生津止渴。

用法用量：代茶频饮，每日1剂。

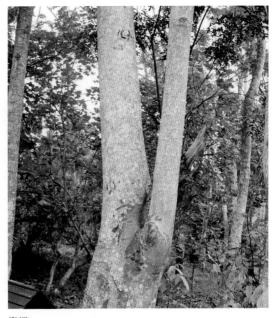

橄榄

青葙子

Qingxiangzi

苋科植物青葙*Celosia argentea* L.的干燥成熟种子。全国大部分地区均产。7~9月种子成熟时，割取地上部分或摘取果穗晒干，收集种子，除去杂质，即得。

【性状特征】

种子呈扁圆形，中心微隆起，直径1~1.8毫米。表面黑色或红黑色，平滑而有光泽，置放大镜下观察，可见细网状花纹，侧边微凹处为种脐。有时夹杂黄白色帽状果壳，其顶端有一细丝状花柱，长4~6毫米。种皮薄而脆，除去后可见类白色胚乳，胚弯曲于种皮和胚乳之间。气无，味淡。

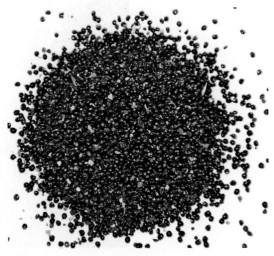

青葙子

【化学成分】

含脂肪油约15%、淀粉30.9%、烟酸，及丰富的硝酸钾。

【饮片功能】

清肝，明目，退翳。用于肝热目赤、视物昏花。

【用法用量】

内服：煎汤，9~15克。

【注意事项】

《本草备要》："瞳子散大者忌服。"

【食疗】

青葙子鱼片汤

青葙子3克，鱼肉40克，豆腐250克，海带、时令蔬菜、精盐、味精各适量。

制作方法：青葙子入砂锅内，加水适量，文火煎2次。取青葙子煎汁放锅内，放入洗净切碎的海带再煮，煮10分钟后弃海带。将鱼肉切成片，放入碗内加少量汤汁拌和，下锅内，并下豆腐，稍煮后下蔬菜，加调料，略煮即可。

功能主治：益脑髓、明耳目、坚筋骨、祛风寒湿痹。

用法用量：口服，每日1~3次，每次150~200毫升。

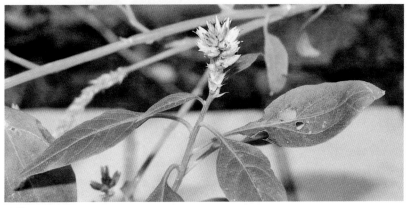

青葙

青蒿

Qinghao

【化学成分】

含挥发油、萜类、酯类、香豆素类成分。

【饮片功能】

清热解暑，除蒸，截疟。用于暑邪发热、阴虚发热、夜热早凉、骨蒸劳热、疟疾寒热、湿热黄疸等。

【用法用量】

内服：煎汤，6~12克；或入丸、散。外用：捣敷或研末调敷。

【注意事项】

①《本草经疏》："产后血虚，内寒作泻，及饮食停滞泄泻者，勿用。凡产后脾胃薄弱，忌与当归、地黄同用。"②《本草通玄》："胃虚者，不敢投也。"

菊科植物黄花蒿*Artemisia annua* L.的干燥地上部分。主产于湖北、浙江、江苏、安徽等地。夏季开花前枝叶茂盛时割取地上部分，除去老茎，阴干或秋季花盛开后，割取花枝，晒干或阴干。

【性状特征】

茎呈圆柱形，上部多分枝，长30~80厘米，直径0.2~0.6厘米；表面黄绿色或棕黄色，具纵棱线；质略硬，易折断，断面中部有髓。叶互生，暗绿色或棕绿色，卷缩易碎，完整者展开后为三回羽状深裂，裂片及小裂片矩圆形或长椭圆形，两面被短毛。气香特异，味微苦。

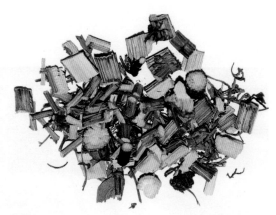

青蒿

【食疗】

青蒿粥

鲜青蒿100克，粳米50克，白糖适量。

制作方法：鲜青蒿洗净后，加水适量，煎煮30分钟，取药汁；把粳米洗干净，煮粥，待粥熟后，倒入青蒿汁，加入白糖搅拌，煮沸即可使用。

功能主治：清热解暑，清退虚热。

用法用量：分顿，一日内服用。

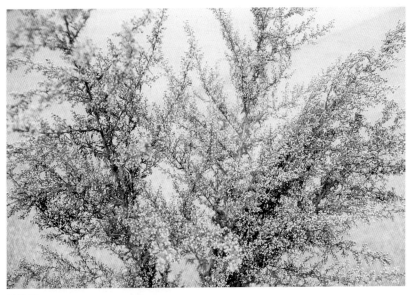

黄花蒿

青黛

Qingdai

爵床科植物马蓝*Baphicacanthus cusia*（Nees）Bremek.、蓼科植物蓼蓝*Polygonum tinctorium* Ait.或十字花科植物菘蓝*Isatis indigotica* Fort.的茎叶经加工制得的干燥粉末或团块。建青黛主产于福建仙游，用马蓝叶制成，历史悠久；由菘蓝制成的青黛，主产于江苏武进、如皋等地；由蓼蓝制成的青黛，主产于河北安国、蓟县等地。夏、秋二季采收茎叶，置缸内，倒入清水，浸渍2~3天，至叶能自枝条上脱落，捞出枝条，每5公斤叶加入0.5公斤石灰，充分搅拌，至浸液由乌绿色变为深紫红色时，捞出液面蓝色泡沫，晒干即为青黛，质量最好。当泡末减少时，停止搅拌，使其沉淀2~3小时，放出上清液，将沉淀物过筛除去碎渣，此沉淀物为靛蓝。然后再倒入上清液，再搅拌，又会产生泡沫，捞出晒干，仍为青黛，但质量较次。

【性状特征】

为灰蓝色至深蓝色的粉末，体轻，易飞扬；或呈不规则多孔性的团块，用手搓捻即成细末。微有草腥气，味淡。

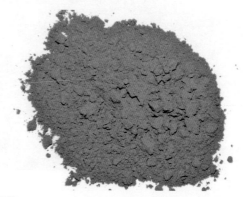

青黛

【化学成分】
含靛玉红和靛蓝等成分。

【饮片功能】
清热解毒，凉血，定惊。用于温毒发斑、血热吐衄、胸痛咳血、口疮、痄腮、喉痹、小儿惊痫。

【用法用量】
内服：煎汤，1.5~3克，宜入丸、散用。外用：适量。

【注意事项】
《本草从新》："中寒者勿使。"

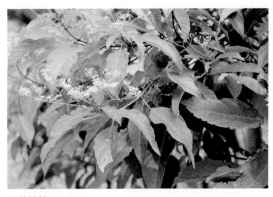

马蓝植株

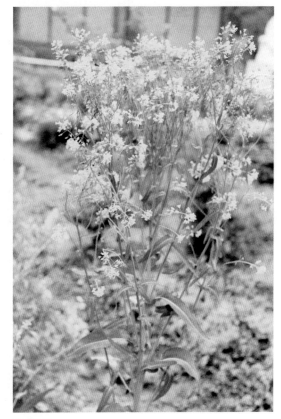

菘蓝植株

青礞石

Qingmengshi

变质岩类黑云母片岩或绿泥石化云母碳酸盐片岩。主产于江苏、浙江、河南、湖北。采挖后，除去杂石和泥沙。

【性状特征】

（1）黑云母片　岩主为鳞片状或片状集合体。呈不规则扁块状或长斜块状，无明显棱角。褐黑色或绿黑色，具玻璃样光泽。质软，易碎，断面呈较明显的层片状。碎粉主为绿黑色鳞片(黑云母)，有似星点样的闪光。气微，味淡。

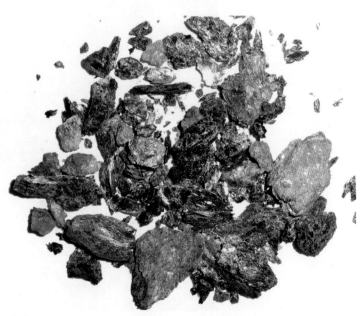

青礞石

【化学成分】

主要含钾、镁、铁、铝的硅酸盐，尚含有钛、钙、锰等杂质。

【饮片功能】

坠痰下气，平肝镇惊。用于顽痰胶结、咳逆喘急、癫痫发狂、烦躁胸闷、惊风抽搐。

【用法用量】

多入丸散服，3~6克；煎汤10~15克，布包先煎。

【注意事项】

非痰热内结不化之实证或脾胃虚弱阴虚燥痰者及孕妇均禁用。

（2）绿泥石 化云母碳酸盐片岩为鳞片状或粒状集合体。呈灰色或绿灰色，夹有银色或淡黄色鳞片，具光泽。质松，易碎，粉末为灰绿色鳞片(绿泥石化云母片)和颗粒(主为碳酸盐)，片状者具星点样闪光。遇稀盐酸产生气泡，加热后泡沸激烈。气微，味淡。

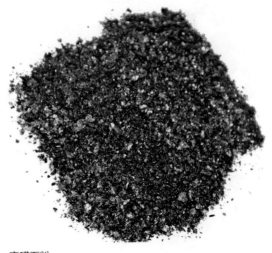

青礞石粉

青皮

Qingpi

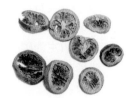

青皮

芸香科植物橘*Citrus reticulata* Blanco及其栽培变种的干燥幼果或未成熟果实的果皮。四花青皮主产于四川、广西、贵州等地；个青皮主产于江西、四川、湖南等地。5~6月摘取未成熟的幼果或收集自落的幼果，晒干，习称"个青皮"。

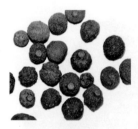

青皮药材（青皮子）

【性状特征】

1. 药材

果皮剖成四裂片，裂片长椭圆形。长4~6厘米，厚0.1~0.2厘米。外表面灰绿色或黑绿色，密生多数油室；内表面类白色或黄白色，粗糙，附黄白色或黄棕色小筋络。质稍硬，易折断，断面外缘有油室1~2列。气香，味苦、辛。以外青、内白、皮厚者为佳。

2. 饮片

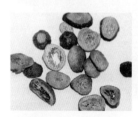

炒青皮

（1）青皮　为类圆形薄片或呈不规则丝状。表面黄白色或淡黄棕色，外缘有油室1~2列。外皮灰绿色或黑绿色。气清香，味苦、辛。

（2）醋青皮　形如青皮片或丝，色泽加深，微有酸气。

（3）麸炒青皮　形如青皮片或丝，色泽加深。

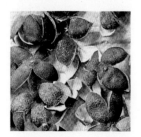

四花青皮

【化学成分】

含挥发油类：油中主要含柠檬烯（Limonene）及α-蒎烯（α-Pinene）、β-蒎烯（β-Pinene）、β-水芹烯（β-Phellandrene）、对伞花烃、α-松油烯（α-Terpinene）、芳樟醇（Linaloool）、乙酸芳樟醇酯（Linalyl-acetate）。

【饮片功能】

疏肝破气，消积化滞。用于胸胁胀痛、疝气、乳核、乳痈、食积腹痛。

【用法用量】

内服：煎汤，6~12克。

【注意事项】

气虚者慎用。

【食疗】

延年草

青橘皮120克，甘草60克，小茴香30克，盐75克。

制作方法：先将甘草研为细末；盐炒过，加水溶解成浓盐水；再浸泡橘皮，去苦水微焙。将橘皮、甘草、茴香、盐水混合拌匀密闭10小时，每小时摇晃一次。然后慢火炒干，不得有焦气，去甘草、茴香不用。

功能主治：健脾和胃，通腑行滞。

用法用量：服食青橘皮，每日服1~2片。老人小儿皆可服，清晨食后嚼数片，有养生之效。

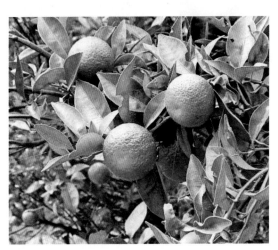

橘植株

前胡

Qianhu

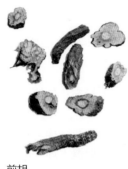

前胡

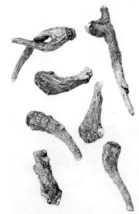

前胡药材（紫花前胡）

伞形科植物白花前胡*Peucedanum praeruptorum* Dunn的干燥根。主产于浙江、江苏、江西。冬季至次春茎叶枯萎或未抽茎时采收，挖取主根，除去须根，洗净，晒干或低温干燥。习惯认为，冬季采集者质实而性濡，色白而多粉质，品质较佳，故有"冬前胡""粉前胡""白前胡"之名。

【性状特征】

1. 药材

呈不规则圆锥形、圆柱形或纺锤形，稍扭曲，下部常有分枝，但支根多除去，长3～15厘米，直径1～2厘米。外表黑褐色至灰黄色，根头部中央多有茎痕，外围有叶鞘残存的纤维毛状物，上端具密集的横向环纹，习称"蚯蚓头"；下部有纵沟或纵纹，并有凸起的横向皮孔。质硬脆，易折断，断面不整齐，淡黄白色；皮部约占根面积的3/5，淡黄色，散有多数棕黄色小点(油室)；木部黄棕色，呈放射状纹理。气芳香，味先甜后微苦辛。

2. 饮片

（1）前胡片　为不规则类圆形薄片，直径1～2厘米，厚0.1～0.2厘米。切面淡黄白色或类白色，形成层环纹棕色或浅棕色，射线放射状，皮部散在多数棕黄色油点。周边黑褐色或灰黄色。气芳香，味微苦、辛。

（2）蜜前胡　形如前胡片，切面深黄色，略有光泽，味微甜、略辛。

【化学成分】

含挥发油及多种香豆素类。

【饮片功能】

散风清热，降气化痰。用于风热咳嗽痰多、痰热喘满、咯痰黄稠。

【用法用量】

内服：煎汤，3~9克。

【注意事项】

《本草经集注》："半夏为之使，恶皂荚，畏藜芦。"

【食疗】

前胡粥

前胡10克，大米100克。

制作方法：将前胡择净，放入锅中，加清水适量，浸泡5~10分钟后，水煎取汁，加大米煮粥。

功能主治：降气祛痰，宣散风热。适用于外感风热或风热郁肺所致的咳嗽、气喘、痰稠、胸闷不舒等。

用法用量：每日1剂，连续2~3天。

注：紫花前胡的干燥根亦作前胡使用。

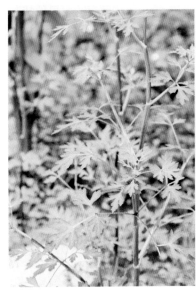

白花前胡植株

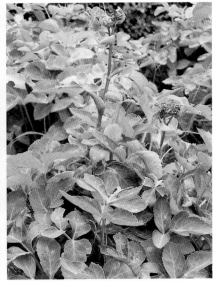

紫花前胡植株

鱼腥草

Yuxingcao

三白草科植物蕺菜*Houttuynia cordata* Thunb. 的地上部分。主产于江苏、浙江、江西、安徽等地。6~9月茎叶茂盛花穗多时采割，除去杂质泥土，晒干。

【性状特征】

1. 药材

茎呈扁圆柱形，扭曲，直径2~3毫米，表面淡棕红色或暗棕色，有纵向条纹，节明显，节间长1.5~4.5厘米，下部节处有须根残存，质脆，易折断。叶互生，叶片皱缩，展平后呈心形，长3~8厘米，宽4~6厘米，上表面暗黄绿色或暗棕色，下表面绿褐色或灰褐色，有浅色小凹点；叶柄基部屑状。茎顶部有的可见穗状花序。本品搓碎有鱼腥气，味微涩。

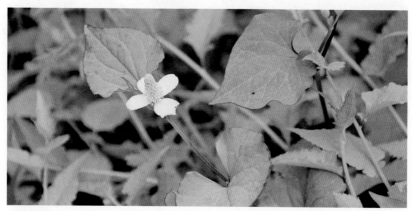

鱼腥草植株

【化学成分】

含挥发油类、黄酮类、甾类成分。

【饮片功能】

清热解毒，消痈排脓，利尿通淋。用于肺热喘咳、热淋、痈肿疮毒。

【用法用量】

内服：煎汤，15~25克，不宜久煎；鲜品用量加倍。外用：适量，捣敷或煎汤熏洗患处。

【注意事项】

虚寒证及阴性外疡者忌用。

2. 饮片

为不规则的段。茎呈扁圆柱形，表面淡红棕色至黄棕色，有纵棱。叶片多破碎，黄棕色至暗棕色。穗状花序黄棕色。搓碎有鱼腥气，味涩。

【食疗】

蕺菜炖鲜梨

鱼腥草（蕺菜）50克，鲜梨250克，白糖适量。

制作方法：蕺菜加适量水，煎煮取汁。将鲜梨洗净，切成块，与白糖一同加入药汁中，小火煮至梨块酥烂即可。

功能主治：清肺泄热，化痰止咳。

用法用量：吃梨，饮汁。每日2次。

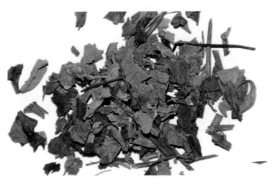

鱼腥草

信石

Xinshi

【化学成分】

白砒含氧化砷(As_2O_3)；红砒尚含少量硫化砷。

【饮片功能】

蚀疮去腐，去痰定喘。用于痔疮瘘管、走马牙疳等症，取其强烈的腐蚀和攻毒拔毒之功；寒痰喘逆之证。

【用法用量】

一般作外用研末撒敷或入膏药中贴。内服入丸、散，每日0.002~0.004克，不能过重，不可久服。

【注意事项】

该品剧毒，内服宜慎用，须掌握好用法用量，不可持续服用，不能做酒剂服。孕妇忌服。外用也不宜过量，以防局部吸收中毒。

天然的砷华矿石、或由毒砂（硫砷铁矿，FeAsS）、雄黄加工制造而成。主产于江西、湖南、广东等地。少数选取天然的砷华矿石，多数为加工烧炼而成。

【性状特征】

呈不规则的块状，大小不一，白色，有黄色与红色彩晕，略透明或不透明，具玻璃样或绢丝样光泽或无光泽。质脆，易砸碎。气无。该品极具毒性。

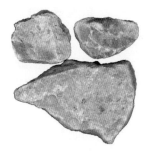

信石药材（红信石）

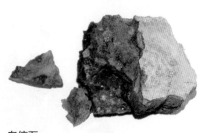

白信石

南瓜子

Nanguazi

葫芦科植物南瓜*Cucurbita moschata* Duch. 的干燥成熟种子。全国各地均产。夏、秋二季收集成熟瓜的种子，除去瓜瓤，晒干。

【化学成分】

含南瓜子氨酸、脲酶、脂肪油等成分。

【饮片功能】

驱虫。用于驱蛔虫、绦虫、血吸虫及产后手足浮肿、百日咳、糖尿病等症。

【用法用量】

内服：煎汤或制成乳剂，50~125克。 外用：熬水熏洗。

【注意事项】

《纲目拾遗》："多食壅气滞膈。"

【性状特征】

扁椭圆形，长1~2厘米，宽0.7~1.2厘米。一端略尖，表面白色，有细茸毛，边缘显棱，茸毛较多。种脐位于尖的一端。剥去种皮，可见绿色菲薄的胚乳，内有2枚黄色肥厚的子叶，富油性。气香，味微甜。

【食疗】

南瓜子槟榔硫酸镁

南瓜子120克，干槟榔片60克，硫酸镁25克。

制作方法：干槟榔片入锅，加水400毫升，煎煮30分钟，取药100毫升备用。

功能主治：驱虫，止咳，消肿。

用法用量：早晨空腹先将南瓜子吃下，2小时后服槟榔液，30分钟后再服硫酸镁25克。

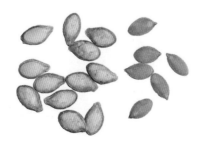

南瓜子

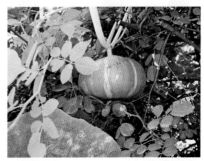

南瓜植株

南沙参
Nanshashen

桔梗科植物轮叶沙参*Adenophora tetraphylla*（Thunb.）Fisch.或沙参*Adenophora stricta* Miq.的干燥根。主产于安徽、江苏、浙江、贵州。一般多在秋季采收。以8~9月间苗枯前采者质佳。春季采者浆水不足，干后空虚，质量较差。挖出后除去茎叶及须根，洗净泥土，刮去栓皮，再以水洗净，随时日晒，否则会变灰。

【性状特征】

1. 药材

呈长圆锥形或圆柱形，头粗尾渐细，有的略弯曲或扭曲，偶有分枝，长7~27厘米，直径0.8~3厘米。顶端有1或2个根茎(芦头)，长短粗细不等。表面黄白色或浅棕黄色，凹陷处常有残留棕褐色栓皮，根头上部有环状横纹，呈断续的环状，下部常有纵皱及纵沟，或有须根痕及褐色斑点。质轻泡，易折断，断面黄白色，不整齐，并有许多裂隙，状如海绵，中央偶有空洞。具香气，味甘淡。商品中有未除去粗皮者，表面粗糙，呈灰褐色，有许多横环纹。

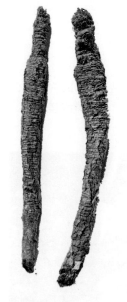

南沙参药材

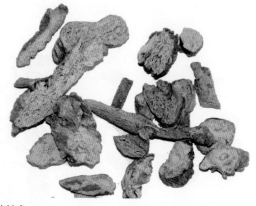

南沙参

【化学成分】

含花椒毒素、D-果糖、无机元素：锶、锌、铜、镍、铁、锰、钛、铬、铅、钙和钾。

【饮片功能】

养阴清肺，化痰，益气。用于肺热燥咳、阴虚劳嗽、干咳痰黏、气阴不足、烦热口干。

【用法用量】

内服：煎汤，9~15克。

【注意事项】

不宜与藜芦同用。

2. 饮片

（1）沙参片　为圆形或类圆形厚片，表面黄白色或类白色，有多数不规则裂隙，呈花纹状。周边淡棕黄色，皱缩。质轻，无臭，味微甜。

（2）蜜沙参　形如南沙参片，表面橙黄或焦黄色，偶见焦斑。味甜。

【食疗】

沙参粥

南沙参15克，大米100克，白糖适量。

制作方法：将沙参洗净，放入锅中，加清水适量，水煎取汁，加大米煮粥，待熟时调入白糖，再煮一二沸即成。

功能主治：清养肺阴，养胃生津。

用法用量：每天一剂。

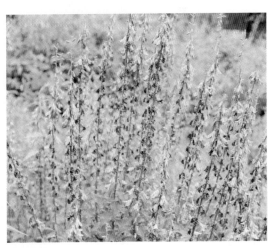

沙参植株

厚朴

Houpo

木兰科植物厚朴*Magnolia officinalis* Rehd.et Wils.及凹叶厚朴*Magnolia officinalis* Rehd.et Wils. var.*biloba* Rehd.et Wils.的干燥干皮、根皮及枝皮。川厚朴主产于四川、湖北、湖南。4~6月剥取15~20年的树皮、枝皮、根皮，直接阴干。干皮入沸水中微煮，堆放使发汗，待内表面变紫褐色或棕褐色时，再蒸软，卷成筒状，晒干或炕干，按照质地和颜色、厚薄分为1~4等。

【性状特征】

1. 药材

（1）川厚朴 干皮呈单筒状或双卷筒状，长40~43厘米。表面灰棕色或灰褐色，有粗糙栓皮呈鳞片状，较易剥落，有圆形的皮孔突起及纵皱纹，有的可见灰白色的地衣斑。内表面紫棕色，具细密的纵纹，平滑，划之显油痕，有时可见闪亮的小星点。质坚硬，不易折断，断面、外层呈颗粒状，灰棕色，内层纤维状，呈紫褐色或棕色，有油性。气香，口嚼之具辛辣味，微苦。

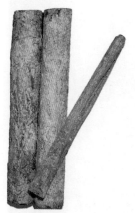

厚朴药材

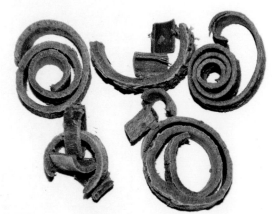

厚朴

【化学成分】

含厚朴酚（magno-lol），四氢厚朴酚（tetrahydromagno-lol）等。

【饮片功能】

温中理气，散满消胀，燥湿消积。用于胸腹胀满、反胃呕吐、宿食不消、泄泻痢疾、气逆作喘等症。

【用法用量】

内服：煎汤，3~9克。

【注意事项】

孕妇慎用。

（2）温厚朴　性状与川厚朴近似，不同点是：表面的颜色较深，断面的纤维性比川朴大，气味比川朴淡。

2. 饮片

（1）厚朴丝　呈丝条状，宽3~5毫米。外表面棕褐色、灰褐色或紫褐色。内表面紫棕色或紫褐色，较光滑，有细纵皱纹。切面颗粒性，有油性，有时可见少数小亮星。气辛香，味辛辣微苦。

（2）姜厚朴　形同厚朴丝，惟颜色加深，稍具姜的辛辣气味。

【食疗】

香薷茶

香薷10克，厚朴5克，扁豆5克。

制作方法：厚朴剪碎，扁豆炒黄捣碎，三味一同放入保温杯中，以沸水冲泡。

功能主治：祛暑解表，清热化湿。

用法用量：盖盖温浸30分钟后，代茶频饮。

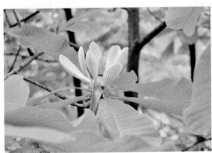

凹叶厚朴植株

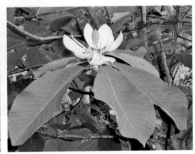

厚朴植株

厚朴花

Houpohua

木兰科植物厚朴*Magnolia officinalis* Rehd. et Wils.及凹叶厚朴*Magnolia officinalis* Rehd.et Wils.var.*biloba* Rehd.et Wils.的干燥花蕾。川朴花主产于四川、湖北；温朴花主产于浙江、福建。春季花未开放时采摘，放蒸笼中蒸至上气后约10分钟取出，晒干或低温干燥。亦有将花蕾直接焙干或晒干的。

【性状特征】

呈长圆锥形，形似毛笔头，长4~7厘米，基部直径1.5~2.5厘米。红棕色至棕褐色。花被9~12片，肉质，外层的呈长方倒卵形，内层的呈匙形，表面有多数灰黄色点状疣。雄蕊多数，花药条形，淡黄棕色，花丝短而宽。心皮分离，螺旋状排列于圆锥形的花托上。花梗长0.5~2厘米，密被灰黄色绒毛。质脆，易破碎。气香，味淡。

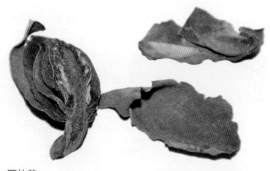

厚朴花

【化学成分】

含厚朴酚（magno-lol）、厚朴酚（honoki-ol）和樟脑（camphor）等成分。

【饮片功能】

理气，化湿。用于胸脘痞闷胀满、纳谷不香等。

【用法用量】

内服：煎汤，3~9克。

【注意事项】

《饮片新参》："阴虚液燥者忌用。"

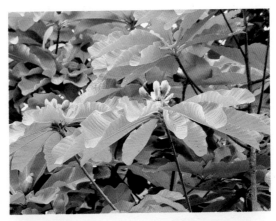

凹叶厚朴植株

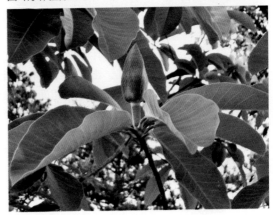

厚朴植株

姜黄
Jianghuang

姜科植物姜黄 *Curcuma longa* L 栽培品的根茎。主产于四川、福建、广东等地。冬至前后采挖洗净，晒干，至撞筐内，撞去外皮和须根，晒干。或挖出后，洗净，煮(或蒸)透心，晒干，撞去外皮及须根。亦可挖出后，洗净，微火烘干。

【性状特征】

1. 药材

（1）姜黄（母姜） 主根茎呈卵圆形、圆柱形或纺锤形，长2~3.5厘米，直径1.5~2.5厘米。表面棕黄色至淡棕色，有短须根，并有多数点状下陷的须根或少数圆形侧生根茎痕。质坚实，击破面深黄棕色至红棕色，角质样，有蜡样光泽，横切面内皮层环明显，并可见点状散在的维管束，气香特异，味苦、辛。

（2）芽姜（侧根茎） 扁圆锥形，常有短分枝，长2.5~6厘米，直径0.8~1.5厘米，略弯曲，一端钝，另一端为断面。表面有纵皱纹和明显的环节。余同上。

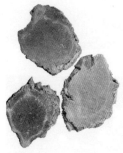

姜黄

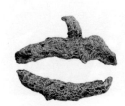

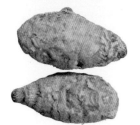

姜黄药材

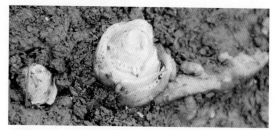

姜黄鲜根茎

【化学成分】
主含挥发油：油中主要成分为姜黄酮、芳姜黄酮、姜烯、水芹烯、桉油素、龙脑以及少量樟脑等。

【饮片功能】
破血行气，通经止痛。用于胸胁刺痛、闭经、癥瘕、风湿、肩臂疼痛、跌仆肿痛。

【用法用量】
内服：煎汤，3~9克，或入丸、散。外用：适量，研细粉调敷。

【注意事项】
血虚而无气滞血瘀者忌用。

2. 饮片

切片厚约2毫米，外皮浅棕色，切面内皮层环明显，黄棕色至红棕色，有点状维管束散在。

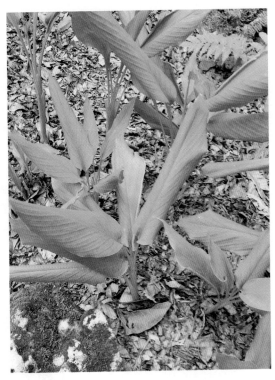

姜黄植株

威灵仙

Weilingxian

毛茛科植物威灵仙*Clematis chinensis* Os-beck.、棉团铁线莲*Clematis hexapetala* Pall.或东北铁线莲*Clematis manshurica* Rupr.野生品的干燥根及根茎。威灵仙主产于江苏、安徽、浙江、江西。秋季采挖，除去茎叶及泥土，晒干。

【性状特征】

1. 药材

根茎呈不规则块状，长1.5～10厘米，直径0.3～1.5厘米。表面淡棕黄色，顶端残留茎基，质较坚韧，断面纤维性，下侧着生多数细根。根呈细长圆柱形，稍弯曲，长7～15厘米，直径0.1～0.3厘米。表面黑褐色，有细纵纹，有的皮部脱落，露出黄白色木部。质硬脆，易折断，断面皮部较广，木部淡黄色，略呈方形，皮部与木部间常有裂隙。气微，味淡。

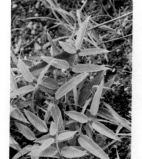

铁线莲（威灵仙）植株

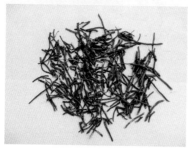

酒威灵仙

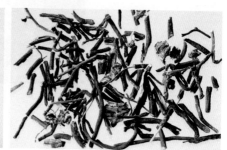

威灵仙

【化学成分】

含多种三萜皂苷，为齐墩果酸或常春藤皂苷的衍生物，如威灵仙次皂苷CP_1、CP_2等。

【饮片功能】

破血行气，通经止痛。用于胸胁刺痛、闭经、癥瘕、风湿、肩臂疼痛、跌扑肿痛。

【用法用量】

内服：煎汤，3~9克，或入丸、散。外用：适量，研细粉调敷。

【注意事项】

血虚而无气滞血瘀者忌用。

2. 饮片

（1）生威灵仙　为细条形小段或不规则厚片，表面灰黄色，有空隙，中心黄白色，略呈方形，周边棕褐色或棕黑色。气微，味微苦。

（2）酒威灵仙　形如威灵仙段、片，表面呈黄色或微黄色。微有酒气。

【食疗】

威灵仙酒

威灵仙500克，白酒1500毫升。

制作方法：威灵仙切碎，加入白酒，锅内隔水炖30分钟，过滤后备用。

功能主治：祛风除湿，通络止痛。

用法用量：每次10~20毫升，每日3~4次。

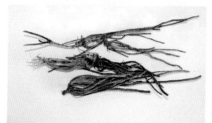

威灵仙药材（棉团铁线莲）

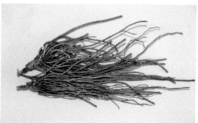

威灵仙药材

扁豆花

Biandouhua

豆科植物藕豆*Dolicbos lablab* L.的花。主产于安徽、陕西、湖南。夏、秋二季花未完全开放时，选择晴天，采收后迅速晾晒，晒时常翻动，次日再复晒1次。

【性状特征】

呈不规则扁三角形，萼钟状，绿褐色，皱缩，有5萼齿；外面被白色短毛；花瓣黄白色或黄棕色，有脉纹，开放后即向外反折，翼瓣位于两侧，龙骨瓣镰刀状；雄蕊10，其中9枚基部联合，里面有一黄绿色柱状的雄蕊，弯曲，先端可见白色细毛绒。质软，体轻。气微香，味淡。

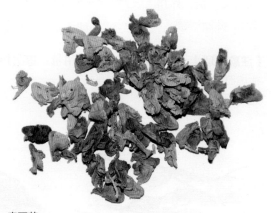

扁豆花

【食疗】

新加香薷饮

香薷6克，鲜扁豆花10克，厚朴10克，金银花10克，连翘10克。

制作方法：水煎取汁。

功能主治：祛暑解表，清热化痰。

用法用量：代茶饮服。

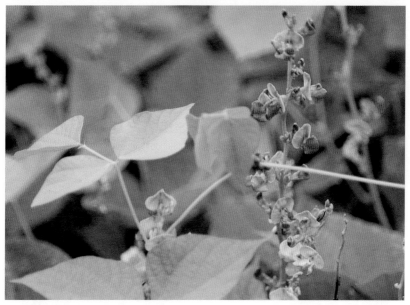
白扁豆植株

九画

枳壳

Zhiqiao

芸香科植物酸橙*Citrus aurantium* L.及其栽培变种的干燥未成熟果实。主产于四川、江西、湖南、江苏等地。四川产者称"川枳壳",江西产者称"江枳壳",湖南产者称"湘枳壳",福建产者称"建枳壳",江苏产者称"苏枳壳"。习惯以川枳壳质量最佳。果实未成熟或近成熟时自树上从上至下、由内而外进行摘取,从中间横切成二半,仰面晒干或用微火烘干即可。晒时需用东西遮盖,以免阳光直射,使挥发油损失过多,肉被浸润发黄,影响质量。故宜阴干或风干。

【性状特征】

1. 药材

呈半球形,直径3~5厘米。外果皮褐色或棕褐色,有颗粒状突起,突起的顶端有凹点状油室;有明显的花柱残迹或果柄痕。切面中果皮黄白色,光滑而稍隆起,厚0.1~1.3厘米,边缘散有1~2列油室。质坚硬,不易折断。瓤囊7~12瓣,少数至15瓣,汁囊干缩呈棕色至棕褐色,内藏种子。气清香,味苦、微酸。

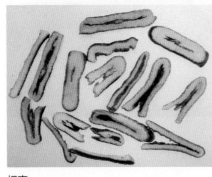

枳壳

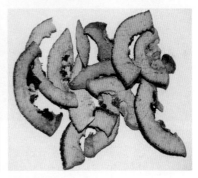

麸炒枳壳

【化学成分】

含黄酮类、挥发油类、生物碱及有机胺类成分。

【饮片功能】

理气宽中，行滞消胀。用于胸胁气滞、胀满疼痛、食积不化、痰饮内停、胃下垂、脱肛、子宫脱垂。

【用法用量】

内服：煎汤，3~9克。

【注意事项】

脾胃虚弱者及孕妇慎用。

2. 饮片

（1）枳壳　为不规则的薄片，表面黄白色，外皮绿褐色或棕褐色，无瓤核。气清香，味苦、微酸。

（2）麸炒枳壳　形如枳壳片，表面黄色，偶有焦斑，质脆易折断。气香，味较弱。

【食疗】

枳壳粥

枳壳10克，大米100克。

制作方法：将枳壳择净，放入锅中，加清水适量，浸泡5~10分钟后，水煎取汁，加大米煮成稀粥即成。

功能主治：健脾和中，疏肝行气。适用于脘腹胀满、连及胸肋、呃逆频作、纳差食少、消瘦等。

用法用量：每日1剂，连续2~3天。

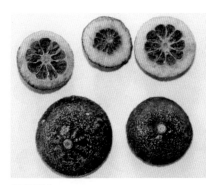

枳壳药材

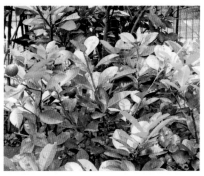

酸橙植株

枳实

Zhishi

芸香科植物酸橙*Citrus aurantium* L.及其栽培变种或甜橙*Citrus sinensis* Csbeck的干燥幼果，前者习称"酸橙枳实"，后者习称"甜橙枳实"。主产于四川、江西、湖南等地。在5~6月间，每日清晨到树下拣取自行掉下的幼果，除去杂质，按大小分开。大者横切2瓣，先仰晒，后复晒至全干；小者直接晒干，称"鹅眼枳实"。

【性状特征】

1. 药材

（1）酸橙枳实　呈半球形、球形或卵圆形，直径 0.5~2.5厘米。外果皮黑绿色或暗棕绿色，具颗粒状突起及皱纹。果顶有明显的花柱基痕，基部有花盘残留或果柄脱落的痕迹。切面光润而稍隆起，灰白色，厚3~7毫米，边缘散有1~2列油点，瓤囊7~12瓣，中心有棕褐色的瓤，呈车轮纹。质坚硬。气清香，味苦微酸。

（2）甜橙枳实　与酸橙枳实的不同点为外皮黑褐色，较平滑，具微小颗粒状突起。切面类白色，厚3~5毫米，瓤囊8~13瓣。味酸、甘、苦。

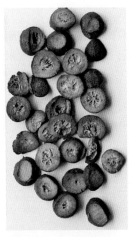

枳实

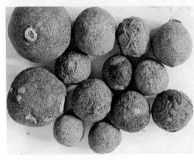

枳实药材

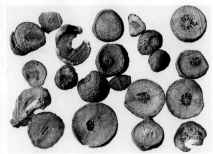

焦枳实

【化学成分】

酸橙枳实含挥发油及黄酮类成分。

【饮片功能】

破气消积，化痰散痞。用于积滞内停、痞满胀痛、泻痢后重、脘腹胀痛、脱肛、阴挺。

【用法用量】

内服：煎汤，3~6克；或入丸、散。外用：研末调涂或炒热熨。

【注意事项】

脾胃虚弱者及孕妇慎用。

2. 饮片

（1）枳实　为半圆形薄片，表面黄白色或黄褐色，外皮灰绿色、黑绿色或暗棕绿色。气清香，味苦、微酸。

（2）麸炒枳实　形如枳实片，表面深黄色，有焦斑，质脆易折断。气焦香，味较弱。

【食疗】

油焖枳实萝卜

枳实10克，白萝卜、虾米、猪油、葱、姜丝、盐适量。

制作方法：先将枳实水煎，取汁备用。将萝卜切块，用猪油煸炒，加虾米、浇上药汁，爆至极烂，加葱、姜丝、盐调味即可。

功能主治：顺气行滞，适用于气滞型便秘。

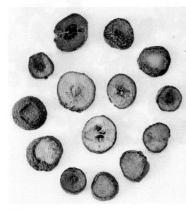

炒枳实

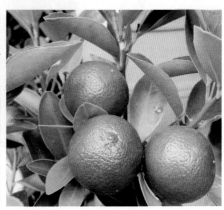

酸橙植株

枳椇子

Zhijuzi

鼠李科植物枳椇*Hovenia acerba* Lindl.或北枳椇*Hoveni adulcis* Thunb.的干燥成熟种子。主产于四川、浙江、陕西等地。10~11月连同果序轴采下，晒干，碾碎果皮，收集种子。

【性状特征】

种子扁圆形，背面稍隆起，腹面较平坦，直径3~5毫米，厚1~2毫米。表面红棕色、棕黑色或绿棕色，有光泽；基部凹陷处有点状淡色种脐，顶端有微凹的合点，沿腹面有线形隆起的种脊。种皮坚硬，不易破碎，除去后可见乳白色胚乳及淡黄绿色子叶，油质。气微，味淡，微涩。

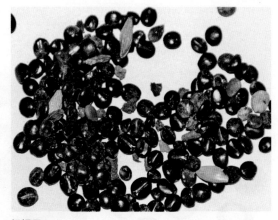

枳椇子

【化学成分】

含枳椇皂苷、葡萄糖、硝酸钾及苹果酸钾。

【饮片功能】

止渴除烦，解酒毒，利尿，止吐。用于热病烦渴、呕吐、小便不利、醉酒不醒。

【用法用量】

内服：煎汤，9~15克；浸酒或入丸剂。

【注意事项】

脾胃虚寒者禁用。

【食疗】

葛根枳椇子饮

葛根20克，葛花10克，枳椇子15克。

制作方法：水煎2次，取汁600~800毫升。

功能主治：发表散邪，清热利湿，生津止渴。

用法用量：于2小时内分3~5次饮服。

九画

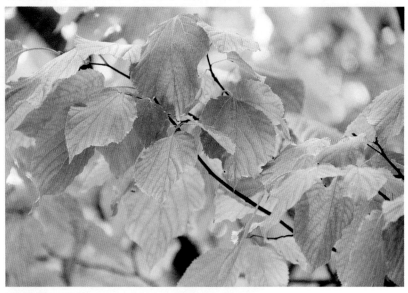

枳椇植株

枸杞子

Gouqizi

茄科植物宁夏枸杞*Lycium barbarum* L.的干燥成熟果实。主产（栽培）于宁夏、内蒙古、甘肃。夏、秋季（6~10月）果实呈橙红色（8~9成熟）时采收，通常每隔5~7天采摘1次，忌在有晨露和雨水未干时采摘。

【性状特征】

多呈纺锤形，略扁，长6~21毫米，直径3~10毫米；顶端有小凸起状花柱痕，基部有白色的果柄痕。果皮红色或暗红色，柔韧，果肉饱满，肉质柔润而具黏性。种子通常20粒以上，最多达50余粒，类肾形或类长方形，扁而翘，或两面中部微凸，边缘较薄，近脐点处常微凹陷，长1.5~2毫米，宽1~1.7毫米，表面淡黄至黄色。无臭，味甜、微酸；嚼后微有苦感，唾液染成红色。

【食疗】

❶ 杞实粥

芡实21克，枸杞子9克，粳米75克。

制作方法：上三味，各自用滚开水泡透，

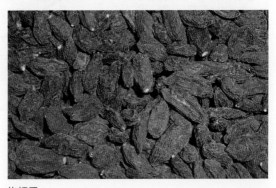

枸杞子

去水，放置一夜。次日早晨用砂锅一口，先将水烧滚，下芡实煮四五沸；次下枸杞子煮三四沸；又下粳米，共煮至浓烂香甜。煮粥的水一次加足，中途勿添冷水。粥成后空腹食之，以养胃气。或研成细末，滚水泡服用亦可。

功能主治：聪耳明目，延年益寿。

用法用量：每日1剂。

❷ 枸杞子酒

枸杞子200克，60度白酒500毫升。

制作方法：将枸杞子用清水洗净，剪碎放入细口瓶中，加白酒约350毫升，瓶口密封，每日振摇一次，浸泡一周以后即可供饮用。

功能主治：养阴补血，长肌肤，益颜色。

用法用量：每日晚餐或临睡前饮用10~20毫升，瓶中酒可边饮边加（约共加150毫升），枸杞子可拌糖食用。

【化学成分】
含有多糖类、生物碱类、色素和维生素类。

【饮片功能】
滋补肝肾，益精明目。用于虚劳精亏、腰膝酸痛、眩晕耳鸣、阳痿遗精、目昏不明。

【用法用量】
6~12克。

【注意事项】
外邪实热、脾虚有湿及泄泻者忌用。

宁夏枸杞植株

枸骨叶

Gouguye

冬青科植物枸骨*Ilex cornuta* Lindl.et Poxt. 的干燥叶。主产于河南、安徽、湖北。8~10月采收，拣去细枝，晒干。

【性状特征】

叶片近于四角矩形，长3~8厘米，宽2~6厘米，基部平截或宽楔形，顶端宽，具3枚硬而尖的刺，顶端一枚常反曲，此外，各侧有同样尖刺1~3枚，上翘或下翻。羽状网脉，主脉向下凸出。叶缘坚硬反卷，上表面绿色而有光泽，下表面灰黄或暗灰绿色，厚革质，坚硬，易折断。气微，味微苦。

【化学成分】
含咖啡碱、皂苷、鞣质、苦味质。

【饮片功能】
清热养阴，平肝，益肾。用于肺痨咯血、骨蒸潮热、头晕目眩、高血压症。

【用法用量】
内服：煎汤，9~15克。外用：捣汁或煎膏涂敷。

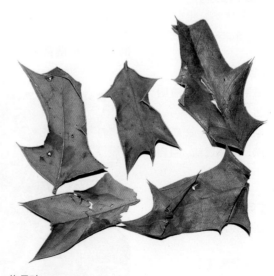

枸骨叶

【食疗】

枸骨叶茶

枸骨嫩叶15~30克。

制作方法：枸骨嫩叶洗净后切碎，置保温杯中，以沸水适量冲泡，盖闷15分钟。

功能主治：补肝肾，养气血，祛风湿。适用于肺结核久咳或劳伤失血后腰膝痿弱或痹痛，亦可用于风湿性关节炎和跌打损伤后的肢体无力等。

用法用量：代茶饮。

注意事项：本品有避孕作用，未育妇女忌用。

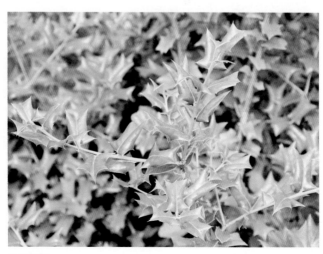

枸骨植株

柏子仁

Baiziren

柏科植物侧柏*Platycladus orientalis*（L.）Franco的干燥成熟种仁。主产于山东、辽宁、河南、河北安国。秋、冬二季采收成熟种子，晒干，除去种皮，收集种仁。

【性状特征】

1. 药材

柏子仁呈长卵形或长椭圆形，长4~7毫米，直径1.5~3毫米。表面黄白色或淡黄棕色，外包膜质内种皮，顶端略尖，有深褐色的小点，基部钝圆。质软。断面乳白色至黄白色，胚乳较多，子叶2枚，富油性。气微香，味淡。

2. 饮片

柏子仁霜为淡黄色、松散状的粉末，气微香。

【化学成分】
含脂肪油、皂苷、维生素A、蛋白质。

【饮片功能】
养心安神，止汗，润肠。用于虚烦失眠、心悸怔忡、阴虚盗汗、肠燥便秘。

【用法用量】
内服：煎汤或入丸、散，用量3~9克。

【注意事项】
便溏及痰多者忌用。

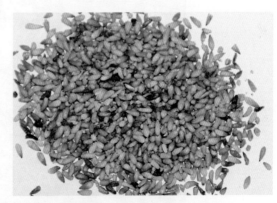

柏子仁

【食疗】

柏子仁粥

柏子仁15克，粳米100克，蜂蜜适量。

制作方法：将柏子仁去净皮壳、杂质，捣烂，同粳米一起放入锅内，加水适量，用慢火煮至粥稠时，加入蜂蜜，搅拌均匀即可食用。

功能主治：养心安神，润肠通便。

用法用量：每日1剂，温热服。

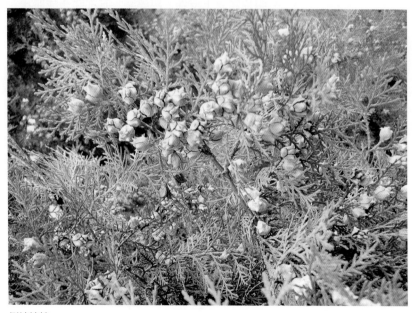

侧柏植株

柿蒂

Shidi

【化学成分】
含齐墩果酸、熊果
酸、桦皮素以及三萜
藏茴香酮。

【饮片功能】
降逆下气。用于呃逆。

【用法用量】
内服：煎汤，4.5~9
克；或入散剂。

柿树科植物柿*Diospyros kakiL.*f.的干燥宿
萼。主产于河南、山东、福建，广东产者分京
柿蒂、水柿蒂两种。霜降至立冬当柿子成熟时
采收。加工柿饼时，剥下柿蒂，晒干。或由于
柿子生长过重而自行落下，柿蒂仍留在树上，
待枯萎变硬后会自行掉下，收集晒干。

【性状特征】

1. 药材

干燥宿萼呈盖状，顶端中央有一果柄，或
脱落而留下圆孔，萼的中央较厚，边缘4裂，
裂片常向上反卷，易碎装，基部联合成皿状，
直径1.5~2.5厘米，厚1~4毫米。外表面黄褐色
或红棕色，仔细观察时，上有稀疏短毛，内表

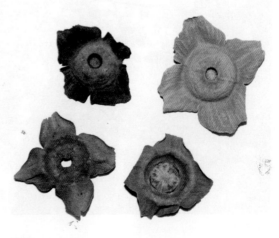

柿蒂

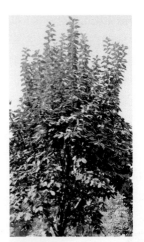

柿树植株

面有细密的黄棕色短绒毛，放射状排列，具光泽，中央有一果实脱落所遗留的圆形突起的疤痕。质硬而脆。气无，味涩。以红棕色、质厚、味涩、表面带柿霜者为佳。

2. 饮片

呈扁圆形，直径15～25毫米。背面黄褐色或红棕色，中部隆起，中心有果柄脱落的痕迹。腹面黄棕色，密被细绒毛，果实脱落处突起。质硬而脆，无臭，味涩。

【食疗】

柿蒂瘦肉粥

柿蒂30克，瘦猪肉50克。

制作方法：将柿蒂洗净，猪瘦肉洗净，切薄片，用沸水氽烫去血污及腥味；大米用清水洗净。将大米、瘦肉、柿蒂放入铝锅内，加水800克，置旺火上烧沸，撇净浮沫，再用小火炖煮35分钟，加入精盐、味精即成。

功能主治：咸鲜香浓，有益气理血的功效。

柿霜

Shishuang

柿树科植物柿*Diospyros kaki* L.f.的果实（柿子）制成柿饼时外表所生成的白色粉霜。主产于河南、河北、山东等地。取成熟的柿子，削去外皮，日晒夜露，经2个月后，即成柿饼，其上生有白色粉霜，用帚刷下，即为柿霜。

【性状特征】

呈灰白色粉末，易潮解。气弱，入口易溶化，味甜，有清凉感。

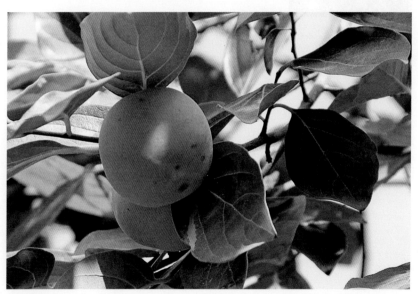

柿树植株

【化学成分】

含熊果酸、齐墩果酸、白桦脂酸、三萜酸和糖类以及柿萘醇酮。

【饮片功能】

清热，润燥，化痰。用于肺热燥咳、咽干喉痛、口舌生疮、吐血、咯血、消渴。

【用法用量】

内服：冲服，3~9克；或配合其他药作丸含化。外用：撒敷。

【注意事项】

风寒咳嗽者忌用。

【食疗】

柿霜粥

柿霜10克，粳米50克。

制作方法：先将粳米加水煮粥，临熟加入柿霜，搅匀即可。

功能主治：可治小儿肺热燥咳、咽干喉痛、口舌生疮。

用法用量：每天1~2次。

注意事项：脾胃虚寒、痰湿内盛的小儿忌用，风寒咳嗽者慎用。

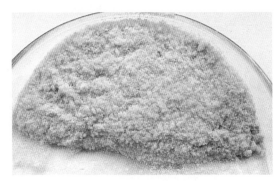

柿霜

栀子

Zhizi

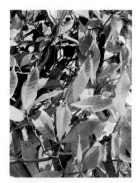

栀子植株

茜草科植物栀子*Gardenia jasminoids* Ellis的干燥成熟果实。主产于湖南、江西、福建、浙江、湖北等地。9~11月果实成熟呈红黄色时采收，除去果梗及杂质，蒸至上汽或置沸水中略烫，取出，干燥。

【性状特征】

长卵圆形或椭圆形，长1.5~3.5厘米，直径1~1.5厘米。表面红黄色或棕红色，具6条翅状纵棱，棱间常有1条明显的纵脉纹，并有分枝。顶端残存萼片，基部稍尖，有残留果梗。果皮薄而脆，略有光泽；内表面色较浅，有光泽，具2~3条隆起的假隔膜。种子多数，扁卵圆形，集结成团，深红色或红黄色，表面密具细小疣状突起。气微，味微酸而苦。

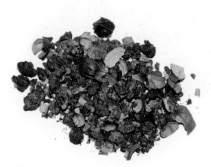

炒栀子

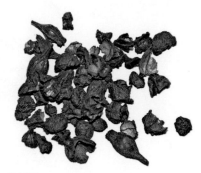

焦栀子

【化学成分】
含环烯醚萜苷类、色素等成分。

【饮片功能】
泻火除烦，清热利尿，凉血解毒。用于热病心烦、黄疸尿赤、血淋涩痛、血热吐衄、目赤肿痛、火毒疮疡；外治扭挫伤痛。

【用法用量】
内服：煎汤，6~9克；或入丸、散。外用：研末调敷。

【注意事项】
脾虚便溏者忌用。

【食疗】

栀子仁粥

栀子仁100克，粳米100克，冰糖少许。

制作方法：将栀子仁洗净晒干，研成细粉备用。粳米放入瓦煲中，加水煮粥至八成熟时，取栀子仁粉10克调入粥内继续熬煮，待粥熟，调入冰糖，煮至溶化即成。

功能主治：清热泻火，凉血解毒。

用法用量：每日2次，温热服食，3天为1个疗程。

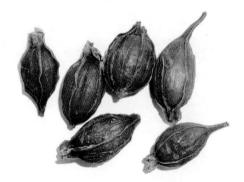

栀子

洋金花

Yangjinhua

///////////

茄科植物白曼陀罗*Datura metel* L.的干燥花。主产于江苏、浙江、福建、广东等地。开花期均可采收。北方以7~8月为多，南方全年均可采收，以4~9月产量较多。一般在日出前将刚开放花朵摘下，用线穿成串或分散阴干，晒干或微火烘干。

【性状特征】

多皱缩成条状，完整者长9~15厘米。花萼筒状5裂，长5~5.5厘米，表面黄绿色，被毛

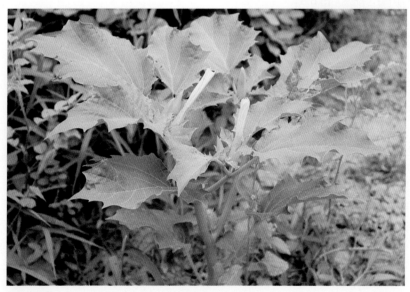

曼陀罗植株

茸。花冠漏斗状5裂，长12~13厘米；表面黄棕色，皱缩，陈旧者深棕色，裂片先端尖长，裂片之间稍有凹陷，花冠筒上有粗棱线5条，每棱两侧具一纵脉。雄蕊5枚，长11.5~12.5厘米，花丝着生于花筒的基部，长为花冠的3/4，约1/2长贴生于花冠筒上，花药盾形或"个"字形，长13~14毫米；雌蕊1枚，柱头棒状，稍低于花药不露出花冠。烘干品质柔韧，气特异；晒干品质脆，气微，味微苦。

【化学成分】
含总生物碱类成分。

【饮片功能】
平喘止咳，镇痛，解痉。用于哮喘咳嗽、脘腹冷痛、风湿痹痛、小儿慢惊；外科麻醉。

【用法用量】
内服：0.3~0.6克，宜入丸、散，亦可作卷烟分次燃吸（1日量不超过1.5克）。外用：适量。

【注意事项】
外感及痰热咳喘、青光眼、高血压患者禁用。

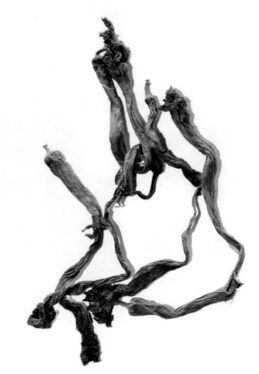

洋金花（广西）

牵牛子

Qianniuzi

旋花科植物裂叶牵牛*Pharbitis nil*（L.）Choisy或圆叶牵牛*Pharbitispur purea*（L.）Voigt的干燥成熟种子。主产于辽宁。秋末果实成熟、果壳未开裂时采割植株，晒干，打下种子，除去杂质。

【性状特征】

1. 药材

干燥成熟的种子呈三棱状卵形，似橘瓣，两侧面稍平坦，背面弓状隆起，其正中有纵直凹沟，两侧凸起部凹凸不平，腹面为一棱线，棱线下端有类圆形浅色的种脐。种子长4~8毫米，宽3~5毫米。表面灰黑色（黑丑），或淡

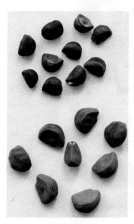

牵牛子（黑丑 白丑）

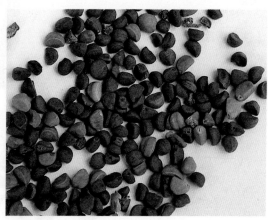

牵牛子

【化学成分】

含生物碱类、树脂苷类成分。

【饮片功能】

泻水通便，消痰涤饮，杀虫攻积。用于水肿胀满、二便不通、痰饮积聚、气逆喘咳、虫积腹痛蛔虫、绦虫病。

【用法用量】

内服：3~6克。

【注意事项】

孕妇禁用，不宜与巴豆同用。

黄白色（白丑）。种皮坚硬。横切面可见子叶2片皱缩折叠呈大脑状，子叶2片，黄色或淡黄色，微显油性。用水浸润后，种皮呈龟裂状，并自腹面棱线处裂开，显黏液性。气无，味微辛、苦，有麻舌感。

2. 饮片

炒牵牛子形如牵牛子，表面稍鼓起，有焦香味。

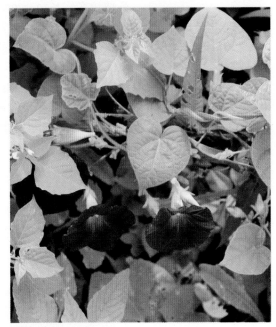

圆叶牵牛植株

独活

Duhuo

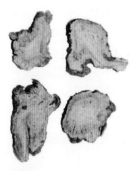

独活

伞形科植物重齿毛当归*Angelica pubescens* Maxim.f.biserrata Shan et Yuan 及毛当归*Angelica pubescens* Maxim.栽培品的干燥根。重齿毛当归主产于湖北、四川、陕西以及甘肃，四川、湖北产者为道地药材；毛当归主产于浙江、安徽、江西。春初刚发芽或秋末茎叶枯萎时采挖，除去须根及泥沙，烘至半干，堆放2～3天，发软后烘干。

【性状特征】

1. 药材

主根粗短，略呈圆柱形，下部2～3分枝或分枝较多，长10～30厘米，直径1.5～3厘米。根头部膨大，有横皱纹，顶端有茎、叶的残痕。表面灰褐色或棕褐色，较粗糙，具纵皱纹，有隆起横长的皮孔及稍突起的细根痕。质较硬，回潮则变软。断面有1个棕色环，皮部灰白色，可见多数散在的黄棕色至棕色的油点，木部灰黄色至黄棕色。具特异香气，味苦辛，微麻舌。

2. 饮片

为类圆形薄片，直径0.5～1.5厘米，厚1～2毫米。切面皮部灰白色至灰褐色，有黄棕色或棕色细小油点；木部约占2/3，灰棕色至黄棕

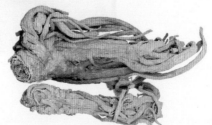

独活药材

【化学成分】

重齿毛当归含甲基欧芹酚、二氢山芹醇当归酸酯、二氢山芹醇乙酸酯、二氢山芹醇、当归醇、伞形花内酯等；毛当归含挥发油类：当归醇、光当归内酯、佛手柑内酯、甲基欧芹酚和毛当归素等。

【饮片功能】

祛风湿，止痛，解表。用于风湿痹痛、腰腿疼痛、皮肤湿痒等。

【用法用量】

内服：煎汤，5~10克；浸酒或入丸、散。外用：煎水洗。

【注意事项】

阴虚血燥者慎用。

色；形成层环深棕色。周边灰褐色或棕褐色，粗糙。质柔韧。有特异香气，味苦辛，微麻舌。

【食疗】

独活壮骨鸡

独活、杜仲、牛膝、芍药、防风、地黄、秦艽各6克，细辛2克，肉桂1克，茯苓、桑寄生、人参、当归各10克，川芎、甘草各3克，当年成年雄鸡1只，葱50克，生姜20克，大蒜6瓣，盐适量，花生油适量。

制作方法：将上述草药粉碎成细粉，加入适量调料拌匀，备用；将雄鸡宰杀，净毛，除去内脏，洗净，沥干水；将调拌好的药物和调料装入鸡腹内，腌渍入味30分钟，备用；在烧热的锅内放入花生油，七成热时，将鸡下油中煎制，待鸡泛黄至熟，捞出沥油，备用；另起热锅加熟油少许，煸姜、葱，加入清汤，调好味后，将已煎好的鸡下汤内略煮，待汤沸后即可。佐餐食用。

功能主治：祛风止痛，补肝益肾。

用法用量：每日1剂。

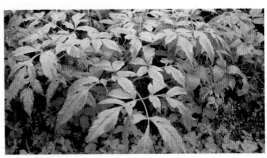

重齿毛当归植株

玳玳花

Daidaihua

芸香科植物玳玳花*Citrus aurantium L.var. amara* Engl.的干燥花蕾。主产于江苏、浙江等地，以江苏苏州产者为道地药材。5～6月间采摘花蕾，先用武火烘至七八成干，呈显黄白色后，再用文火烘（或曝晒1～2天）至全干，切勿烘焦。

【性状特征】

为长卵圆形的花蕾，长1.5～2厘米，直径0.6～0.8厘米。上部较膨大，基部具花柄，花萼绿色，皱缩不平，基部连合，裂片5，花瓣5片，淡黄白色或灰黄色，顶端覆盖成覆瓦状，表面有纵纹；内行雄蕊数束，黄色；小心有雌蕊，呈棒状，子房倒卵形，暗绿色。质脆易碎。气香，味微苦。以干燥、色黄白、香气浓郁、无破碎者为佳。

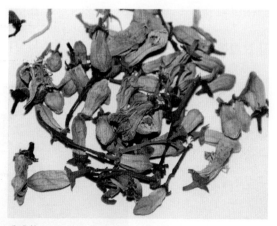

玳玳花

【化学成分】
含挥发油类、黄酮
类等。

【饮片功能】
理气宽胸，开胃止
呕。用于胸中痞闷、
脘腹胀痛、呕吐、
少食。

【用法用量】
内服：煎汤，1.5~2.5
克；或泡茶。

【注意事项】
孕妇不宜用，请置于
室内阴凉干燥处，避
免儿童自行拿取。

【食疗】

菊明玳玳花茶

菊花10克，决明子15克，玳玳花3克。

制作方法：将上3味放保温杯内，沸水冲泡。

功能主治：清肝明目，和胃止呕。适用于原发性青光眼。

用法用量：代茶饮，每日1剂。

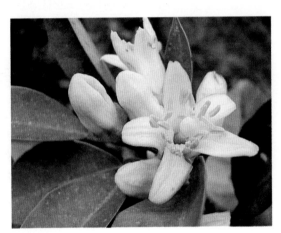

玳玳花植株

玳瑁

Daimao

海龟科动物玳瑁*Eretmochelys imbricata*（Linnaeus）的背甲。主产于山东、江苏、浙江、福建等地。将捕获的活玳瑁倒挂悬起，用沸醋泼之，使其背部鳞片剥落，去除残肉，洗净。

【性状特征】

1. 药材

呈长方形、菱形、三角形、多角形或近圆形板片状，长8～24厘米，宽8～17厘米，厚1～3毫米，中间较厚，边缘薄似刀刃有不整齐的锯齿状。外表面平滑而有光泽，半透明状，有暗褐色与乳黄色相同的不规则花纹，背鳞甲中间有隆起的棱脊，斜切面显层纹；内表面有条纹形成云彩样纹理。质坚韧，不易折断，断面角质。气微，味淡。

2. 饮片

（1）玳瑁粉　呈灰黄色粉末，气微腥。

（2）玳瑁丝　呈不规则的细丝状，外表面淡棕色，光滑，内表面有白色沟纹，切面角质，对光照视可见紧密透明小点。质坚韧，不易折断，气微腥，味淡。

（3）制玳瑁　表面深黄色，鼓起，质脆。

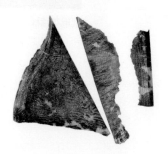

玳瑁

【化学成分】
含角蛋白、胶质等。

【饮片功能】
平肝定惊，清热解毒。主热病高热、神昏谵语抽搐、小儿惊痫、眩晕、心烦失眠、痈肿疮毒。

【用法用量】
内服：煎汤，9~15克；或磨汁；亦可入丸、散。外用：适量，研末调涂。

【注意事项】
虚寒证无火毒者禁用。

【食疗】

❶ 玳瑁炖海蚌

玳瑁40克，海蚌肉500克，生姜片10克，料酒40克，丁香少许，川盐、鲜汤、味精各适量。

制作方法：玳瑁洗净入锅，加入鲜汤、海蚌肉、生姜片、料酒、丁香、川盐，炖烂即可。

功能主治：养心定惊，清热解毒，开胃明目。

❷ 玳瑁炖鸽

玳瑁35克，乳鸽2只，生姜片10克，胡椒粉1克，料酒40克，鲜汤、川盐、鸡精各适量。

制作方法：乳鸽宰杀后，烫去毛，去净内脏等，洗净，投入沸水锅中焯，再次洗净。玳瑁洗净，入锅，加入鲜汤、料酒、胡椒粉、生姜片、乳鸽、川盐，炖烂即可。

功能主治：祛风定惊，清热解毒，补肝肾。

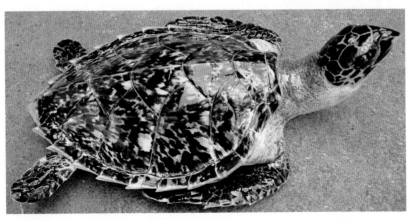

玳瑁动物

珍珠

Zhenzhu

珍珠贝科动物马氏珍珠贝*Pteria martensii*（Dunker）、蚌科动物三角帆蚌*Hyriopsis cumingii*（Lea）或褶纹冠蚌*Cristaria plicata*（Leach）等双壳类动物受刺激形成的珍珠。海水珍珠主产于广东、广西、浙江；淡水珍珠主产于安徽、江苏。天然珍珠全年可采，以12月为多，从海中捞起珠蚌，剖取珍珠，洗净即可；人工养殖的无核珍珠，在接种后养殖一年以上，即可采收，但以养殖二年采收的珍珠质量较佳。采收的适宜时间为秋末。

【性状特征】

1. 药材

呈类球形、长圆形、卵圆形或棒形，直径1.5～8毫米。表面类白色、浅粉红色、浅黄绿色或浅蓝色，半透明，光滑或微有凹凸，具特有的彩色光泽。质坚硬，破碎面现层纹。无臭，无味。

2. 饮片

珍珠粉呈类白色，细粉中无光点，手捻之无砂粒感。无臭，无味。

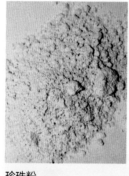

珍珠粉

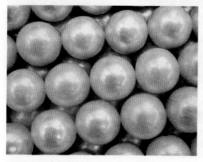

珍珠（海水珍珠）

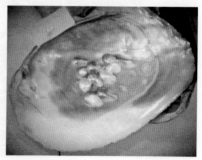

淡水珍珠药材

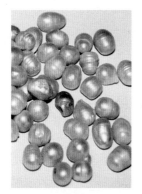

珍珠（淡水珍珠）

【化学成分】
主要含碳酸钙。

【饮片功能】
安神定惊，明目消翳，解毒生肌。用于惊悸失眠、惊风癫痫、目生云翳、疮疡不敛。

【用法用量】
内服：多入丸、散用，0.1~0.3克。外用：适量。

【注意事项】
需研成极细粉末应用，否则伤人脏腑。

【食疗】

❶ 珍珠菱角羹

珍珠粉2克，菱角100克，冰糖25克（1人份，2次量）。

制作方法：菱角洗净，煮熟，去壳，剁碎；冰糖打碎成屑。珍珠粉、冰糖、菱角同放炖锅内，加清水300毫升，置武火上烧沸，再用文火炖煮25分钟即成。

功能主治：除烦止渴，润肤美容。

用法用量：每2日1次，单独食用，坚持1个月。

❷ 珍珠粥

珍珠粉1克（珍珠层粉2~3克），大米50克，白糖适量。

制作方法：将珍珠研为细末备用。大米淘净，放入锅中，加清水适量煮粥，待熟时调入珍珠粉、白糖等，煮至粥熟即成。

功能主治：平肝潜阳，清肝明目。适用于肝阴不足、肝阳上亢所致的头目眩晕、耳鸣、烦躁失眠、视物昏花等。

用法用量：每日1剂。

珍珠母

Zhenzhumu

蚌科动物三角帆蚌*Hyriopsis cumingii*（Lea）、褶纹冠蚌*Cristaria plicata*（Leach）或珍珠贝科动物马氏珍珠贝*Pteria martensii*（Dunker）的贝壳。主产江苏、浙江、湖北、安徽。全年均可采收。捞取贝壳后，除去肉质、泥土，洗净，放入碱水中煮，然后放入淡水中浸洗，取出，刮去外层黑皮，晒干或烘干。

【性状特征】

1. 药材

略呈不等边四角形。壳面生长轮呈同心环状排列。后背缘向上突起，形成大的三角形帆状后翼。壳内面外套痕明显；前闭壳肌痕呈卵圆形，后闭壳肌痕呈三角形。左右壳均具两枚拟主齿，左壳具两枚长条形侧齿，右壳均具一枚长条形侧齿；具光泽。质坚硬，气微腥，味淡。

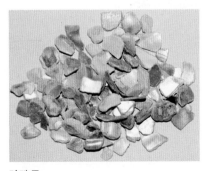

珍珠母

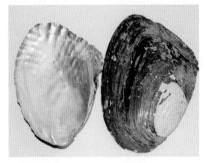

珍珠母药材

【化学成分】

含碳酸钙、角壳蛋白等。

【饮片功能】

平肝潜阳，定惊明目。用于头痛眩晕、烦躁失眠、肝热目赤、肝虚目昏。

【用法用量】

内服：煎汤，先煎，10～25克。

【注意事项】

脾胃虚寒、气虚下陷者及孕妇慎用。

2. 饮片

煅珍珠母呈不规则碎块状或粉状，青灰色，微显光泽，质酥脆，易碎。无臭，味微咸。

【食疗】

珍珠母粥

珍珠母120克，粳米50克。

制作方法：先用水2000毫升煮珍珠母取汁，再用汁煮米做粥。食时亦可加少许盐。

功能主治：清热解毒，止渴除烦。凡因温热病毒而引起的发热、口渴、面目红赤、舌红苔黄、脉数有力者，可辅食此粥。

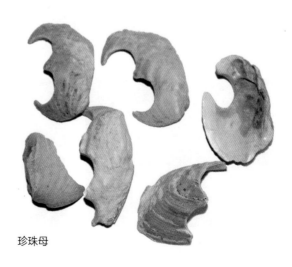

珍珠母

砂仁
Sharen

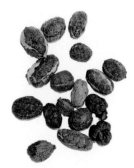

砂仁（缩密砂，进口）

姜科植物阳春砂*Amomum villosum* lour.、绿壳砂仁*Amomum villosum* Lour.vat.*xanthioides*.T.L.Wu et Senjen或海南砂*Amomum longiligulare* T.L.Wu的干燥成熟果实。阳春砂主产于福建、广东、广西；绿壳砂仁主产于云南南部；海南砂主产于海南。种植后2～3年开花结果。7月底至8月初果实由鲜红转为紫红色，种子呈黑褐色，破碎后有浓烈辛辣味即可采收。用剪刀剪断果序，晒干，也可用火焙法焙干。

【性状特征】

1. 药材

果实多为数个至10数个，着生在1条总果柄上，少散果，单个果呈椭圆形或卵圆形，具不明显的钝三棱，长1.5~2厘米，直径1~1.5厘米。外表棕红色或紫红色，密具柔软肉质的短刺，顶端有突起的花被残茎，基部有短果柄。果皮薄，与种子团紧贴，果皮易纵向撕裂，内表面淡棕色，稍光滑，具明显的纵向棱线。种子团长圆形或圆形，3室，每室有种子6~15粒，紧排成2~4行，互相黏结，单一种子类方

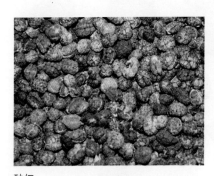

砂仁

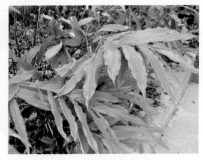

阳春砂植株

【化学成分】

主要含挥发油。

【饮片功能】

化湿开胃，温脾止泻，理气安胎。用于湿浊中阻、脾胃虚寒、呕吐泄泻、妊娠恶阻、胎动不安。

【用法用量】

内服：煎汤，3~6克；入煎剂宜后下。

【注意事项】

阴虚有热者慎用。

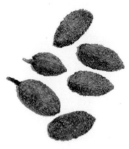

砂仁药材（阳春砂）

形，有棱角，表面具膜质假种皮，种子表面有不规则的致密皱纹。气芳香而浓烈，味辛凉微苦。

阳春、阳江、高州、信宜的产品多是果连成串（即果实着生在总果柄上），表面的色较暗，呈紫红色，表面的短刺较浓密且长，果皮与种子团紧贴，气香较浓。其他地区产的砂仁多散果，多呈卵圆形，表面色较浅，多呈棕红或棕黄色，短刺稀疏且短，果皮与种仁不紧贴，以手捏之可感觉到空隙。

2. 饮片

盐砂仁颜色加深，辛香气略减，味微咸。

【食疗】

砂仁粥方

砂仁5克，大米100克，白糖适量。

制作方法：将砂仁择净，放入锅中，加清水适量，浸泡5~10分钟后，水煎取汁，加大米煮粥，待粥熟时下白糖，再煮一二沸即成，或将砂仁2克研为细末，待粥熟时调入粥中服食。

功能主治：行气化湿，温中止泄，理气安胎。适用于虚寒泄泻，妊娠恶阻，胎动不安等。

用法用量：每日1剂，连续3~5天。

神曲

Shenqu

辣蓼、青蒿、杏仁等药加入面粉或麸皮混和后，经发酵而成的曲剂。原产福建，习称"建曲"，现全国各地均有生产。

【采制】

面粉100公斤，苦杏仁、红小豆各4公斤，鲜青蒿、鲜苍耳草、鲜辣蓼各7公斤，将杏仁和红小豆碾成粉末或将杏仁碾成糊状，红小豆煮烂与面粉混匀，再将鲜青蒿、鲜苍耳草、鲜辣蓼等药料用适量水煎汤（占原料量25%～30%），将汤液陆续加入面粉中，揉搓成粗颗粒状，以手握能成团，掷之即散为准，置木制模型中压成扁平方块，再用粗纸（或鲜苘麻叶）包严，放木箱或席篓内，每块间要留有空隙，一般室温在30℃～37℃之间，经4～6天即能发酵，待表面生出黄白霉衣时，取出，除去纸或麻叶，切成小方块，干燥。

【性状特征】

1. 药材

为长方形或方形的块状，宽3厘米，厚约1厘米，外面土黄色，粗糙。质硬脆易折，断面不平坦，类白色，可见未被粉碎的褐色残渣及发酵后的空洞。有陈腐气，味苦。以色黄棕、块整、陈久、具香气、无虫蛀、无杂质者为佳。

2. 饮片

（1）神曲　为立方体小块，表面灰黄色，粗糙，质脆易断，微有香气。

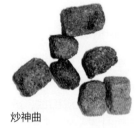

炒神曲

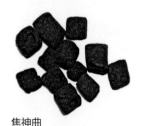

焦神曲

【化学成分】

含酵母菌、挥发油、苷类、淀粉酶、脂肪油及维生素B等。

【饮片功能】

健脾和胃，消食调中。用于饮食停滞、胸痞腹胀、呕吐泻痢、小儿腹大坚积。

【用法用量】

内服：煎汤，6~15克；或入丸、散用。

【注意事项】

脾阴不足、胃火盛者及孕妇慎用。

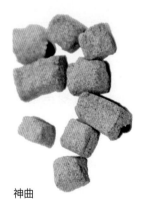

神曲

（2）炒神曲　形如神曲，表面黄色，偶有焦斑，质坚脆，有香气。

（3）焦神曲　形如神曲，表面焦黄色，内为微黄色，有焦香气。

（4）麸炒神曲　形如神曲，表面深黄色，质坚脆，有麸香气。

【食疗】

❶ 神曲粥

神曲15克，大米50克。

制作方法：将神曲研为细末，放入锅中，加清水适量，浸泡5~10分钟后，水煎取汁，加大米煮为稀粥。

功能主治：健脾胃，助消化。适用于消化不良、食积难消、恶心呕吐、胃脘疼痛、嗳腐吞酸、脘腹胀满、大便溏泄、肢软乏力等。

用法用量：每日1剂，连续3~5天。

❷ 麦曲消食液

麦芽30克，神曲15克，焦山楂30克。

制作方法：将3味中药共研成粉，做成饼，在柴火炭中烧成焦黄。将烧焦的饼捣碎放入杯中，冲入开水，搅匀澄清。在清液中加入少许白糖调味即可。

功能主治：消食化滞。适用于食积腹泻、腹胀。

禹余粮

Yuyuliang

氢氧化物类矿物褐铁矿。主产于河北、江苏、浙江。采挖后去净杂石即可。

【性状特征】

1. 药材

呈卵球形的结核状，有核心或中空，但完整者少见；通常壳层与核心分离，壳层碎成不规则余方块状或扁块状，大小厚薄不等；表面多凹凸不平；土黄色、黄褐色、褐色；内表面粗糙，附有土黄色细粉；体重质坚，但可砸碎，断面层状，色泽不一，土黄色、褐色、紫褐色、灰青色；各层厚薄不等，一般褐色层或紫褐色层最厚。结核近圆球形，表面粗糙，附有细粉；黄褐色至褐色；断面不呈层次，而有许多蜂窝状小孔；有的砸破后，无核心，具黄粉，手触之污指，略有滑感。土腥气，味淡。

2. 饮片

（1）煅禹余粮层间色泽分明不同，呈铁黑色处失去色泽，表面粉性消失。质较酥脆，轻砸即碎，基本不染指。

（2）醋禹余粮呈细粉状，黄褐色或褐色。具醋气。

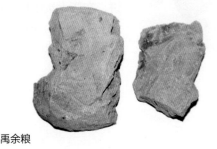

禹余粮

【化学成分】
主含碱式氧化铁[FeO(OH)]。

【饮片功能】
涩肠止血，止带。主治久泻久痢、妇人崩漏带下、便血。

【用法用量】
内服：煎汤，9~15克；或入丸、散。外用：研末撒或调敷。

【注意事项】
本品质重性坠，孕妇慎用。其性涩敛，暴病邪实者，忌用。

胆矾

Danfan

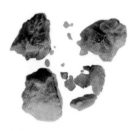

胆矾

【化学成分】
主要含硫酸铜。

【饮片功能】
催吐，祛腐，解毒。主治风痰壅塞、喉痹、癫痫、牙疳、口疮、烂弦风眼、痔疮、肿毒。

【用法用量】
内服：入丸、散，0.3～0.6克。外用：研末撒或调敷，或以水溶化洗眼。

【注意事项】
体虚者忌用。

硫酸盐类矿物胆矾的晶体，或为人工制成的含水硫酸铜。主产云南、山西、江西。于铜矿中挖得，选择蓝色透明的结晶，即得。人工制造者，可用硫酸作用于铜片或氧化铜而制得。本品易风化，应密闭贮藏。

【性状特征】

为不规则的块状结晶体，大小不一。深蓝或浅蓝色，半透明。似玻璃光泽。质脆，易碎，碎块呈棱柱形，断面光亮。无臭，味涩，能令人作呕。以块大、深蓝色、透明、无杂质者为佳。露置干燥空气中，缓缓风化。加热烧之，则失去结晶水，变成白色，遇水则又变蓝色。易溶于水及甘油，不溶于乙醇。水溶液显铜盐及硫酸盐的各种特殊反应。

【食疗】

鲫鱼利水茶

大鲫鱼1条（400克左右），松萝茶15克，独头蒜10个，胆矾0.6克。

制作方法：鲫鱼洗净，将后3味食材纳入鱼肚内扎紧，用砂锅加水适量煮熟，饮汁食鱼。功能主治：利水消肿。

用法用量：每日1剂，分两次服。连服3日。

穿山甲

Chuanshanjia

鲮鲤科动物鲮鲤*Manis pentadactyla* Linnaeus 的鳞片。主产于福建、广东、广西和云南。全年均可捕捉，捕后杀死，剥取甲皮，放入沸水中烫，等鳞片自行脱落，捞出，洗净，晒干，名"甲片"。

【性状特征】

（1）炮山甲鼓起，呈卷曲状，金黄色，质酥脆，易碎，气微腥，味咸。

（2）醋山甲全体膨胀呈卷曲状，黄色，质松脆，易碎，有醋味。

【化学成分】
含硬脂酸、胆甾醇、大量的角蛋白及多种氨基酸等。

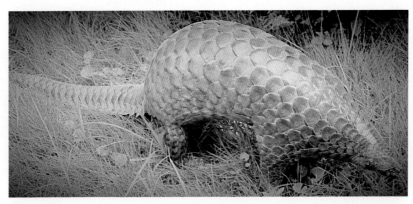
穿山甲动物

【饮片功能】

活血散结，通经下乳，消痈溃坚。主治血瘀经闭、癥瘕、风湿痹痛、乳汁不下、痈肿、瘰疬。

生穿山：甲质地坚硬，不易煎煮和粉碎，并有腥臭气，多不直接入药。

炮山甲：擅于消肿排脓，搜风通络，用于痈疽肿毒，风湿痹痛。

醋山甲：通经下乳力强，用于经闭不通，乳汁不下等。

【用法用量】

内服：煎汤，3~9克，或入散剂。外用：适量，研末撒或调敷。

【注意事项】

气血虚弱、痈疽已溃者及孕妇禁用。

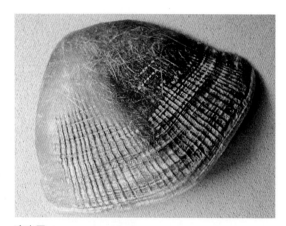

穿山甲

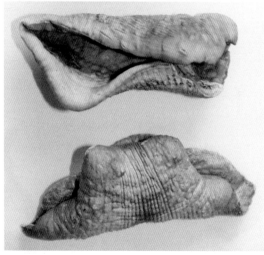

炮穿山甲（甲珠）

穿山龙

Chuanshanlong

薯蓣科植物穿龙薯蓣*Dioscorea nipponica* Mak、柴黄姜*Dioscorea nipponica* Mak.var *rosthornii* Pr.et Burk.野生或栽培品的根茎。穿龙薯蓣主产于辽宁、吉林、黑龙江；柴黄姜产于陕西、甘肃、河南，河北产者习称"山姜"。春、秋二季采挖，以秋季采挖较好。挖取根茎，除去地上部分、须根和外皮（栓皮），晒干。

【性状特征】

1. 药材

（1）穿龙薯蓣根茎呈类圆柱形，稍弯曲，常有分枝，长10~5厘米，直径0.3~1.5厘米。表面黄白色或棕黄色，有不规则纵沟，并有点状根痕及偏于一侧的突起的茎痕，偶有膜状浅棕色外皮和细根。质坚硬，断面平坦，白色或黄白色，散有淡棕色维管束小点。气微，味苦涩。

（2）柴黄姜外形与穿龙薯蓣基本相似，惟根茎较粗，最外层较光滑，无脱落性栓皮，与穿龙薯蓣有显著差别。

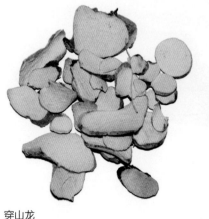

穿山龙

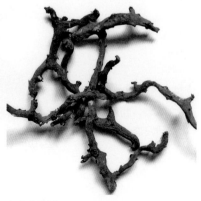

穿山龙药材

【化学成分】

含薯蓣皂苷等多种甾体皂苷。

【饮片功能】

祛风湿，止痛，舒筋活血，止咳平喘，祛痰。用于风湿性关节炎、腰腿疼痛、跌仆损伤、闪腰岔气、慢性支气管炎、咳嗽气喘。

【用法用量】

内服：煎汤，9~15克，鲜品30~45克；也可制成酒剂用。

2. 饮片

为不规则的薄片。断面平坦，白色或黄白色，散有淡棕色维管束小点。气微，味苦涩。

【食疗】

穿山龙炖鸡

穿山龙75克，川草乌20克，威灵仙15克，小公鸡1只。

制作方法：将上药加水500毫升，煮成250毫升。渣再加水250毫升，煮成125毫升，将先后煮好的药水放入煲内，再加小公鸡1只，同煮熟，临食时加酒适量（五加皮酒或当归酒更好）。

功能主治：滋养强壮，适用于寒湿型腰痛。

用法用量：连肉及汤，分2次服完。

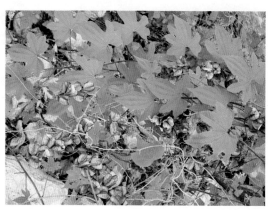

穿龙薯蓣

穿心莲

Chuanxinlian

爵床科植物穿心莲*Andrographis paniculate* Nees的干燥地上部分。主产于广东、福建、广西。夏季茎叶茂盛时采收地上部分，晒干捆把。

【性状特征】

1. 药材

茎方形，多分枝，节膨大。叶对生，皱缩或破碎，展平后呈卵状披针形，全缘或微波状，叶面深绿色，叶背灰绿色，短柄或无柄。质脆，易碎，气微，味极苦。以干净无杂质、色绿、叶多、味极苦者为佳。

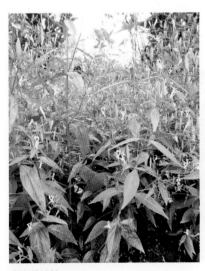

穿心莲植株

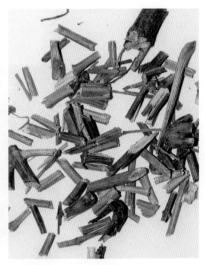

穿心莲饮片

【化学成分】
含二萜内酯类、黄酮类和甾体皂苷类化合物。

【饮片功能】
清热解毒，消肿止痛。用于风热感冒、扁体桃炎、咽喉炎、支气管炎、肺炎、尿路感染，外治外伤感染、化脓性中耳炎。

【用法用量】
内服：煎汤，6~9克。或研末。外用：适量，煎汁洗或研末调敷。

【注意事项】
阳虚证及脾胃弱者慎用。

2. 饮片

不规则小段状，茎4棱，断面可见白色的髓。叶片绿色或灰绿色。气微，味极苦。

【食疗】

姜丝拌穿心莲

穿心莲、姜、熟白芝麻、花椒油、香油适量。

制作方法：穿心莲洗净，放入锅内焯熟捞出；焯熟捞出的穿心莲挤干水分；姜洗净去皮，切成细丝泡入凉白开水中。控干的穿心莲切成小段捏成球。姜丝捞出放入香油、花椒油碗中浸泡，加入盐、鸡精、醋也可以加一点蒜茸提味。将浸泡过的姜丝捞出放在穿心莲上，泡的姜汁和调好的汁淋在穿心莲上，撒上白芝麻即可。

功能主治：降火去燥。

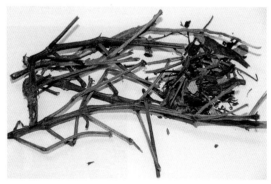

穿心莲药材

络石藤

Luoshiteng

夹竹桃科植物络石*Trachelospermum jasminoides*（Lindl.）Lem.的干燥带叶茎藤。主产江苏、浙江。冬季至次春采割，除去杂质、晒干。

【性状特征】

1. 药材

茎枝圆柱形，弯曲，多分枝，直径0.1~0.5厘米，节处膨大。表面红棕色，有纵皱纹、点状皮孔和不定根，较老者表面灰棕色，常附有灰白色地衣。质硬，断面纤维状，黄白色，常中空。叶对生，具短柄，叶片椭圆形或长卵圆形，长2~10厘米，宽0.8~3.5厘米，顶端渐尖或钝或微凹，全缘，略反卷，叶基楔形；上表面棕绿色，下表面色较浅，羽状脉纹较清晰，稍外凸。革质，折断时有白色绵毛状丝。气微，味微苦。

2. 饮片

茎藤长约1厘米，外表红棕色或灰棕色，断面平整，黄白色，中面为髓部或中空。叶片长短不一，宽0.8~3.5厘米，上表面棕绿色，下表面色较浅，羽状脉较清晰，叶尖渐尖，叶基楔形。茎质硬脆，叶革质。气微，味微苦。

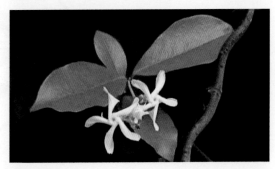

络石藤植株

【化学成分】

含生物碱、木脂素类和黄酮类化合物。

【饮片功能】

祛风通络，凉血消肿。用于风湿热痹、筋脉拘挛、腰膝酸痛、喉痹、痈肿、跌扑损伤。

【用法用量】

内服：煎汤，6～12克。外用：鲜品适量，捣敷患处。

【注意事项】

阳虚畏寒、便溏者慎用。

【食疗】

络石藤酒

络石藤60克，仙茅、川萆薢各15克，骨碎补60克，狗脊、大生地、当归身、薏苡仁各30克，白术、黄芪、玉竹、枸杞、山茱萸、白芍、木瓜、红花、牛膝、川续断、杜仲各15克，黄酒5000克。

制作方法：将上药切片，绢袋装，浸酒内，封固，隔水加热30分钟，静置数日即可饮用。

功能主治：用于肝肾不足、脾虚血弱、夹有风湿的肢体麻木、疼痛、腰膝酸软、体倦身重等症。

用法用量：视酒量，每日饮1~2小杯，不可过服，所余药渣还可依法再浸一次。

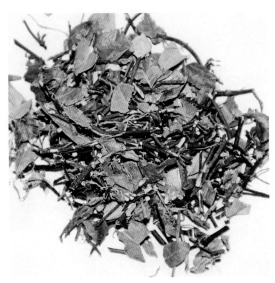

络石藤

绞股蓝

Jiaogulan

葫芦科植物绞股蓝*Gynostemma pentaphylla*（Thunb.）Makino的干燥全草。主产于江苏、浙江、安徽、福建。6~7月份割取离地10厘米以上茎叶，11月下旬齐地面割取茎叶，晒干。

【性状特征】

1. 药材

多皱缩。茎纤细，具纵棱，灰棕色或暗棕色，被疏毛，卷须2歧，生于叶腋。叶展平后呈鸟足状，具5~7（~9）小叶，小叶片卵状长圆形或长椭圆状披针形，中央1片较长，长3~12厘米，宽1~3.5厘米，先端渐尖，基部楔形，两面被疏毛，边缘有锯齿；叶柄长1~7厘米。花雌雄异株；花冠淡绿色。浆果球形，熟时黑色。气微，味微甜。

2. 饮片

茎段片为细圆柱形，长1~1.5cm，稍弯曲；表面暗绿色，具数条纵棱，有的具节，节上留有短叶柄基及卷须，卷须生于叶腋或叶柄的一侧；质脆，易折断，断面不整齐。叶皱缩破碎

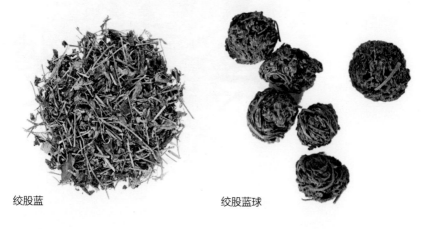

绞股蓝　　　　　　　　　　　　　绞股蓝球

【化学成分】

含绞股蓝皂苷、人参皂苷、甾醇、糖类。

【饮片功能】

清热解毒，补脾益气。用于慢性气管炎、病毒性肝炎、病后体弱及高脂血症、脘腹胀满和心脾气虚、痰阻血瘀。

【用法用量】

内服：煎汤或泡茶饮，6~10克。

【注意事项】

虚寒证者忌用。

或多切碎，绿色；完整者展开呈鸟趾状，小叶3~7枚，多为5枚，小叶长椭圆形或卵状椭圆形，先端钝圆或具短尖，叶缘具浅波状锯齿，基部楔形，叶柄长2~4厘米，叶柄及叶片背面叶脉被柔毛；中央叶片较大，长4~8厘米，宽2~3厘米；两侧小叶片较小，成对，2枚同着生于1柄上；叶片薄而脆，易碎。气微，味微甘、微苦。

【食疗】

绞股蓝粥

绞股蓝15克，红枣15枚，粳米100克，红糖20克。

制作方法：将绞股蓝拣去杂质，晒干或烘干，研成极细末，备用。将红枣、粳米淘洗干净，同入砂锅，加水煨煮成稠粥，加绞股蓝细末、红糖，拌和均匀，改用小火继续煨煮10分钟即成。

功能主治：清热解毒，补脾益气。

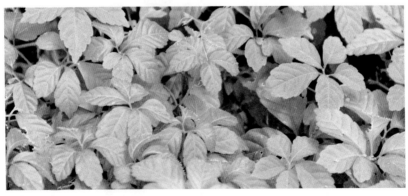

绞股蓝植株

胆南星

Dannanxing

天南星科植物天南星*Arisaema erubescens*（Wall）Schott、异叶天南星*Arisaema heterophyllum* Bl或东北天南星*Arisaema amurense* Maxim的干燥块茎。胆南星为制天南星细粉与牛、羊或猪胆汁拌制或生天南星细粉与牛、羊或猪胆汁经发酵而制成的加工品。天南星主产于河北、四川；异叶天南星主产于江苏、浙江；东北天南星主产于黑龙江、吉林、辽宁。

【采制】

将生天南星放在清水内反复漂至无麻辣感后，磨成细粉。另以滤去杂汁、并入铜锅熬过的等量牛胆汁，与天南星粉末拌匀。待胆汁完全吸收，晒至半干后，入臼内打和，切成小块，日晒夜露至无腥味为度。一法取天南星粉1斤，加入牛胆汁1斤，拌匀，日晒夜露，使

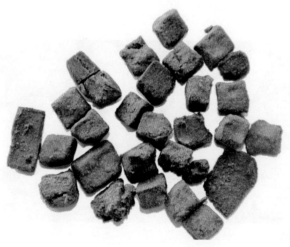

胆南星

【化学成分】

含三萜皂苷、氨基酸和安息香酸等。

【饮片功能】

清火化痰，镇惊定痫。主治中风痰迷、惊风癫痫、痰火喘嗽、头风眩晕。

【用法用量】

内服：煎汤，3~6克；或入丸剂。

【注意事项】

阴虚有燥痰者及孕妇忌用。

干，经蒸制后，切成小块。次年再加牛胆汁1斤，拌匀，露、晒使干。第三年再加牛胆汁半斤拌匀，露、晒使干。这样色渐转黑，腥味亦渐消失。

【性状特征】

呈方块状或圆球形，表面黑色或棕黑色。断面色较浅。质韧或硬。微有香气，味苦微辛。以色黑、油润、嗅之不腥、味不麻辣者为佳。

【食疗】

青果导痰膏

青果50克，清半夏10克，胆南星6克，天竺黄10克，陈皮、枳实各6克，丝瓜络6克，桑枝30克，蜂蜜200毫升。

制作方法：将青果等药材加适量水，煮1小时后，滤出药汁，再将渣中加水，煎如前，将两次药汁合并浓煎至200毫升左右，将渣中青果挑出，去核取肉，并用粉碎机将青果肉打成液浆状，与药汁及200毫升蜂蜜一起再文火熬炼并收膏。

功能主治：涤痰化滞，适用于痰浊中阻的中风康复患者。

用法用量：每日早晚各服1匙（约10毫升）。

胖大海

Pangdahai

梧桐科植物胖大海*Sterculia ychnophora* Hance的干燥成熟种子。主产于越南、泰国、印度尼西亚及马来西亚，以越南产者品质最佳。

【性状特征】

种子纺锤形或椭圆形，状如橄榄，长2~3厘米，直径1~1.5厘米，先端钝圆，基部略尖而歪，具浅色的圆形种脐，表面黄棕色或棕色，微有光泽，具不规则的干缩皱纹。外层种皮极薄，质脆，易脱落。中层种皮较厚，黑褐色，质松易碎，在水中浸泡后迅速膨胀呈海绵状而使外层种皮破裂，其间散有很多维管束。向内为红棕色硬壳。断面可见散在的树脂状小点。内层种皮可与中层种皮剥离，稍脆。胚乳肥厚，淡黄色；子叶2片，菲薄，黄色，紧贴于胚乳内侧，与胚乳等大。气微，味微甘，嚼之有黏性，种仁麻辣。以个大、坚硬、外皮细、淡黄棕色、有细皱纹与光泽、不破皮者为佳。

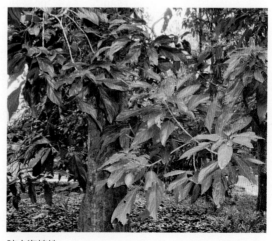

胖大海植株

【化学成分】

种子外层含西黄芪胶黏素；果皮含半乳糖15.06％、戊糖（主要是阿拉伯糖）24.7％。

【饮片功能】

清肺热，利咽解毒，润肠通便。用于干咳无痰、肺热音哑、慢性咽炎、热结便秘、头痛目赤。

【用法用量】

内服：2～3枚，沸水泡胀或煎服。

【注意事项】

肺寒咳嗽及脾虚便溏者不宜用。

【食疗】

❶ 胖大海饮

胖大海3枚，白糖适量（一日量，不隔夜）。

制作方法：用滚开水泡沏胖大海，饮时澄汁加入白糖少许，再饮再沏。

功能主治：清热利咽喉。适宜于因肺热而引起的咽喉肿痛、声音嘶哑、咳嗽不爽、大便干燥等症。

❷ 胖大海茶

胖大海1～2枚，生甘草1～2片。

制作方法：将胖大海与生甘草置于杯中，沸水冲泡，代茶饮，每日1剂。若有便秘，可加入少许蜂蜜；若咳嗽有痰，可加桔梗3克；若咽喉疼痛，可加入金莲花3克；若声音嘶哑，可加入玉蝴蝶3克。

功能主治：清热利咽喉。

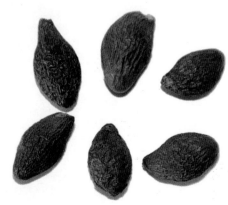

胖大海

胡芦巴
Huluba

豆科植物胡芦巴*Trigonella foenum-graecum* L.的干燥成熟种子。主产安徽、四川、河南。夏季果实成熟时，采割植株，晒干，打下种子，除去杂质。

【性状特征】

1. 药材

呈斜方形或矩形，长3～4毫米，宽2～3毫米，厚约2毫米。表面淡黄色至黄棕色，平滑，两侧各有一深斜沟，两沟相交处有点状种脐。纵切面可见种皮薄，胚乳层遇水后有黏性，半透明；淡黄色子叶2片，胚根弯曲，肥大而长。质坚硬，不易破碎。气微，味微苦。嚼之有豆腥气。以个大、饱满、无杂质者为佳。

2. 饮片

（1）炒胡芦巴　微鼓起，有裂纹，表面黄棕色，气香。

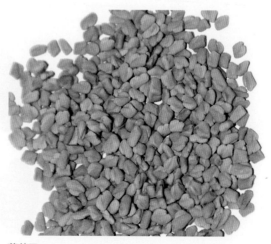

葫芦巴

【化学成分】

含皂苷、生物碱、黄酮和脂肪酸类等成分。

【饮片功能】

温肾，祛寒，止痛。用于肾脏虚冷、小腹冷痛、小肠疝气、寒湿脚气。

生胡芦巴：长于散寒逐湿，多用于寒湿脚气。

炒胡芦巴：与生品相似，但苦燥之性稍缓，温补肾阳作用略胜于生品，逐寒湿作用稍逊于生品，兼具温肾逐湿作用。常用于肾虚冷胀，寒邪凝滞的痛经。

盐胡芦巴：可引药入肾，温补肾阳力专。用于寒疝疼痛，阳痿，肾虚腰痛。

【用法用量】

内服：煎汤，4.5~9克；或入丸、散。

【注意事项】

阴虚火旺者忌用。

（2）盐胡芦巴　微鼓起，色泽加深，气香，味微咸苦。

【食疗】

胡芦巴药酒

胡芦巴、补骨脂各60克，小茴香20克，白酒1000毫升。

制作方法：将前3味捣碎入布袋，置容器中，加入白酒，密封。每日摇动数下。浸泡7天后，过滤去渣，备用。

功能主治：补肾温阳。主治寒疝、阳痿、腰腿痛、行走无力等。

用法用量：口服。每次10~20毫升。日服2次。

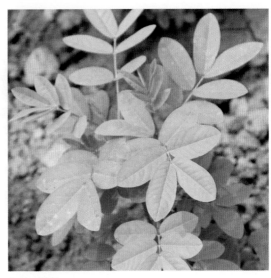

胡芦巴植株

胡黄连

Huhuanglian

玄参科植物胡黄连*Picrorhiza scrophularii-flora* Pennell的根茎。主产于西藏。秋季挖取根茎，除去须根及泥沙，烘干或晒干。

【性状特征】

1. 药材

呈圆柱形，略弯曲，少有分枝，长3～12厘米，直径0.3～1.4厘米。表面灰白色、灰棕色至暗棕色，粗糙，节间短，环状节较密，具芽痕或小圆须根痕或疣状突起的残基，上端密被灰白色或灰棕色鳞片状叶柄残基。体轻，质硬而脆，易折断，断面略平坦，色灰棕，木部颜色较浅，有4～10个类白色点状维管束排列成环。气微，味极苦。

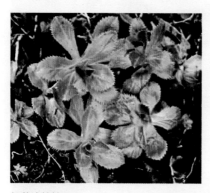

胡黄连植株

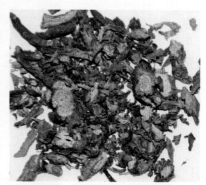

胡黄连

2. 饮片

（1）胡黄连片　呈圆形或椭圆形。外表灰白色，切面灰棕色，木部灰黄色。质轻。气微，味苦。

（2）炒胡黄连　表面有焦斑，有焦香气，余同生胡黄连。

九画

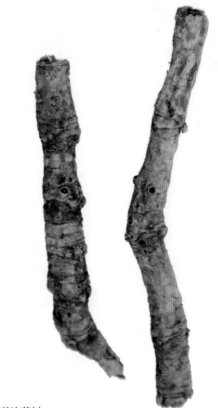

胡黄连药材

胡椒

Hujiao

胡椒科植物胡椒*Piper nigrum* L.的干燥成熟果实。主产于马来西亚、印度尼西亚、泰国、越南等国。秋末至次春果实呈暗绿色时采收，晒干，为"黑胡椒"；果实变红时采收，用水浸渍数日，擦去果肉，晒干，为"白胡椒"。药用多为白胡椒。

【性状特征】

（1）黑胡椒　呈球形，直径3.5~5毫米。表面黑褐色，具隆起网状皱纹，顶端有细小花柱残迹，基部有白果轴脱落的疤痕。质硬，外果皮可剥离，内果皮黄白色或淡黄白。断面黄白色，粉性，中有小空隙。气芳香，味辛辣。以粒大、饱满、色黑、皮皱、气味强烈者为佳。

（2）白胡椒　表面灰白色或淡黄白色，平滑，顶端与基部间有多数浅色线状条纹。以粒圆、个大、坚实、白色或灰白色、气味强烈者为佳。

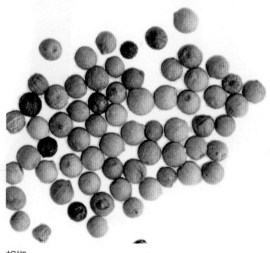

胡椒

【化学成分】

含胡椒碱、挥发油、脂肪油等。

【饮片功能】

温中散寒，健胃，消痰。用于风寒感冒、胃寒呕吐、腹痛泄泻、食欲不振等。

【用法用量】

内服：研粉吞服，0.6~1.5克。外用：适量。

【注意事项】

阴虚有火者忌用。

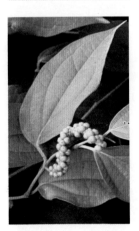

胡椒植株

【食疗】

❶ 胡椒粥

白胡椒粉3克，姜5片，甘松6克，粳米100克。

制作方法：先煎甘松，去渣取汁。再将粳米淘净、煮粥，拌入白胡椒粉和姜片。

功能主治：行气止痛，暖胃健胃。适用于胃痛冬季发作、嗳气吐清水者。

用法用量：早晚食用。

❷ 胡椒牛肉汤

胡椒15克，牛肉750克，大料10克，盐、味精各5克。

制作方法：牛肉挑去筋膜，洗净，切成大块。胡椒、大料洗净，与牛肉一齐放入锅内，加清水适量，用武火煮沸后，再用文火煲2小时，加入盐、味精即可。

功能主治：温中散寒，理气和胃。适用于脘腹冷痛、食少呕吐或形寒肢冷、食入不化等，亦可用于胃溃疡、十二指肠溃疡、胃炎呕吐者食用。

茜草

Qiancao

////////////

茜草科植物茜草 *Rubia cordifolia* L.的干燥根及根茎。主产安微、河北、陕西、河南。春、秋二季均可采挖，一般在清明前后或8～10月间挖取，以秋季采者质佳。挖出根后，除去茎苗，洗净泥土，晒干或烘干。

【性状特征】

1. 药材

根茎呈结节状，下部着生粗细不等的数条根。根呈圆柱形，常弯曲或扭曲，长10～25厘米，直径1～1.5厘米。表面红棕色或棕色，具有细纵皱纹及少数细根痕，皮部易剥落，露出黄红色木部。质脆，易折断。断面平坦，皮部狭，紫红色，木部宽广，浅黄红色，可见多数小孔。气微，味微苦，久嚼刺舌。

2. 饮片

（1）生茜草片　呈大小不一，类圆形片状或小段，厚0.15～0.3厘米。表面显棕红色，具有多数小孔。外皮为棕红色或暗红色。质轻脆。

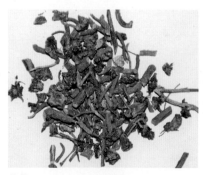

茜草

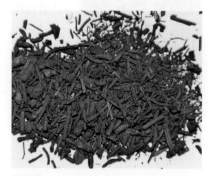

茜草炭

【化学成分】

含羟基蒽醌衍生物等。

【饮片功能】

活血祛瘀。用于血热所致的各种出血症、血滞经闭、跌打损伤、瘀滞作痛及痹证关节疼痛等。

【用法用量】

内服：煎汤，10~15克；或入丸、散。

【注意事项】

脾胃虚寒及无瘀滞者慎用。

（2）茜草炭　如生茜草片，表面焦黑色，内部暗棕色。味焦苦。

【食疗】

茜草猪蹄汤

猪蹄2个，茜草20克，大枣10枚。

制作方法：将茜草用纱布包裹，猪蹄洗净剁成小块，与大枣共入锅内，加水煎煮，待猪蹄熟烂，除去茜草即可。

功能主治：滋阴养血，凉血止血。用于鼻衄血、便血等。

用法用量：吃肉食枣饮汤，早晚餐佐食。

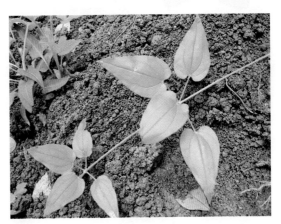

茜草植株

茯苓

Fuling

【化学成分】
含茯苓菌核中主要含β-茯苓聚糖和三萜类化合物、茯苓酸、16-α-羟基齿孔酸、齿孔酸、去氢齿孔酸、松苓酸、松苓新酸。

多孔菌科真菌茯苓 *Poria cocos*（Schw.）Wolf 的干燥菌核。野生茯苓主产于云南丽江地区，家种茯苓主产于湖北、安徽、河南。可选晴天采挖。采集的菌核先堆放在不通风的室内，使水分慢慢蒸发逸出（俗称发汗），然后削去外皮，切成块、片或骰状，经反复翻晒，干燥后即成商品。切制余留下的碎屑、外皮，干燥后即为碎苓和茯苓皮。发汗后不切制的菌核，干燥后即为个苓。色变淡棕的苓肉经加工即为赤茯苓。

【性状特征】

1. 药材

呈不规则圆球形，稍长，大多近椭圆形，大小不一，小者如拳或更细，大者可达2~3公斤。表面黑褐色，擦之显光泽，皮较厚而明显皱缩，粗糙不平，习称"蟾蜍皮"。常有横折凹入，似半环状折陷成沟。体重，质坚硬结实，不易破开，破开后常2~3片劈裂，裂缝较大，片与片明显分离，习称"石榴子"形。茯苓肉米白色，甚坚实，断面微呈颗粒状，嚼之粘牙力强。

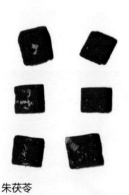

朱茯苓

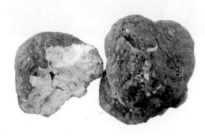

茯苓药材

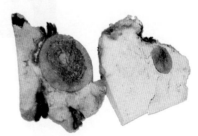

茯神（湖南）

【饮片功能】

利水渗湿，健脾，宁心。用于水肿尿少、痰饮眩悸、脾虚食少、便溏泄泻、心神不安、惊悸、失眠。

【用法用量】

内服：煎汤，9~15克。

【注意事项】

肾虚多尿、虚寒滑精、气虚下陷、津伤口干者慎用。阴虚而无湿热、虚寒滑精、气虚下陷者慎用。忌米醋。

2. 饮片

（1）茯苓　为不规则原片或块，大小不一，表面白色、淡红色或淡棕色。体重，质坚实，切片颗粒状。无臭，味淡，嚼之粘牙。

（2）朱茯苓　形如茯苓块，表面朱红色。

【食疗】

茯苓栗子粥

茯苓15克，栗子25克，大枣10个，粳米100克。

制作方法：加水先煮栗子、大枣、粳米；茯苓研末，待米半熟时徐徐加入，搅匀，煮至栗子熟透。

功能主治：用于脾胃虚弱、饮食减少、便溏腹泻。

用法用量：每日1剂。

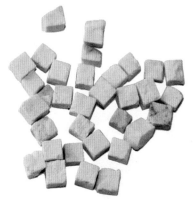

白茯苓

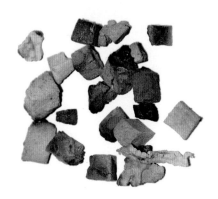

赤茯苓

茯苓皮

Fulingpi

【化学成分】

茯苓菌核中主要含β-茯苓聚糖、三萜类化合物、茯苓酸、16-α-羟基齿孔酸、齿孔酸、去氢齿孔酸、松苓酸、松苓新酸。

【饮片功能】

利水消肿。用于水肿、小便不利。

【用法用量】

内服:煎汤,10~30克。

【注意事项】

肾虚多尿、虚寒滑精、气虚下陷、津伤口干者慎用。阴虚而无湿热、虚寒滑精、气虚下陷者慎用。忌米醋。

多孔菌种真菌茯苓 *Poria cocos*（Schw.）Wolf菌核的干燥外皮。野生茯苓主产于云南丽江地区，家种茯苓主产于湖北、安徽、河南。茯苓接种后，经10~12个月的生长，段木营养基本耗尽，材质呈腐朽状，菌核皮色开始变深，表面裂纹渐渐愈合（称封顶），呈淡棕色。可选晴天采挖。采集的菌核先堆放在不通风的室内，使水分慢慢蒸发逸出（俗称发汗），剥下外皮称"茯苓皮"。

【性状特征】

呈长条形或不规则块片，大小不一。外表面棕褐色至黑褐色，有疣状突起，内面淡棕色并常带有白色或淡红色的皮下部分，质较松软，略具弹性，气微、味淡，嚼之粘牙。

【食疗】

茯苓皮椒目汤

茯苓皮，椒目二味不拘多少。

制作方法：煎汤饮。

功能主治：治疗水肿。

用法用量：每日1剂。

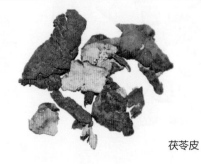

茯苓皮

轻粉

Qingfen

用升华法制成的氯化亚汞（Hg_2Cl_2）结晶。主产于湖北、河北、湖南、云南。全年采收。

【性状特征】

为白色有光泽的鳞片状或雪花状结晶，或结晶性粉末；遇光颜色缓缓变暗，气微。

【食疗】

轻粉鸡子

无雄鸡子一个，轻粉一分。

制作方法：用鸡子清入轻粉（宜减量）。拌匀，银器盛置汤瓶上蒸熟。

功能主治：治小儿涎喘。

用法用量：3岁儿食尽，当吐痰或泄。壮实者乃可用。

【化学成分】

主要含为氯化亚汞（Hg_2Cl_2）。

【饮片功能】

外用杀虫，攻毒，敛疮；内服祛痰消积，逐水通便。外治用于疥疮、顽癣、臁疮、梅毒、疮疡、湿疹；内服用于痰涎积滞、水肿臌胀、二便不利。

【用法用量】

外用适量，研末掺敷患处。内服每次0.1~0.2克，一日1~2次，多入丸剂或装胶囊服，服后漱口。

【注意事项】

有毒，不可过量。内服慎用，孕妇禁用。

轻粉

荜茇

Biba

胡椒科植物荜茇*Piper longum* L.的干燥近成熟或成熟果穗。主产于海南、云南、广东。9~10月间，果穗由绿变黑时采收，除去杂质，晒干。

【性状特征】

呈圆柱形，稍弯曲，由多数小浆果集合而成，长1.5~3.5厘米，直径0.3~0.5厘米。表面黑褐色或棕色，有斜向排列整齐的小突起，基部有果穗梗残存或脱落。质硬而脆，易折断，断面不整齐，颗粒状。小浆果球形，直径约1毫米。有特异香气，味辛辣。

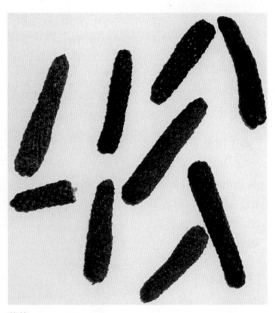

荜茇

【化学成分】

含挥发油类：丁香烯、芝麻素，生物碱类：荜茇亭碱。

【饮片功能】

温中散寒，下气止痛。用于脘腹冷痛、呕吐、泄泻、偏头痛。外治牙痛。

【用法用量】

内服：煎汤，1.5~3克；或入丸、散。外用：研末塞蛀齿孔中，适量。

【注意事项】

实热郁火、阴虚火旺者均忌用。

【食疗】

石榴豆蔻肉肠

石榴、豆蔻各6克，肉桂、白胡椒、黑巨胜、白巨胜、光明盐各2克，高良姜、荜茇、红花、诃子、草果各4克，紫脑砂0.4克。

制作方法：将13味药加工成细粉与绞碎的鲜羊肉混合调味后灌入绵羊结肠，制成肉肠文火煮熟后吃。

功能主治：用于腹泻、腹胀、肠鸣。

用法用量：每日早晚饭前食100～150克。

九画

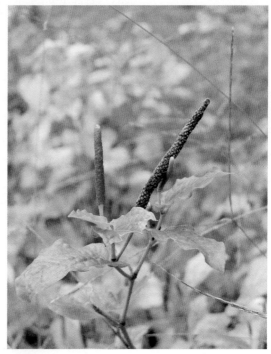

荜茇植株

茵陈

Yinchen

菊科植物茵陈蒿*Artemisia capillaris* Thunb. 或滨蒿（北茵陈）*Artemisia scoparia* Waldst. et Kit.的干燥地上部分。主产于安徽、陕西、江西，以陕西所产者质量最佳，习称"西茵陈"。春季幼苗高6~10厘米时采收或秋季花蕾长成时采割，除去杂质及老茎，晒干。春季采收的习称"绵茵陈"，秋季采收的称"茵陈蒿"。

【性状特征】

1. 药材

多卷曲成团状，灰白色或灰绿色，全体密被白色茸毛，绵软如绒，茎细小，长1.5~2.5厘米，直径0.1~0.2厘米，除去表面白色茸毛后可见明显纵纹；质脆，易折断。叶具柄，展平后叶片呈1~3回羽状分裂，叶片长1~3厘米，宽约1厘米；小裂片卵形或稍呈倒披针形、条形，先端锐尖。气清香，味微苦。

2. 饮片

呈松散的团状，灰白色或灰绿色，全体密被白色茸毛，绵软如绒。气清香，味微苦。

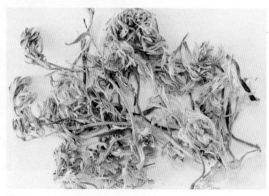

茵陈

【化学成分】

茵陈蒿含具利胆作用的有效成分6，7-二甲氧基香豆精、茵陈色原酮、绿原酸、咖啡酸、挥发油等；滨蒿含绿原酸、黄酮类化合物、挥发油和6，7-二甲氧基香豆精等。

【饮片功能】

清利湿热，利胆退黄。用于黄疸尿少、湿疹瘙痒、传染性黄疸型肝炎。

【用法用量】

内服：煎汤，6~15克，大量可用60克。外用：煎水洗。

【注意事项】

非因湿热引起的发黄、蓄血发黄者禁用。

【食疗】

❶ 公英茵陈红枣汤

蒲公英50克，茵陈50克，大枣10枚，白糖50克。

制作方法：将蒲公英、茵陈洗净切碎，同大枣共入锅中，水煎去渣取汁一碗，留枣，加入白糖稍炖即成。

功能主治：用于急性黄疸型肝炎伴发热症。

用法用量：每日1剂。

❷ 茯苓栗子粥

茵陈蒿25克，新鲜荷叶1张，粳米100克，白糖适量。

制作方法：先将茵陈蒿、荷叶洗净煎汤，取汁去渣，加入洗净的粳米同煮，待粥将熟时，放入白糖稍煮即成。

功能主治：健补脾胃，利胆退黄。

用法用量：每日1剂。

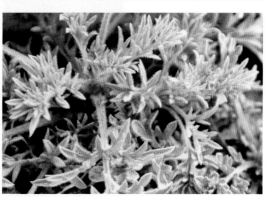

茵陈蒿植株

茺蔚子

Chongweizi

唇形科植物益母草*Leonurus heterophyllus* Sweet的干燥成熟果实。全国各地均产。8~10月间，果实将成熟时割取全草，晒干，打下果实，筛去枝叶等杂质。

【性状特征】

1. 药材

果实三棱形，长2~3毫米，宽约1.5毫米，一端平截，另端渐狭而钝尖；一面稍弯曲，表面似有细小疣状突起，另两面平滑。果皮薄，子叶类白色，富油性。无臭，味苦。

2. 饮片

炒茺蔚子与茺蔚子相似，但表面时有小突起泡状物，且颜色较深。

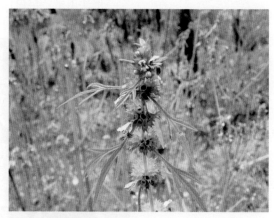

细叶益母草植株

【化学成分】
含生物碱、脂肪油、维生素等。

【饮片功能】
活血调经，清肝明目。用于月经不调、痛经、闭经、目赤翳障、头晕胀痛等。

【用法用量】
内服：煎汤，4.5~9克。

【注意事项】
瞳孔散大者慎用。

【食疗】

茺蔚子黑豆汤

茺蔚子8克，黑豆150克，姜5克。

制作方法：茺蔚子炒至微香，可研粉；黑豆浸透，洗净。一起与姜下入瓦煲，加水900毫升（约3碗半量），武火滚沸后改文火煲35分钟，下盐便可，为1~2人量。

功能主治：清肝明目。

用法用量：宜每日1次，佐餐食用。

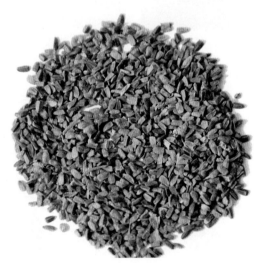

茺蔚子

荆芥

Jingjie

唇形科植物荆芥*Schizonepeta tenuifolia Briq*.的干燥地上部分。主产于河北、江苏、浙江、江西，一般认为江苏太仓、江西吉安产者质量最佳。夏或秋季花穗正绿时采收，采收过晚，茎穗变黄，影响质量。本品因南、北产地不同，收割方法略有差异。北方是距地面数寸处割取地上部分，晒至半干捆或小把，再晒至全干。南方是连根拔出，晒干，捆把。也有先单独摘取花穗晒干，称"荆芥穗"；再割取茎枝晒干，称"荆芥"。

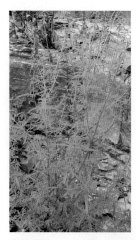

荆芥植株

【性状特征】

为干燥的、带有花穗的茎枝，叶片多已脱落，全长60~90厘米。枝茎方柱形，表面黄紫色或紫棕色，被白色短柔毛；体轻，质脆，易折断；折断面纤维状，黄白色，中心有白色疏松的髓。叶对生，叶片多已破碎不全，完整的叶片多分裂，裂片细长。顶生穗状轮伞花序，长3~8厘米，直径约0.6厘米，栽培者可长达9~15厘米花轮生成环，层层上升，花瓣多已脱落，花萼黄绿色，内有4个棕黑色小坚果。质

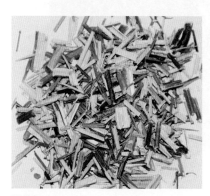

荆芥梗

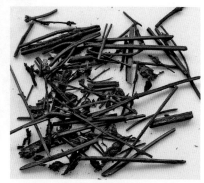

荆芥炭

【化学成分】

含挥发油类：油中含右旋薄荷酮、消旋薄荷酮、左旋胡薄荷酮等。

【饮片功能】

解表散风，透疹，消疮。用于感冒、头痛、麻疹、风疹、疮疡初起。

【用法用量】

内服：煎汤7.5~15克。外用：捣敷，研末调敷或煎水洗。

【注意事项】

表虚自汗、阴虚火旺者禁用。

脆，易碎。气微弱，搓碎时则具薄荷样香气，味微涩、辛凉。以色淡黄绿、穗长而密、香气浓、味凉者为佳。

【食疗】

荆芥茶

荆芥、苏叶、生姜各10克，茶叶6克,红糖30克。

制作方法：将荆芥、苏叶洗净，与茶叶、生姜一起放入砂锅内煮沸,再加入煮沸的红糖水,代茶饮。

功能主治：治风寒感冒。

用法用量：每日1次。

功能主治：祛风散寒，退热除烦。

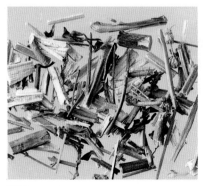

荆芥

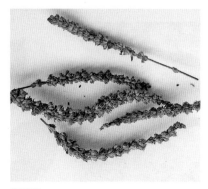

荆芥穗

草乌

Caowu

毛茛科植物北乌头*Aconitum kusnezoffii* Reichb.及乌头*Aconitum carmichaei* Debx.野生品的干燥块根。北乌头主产于东北、华北；乌头主产于中南、西南。秋季茎叶枯萎时采挖，除去残茎、须根及泥沙，晒干，即为生草乌。

【性状特征】

1. 药材

母根呈不规则圆锥形，略弯曲，形如乌鸦头，长2～7厘米，直径0.6～1.8厘米。顶端常有残茎或茎痕；表面暗棕色或灰褐色，皱缩有纵皱纹，有时具突起的支根；子根附生于其上，表面光滑而形较小。质坚硬，难折断，切断面灰白色或暗灰色，粉性，可见多角形的形成层环纹。气微，味辛辣麻舌。

2. 饮片

制草乌呈不规则类圆形或近三角形片状，表面黑褐色或暗黄色，微显光泽，中心部色较浅，呈灰色，外层有灰白色的小筋脉点，并有空隙，周边褐色，有深皱缩或弯曲的深缺刻。质坚脆。味较弱。

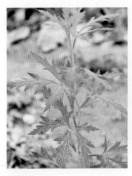

北乌头

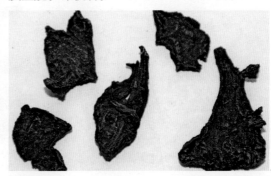

制草乌

【化学成分】

含剧毒的双酯类生物碱：乌头碱、次乌头碱、中乌头碱等。

【饮片功能】

祛风除湿，温经止痛。用于风寒湿痹、关节疼痛、心腹冷痛、寒疝作痛、麻醉止痛。

【用法用量】

内服：煎汤或入丸、散，15～45克。药材炮制后应用，要先煎、久煎。生品内服宜慎。

【注意事项】

生品内服宜慎；孕妇禁用；不宜与半夏、瓜蒌、瓜蒌子、瓜蒌皮、天花粉、川贝母、浙贝母、伊贝母、白蔹、白及同用。

【食疗】

复方炙草乌药酒

炙草乌100克，威灵仙200克，穿山龙300克，40%食用酒精适量。

制作方法：取生草乌加10余倍水，加热煮沸，煮3～4小时后（拣大号用刀切开，以内无白心，舌尝不麻为度，即可）将水焖干，取此炙草乌压榨与威灵仙、穿山龙粗末混合，用渗漉法提取进行收集，最初的渗漉液850毫升，另器保存，继续渗漉，收集渗漉液约2000毫升，过滤，取低湿蒸发至成软膏状，加入最初收集的漉液850毫升，加食用乙醇（75%）使成1000毫升即得。

功能主治：祛风除湿，舒筋活络。用于风湿性关节炎。

用法用量：口服。每次10毫升左右，每日2～3次。

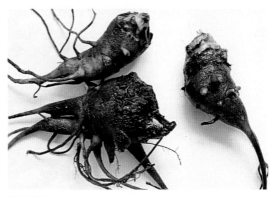

草乌药材

草豆蔻

Caodoukou

姜科植物草豆蔻*Alpinia katsumadai* Hay.的干燥成熟果实。主产于海南、云南、广西。秋季果实由绿变黄时采收，晒至九成干时，剥去果皮，将种子团晒至足干。

【性状特征】

为类球形的种子团，直径1.5~2.7厘米，表面灰褐色，中间有黄白色的隔膜，将种子团分成3瓣，每瓣有种子多数，粘连紧密，种子团略光滑。种子为卵圆状多面体，长3~5毫米，直径约3毫米，外被淡棕色膜质假种皮，种脊为1条纵沟，一端有种脐；质硬，将种子沿种脊纵剖两瓣，纵断面观呈倒心形，种皮沿种脊向内伸入部分约占整个表面积1/2，胚乳灰白色。气香，味辛、微苦。

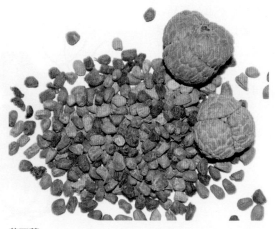

草豆蔻

【化学成分】

含挥发油类、黄酮类以及皂苷等成分。

【饮片功能】

燥湿行气，温中止呕。用于寒温内阻、脘腹胀满冷痛、嗳气呕逆、不思饮食。

【用法用量】

内服：煎汤，9~15克。

【注意事项】

阴虚内热、胃火偏盛、口干口渴、大便燥结者忌用；干燥综合征及糖尿病患者忌用。

【食疗】

豆蔻蒸乌肉鸡

乌骨鸡500克，草豆蔻15克，草果6克，盐5克。

制作方法：将乌肉鸡（鸡脖）宰杀后，去毛、肠杂洗净，吊干水；草豆蔻、草果烧存性，或共研细末，掺入鸡腹内，加盐涂匀，缝好鸡腹；把鸡隔水蒸至刚熟，或放入上汤中浸熟，斩件即可。

功能主治：补虚益气，健脾止泻。用于慢性肠炎、结肠炎属脾虚寒湿者。

用法用量：每日1次。

注意事项：脘腹胀满、胃中冷痛、饮食减退、大便溏薄、恶心呕吐、消化不良、肠胃湿热者不宜用。

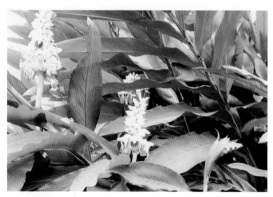

草豆蔻植株

草果

Caoguo

姜科植物草果*Amomum tsao-ko* Crevost et Lemaire的干燥成熟果实。主产于云南、广西。草果一般10~11月间成熟，待果实呈紫红色时，把果穗摘下，剪出果实以待加工，将剪出的鲜果实立即烘烤。如烘烤不及时，则容易发霉腐烂。烘烤时掌握好温度，一般保持炉温在50℃~60℃之间较适宜，并经常翻动，使其受热均匀。或把草果用沸水烫2~3分钟后，摊放在太阳下曝晒干，再堆放在室内5~7天，使其颜色变为棕褐色。此法加工易干，色泽新鲜，但需在晴天进行。

【性状特征】

1. 药材

呈长椭圆形，具3钝棱，长2~4厘米，直径1~2.5厘米。表面灰棕色至红棕色，具纵沟及棱线，顶端有圆形突起的花柱残基，基部有果梗或果梗痕。果皮质坚韧，易纵向撕裂。剥开外皮，中间有黄棕色隔膜，将种子团分成3瓣，每瓣有种子8~11粒，种子呈圆锥状多面体，直径约5毫米，表面红棕色，外皮被灰白色膜质的假种皮，种脊为1条纵沟，尖端有凹状种脐，质硬。胚乳灰白色。有特异香气，味辛、微苦。

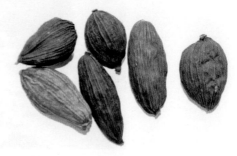

草果药材

2. 饮片

（1）草果仁 呈不规则多角形颗粒状，长5厘米左右，棕褐色，偶有灰白色薄膜状假种皮。质坚硬。具浓郁香气，味辛。

（2）姜草果仁 形如草果仁，色泽加深，气香，味辛辣。

【食疗】

赤豆草果炖鸡

赤小豆30克，草果6克，母鸡1只，调味品适量。

制作方法：将母鸡去毛杂，洗净，同赤小豆、草果同放砂锅内，加入清水及葱、姜、味精、食盐等，武火煮沸后，转文火炖至肉、豆烂熟，再加味精适量即可。

功能主治：利水消肿，凡属阳气不足、气不化水而引起的肢体水肿均可服食。

用法用量：每周2剂。

【化学成分】
含挥发油类：油中含α-和β-蒎烯、芳樟醇、樟脑等。

【饮片功能】
燥湿温中，截疟除痰。用于寒湿内阻、脘腹胀痛、痞满呕吐、疟疾寒热。

【用法用量】
内服：煎汤，3~16克；入药煎汤后下。

【注意事项】
阴虚血少、津液不足、无寒湿者忌用。

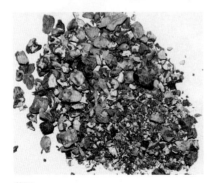

草果

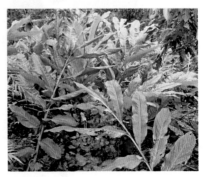

草果植株

荜澄茄

Bichengqie

////////////////////

樟科植物山鸡椒*Litsea cubeba*（Lour.）Pets.的干燥成熟果实。主产于广西、浙江、四川及福建。秋季果实成熟时采收，摘下果实，除去枝叶，除净杂质，晒干。

【性状特征】

1. 药材

呈圆球形，直径4~6毫米，果皮表面皱缩，呈棕褐色至黑褐色，有网状皱纹。基部偶可见残留的小形宿萼，具6齿，下连细长的果柄，均易脱落。外果皮及中果皮柔软多油，内果皮暗棕红色，薄而坚脆，内含种子1粒，有肥厚子叶2枚，黄棕色，富油质，胚根细小，朝向果实的顶端。气芳香强烈，略如老姜，味稍辛而微苦。以粒圆、气味浓厚、富油质者为佳。

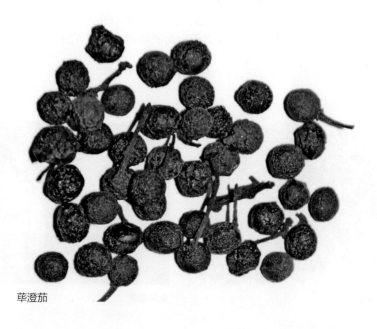

荜澄茄

2. 饮片

呈类球形，直径4~6毫米，表面橙褐色或黑褐色，有网状皱纹。基部有残留的宿萼及果梗脱落的残痕。气芳香，味稍辣而微苦。

【食疗】

荜澄茄牛肚汤

牛肚120克，荜澄茄、白豆蔻各9克，高良姜12克。

制作方法：将牛肚去油脂，洗净，切块；荜澄茄、白豆蔻、高良姜洗净。把全部用料一齐放入锅内，加清水适量，武火煮沸后，文火煮2小时，加盐调味即可，随量饮用。

功能主治：温中止泻，驱寒止痛。

用法用量：每日1剂。

九画

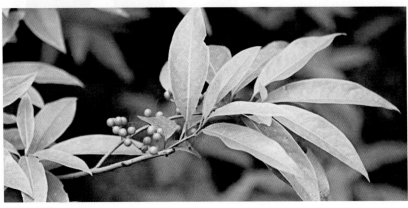

荜澄茄植株

虻虫

Mengchong

虻科动物复带虻*Tabanus bivittatus* Matsumura干燥的雌性虫体。主产于安徽、江苏、河南。夏、秋二季，捕捉时应带手套，防止腹部破裂，可用手捏住头部，处死后晒干即成。或捕捉后置容器内，封闭，晾干。

【性状特征】

1. 药材

呈长椭圆形，长15～2厘米，宽7～10毫米。头部呈黑褐色，复眼1对，大而凸出（商品中头部多已脱落）；胸部黑色，背面呈壳状，光亮，其二侧生有2对透明薄膜状翅，翅长超过尾部；胸部下面突出，黑棕色，足3对；腹部棕黄色，具6个体节。质松而脆，易破碎。气臭，味苦咸。

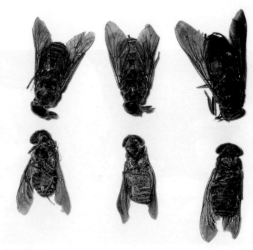

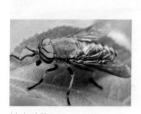

虻虫动物　　　　　虻虫药材

【化学成分】

含有蛋白质、氨基酸等。

【饮片功能】

逐瘀，破积，通经。用于癥瘕积聚、少腹蓄血、血滞经闭、跌打损伤、瘀血。

【用法用量】

内服：煎汤2.5~5克，研末0.05~0.1克；或入丸、散。

【注意事项】

孕妇忌用。

2. 饮片

（1）炒虻虫　形如虻虫，表面色泽加深。

（2）米炒虻虫　形如虻虫，表面色泽加深。

【食疗】

泽兰虻虫汤

泽兰30克，薏苡仁30克，虻虫3克，川贝母12克，郁金12克，苦杏仁12克，黄芩12克，瓜蒌皮15克，合欢皮15克，百部15克。

制作方法：以上药材煎汤服用。

功能主治：益气养阴，活血化瘀，清热化痰。

用法用量：每日1剂。

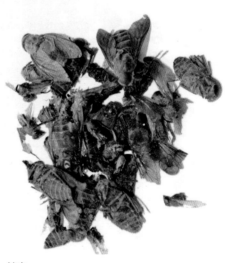

虻虫

蚂蚁

Mayi

昆虫纲膜翅目蚁科红林蚁*Formica rufa* L.或拟黑多刺蚁*Polyrhachis vicina* Roger的干燥全体。红林蚁主产于长白山及大兴安岭等地；拟黑多刺蚁主产于广东、广西、浙江。从洞穴中采集后，置封闭容器内，高温杀死，烘干。

【性状特征】

呈长椭圆形，长15～2厘米，宽7～10毫米。头部呈黑褐色，复眼1对，大而凸出（商品中头部多已脱落）；胸部黑色，背面呈壳状，光亮，其二侧生有2对透明薄膜状翅，翅长超过尾部；胸部下面突出，黑棕色，足3对；腹部棕黄色，具6个体节。质松而脆，易破碎。气臭，味苦咸。

【化学成分】

含有多种蛋白质、27种氨基酸、28种无机元素，其中锌的含量较高。还含有丰富的维生素、激素、酶、甾族化合物、三萜类化合物、蚁酸、芳香醛、生物碱、脂肪酸等。

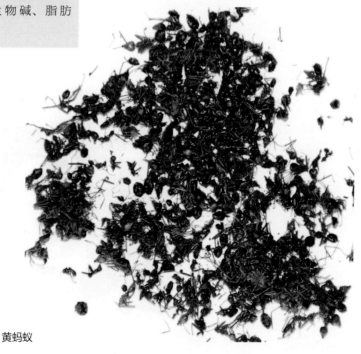

黄蚂蚁

【饮片功能】

补肾益精，通经活络，解毒消肿。用于体虚乏气、全身无力、抗衰老、高血压、风湿等。

【用法用量】

内服：浸白酒饮服。5克～10克。

【注意事项】

胃酸多者慎用。

【食疗】

蚂蚁酒

黑蚂蚁1公斤，高度白酒1公斤。

制作方法：自然温度下浸泡7天即可。

功能主治：用于风湿性关节炎和类风湿关节炎。

用法用量：每日2次，早饭前1杯，晚睡前1杯。

九画

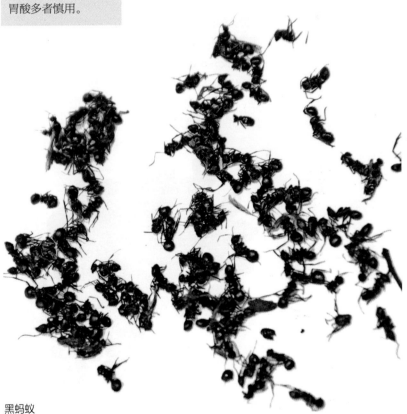

黑蚂蚁

鸦胆子

Yadanzi

苦木科植物鸦胆子*Brucea javanica*（L.）Merr.的干燥成熟果实。主产于广东、海南、广西，以广东产量最大，质量最佳。秋季果实成熟时采收，如采收过早，晒干后仍为绿色或黄色，影响质量。摘下果实，除去枝叶，晒干。

【性状特征】

呈卵形，长6~10毫米，宽4~7毫米。表面黑色或棕色，有隆起的网状皱纹，网眼呈不规则的多角形，两侧有明显的棱线，顶端渐尖，基部有凹陷的果柄痕。果壳质硬而脆。种子卵形，长5~6毫米，宽3~5毫米，表面类白色或黄白色，具网纹。种皮薄，子叶乳白色，富油性。无臭，味极苦。以粒大、饱满、种仁色白、油性足者为佳。

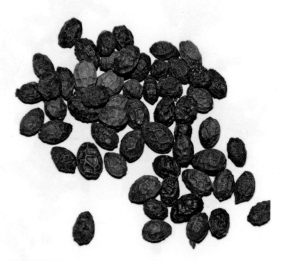

鸦胆子药材

【化学成分】

含鸦胆子碱、鸦胆宁、鸦胆子酚等。

【饮片功能】

清热解毒，截疟，止痢；外用腐蚀赘疣。用于痢疾、疟疾；外用治赘疣、鸡眼。

【用法用量】

内服：用龙眼肉或胶囊包裹，饭后吞服，每次0.5~2克。外用：适量捣敷。

【注意事项】

脾胃虚弱、呕吐者忌用。

【食疗】

三宝粥

生山药30克，三七6克，鸦胆子20粒，米若干。

制作方法：将山药切碎，研粉，用凉沸水调和山药粉；三七粉碎，研成细末，鸦胆子去皮。将山药粉浆、三七细末、鸦胆子放入锅内，加水适量，置武火上烧沸，再用文火煮成粥即成。

功能主治：健脾固肠，解毒止痢。适用于下痢不止、脓血相夹、腹痛后重、脾虚气弱等症。

用法用量：每日1剂。

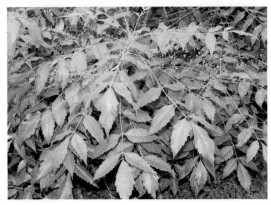

鸦胆子植株

重楼

Chonglou

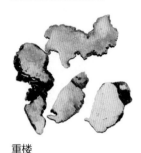

重楼

百合科植物云南重楼*Paris polyphylla* Smith 杆var. *yunnanensis*（Fuanch.）Hand. -Mazz.、七叶一枝花*Paris polyphylla* Smith.var. *chinensis*（Franch.）Hara野生品的干燥根茎。主产于云南、四川、广东。广东、广西产者习称"独角莲"，福建产者习称"七叶莲"。春季初发芽时或秋季茎叶刚枯萎时采收。如枯死后才采收，则断面色黑。将根挖出后，去掉残茎及泥土，晒干；搓去须根或烧去须根后再晒干即可。

【性状特征】

1. 药材

（1）云南重楼　根茎类圆柱形，多较平直，少数弯曲，直径1～6厘米，长4.5～12厘米。表面黄棕色，少数灰褐色，较平滑；环节

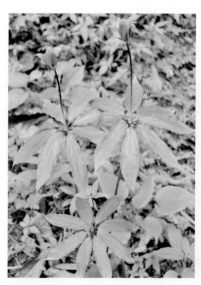

七叶一枝花

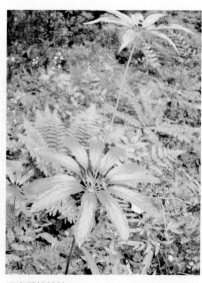

云南重楼植株

【化学成分】

含多种重楼皂苷，其苷元为薯蓣皂苷元（Diosgenin）和偏诺皂苷元（Pennogenin）。

【饮片功能】

清热解毒，消肿止痛，凉肝定惊。用于疔疖痈肿、咽喉肿痛、毒蛇咬伤、跌扑伤痛、惊风抽搐。

【用法用量】

内服：煎汤，3~9克。外用：适量，研末调敷。

【注意事项】

虚寒证、阴证外疡者及孕妇禁用。

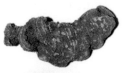

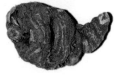

重楼药材

较稀疏，突起不明显；茎痕半圆形或扁圆形，不规则排列，表面较平或稍突起。质坚硬，不易折断，断面白色至浅棕色，粉性或角质化。气微，味苦。

（2）七叶一枝花　根茎类圆锥形，常弯曲，直径1.3~3厘米，长3~8厘米。表面淡黄棕色或黄棕色，具斜向环节，环节突起不明显，茎痕半圆形或椭圆形，略交错排列，顶端有凹陷的茎残基，或有牙痕。质较坚实，易折断，切面平坦，白色至浅棕色，粉性，少数部分角质。气微，味苦。

2. 饮片

重楼片表面黄棕色，切面平坦，白色至浅棕色，粉性或角质。

【食疗】

肺癌晚期食疗偏方

紫草根60克，人工牛黄10克，重楼60克，前胡30克，鱼腥草60克。

制作方法：将紫草根、七叶一枝花、鱼腥草、前胡制成浸膏，干燥后粉碎，加入人工牛黄和匀。

功能主治：清热解毒，对肺癌有效。

用法用量：每次15克，日服3次。

钩藤
Gouteng

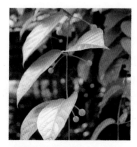

大叶钩藤植株

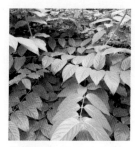

钩藤植株

茜草科钩藤*Uncaria rhynchophylla*（Miq.）Jacks.、大叶钩藤*Uncaria macrophylla* Wall、毛钩藤*Uncaria hirsuta* Havil.、华钩藤*Uncaria Sinensis*（Oliv.）Havil.、无柄果钩藤*Uncaria sessilifructus* Roxb.的干燥茎枝。钩藤商品主产广西、江西、广东；大叶钩藤主产于广西、广东、云南；毛钩藤主产于广东、广西、福建；华钩藤主产于广西、湖南、广东；无柄果钩藤主产于广东、广西、云南。秋冬季采收，割下带钩的枝条，除去叶片和枯枝，将茎枝剪成两端平钩。将剪下的钩，放在锅内隔水蒸片刻，取出晒干，使其色泽变紫红色，油润光滑。

【性状特征】

（1）钩藤茎枝　呈类方柱形或圆柱形，长2~3厘米，直径2~5毫米，表面紫红色或棕红色，有细纵皱纹，光滑无毛，茎节部环状微突起，生两个或一个向下弯曲的钩，形如船锚，钩长约1~2厘米，光滑，钩端渐尖，断面稍呈圆形。钩基部的枝上有一个凹点，为叶柄脱落的痕迹，托叶痕呈环状。质轻而坚韧，断面皮部纤维性，髓部淡黄色，气微，味微苦。

（2）华钩藤茎枝　呈方柱形，茎上有时有全缘的托叶宿存，表面黄绿色或黄棕色；断面髓部黄白色。钩长1~2.3厘米；断面略呈长方椭圆形。

（3）大叶钩藤茎枝　方柱形，四面均有纵沟，表面绿棕色至棕色，被褐色柔毛，节部及钩端较多；钩长可达3.5厘米，钩端有的膨大如珠；断面椭圆形。质坚韧，茎断面髓部常中空。

【化学成分】

主要含钩藤碱、异钩藤碱、赛鸡纳碱、异赛鸡纳碱、兜花木碱、二氢兜花木碱、毛帽柱木碱、去氢毛帽柱木碱等生物碱。

【饮片功能】

息风定惊，清热平肝。用于头痛眩晕、感冒夹惊、惊痫抽搐、妊娠子痫、高血压。

【用法用量】

内服；煎汤，3~12克，入煎剂宜后下。

【注意事项】

脾胃虚寒及无阳热实火者慎用。

（4）无柄果钩藤茎枝　呈方柱形，四面微有纵沟。表面棕褐色或棕黄色，被疏毛，茎部及钩端较多；断面髓部淡黄白色。钩长1~2.5厘米，断面略呈长方椭圆形。

（5）毛钩藤茎枝　呈方柱形或近圆柱形。表面灰棕色，被长粗毛，以钩端为多。断面髓部淡棕色。钩长1.2~2厘米；断面呈长方椭圆形。

【 食疗 】

葛根钩藤汤

干葛根30克（鲜葛根100克），钩藤15克。

制作方法：将葛根洗净，切片，加水煎煮30分钟，再将钩藤放入，煎煮15分钟，即可。

功能主治：平肝，清热，息风。

用法用量：去渣饮汤，加冰糖适量调味。每日一剂。

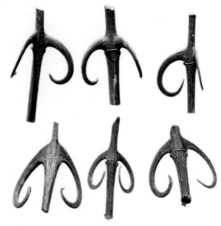

钩藤药材

韭菜子

Jiucaizi

百合科植物韭菜*Allium tuberosum* Rottl.的干燥成熟种子。全国各地均产。秋季果实成熟时，采下果序，晒干，搓出种子，除去杂质。

【性状特征】

1. 药材

呈扁卵形或类三角状扁卵圆形，一面平或微凹；一面稍隆起，顶端钝，基部微尖，长3~4毫米，宽2~3毫米。表面黑色，有不规则网状皱纹。基部有种脐，突起，灰棕色。纵切面可见种皮菲薄，胚乳灰白色；胚白色，弯曲，子叶1枚。质坚硬。气特异，嚼之有韭菜味。

2. 饮片

盐韭菜子形如韭菜子，色泽加深，有香气，味咸、微辛。

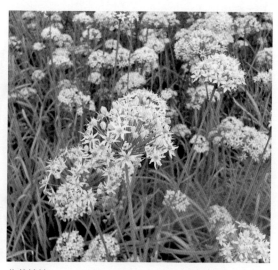

韭菜植株

【化学成分】

含生物碱、硫化物、苷类、维生素C等。

【饮片功能】

温补肝肾，壮阳固精。用于阳痿遗精、腰膝酸痛、遗尿尿频、白浊带下。

【用法用量】

内服：煎汤，6~12克；或入丸、散。

【注意事项】

阴虚火旺者忌用。

【食疗】

韭菜子红茶

韭菜子10克，红茶3克。

制作方法：将韭菜子洗净，与红茶同入茶杯中，用沸水冲泡，加盖焖5分钟后即成。

功能主治：促进性欲，温肾补阳。适用于性欲减退等亚健康人群。

用法用量：代茶频频饮服，可连续冲泡3~5次，当日吃完。

九画

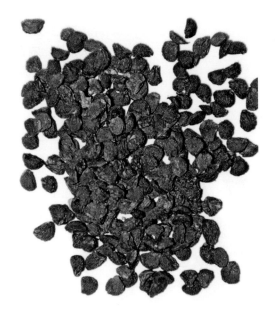

韭菜子

香加皮

Xiangjiapi

萝藦科植物杠柳*Periploca sepium* Bge.的干燥根皮。主产于山西、河南、河北，以山东兖州一带质量最佳。春、秋二季采挖根，除去须根、秧苗。剥取根皮，晒干。

【性状特征】

1. 药材

呈卷筒状或槽状，少数呈不规则的块片，长3~10厘米，直径1~2厘米，厚0.2~0.4厘米，外表面灰棕色或黄棕色，栓皮松软常呈鳞片状，易剥落；内表面淡黄色或淡黄棕色，较平滑，有细纵纹。体轻，质脆，易折断，断面不整齐，黄白色。有特异香气，味苦。

2. 饮片

香加皮片呈卷筒状、槽状或不规则的破碎块片，厚1.5~2毫米。外表面黄棕色，粗皮易呈片状剥落；内表面淡黄色或淡棕黄色，较平滑，有细纵纹。质脆易断。断面黄白色。有浓烈的特异香气，味苦。

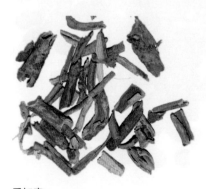

香加皮

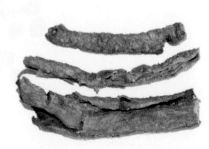

香加皮药材

【化学成分】

含强心苷杠柳苷C、K、H、E及挥发性香气成分4-甲氧基水杨醛、α-香树脂醇乙酸酯、β-香树酯醇乙酸脂等。

【饮片功能】

利水消肿，祛风湿，强筋骨。用于风寒湿痹、腰膝酸软、心悸气短、下肢浮肿。

【用法用量】

内服：煎汤、浸酒或入丸、散，用量3~6克。

【注意事项】

不宜过量服用。

【食疗】

骨痛药酒

制草乌50克，桑寄生50克，香加皮50克，荷叶50克，威灵仙25克，络石藤25克，萆薢25克，虎杖38克，苍术13克，川芎13克，麻黄13克，红花13克，何首乌25克，丹参25克，牛膝50克，续断50克，干姜6克，木瓜25克，松节油38克，伸筋草13克，白酒4300克，赤砂糖430克。

制作方法：将上述药材一同研为粗末，用砂糖和白酒制成酒糖液作溶剂，浸渍48小时后，以每分钟1~3毫升的速度缓慢渗漉，收集渗漉液和榨出液合并混合，添加白酒至4300毫升静置过滤即成。

功能主治：祛风除湿，舒筋活络。适于慢性风湿性关节炎（关节不利、筋骨酸痛、四肢酸麻）等症患者饮用。

用法用量：每日一剂。

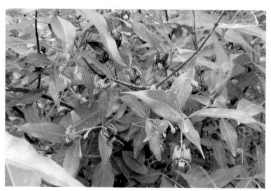

杠柳植物

香附
Xiangfu

莎草科植物香附*Cyperus rotundus* L.野生或栽培品的干燥根茎。主产于山东、江西、浙江、河南。江西产者习称"雷公草",广西玉林产者习称"辣姜草"。秋季采挖,燎去毛须,置沸水中略煮或蒸透后晒干,或燎后直接晒干。也可不经火燎或蒸煮直接晒干,均称"毛香附",经撞擦去净毛须的即为"光香附"。

【性状特征】

多呈纺锤形,有的略弯曲,长2~3.5厘米,直径0.5~1厘米。表面棕褐色,有不规则纵皱纹,并有明显而略隆起的环节6~10个,节间长2~6毫米,节上有众多朝向一方的棕色毛须,并残留根痕;去净毛须者较光滑,有细密的纵脊纹,环节不明显。质坚硬,经蒸煮者断面黄棕色或红棕色,角质样;生晒者断面色白而显粉性;内皮层环明显,中柱色较深,维管束点清晰可见。

【化学成分】
主要含有倍半萜及单萜类化合物、香附烯等。

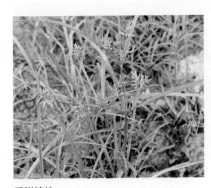

香附植株

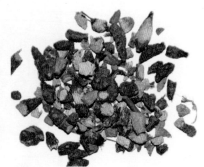

醋香附

【饮片功能】

疏肝解郁，理气宽中，调经止痛。用于肝郁气滞、脘腹疼痛、经闭痛经、月经不调、乳房胀痛、寒疝腹痛。

【用法用量】

内服：煎汤，6~9克。

【注意事项】

凡气虚无滞、阴虚血热者忌用。

【食疗】

香附粥

炒香附10克，大米100克，白糖适量。

制作方法：将香附择净，放入锅内，加清水适量，浸泡5~10分钟后，水煎取汁，加大米煮粥，待煮至粥熟后，白糖调味。

功能主治：疏肝理气，调经止痛。

用法用量：每日1剂，连续3~5天。

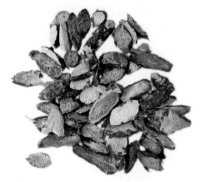

香附

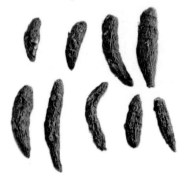

香附药材（广西）

香橼

Xiangyuan

芸香科植物枸橼*Citrus medica* L.或香圆 *Citrus wilsonii* Tanaka的干燥成熟果实。主产于云南、四川、福建；香圆主产于浙江、江苏、福建。秋季果实成熟时采收，趁鲜切片，晒干或低温干燥。香圆亦可整个或对剖两瓣后，晒干或低温干燥。

【化学成分】

含挥发油：油中主要成分为右旋柠檬烯、黄酮及其苷等。

【饮片功能】

疏肝理气，宽中，化痰。用于肝胃气滞、胸胁胀痛、脘腹痞满、呕吐噫气、痰多咳嗽。

【用法用量】

内服：煎汤，3~9克。

【注意事项】

阴虚血燥及孕妇气虚者慎用。

【性状特征】

（1）枸橼　为圆形或长圆形片，直径4~10厘米，厚0.2~0.5厘米。横切片外果皮黄色或黄绿色，边缘呈波状，散有凹入的油点；中果皮厚1~3厘米，黄白色，有维管束形成的不规则网状凸起；内果皮菲薄，瓤囊10~17室，呈车轮状。纵切片中心轴较粗壮。质柔韧。气清香，味微甜而苦辛。

（2）香圆　为类球形、半球形或圆片，直径4~7厘米。表面黑绿色或黄棕色，粗糙，密被凹陷的小油点及网状隆起的粗皱纹，顶端有花柱残痕及隆起的环圈，习称"金钱环"，基部有果梗残基。质坚硬。剖面或横切薄片，边缘油点明显，中果皮厚约0.5厘米，瓤囊9~11室，较大，棕色或淡红棕色，间或有黄白色种子。气香，味酸而苦。

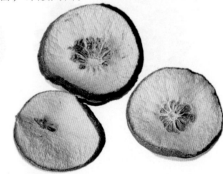

香橼

【食疗】

山楂陈皮香橼粥

生山楂15克，陈皮10克，香橼、荷叶各6克，大米60克，冰糖15克。

制作方法：将山楂、陈皮、香橼、荷叶放入锅中，加清水适量煎煮30分钟，去渣，加入淘洗干净的大米煮成稀粥，加冰糖调匀即可。

功能主治：健胃消食，理气导滞。适用于胃癌患者手术后或放疗化疗中腹胀、食欲不振者。

用法用量：每日1剂，分早晚2次食完，连食5~7日。

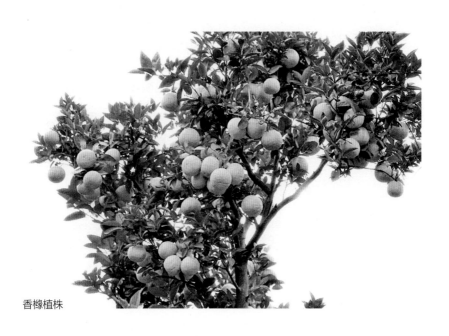

香橼植株

香薷
Xiangru

唇形科植物石香薷*Mosla chinensis* Maxim. 的干燥地上部分。野生品称为青香薷，主产于湖南、广西、广东；栽培品为江香薷主产于江西、浙江。青香薷在秋季开花前或初花时拔起，除去杂质，晒干；江香薷于夏末秋初开花结果后收割，去净杂质，晒干。

【性状特征】

（1）青香薷　多为带根全草，长20~30厘米，上部棕褐色，基部暗紫色，密被短茸毛。茎上部四棱形，近根部圆柱形；节明显，节间长2~4厘米。叶对生，线形，多皱缩，暗绿色或黄绿色，边缘有疏锯齿。药材多不带花或花序，长者穗状花序缩短成头状，苞片卵圆形，被白色柔毛，花萼钟形，5齿，淡红色或灰绿色，花冠皱缩或脱落，有的宿萼内包有幼嫩的小坚果4枚。质脆易碎，香气浓，味辛凉。

（2）江香薷　多不带根，全株长35~60厘米，疏被较长的白色茸毛，茎较粗，基部微红色，上部黄色至淡黄色，直径1~2毫米，节间长4~7厘米。叶片多已脱落，穗状花序顶生或

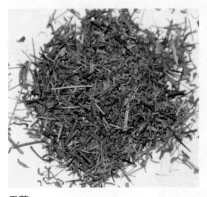

香薷

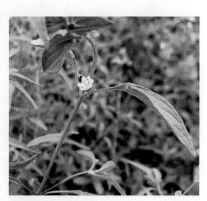

香薷植物

【化学成分】

含挥发油类：油中主成分为百里香酚和香芹酚等。

【饮片功能】

发汗解表，化湿和中。用于暑湿感冒、恶寒发热、头痛无汗、腹痛吐泻、小便不利。

【用法用量】

内服：煎汤，3～9克。

【注意事项】

表虚自汗、阴虚有热者禁用。

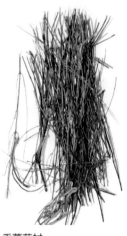

香薷药材

腋生，苞片阔卵形，花萼宿存，内藏成熟的小坚果4枚，但多已脱落。质脆易断。气清香，味凉微辛。

【食疗】

❶ 香薷饮

香薷、厚朴、连翘各6克，金银花、鲜扁豆花各9克。

制作方法：水煎服，水五杯，煮取两杯。

功能主治：祛暑解表，清热化湿。主治暑温初起、复感风寒。

用法用量：先服一杯，得汗，止后服，不汗再服，服尽不汗，再作服。

❷ 香薷扁豆粥

香薷10克，白扁豆12克，陈皮6克，荷叶8克，白糖适量。

制作方法：将白扁豆炒黄捣碎，与香薷、陈皮、荷叶一同煎煮，煮沸10分钟后过滤，去渣取汁，加入白糖调味。

功能主治：清暑祛湿解表。

用法用量：每日1次，不拘时频频饮之。连服3～5日。

鬼箭羽

Guijianyu

卫矛科植物卫矛*Euonymus alata*（Thunberg）Sieb.的带翅嫩枝或枝翅。主产于湖北、河北、浙江。全年可采，割取枝条后，除去嫩枝及叶，晒干。或收集其翅状物，晒干。

【性状特征】

枝呈细长圆形，长约40~50厘米，直径0.4~1厘米。表面厚约2毫米，粗糙，暗灰绿色至灰绿色，有纵皱纹及灰白色纵生的皮孔。木栓质翅4条，扁平片状，近茎处稍厚，向外渐薄，宽4~10毫米，表面灰棕色至暗棕红色，有微细致密纵直纹或微波状弯曲纹理，有的现横向凹纹，翅极易剥落，枝条上常见断痕。枝坚硬而韧，断面淡黄白色，纤维性，气微，味微苦；翅质轻脆，断面平整，棕黄色，细颗粒性，气微，味微涩。

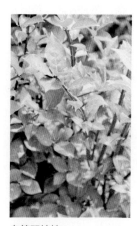

鬼箭羽植株

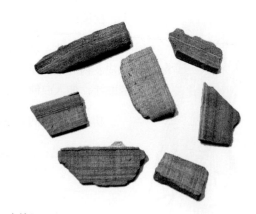

鬼箭羽

【化学成分】
含甾类豆甾-4-烯-3-酮、卫矛醇、香橙素等。

【饮片功能】
破血通经，解毒消肿，杀虫。治月经不调、产后瘀血腹痛、跌打损伤肿痛、虫积腹痛。

【用法用量】
内服：煎汤，6~10克。

【注意事项】
孕妇禁用。

【食疗】

鬼箭羽冬瓜蛙汤

干鬼箭羽8克，嫩冬瓜300克，净青蛙腿200克，生姜片8克，川盐、鲜汤各适量。

制作方法：嫩冬瓜洗净，切成麻将块，干鬼箭羽洗净入锅，加鲜汤、生姜片、净青蛙腿、川盐、冬瓜块，煮至熟软，起锅即成。

功能主治：解毒消肿，清热利水，降脂减肥，破瘀通经，润肺止咳。

用法用量：每日一剂。

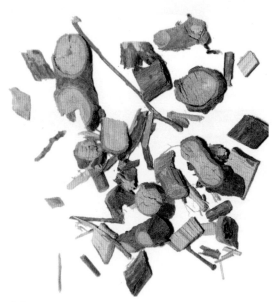

鬼箭羽

骨碎补

Gusuibu

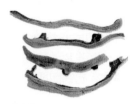

骨碎补

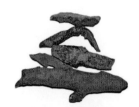

制骨碎补

水龙骨科植物槲蕨*Drynaria fortunei*（Kunze）J.Sm 野生品的干燥根茎。主产于广西、贵州、江西。全年均可采挖，一般多在农闲时或4～8月挖取根茎。鲜用者去净泥土，除去附叶即用。干用者去净泥土及附叶，生晒或蒸熟后晒干，或用火燎去毛茸。

【性状特征】

1. 药材

呈扁平长条状，多弯曲，有分枝，长5～15厘米，宽1～1.5厘米，厚0.2～0.5厘米。表面密被深棕色至暗棕色的小鳞片，柔软如毛，经火燎者呈棕褐色或暗褐色，两侧及上表面均具凸起或凹下的圆形叶痕，少数有叶柄残基及须根残留。体轻，质脆，易折断，断面红棕色，维管束呈黄色点状，排列成环。无臭，味淡，微涩。

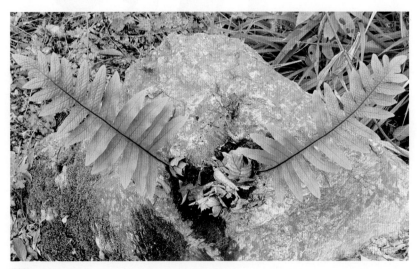

槲蕨

【化学成分】

含柚皮苷，D-葡萄糖、L-鼠李糖。

【饮片功能】

疗伤止痛，补肾强骨；外用消风祛斑。用于用于肾虚腰痛、耳鸣耳聋、牙齿松动、跌扑闪挫、筋骨折伤。外治斑秃、白癜风。

【用法用量】

内服，煎汤或入丸、散，3~9克；鲜品6~15克。外用鲜品适量。

【注意事项】

阴虚及无瘀血者慎用。

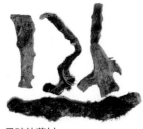

骨碎补药材

2. 饮片

（1）骨碎补片　呈不规则的片，表面深棕色至黑褐色，常残留细小棕色的鳞片。切面淡棕色至红棕色，淡黄色的维管束点状排列成环，体较轻，质坚脆。气微，味淡，微涩。

（2）烫骨碎补　呈扁平长条状，多弯曲，有分枝，或为扁圆形，不规则形的片。表面棕褐色，常残留细小棕色的鳞片，有的可见圆形的叶痕。切面棕褐色，维管束点状排列成环。体膨大鼓起，质轻，酥松。气微，味淡，微涩。

【食疗】

骨碎补猪骨汤

骨碎补30克，丹参30克，鲜猪长干骨1000克，黄豆150克，料酒、葱花、姜末、精盐、味精、五香粉、麻油各适量。

制作方法：将骨碎补、丹参分别拣杂、洗净后晒干或烘干，切碎或切成片，同放入纱布袋，扎紧袋口，备用。将黄豆拣杂，淘洗干净，放入温水中浸泡1小时。将猪长干骨洗净，用刀背砸断，放入砂锅，加足量水，大火煮沸，撇去浮沫，烹入料酒，放入浸泡的黄豆及浸泡液（注意，须缓缓加入），再放进骨碎补、丹参药袋，中火煮40分钟，取出药袋，加葱花、姜末，继续用小火煮至黄豆熟烂如酥，加精盐、味精、五香粉，拌和均匀，淋入麻油即成。

功能主治：对中后期骨折尤为适宜。

用法用量：每日1剂。

九画

733

党参

Dangshen

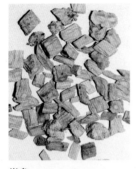

党参

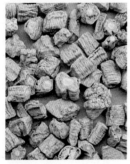

党参（纹党）

桔梗科植物党参*Codonopsis pilosula*（Franch）Nannf.的干燥根。西党主产于甘肃、四川、陕西；东党主产于辽宁、吉林、黑龙江。秋季白露前后采挖，以3年以上浆汁饱满者质量最佳。将根挖出后，洗净泥土，按其大小、长短、粗细分为老、大、中条，分别加工晾晒，晒至半干（即参体柔软，绕指而不断），用手或木板搓揉，使皮部与木质部紧贴，饱满柔软，然后再晒再搓，反复3~4次，至七八成干时，捆成小把，最后晒干即成。

注意事项：①采挖时注意勿伤皮或折断，以免浆汁流出损失及霉烂。②晾晒时勿堆大堆，以防霉烂。③如用火烘干，只能用微火，不能用大火，否则，易起鼓泡，而使皮肉分离。④搓的次数不宜过多，否则会变成"油条"，影响质量。

【性状特征】

1. 药材

根长呈扁圆柱形至圆锥形，单枝或有1~2条分岔，长12~25厘米，根头部下1厘米处围径2~6厘米。表面灰褐色至棕褐色，顶端有许多小疣状突起，密集成不规则烽窝状的茎基残痕，习称"狮子盘头"。全体表皮较粗松，上半部有紧密而明显的环纹，习称"蚯蚓头"，下半部环纹渐疏而显纵向皱缩，尾部及断口处大多有黑色胶状物，为糖类及黏物质干燥后的特征，习称"豆豉尾"。体质略轻松，有的显皮肉半分离状态，质稍韧，可折断，断面皮部黄棕色或浅棕色，木部暗黄色，微有裂隙，整个断面为类似枣肉样，习称"京枣肉"。气微香，味甜。

【化学成分】

含糖类、苷类、苦味质、微量生物碱、少量挥发油、维生素B₂、淀粉、脂肪、石碱草素、黏液、树脂等。

【饮片功能】

健脾益肺，养血生津。用于食少便溏、四肢倦怠、气短喘咳、言语无力、血虚头晕心慌、津亏舌干口渴等症。

【用法用量】

内服：煎汤，9~30克。

【注意事项】

实证、热证禁用。正虚邪实证，不宜单独应用。

2. 饮片

（1）生党参片　呈圆形薄片或段。表面黄棕色至灰棕色，切面黄白色至棕色，有裂隙或菊花纹。

（2）炒党参　形如生党参片，呈老黄色，具香气。

（3）炙党参　形如生党参片，呈金黄色或黄褐色，味甜。

【食疗】

党参麦冬五味子瘦肉汤

五味子8克，姜1片，麦冬15克，党参20克，瘦肉200克，水6碗。

制作方法：将党参、麦冬和五味子洗净；瘦肉洗净，切大块，余水捞出；煮沸清水，倒入炖盅，放入所有材料，隔水炖1.5小时，下盐调味即可食用。

功能主治：明目清热，益气生津，健脾开胃，强心利尿。

用法用量：每日1剂。

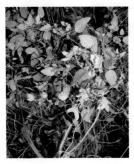

党参植株

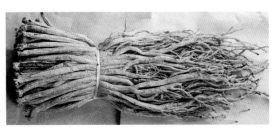

党参药材（甘肃）

夏天无

Xiatianwu

罂粟科植物伏生紫堇*Corydalis decumbens*（Thunb）Pers.野生或栽培品的干燥块茎。主产于江西、东北三省、江苏。春末或夏初采挖，除去残茎、须根，洗净晒干。

【性状特征】

1. 药材

呈类球形、椭圆形或不规则块状，长0.5～3厘米，直径0.5～2.5厘米。表面灰黄色、暗绿色或黑褐色，有瘤状突起和不明显的细皱纹，顶端钝圆，可见茎痕，四周有淡黄色点状叶痕及须根痕。质硬，断面黄白色或黄色，颗粒状或角质样，有的略带粉性。无臭，味苦。

2. 饮片

为不规则的薄片或颗粒，表面有不明显的细皱纹。质硬，断面黄白色，颗粒状或角质样。无臭，味苦。

【化学成分】

含多种生物碱：原鸦片碱、空褐鳞碱、右旋四氢巴马亭及延胡索乙素等。

【饮片功能】

活血止痛，舒筋活络，祛风除湿。用于高血压偏瘫、小儿麻痹后遗症、坐骨神经痛、风湿性关节炎、跌打损伤。

【用法用量】

内服：煎汤，6～15克；或研末，开水冲服，每次3克。

【注意事项】

孕妇慎用。

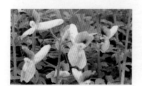

伏生紫堇植株

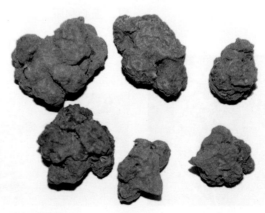

夏天无药材

娑罗子

Suoluozi

【化学成分】
含糖类及三萜皂苷。

【饮片功能】
疏肝理气，和胃止痛。用于胸腹胀闷、胃脘疼痛。

【用法用量】
内服：煎汤，3~9克。

【注意事项】
气虚及阴虚者忌用。

七叶树科植物七叶树*Aesculus chinensis* Bge.或天师栗*Aesculus wilsonii* Rehd.的干燥成熟果实。前者习称"苏罗子"，后者习称"娑罗子"。苏罗子主产于陕西、河南、浙江；娑罗子主产于四川、湖北、贵州。秋季果实成熟时采收，除去果皮，晒干或低温干燥。

【性状特征】

（1）苏罗子　果实近于球形或倒卵形，直径3~4.5厘米。顶端微具突尖，基部广楔形，有灰白色或黄棕色的果柄痕迹，表面灰黄色，粗糙，密布黄棕色斑点，有纵向沟纹3条，自顶端延至果柄处，形成三瓣状，果壳干后厚约1.5~2毫米。种子一枚，近于球形或不规则的扁球形，直径2.5~3.5厘米，表面不甚平坦，上部种脐黄白色，约占种子的1/3或更多，但不到1/2，下部栗褐色，稍有光泽，凹凸不平，基部凹陷，有稍突起的种脊，沿一边伸至种脐，质坚硬，断面白色或淡黄色，子叶肥厚，粉质。气微弱，子叶味极苦。

（2）娑罗子　果实和苏罗子极为相似，不同点主要在于娑罗子为球形或卵圆形，表面斑点较稀，果壳干后厚约1毫米，较苏罗子为薄。

均以饱满、种仁色黄白者为佳。

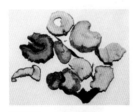

娑罗子

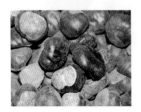

娑罗子药材

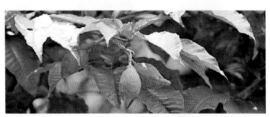

七叶树果实

夏枯草

Xiakucao

唇形科植物夏枯草*Prunella vulgaris* L.干燥带花的果穗。主产于江苏、安徽、河南。6~7月间，穗呈棕红色时摘取果穗，剪去果柄，晒干。

【性状特征】

呈棒状，略扁，长1.5~8厘米，直径0.8~1.5厘米。淡棕色至棕红色。全穗由数轮至10数轮宿萼与苞片组成，每轮有对生苞片2片，呈扇形，先端尖尾状，脉纹明显，外表面有白毛。每一苞片内有花3朵，花冠多已脱落，宿萼二唇形，内有小坚果4枚，卵圆形，棕色，尖端有白色突起。体轻，气微，味淡。以穗大、色棕红、摇之作响者为佳。

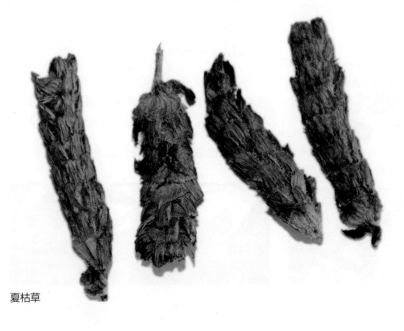

夏枯草

【化学成分】

含皂苷，其苷元为齐墩果酸，还有鞣质、芸香苷、金丝桃苷、顺式和反式咖啡酸。

【饮片功能】

清肝泻火，明目，散结消肿。用于目赤肿痛、头痛眩晕、瘰疬、瘿瘤、乳痈肿痛、乳腺增生症、高血压症。

【用法用量】

内服：煎汤，9~15克；熬膏或入丸、散。外用：煎水洗或捣敷。

【注意事项】

脾胃虚弱者慎用。

【食疗】

夏枯草煲瘦肉汤

夏枯草50克，猪肉（瘦）250克，盐2克，味精1克。

制作方法：先把夏枯草择去杂物，用清水洗净，用刀切成段。将瘦肉放入滚水锅内煮5分钟，捞出，再清洗一次。用清水9杯或适量放入煲内煲滚，放入夏枯草、瘦肉，用武火煲滚，再改用文火煲2小时，加入精盐、味精调味，即可食用。

功能主治：清肝热，降血压。

用法用量：每日1剂。

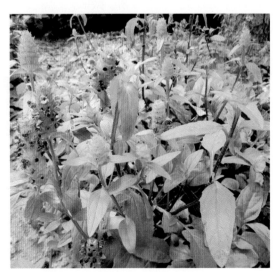

夏枯草植株

射干

Shegan

///////////

鸢尾科植物射干*Belamunda chinensis*（L.）DC. 野生或栽培品的干燥根茎。主产于湖北、河南、江苏，以河南产量大，湖北品质好。春初或秋末采挖，除去茎、叶，晒至半干，以火燎去须根，再晒干。

【性状特征】

（1）野生品　呈不规则结节状，长3～10厘米，直径1～2厘米。表面黄褐色、棕褐色或黑褐色，皱缩，有排列较密的环纹。上有数个圆盘状凹陷的茎痕，偶有残存的茎基；下有残留细根及根痕。质硬，断面黄色，颗粒性。气微，味苦、微辛。

（2）栽培品　外观与野生品相近，但较肥壮，折断面淡白色。药材炮制品类圆形或不规则薄片，边缘不整齐。表面黄色，颗粒状。周边黄褐色、棕褐色或黑褐色，皱缩。气微，味苦、微辛。

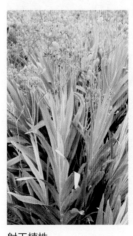

射干植株

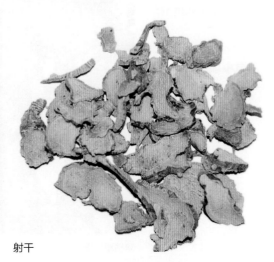

射干

【化学成分】

根含野鸢尾苷、鸢尾黄酮。根茎含野鸢尾黄素、射干酮、茶叶花。

【饮片功能】

清热解毒，消痰，利咽。用于热毒痰火郁结、咽喉肿痛、痰涎壅盛、咳嗽气喘。

【用法用量】

内服：煎汤，5~10克，入散剂或鲜用捣汁。外用：研末吹喉或调敷。

【注意事项】

脾虚便溏者忌用，孕妇忌用或慎用。

【食疗】

黑豆黄柏射干方

黑豆500克，黄柏50克，射干10克，水3000毫升。

制作方法：将上述药材入锅煎煮1小时。

功能主治：治咽喉肿痛。

用法用量：每日一剂。

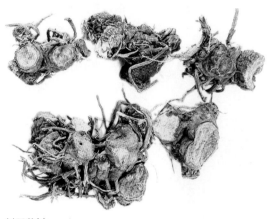

射干药材

741

徐长卿

Xuchangqing

///////////////

萝科植物徐长卿*Cynanchum paniculatum*（Bunge）Kitag杆野生或栽培品的干燥根及根茎。主产于江苏、浙江、安徽。夏、秋二季采挖全草，扎成小把，除去杂质，晾干或晒干。秋末或春初挖根，去净茎、叶、泥沙，晒干。

【性状特征】

1. 药材

根茎呈不规则柱状，有节，长0.5~3厘米，直径2~4毫米；四周着生多数细长的根。根呈圆柱形，弯曲，长10~16厘米，直径0.1~015厘米；表面淡褐色或淡棕黄色，具微细的纵皱纹，并有纤细的须根。质脆，易折断，断面皮部黄白色，木部细小，黄棕色，有粉性。气香，味辛，微有麻舌感。

2. 饮片

为不规则的小段，根茎圆柱形，表面淡褐色，具微细的皱纹。质脆，断面皮部黄白色，木部细小，黄棕色，有粉性。气香，味辛。

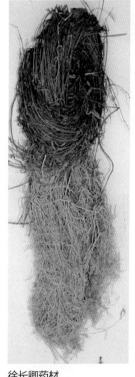

徐长卿药材

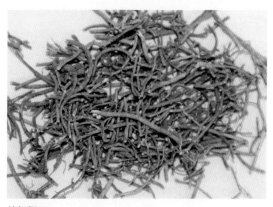

徐长卿

【化学成分】

根含牡丹酚约2%，还含黄酮苷、糖类、氨基酸等。全草含牡丹酚约1%。

【饮片功能】

祛风化湿，止痛止痒。用于风湿痹痛、胃痛胀满、牙痛、腰痛、跌打损伤、荨麻疹、湿疹。

【用法用量】

内服：煎汤，5～15克；入丸剂或浸酒。外用：捣敷或煎水液。

【注意事项】

体弱者慎用。

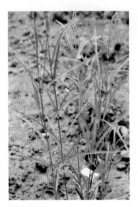

徐长卿植株

【食疗】

❶ 徐长卿山楂茶

徐长卿10 g，山楂15克。

制作方法：将徐长卿研末，山楂切片，一起放入杯内，用沸水冲泡加盖闷10分钟即成。

功能主治：活血化瘀，行气止痛。适用于气滞血瘀而致的胃痛。

用法用量：代茶饮，频频服用，一般可泡3~5次。

❷ 长卿芹菜炒肉丝

徐长卿20克，猪肉丝250克，芹菜100克，葱、料酒各10克，姜5克，盐3克，素油35克，淀粉25克，蛋清1个。

制作方法：将徐长卿用水煮25分钟，取药液50毫升，备用。猪瘦肉切丝，芹菜去老梗、黄叶洗净，切段，葱姜切丝。将炒锅置武火上烧热，加入素油，烧六成热时，下入姜、葱爆香，随即下肉丝、料酒，炒变色，放入芹菜、药液，炒熟，加入盐即成。

功能主治：祛风湿，平肝清热。适用于类风湿疼痛、腰膝、四肢屈伸不直等。

用法用量：每日1剂。

拳参

Quanshen

蓼科植物拳参*Polygonum bistorta* L.野生或栽培品的干燥根茎。主产于河北、吉林、湖南、山东。初春发芽时或秋季茎叶将枯萎时采挖，除去茎叶及泥沙，晒干，再除去细根。

【性状特征】

1. 药材

呈扁圆柱形，常弯曲成虾状，长6~13厘米，直径1~25厘米，两端圆钝或稍细。表面紫褐色或紫黑色，粗糙，一面隆起，另一面稍平坦或略具凹槽，全体密具粗环纹，有残留须根或根痕。质硬，断面近肾形，浅棕红色至棕红色，黄白色维管束细点排成断续环状。气微，味苦、涩。

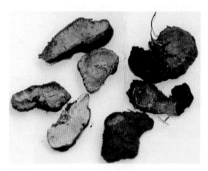

拳参

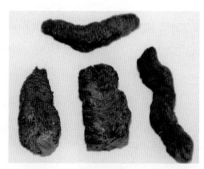

拳参药材

2. 饮片

拳参片为不规则圆形薄片，表面棕红色或赤褐色，近边缘有1圈浅棕色小点状维管束，周边紫褐色。气微，味苦、涩。

【化学成分】

含鞣质、淀粉、糖类、果胶、树胶、黏液质、树脂等。

【饮片功能】

清热解毒，消肿，止血。用于赤痢、热泻、肺热咳嗽、痈肿、瘰疬、口舌生疮、吐血、衄血、痔疮出血、毒蛇咬伤。

【用法用量】

内服：煎汤或入丸、散，4.5～9克。外用适量。

【注意事项】

无实火热毒者不宜。阴证外疡者忌用。

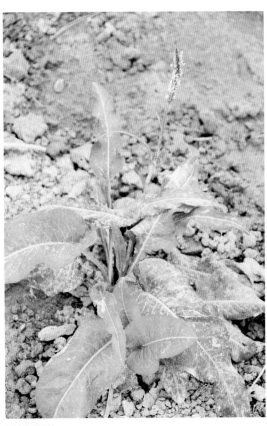

拳参原植物

柴胡

Chaihu

伞形科植物柴胡*Bupleurum chinense* DC.或狭叶柴胡*Bupleurum scorzonerifolium* Willd.野生或栽培品的干燥根。北柴胡主产于河北、河南、辽宁；南柴胡主产东北各省及陕西、内蒙古，内蒙产者色深，质优。春、秋二季采挖，除去茎叶及泥沙，干燥。

【性状特征】

1. 药材

（1）北柴胡　呈圆柱形或长圆锥形，长6～15厘米，直径0.3～0.8厘米。根头膨大，顶端残留3～15个茎基或短纤维状叶基，下部分枝。表面黑褐色或浅棕色，具纵皱纹、支根痕及皮孔。质硬而韧，不易折断，断面显片状纤维性，皮部浅棕色，木部黄白色。气微香，味微苦。

（2）南柴胡　根较细，圆锥形，顶端有多数细毛状枯叶纤维，下部多不分枝或稍分枝。表面红棕色或黑棕色，靠近根头处多具紧密环纹。质稍软，易折断，断面略平坦，不显纤维性。具败油气。

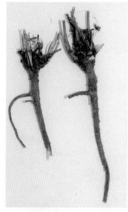

北柴胡药材

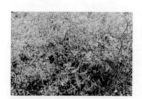

狭叶柴胡植株

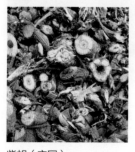

柴胡（安国）

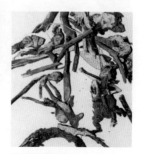

柴胡（栽培）

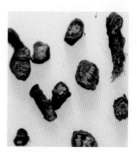

柴胡（樟树）

【化学成分】

含挥发油、柴胡皂苷a、b、c、d及柴胡皂苷元、油酸、亚麻酸、棕榈酸、硬脂酸、α-菠菜甾醇。

【饮片功能】

疏散退热,疏肝解郁,升举阳气。用于感冒发热、寒热往来、胸胁胀痛、疟疾、月经不调、子宫脱垂、脱肛等症。

【用法用量】

内服:煎汤或入丸、散,用量3~9克。

【注意事项】

真阴亏损、肝阳上升者忌用。

2. 饮片

(1)柴胡片 为圆形、类圆形、长圆形或不规则的片状,直径0.3~1.5厘米,厚2~4毫米。切面淡黄色,皮部薄,呈棕色或棕黄色,木部宽广,呈黄色,年长者强烈木化呈数层环状。周边棕褐色或黄棕色,有纵皱纹、支根痕及点状突起的皮孔。体轻,质硬,不易折断。气微香,味微苦。

(2)醋柴胡片 形如柴胡片,色泽加深,具醋气。

【食疗】

柴胡粥

柴胡10克,大米100克,白糖适量。

制作方法:将柴胡择净,放入锅中,加清水适量,水煎取汁,加大米煮粥,待熟时调入白糖,再煮一二沸即成。

功能主治:和解退热,疏肝解郁,升举阳气。

用法用量:每日1~2剂,连续3~5天。

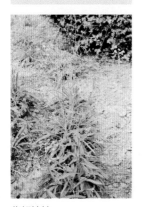

柴胡植株

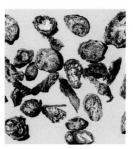

南柴胡(野生)

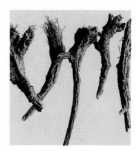

南柴胡药材

核桃仁

Hetaoren

胡桃科植物胡桃*Juglans regia* L.的干燥成熟种子。主产于河北、北京、山西、山东，以河北产量大，山西汾阳所产品质佳。秋季果实成熟时采收，除去肉质果皮，晒干，再除去核壳。

【性状特征】

由两片呈脑状的子叶组成，多两瓣裂或破碎成不规则的块状，有皱曲的沟槽，大小不一。完整者类球形，凹凸不平，直径2~3厘米。种皮淡黄色或黄褐色，膜状，维管束脉纹深棕色。子叶类白色。质脆，富油性。无臭，味微甜；种皮味涩、微苦。

【食疗】

❶ 桂花核桃冻

核桃肉250克，鲜桂花15克，适量白糖和奶油100克

制作方法：核桃肉加水磨成浆汁，与适量白糖和奶油搅匀，煮沸后装盆冷却（最好放入

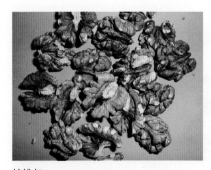

核桃仁

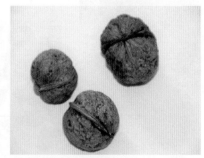

核桃仁药材

【化学成分】
含脂肪油、蛋白质、胡萝卜素、核黄素及γ-维生素E。

【饮片功能】
补肾，温肺，润肠。用于腰膝酸软、虚寒喘嗽、遗精阳痿。

【用法用量】
内服：煎汤，6~9克；或入丸、散。

【注意事项】
糖尿病患者忌多用。

冰箱内冻结），食用时用刀划成小块，撒上鲜桂花即可。

功能主治：清热解毒，生津止渴。适用于痰热咳喘、肾虚腰疼、肠燥便秘等症。

用法用量：每日1剂。

❷ 核桃粥

黄豆500克，白及20克，大米60克，核桃仁（捣碎）30克

制作方法：将黄豆、白及一起炒熟，磨成粉状，备用。煮粥时取大米，核桃仁（捣碎），再加入黄豆白及粉，冰糖适量，熬成糊状。

功能主治：健脑益智。

用法用量：每日1剂。

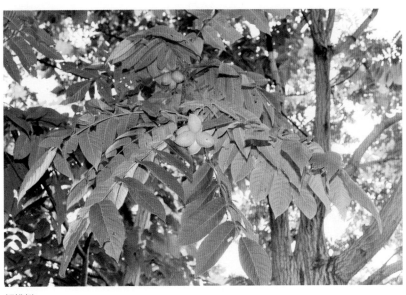

胡桃楸

桂枝
Guizhi

樟科植物肉桂*Cinnamomum cassia* Presl的干燥嫩枝。主产于广东、广西。3~7月间剪取嫩枝，趁鲜切圆斜薄片，或截成20厘米长的段，晒干。

【性状特征】

1. 药材

呈长圆柱形，有分枝，最细的枝略呈四棱形，直径2~10毫米。表面棕红色或紫棕色，微有光泽，有纵皱纹，并可见断枝残迹、叶痕、芽痕及细点状皮孔，较粗枝条皮部做环状横裂，细枝皮部易剥落而露出木部。质硬而脆，易折断，断面皮部薄，呈棕褐色至红棕色，木部黄白色或灰黄色，髓部略呈方形。微有清香气，味甘、微辛。

2. 饮片

为类圆形或类方形的薄片，皮部红棕色，木部黄白色或浅黄棕色，髓部略呈方形。周边棕色至红棕色，有纵棱线。质硬而脆。有特异香气，味甘、微辛，皮部味较浓。

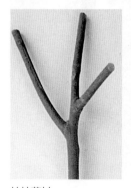

桂枝药材

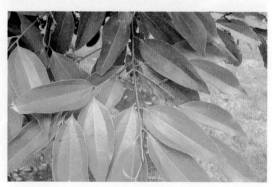

桂树植株

【化学成分】

含挥发油：油中主含桂皮醛，以5~6年的植株含油量高。

【饮片功能】

发汗解肌，温通经脉，助阳化气，平冲降气。用于风寒感冒、脘腹冷痛、血寒经闭、关节痹痛、痰饮、水肿、心悸、奔豚。

【用法用量】

内服：煎汤，3~6克；或入丸、散剂。

【注意事项】

热病高热、阴虚火旺、血热妄行者禁用。

【食疗】

❶ 山楂桂枝红糖汤

山楂肉15克，桂枝5克，红糖30克。

制作方法：将山楂肉、桂枝装入瓦煲内，加清水2碗，用文火煎至1碗时，加入红糖，调匀，煮沸即可。

功能主治：温经通脉，化瘀止痛。适用于女子寒性痛经及面色无华。

用法用量：每日1剂。

❷ 桂枝粥

桂枝10克，大米100克，葱白2茎，生姜3片。

制作方法：将桂枝择洗干净，放入锅中，加清水适量，浸泡5~10分钟后，水煎取汁，加大米煮粥，待熟时调入葱白、姜末，再煮一二沸即成。

功能主治：发汗解表，温经通阳。

用法用量：每日1~2剂，连续3~5天。

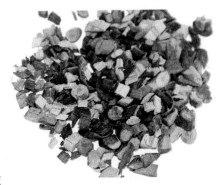

桂枝

桃仁
Taoren

蔷薇科植物桃*Prunus persica*（L.）Batsch.和山桃*Prunus davidiana*（Can.）Franch.的干燥成熟种子。桃仁主产于四川、云南、陕西，以山东产者质量最佳；山桃仁主产于河北、河南、山东。7~9月摘下成熟的果实，除去果肉，将果核放于已挖刻好许多小洞的砖块上或木板上，然后用锤逐个敲破，取出核仁晒干。以秋桃或野桃的种子饱满，质佳。夏桃桃仁瘦瘪无肉，多不采用。

【性状特征】

1. 药材

（1）桃仁　种子呈扁椭圆形，顶端尖，中部略膨大，基部钝圆而偏斜，边缘较薄，长1.2~1.8厘米，宽0.8~1.2厘米，厚0.2~0.4厘米。表面黄棕色或红棕色，密布颗粒状突起。尖端一侧有短线形种脐，基部有合点，并自该处分散出多数棕色维管束脉纹，形成布满种皮的纵向凹纹。气弱，味微苦。

（2）山桃仁　种子呈类卵圆形，较小而肥厚，边缘不薄，长约0.9厘米，宽约0.7厘米，厚约0.5厘米。种皮红棕色或黄棕色，表面颗粒状突起较粗而密。

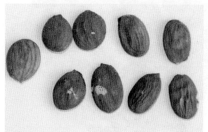

桃仁

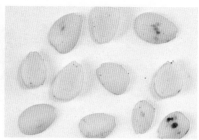

炒桃仁

752　精编中草药彩色图谱

【化学成分】
含苦杏仁苷、苦杏仁酶、挥发油等。

【饮片功能】
活血祛瘀，润肠通便，止咳平喘。用于经闭、痛经、癥瘕痞块、跌打损伤、肠燥便秘等。

【用法用量】
内服：煎汤，4.5~9克。

【注意事项】
孕妇忌用。

2. 饮片

（1）山桃仁　形如桃仁，乳白色，表面有细皱纹。

（2）炒桃仁　形如桃仁，微黄色，略具焦斑。

【食疗】

桃仁粥

桃仁、生地各10克，红糖50克，粳米100克。

制作方法：桃仁浸泡后，去皮弃尖，与生地一起加入适量冷水，武火煮沸，改文火慢煎。30分钟后，除去药渣，将粳米洗净加入药汁中煮粥。粥熟加入红糖。

功能主治：用于消化性溃疡出血停止后或无发生出血者。

用法用量：每次食1小碗，每天3~4次，该粥汤色红亮，米烂出油，香甜可口。

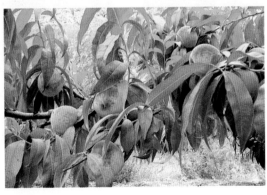

桃植株

桑叶

Sangye

桑科植物桑*Morus alba* L.的干燥叶。主产于河南、安徽、湖南。10~12月份霜降后采收，经霜叶黄白落者或用竿子将叶打下，除去杂质晾干。

【性状特征】

干燥的叶多皱缩、破碎。完整的叶片有柄，展开后呈卵形或宽卵形，长8~15厘米，宽7~13厘米；先端渐尖，基部截形、圆形或心脏形，边缘钉锯齿或钝锯齿，有时做不规则分裂。上表面黄绿色或浅黄棕色，下表面色稍浅，叶脉突起，小脉交织成网状，密生细毛，叶腋具簇毛。质脆易碎。气微，味淡，微苦、涩。

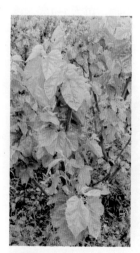
桑植株

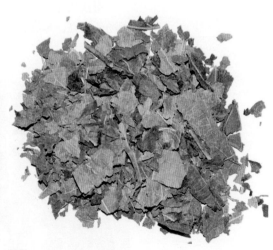
桑叶

【化学成分】

含桑苷异槲皮苷、胡芦巴碱、胆碱、腺嘌呤、腺碱、东莨菪素等。

【饮片功能】

疏散风热，清肺润燥，清肝明目。用于风热感冒、肺热燥咳、头晕头痛、目赤昏花。

【用法用量】

内服：煎汤5~15克；或入丸、散。外用：煎水洗或捣敷。

【注意事项】

桑叶不宜多用。

【食疗】

桑叶凉茶

桑叶2片，柠檬1片，蜂蜜5毫升，绿茶适量。

制作方法：取250毫升开水泡茶，晾凉，滤去茶叶备用，桑叶洗净，放入锅中，煮沸晾凉。将桑叶水倒入茶叶水中，加蜜、柠檬片，拌匀后加冰饮用。

功能主治：提神润肤，营养健身。

用法用量：每日1剂。

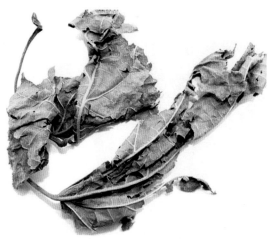

桑叶药材

桑白皮

Sangbaipi

////////////

桑科植物桑*Morus alba* L.的干燥根皮。主产于河南、安徽、浙江。春、冬二季均可采挖，部分地区在5~8月进行，最好在冬季采挖。挖出桑根后，洗净泥土，刮去外表黄色粗皮，用刀纵向剖开，以木槌轻击，使皮部与木部分离，剥取白皮，晒干，扎成小捆，即可。

【性状特征】

1. 药材

呈扭曲的卷筒状、槽状或板片状，大小不等，长30~100厘米，宽1~4厘米，厚1.5~3~6毫米。外表面黄白色或乳白色至白色，略平坦，具细纵纹；栓皮未除尽者，外表面呈橙黄色或红棕色，粗糙，鳞片状。内表面淡黄白色至灰黄色，平坦，有细纵纹。体轻，质柔韧，不易折断，但易纵向撕裂，撕裂时有粉尘飞扬；断面粗纤维性，不平整；片裂性，易成层剥离。气微，味微甜。以皮厚、色白、质柔韧、粉性足者为佳。

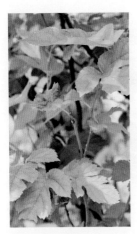

桑（白桑）植株

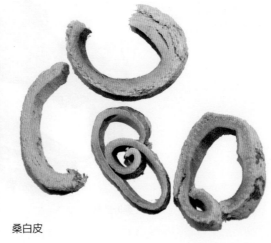

桑白皮

【化学成分】

含桑根皮素、桑根酮、桑皮呋喃等。

【饮片功能】

泻肺平喘，利水消肿。用于肺热喘咳、水肿胀满、尿少、面目肌肤浮肿、蜜制用于止咳平喘。

【用法用量】

内服：煎汤，6~15克，或入散剂。外用：捣汁涂或煎水洗。

【注意事项】

肺虚无火力、便多及风寒咳嗽者忌用。

2. 饮片

（1）桑白皮　丝呈丝状，宽3~5毫米。外表面白色或淡黄白色，较平坦。内表面黄白色或灰黄色，有细纵纹。质韧，纤维性强，撕裂时有白色粉末飞出。气微，味微甘。

（2）蜜桑白皮　形如桑白皮丝，呈深黄色，质滋润，略有光泽，味甜。

【食疗】

桑白皮茶

桑白皮30克。

制作方法：先把桑白皮的一层表皮轻轻刮去，冲洗干净，切成短节，在沸水中投下桑白皮，煮3~5沸，即行离火，稍焖几分钟，即可代茶饮。

功能主治：行水消肿。

用法用量：每日1剂，不拘时频饮。

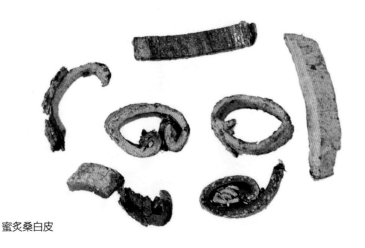

蜜炙桑白皮

桑枝

Sangzhi

///////////////////

桑科植物桑*Morus alba* L.的干燥嫩枝。药材称为"桑枝"。全国各地均有产。全年均可采收，以春末夏初采集为宜，去叶，晒干或趁鲜切片，晒干。

【性状特征】

1. 药材

呈长圆柱形，少有分枝，长短不一，直径0.5~1.5厘米。表面灰黄色或黄褐色，有多数黄褐色点状皮孔及细纵纹，并有灰白色略呈半圆形的叶痕和黄棕色的腋芽。质坚韧，不易折断，断面纤维性，切片厚0.2~0.5厘米，皮部较薄，木部黄白色，射线放射状，髓部白色或黄白色。气微，味淡。

2. 饮片

（1）桑枝片　为长椭圆形的厚片，表面黄白色，呈放射状纹理，髓部白色，周边灰黄色或黄褐色，质坚韧。气微，味淡。

（2）炒桑枝　形如桑枝，表面微黄色，偶有焦斑。

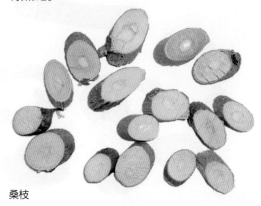

桑枝

十画

【化学成分】

含桑木素、二氢桑木素、桑橙素、2，4，6-四羟基二苯甲酮及二氢山柰素等。

【饮片功能】

祛风湿，利关节。用于肩臂、关节酸痛及麻木。

【用法用量】

内服：煎汤，50~100克；或煎膏。外用：煎水熏洗。

【食疗】

桑枝蜜茶

桑树带叶嫩枝20克、蜂蜜适量。

制作方法：先将桑枝剪碎，置保温瓶中，用沸水300毫升泡15分钟，倾出清汁，再调入蜂蜜少许。

功能主治：祛风清热，除湿止痛。用于产后汗出当风、以致着衣即汗、去衣恶风、肢体酸楚、类似风湿病者。

用法用量：每日一剂，分2~3次代茶饮。

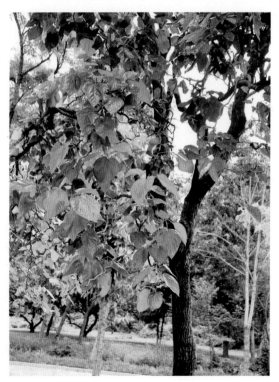

桑（白桑）植株

桑寄生
Sangjisheng

桑寄生科植物桑寄生*Taxillus chinensis*（DC.）Danser野生品的干燥带叶茎枝。主产于广东、广西、福建。冬季至次春采割（河南、湖南则在3~8月采），用刀割下，除去粗枝，切段，阴干或晒干，或扎成小把，用沸水煮过或蒸后（使不变色）晒干。

【性状特征】

1. 药材

茎枝呈圆柱形，长3~4厘米，直径0.2~1cm；表面红褐色或灰褐色，具细纵纹，并有多数细小凸起棕色皮孔，嫩枝有的可见棕褐色茸毛；质坚硬，断面不整齐，皮部红棕色，木部色较浅。叶多卷曲，具短柄；叶片展开后呈卵形或椭圆形，长3~8厘米，宽2~5厘米，表面黄褐色，幼叶被细茸毛，先端钝圆，基部圆形或宽楔形，全缘；革质。气微，味涩。

2. 饮片

为椭圆形的厚片，切面皮部红棕色，木部色较浅，外皮红褐色或灰褐色，具细纵纹，嫩

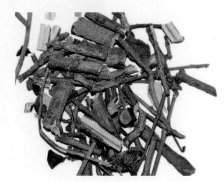

桑寄生

【化学成分】

含萹蓄苷、懈皮素、懈皮苷、D-儿茶素等。

【饮片功能】

祛风湿，补肝肾，强筋骨，安胎元。用于风湿痹痛、腰膝酸软、筋骨无力、崩漏经多、妊娠漏血、胎动不安、产后乳少、下肢麻木、脚气、高血压症等。

【用法用量】

内服：煎汤9~15克；入散剂，浸酒或捣汁。

枝有的可见棕褐色茸毛，质坚硬；叶多卷曲，具短柄，叶片黄褐色，革质；气微，味涩。

【食疗】

桑寄生老母鸡汤

老母鸡500克、桑寄生30克、玉竹30克、枣干20克、姜、盐适量。

制作方法：将老母鸡斩块，并起油锅，用姜爆香备用；桑寄生除去杂质，洗净；玉竹、红枣洗净，把全部用料一齐放入锅内，加清水适量，武火煮沸后，文火煮3小时，调味即成。

功能主治：养血祛风，补虚柔肝。用于高血压病、中风后遗症属血虚者，症见面色苍白、眩晕、心悸、肢体麻木，或时有筋脉拘挛、关节酸痛、下肢痿软，亦可用于慢性风湿性关节炎，病后体虚而见上述症状者。

用法用量：每日1剂。

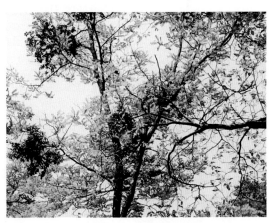

桑寄生植株

桑椹子

Sangshenzi

桑科植物桑*Morus alba* L.的干燥果穗。主产于四川、江苏、浙江。4~6月，果实变红时采摘果穗，晒干或略蒸后晒干。

【性状特征】

果穗由多数小瘦果集合而成，略呈长圆形，长1~2厘米，直径0.5~0.8厘米。黄棕色、棕红色至暗紫色，基部有短果穗梗。小瘦果卵形，皱缩，外被肉质花被片4枚，果实边缘有棱线。种子小，扁卵形，淡黄色，胚乳白色，油性足。气微，味微酸而甜。

【食疗】

桑椹子粥

桑椹子20～30克，大米100克。

制作方法：加水先煮桑椹子，待米半熟时徐徐加入，搅匀，煮至熟透。

功能主治：补肝滋肾，养血明目。适用于因肝肾血虚引起须发早白、眼目昏糊的人。

用法用量：每日1剂。

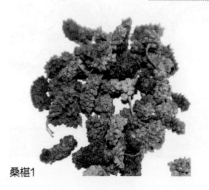

桑椹1

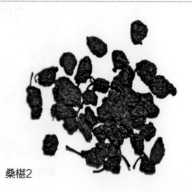

桑椹2

【化学成分】

含芸香苷（Rutin）、桉油醇、香叶醇及维生素A、B、C和胡萝卜素。另含蛋白质、脂肪、糖、游离酸、醇、鞣质及花青素和矢车菊素。

【饮片功能】

滋阴补血，生津，润肠。用治眩晕耳鸣、心悸失眠、须发早白、伤津口渴、内热消渴、血虚便秘等症。

【用法用量】

内服：煎汤，9~15克。

【注意事项】

脾胃虚寒便溏者禁用。

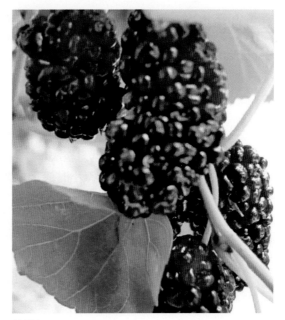

桑果实

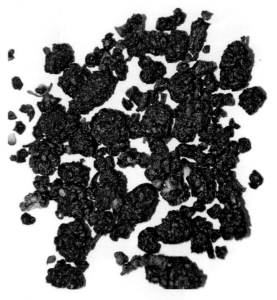

蜜炙桑椹

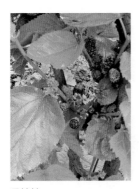

桑植株

十画

桑螵蛸

Sangpiaoxiao

////////////////////

节枝动物门昆虫纲螳螂科昆虫大刀螂 *Paratenodera sinensis* Saussure、小刀螂 *Statilia maculata*（Thunberg）或巨斧螳螂 *Hierodula patellifera*（Serville）的干燥卵鞘。药材依次分别习称"团螵蛸""长螵蛸""黑螵蛸"。团螵蛸主产于广西、云南、湖北；长螵蛸主产于浙江、江苏、安徽；黑螵蛸主产于河北、山东、河南。9月至次年2月采收。除去树枝，置蒸笼内蒸半个小时杀死虫卵，晒干或烘干。

【性状特征】

1. 药材

（1）团螵蛸　略呈圆柱形或半圆形，由多层膜状薄片叠成，长2.5～4厘米，宽2～3厘

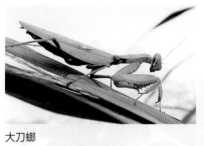

大刀螂　　　　　　　小刀螂

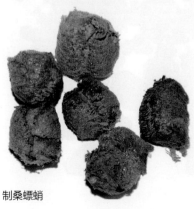

制桑螵蛸

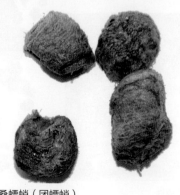

桑螵蛸（团螵蛸）

【化学成分】
含蛋白质、脂肪及铁、钙等无机元素。

【饮片功能】
益肾固精，缩尿，止浊。用于遗精滑精、尿频、小便白浊。

【用法用量】
内服：煎汤，5~9克；或入丸、散剂。

【注意事项】
阴虚火旺或膀胱有热者慎用。

米。表面浅黄褐色，上面带状隆起不明显，底面平坦或有凹沟。体轻，质轻而韧，横断面可见外层为海绵状。内层为许多放射状排列的小室，室内各有1细小椭圆形卵，深棕色，有光泽。气微腥，味淡或微咸。

（2）长螵蛸 略呈长条形，一端较细，长2.5~5厘米，宽1~1.5厘米。表面灰黄色，上面带状隆起明显，带的两侧各有1条暗棕色浅沟及斜向纹理。质硬而脆。

（3）黑螵蛸 略呈平行四边形，长2~4厘米，宽1.5~2厘米。表面灰褐色，上面带状隆起明显，两侧有斜向纹理，近尾端微向上翘。质硬而韧。

2. 饮片

盐桑螵蛸形如桑螵蛸，表面呈焦黄色，略具焦斑。味咸。

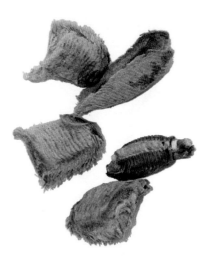

桑螵蛸（长螵蛸）

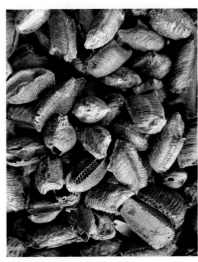

桑螵蛸（黑螵蛸）

桔梗
Jiegeng

桔梗科植物桔梗*Platycodon grandiflorum*（Jacq）ADC栽培品的干燥根。津桔梗主产于安徽、江苏、河南；北桔梗主产于黑龙江、辽宁、吉林；西桔梗主产于广西。春、秋二季采挖，去净苗茎、须根及泥土，刮去外皮，洗净，晒干。或不去外皮，晒干。

【性状特征】

1. 药材

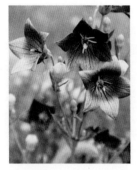

桔梗植株

呈顺直的长条圆柱形，多为单枝，少分枝，略扭曲，长7~30厘米，直径0.5~2厘米。表面灰白色或淡黄白色，不去外皮的表面黄棕色至灰棕色，上端根茎部（芦头）有半月形的茎痕（芦碗），全体有不规则纵皱及沟纹，并有横向皮孔样的疤痕。质硬脆，易折断，受潮则变柔软。横切面可见"菊花心"，具放射状裂隙，皮部类白色，形成层环明显，木质部淡黄色。气微，味微甜后稍苦。

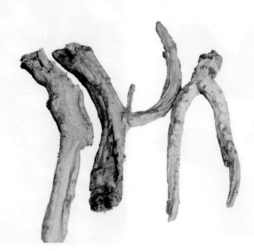

桔梗药材（云南）

【化学成分】

根含多种皂苷，如桔梗皂苷A、C、D₁、D₂。混合皂苷经完全水解产生的皂苷元有桔梗皂苷元（platycodigenin）、远志酸（polygalacic acid）以及少量的桔梗酸A、B、C。

【饮片功能】

宣肺，利咽，祛痰，排脓。用于咳嗽痰多、胸闷不畅、咽痛、音哑、肺痈吐脓、疮疡脓成不溃。

【用法用量】

内服：煎汤或入丸、散。用量：6～9克。

【注意事项】

阴虚久嗽、气逆及咳血者忌用。

2. 饮片

桔梗片为横切或斜切的薄片，横切片圆形或类圆形，直径0.5～1.5厘米，厚0.1～0.3厘米。切面皮部类白色，木部淡黄白色，形成层环棕色，解剖显微镜下观察，木质部较松软，裂隙众多，略呈辐射状。周边白色或淡黄白色，具纵皱沟及横长皮孔，偶有圆点状支根痕及黄棕色栓皮。斜切片长条形，长至3.5厘米，皮部薄，木部长椭圆形条状。质脆，易折断。断面粉性，不平坦。气微，味微甜后苦。

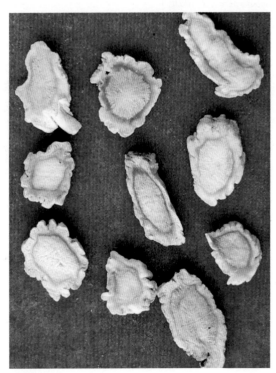

桔梗饮片

浙贝母

Zhebeimu

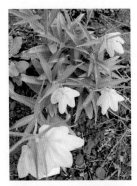

浙贝母植株（上海栽培）

百合科植物浙贝母*Fritillaria thunbergii Miq.*栽培品的鳞茎。主产于浙江、江苏。初夏植株枯萎后采挖，洗净，按大小分开。一般直径在3.5厘米以上者分成两瓣，摘除心芽，商品称大贝；直径3.5厘米以下者不分瓣，不摘除心芽，商品称珠贝。分别置于特制的木桶内，撞击表皮，每50公斤加入熟石灰或贝壳粉1.5～2公斤，使均匀涂布于贝母表面，吸去撞出的浆汁，晒干或烘干。或取鳞茎，大小分开，洗净，除去心芽，趁新鲜切成厚片，洗净，干燥，商品称浙贝片。

【性状特征】

1. 药材

（1）大贝　为鳞茎外层的鳞叶，略呈新月形，高1～2厘米，直径2～3.5厘米。外表面类白色至淡黄色，内表面白色或淡棕色，被有白色粉末。质硬而脆，易折断，断面白色至黄白色，富粉性。气微，味微苦。

（2）珠贝　为完整的鳞茎，呈扁圆形，高1～1.5厘米，直径1～2.5厘米。表面类白色，

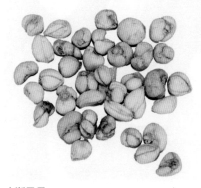

小浙贝母

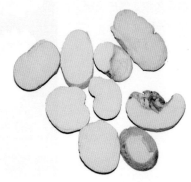

浙贝母

【化学成分】

含生物碱类：贝母碱、去氢贝母碱以及微量的贝母新碱（peimisin）、贝母芬碱（peimiphine）、贝母定碱（peimidine）、贝母替定碱（peimitidine）、贝母碱苷（peiminoside）。

【饮片功能】

清热化痰，开郁散结。用于风热、燥热、痰火咳嗽、肺痈、乳痈、瘰疬、疮毒、心胸郁闷。

【用法用量】

内服：煎汤，4.5～9克；或入丸、散，或研细粉冲服1.5克。外用：适量研粉调敷。

【注意事项】

不宜与乌头类药材同用。

外层鳞叶2瓣，肥厚，略呈肾形，互相抱合，内有小鳞叶2～3枚及干缩的残茎。

2. 饮片

（1）浙贝片　为鳞茎外层的单瓣鳞叶切成的片。椭圆形或类圆形，直径1～2厘米，边缘表面淡黄色，切面平坦，粉白色。质硬而脆，易折断，断面粉白色，富粉性。

（2）浙贝粉　为白色粉末，气微，味微苦。

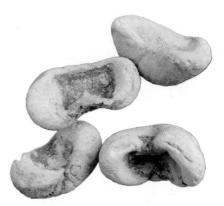

浙贝母药材（大贝）

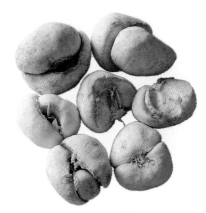

浙贝母药材（珠贝）

浮萍

Fuping

【化学成分】

含荭草素、牡荆素、芹菜糖、木樨草黄素。

【饮片功能】

散风，透疹利尿。用于麻疹不透、荨麻疹、皮肤瘙痒、浮肿、尿少。

【用法用量】

内服：煎汤，3~9克。外用：适量，煎汤浸洗。

【注意事项】

《本草经疏》："表气虚而自汗者勿用。"

浮萍科植物紫萍*SFirodela polyrrhiza*（L.）Schleid的干燥全草。主产于江苏、河北、江西、湖南。夏、秋二季从池塘、水田中捞起，洗净，晒干。

【性状特征】

药材呈扁平鳞片状卵形或卵圆形，长径2~5毫米。上表面淡绿色至灰绿色，偏侧有1个小凹陷，边缘整齐或微卷曲。下表面紫绿色至紫棕色，着生数条须根。体轻，手捻易碎。气微，味淡。以色绿、背紫者为佳。

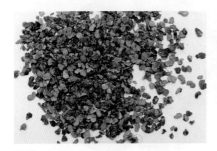

浮萍

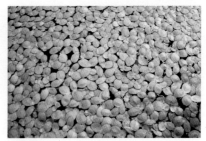

紫萍植株

海风藤

Heifengteng

胡椒科植物风藤*Diperkadsura*（Choisy）Ohwi.的干燥藤茎。主产于福建、浙江、广东。8~10月，割取藤茎，除去根及叶，晒干。

【性状特征】

1. 药材

呈长圆柱形而扁，长短不等，直径0.3~2厘米。表面灰褐色或褐色，粗糙。有似纹理及明显的节，节部膨大，上生不定根。横断面皮部窄，木质部与射线相间呈放射状排列，木部灰黄色，有许多小孔，射线灰白色，中央有灰褐色髓。质轻而脆，易折断，折断面纤维状。气清香，味辛。

2. 饮片

为不规则扁圆形厚片，表面有灰黄色与灰白色相间排列的放射状纹理，边缘可见小洞成环，髓部灰褐色。周边灰褐色或褐色，有纵向棱状纹理。体轻，质脆。气香，味微苦、辛。

【化学成分】

含细叶青蒌藤素、细叶青蒌藤烯酮、细叶青蒌藤醌醇、细叶青蒌藤酰胺、β-谷甾醇、豆甾醇及挥发油。

【饮片功能】

祛风湿，通经络，止痹痛。用于风寒湿痹、关节疼痛、筋脉拘挛、跌打损伤。

【用法用量】

内服：煎汤，6~15克。

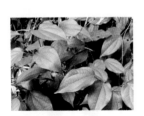

植株

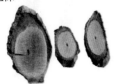

海风藤

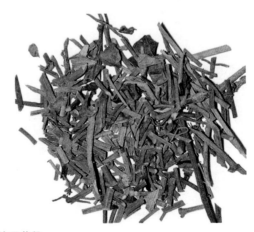

海风藤段

海马

Haima

【化学成分】

三斑海马含有谷氨酸、天冬氨酸、甘氨酸、脯氨酸、丙氨酸、亮氨酸等17种氨基酸；刺海马含有蛋白质、脂肪、多种氨基酸；大海马中含精氨酸、天冬氨酸、丙氨酸、某氨酸、脯氨酸、谷氨酸等20多种氨基酸。

海龙科动物线纹海马*Hippocampus kelloggi* Jordan et Snyder、刺海马*Hippocampus histrix* Kaup、大海马*Hippocampus kuda* Bleeker、三斑海马*Hippocampus trimaculatus* Leach或小海马（海蛆）*Hippocampus japonicus* Kaup的干燥体。主产于东海及南海。夏、秋二季捕捞，洗净，晒干；或除去皮膜及内脏，晒干。

【性状特征】

1. 药材

（1）线纹海马　呈扁长形而弯曲，体长约30厘米。表面黄白色。头略似马头，有冠状突起，具管状长吻，口小，无牙，两眼深陷。躯干部七棱形，尾部四棱形，渐细卷曲，体上有瓦楞形的节纹并具短棘。体轻，骨质，坚硬。气微腥，味微咸。

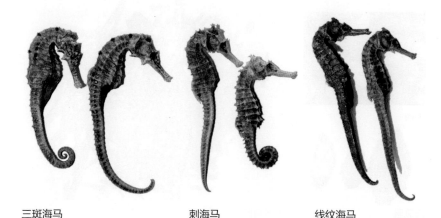

三斑海马　　　　　　　刺海马　　　　　　　线纹海马

【饮片功能】

温肾壮阳，散结消肿。用于阳痿、遗尿、肾虚作喘、癥瘕积聚、跌扑损伤；外治痈肿疔疮。

【用法用量】

3～9克。外用适量，研末敷患处。

【注意事项】

孕妇及阴虚火旺者忌用。

（2）刺海马　体长15～20厘米。头部及体上环节间的棘细而尖。

（3）大海马　体长20～30厘米。黑褐色。

（4）三斑海马　体侧背部第1、4、7节的短棘基部各有1黑斑。

（5）小海马（海蛆）　体形小，长7～10厘米。黑褐色。节纹及短棘均较细小。

2. 饮片

制海马形如海马，质较松脆，色泽加深，微鼓起。

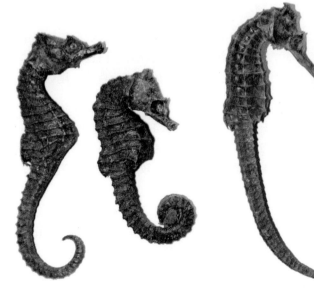

小海马　　　　　　大海马

海龙

Heilong

海龙科动物刁海龙*Solenognathus hardwickii*（Gray）、拟海龙*Syngnathoides biaculeatus*（Bloch）或尖海龙*Syngnathusacus Linnaeus*的干燥全体。主产于广东、福建、台湾。夏、秋二季捕捞。

【性状特征】

1. 药材

（1）刁海龙体狭长侧扁，全长30~50厘米，表面黄白色或灰褐色。头部前方具一管状长吻，口小，无牙，两眼圆而深陷，头与体轴略呈钝角。躯干部宽3厘米，五棱形，尾部前方六棱形，后方渐细，四棱形，尾端卷曲。背棱两侧各有1列灰黑色斑点状色带。全体被以具花纹的骨环及细横纹，各骨环内有突起的粒状棘。胸鳍短宽，背鳍较长，有的不明显，无尾鳍。骨质，坚硬。气微腥，味微咸。

（2）拟海龙体平扁，宽大于高，躯干部略呈四棱形，背面窄小，全长20~22厘米。表面灰黄色，头常与体轴成一直线，尾细卷曲，无鳍。

（3）尖海龙体细长，呈鞭状，全长10~30厘米，未去皮膜，表面黄褐色。有的腹面可见育儿囊，有尾鳍。质较脆弱，易撕裂。

2. 饮片

（1）切段品为呈粗细不一的段，长10~15毫米，可见海龙不同部位的表面特征。

（2）捣碎品为呈不规则的碎扁块及粉末，灰褐色至黄白色，可见褐色鳍的碎片，气腥。

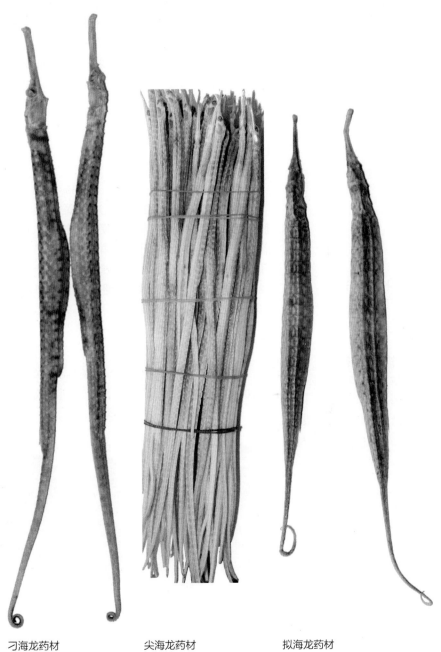

刁海龙药材　　　　　尖海龙药材　　　　　拟海龙药材

海参
Haishen

刺参科动物刺参*Stichopus japonicus* Selenka或其他种海参的全体。主产于辽宁、山东。海参捕得后，除去内脏，洗净腔内泥沙，入适当的盐水中烧煮约1小时，捞起放冷，经曝晒或烘焙至八九成干时，再入蓬叶液中略煮，至颜色转黑时，取出晒干。

【性状特征】

1. 药材

体呈长筒状，长20~40厘米，宽3~6厘米，腹面平坦。表面黑褐色，有明显的钝刺，具纵沟纹，背面钝刺大小不等，排成 4~6行。口位于腹面前端，周缘围生具分枝的触指20个，先端稍膨大呈乳头状。质稍硬，断面略呈四角形。气微腥，味甘微咸。

2. 饮片

为略皱缩的片或小段，片长2~4毫米，段长10~ 15毫米。表面黑褐色，有钝刺，大小不等。质硬，气微腥，味甘、微咸。

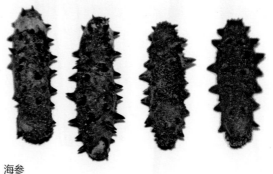

海参

【化学成分】
含蛋白质、脂肪、无机盐、糖类等。

【饮片功能】
滋阴补肾，壮阳益精，养心润燥，补血。治溃疡、肺结核咯血、再生障碍性贫血、糖尿病等。

【用法用量】
内服：煎汤、煮食或入丸剂。

【注意事项】
痰多便溏者忌用。

海金沙

Heijinsha

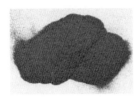

海金沙

【化学成分】

含海金沙素、棕榈酸、油酸、亚油酸和脂肪油。

【饮片功能】

清利湿热，通淋。用于热淋、砂淋、石淋、血淋、尿道涩痛。

【用法用量】

内服：煎汤，6~15克。

【注意事项】

肾阴亏虚者慎用。

海金沙科植物海金沙*Lygodium japonicum*（Thunb.）Sw.的干燥成熟孢子。主产于广东及浙江。8~9月间，当孢子成熟时，选择晴天清晨朝露未干时，割取植株，置衬有纸或布的筐内，于避风处暴晒，至干时用手搓揉，抖动，使叶背之孢子脱落，再用细筛筛去残叶，晒干即可。

【性状特征】

呈粉末状，棕黄色或浅棕黄色。体轻，手捻有光滑感，置手中易由指缝滑落。气微，味淡。

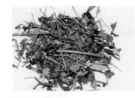

海金沙藤

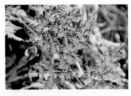

海金沙孢子叶

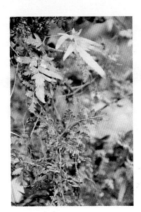

海金沙植株

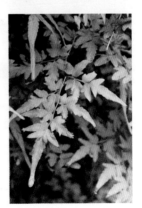

海金沙营养叶

海狗肾

Haigoushen

海豹科动物斑海豹*Phoca vitulina* L.或海狮科动物海狗*Callorhinus ursinus* L.的干燥阴茎和睾丸。主产于加拿大、夏威夷群岛、阿拉斯加及我国大连。于春季沿海冰块开裂处捕捉雄兽，割取阴茎与睾丸，置阴凉处风干。

【性状特征】

1. 药材

（1）斑海豹的肾（国产）阴茎　呈类圆柱形，长10~20厘米，直径0.6~1.2厘米，表面黄褐棕色。先端膨大，龟头顶端常被包皮包裹，

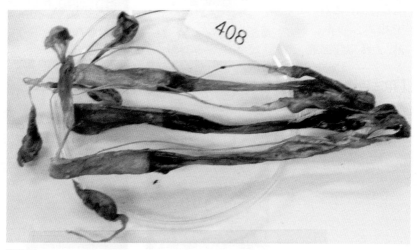

海狗肾

【化学成分】

含雄性激素、蛋白质、脂肪。

【饮片功能】

补肾壮阳，益精补髓。用于虚损劳伤、阳痿精衰、腰膝痿弱等症。

【用法用量】

内服：煎汤或泡酒，5~15克；或入丸、散等用。

【注意事项】

（1）《本草经疏》："阴虚火炽及骨蒸劳嗽等侯，咸在所忌。"
（2）《本草求真》："脾胃挟有寒湿者，亦忌。"

毛较粗长，灰白色。距先端约4厘米处稍膨大（为阴茎骨末端存在部位），中部具突出的夹板骨（为部分盆腔骨），后端具2枚睾丸，较小，长椭圆形，输精管极短。具鱼腥气味。

（2）海狗肾（进口）阴茎 呈长圆柱形，稍扭曲，全长24~36厘米，直径0.8~1.5厘米，表面黄棕色。龟头部膨大，为鞘膜状包皮包裹，龟头短，扁三角形。阴茎根部膨大，末端或连接有膀胱，呈囊状。睾丸椭圆形或长卵形，输精管极长，深棕色。具圆柱状阴茎骨。有鱼腥气味。

2. 饮片

（1）海狗肾片 呈不规则的厚片，表面黄色或黄褐色，质坚韧，有腥气。

（2）制海狗肾 形如海狗肾片，表面焦黄色，鼓起。

海桐皮

Haitongpi

豆科植物刺桐*Erythrina variegata* L.var. *orietalis*（L.）Merr的干燥树皮。主产于广西、云南、福建、湖北。全年可采，以春季较易剥取，将树砍伐，剥取干皮，刮去棘刺及灰垢，晒干。

【性状特征】

半筒状或筒状，厚0.25~1.5厘米。外表面棕红色，老树皮粗皮极厚，常有较大裂隙，皮孔不明显，偶见钉刺；成年树皮皮孔明显，黄棕色，直径约2毫米，钉刺较多，黑色，具光泽，基部直径0.6~1厘米，顶端尖锐或被磨去。内表面黄棕色，具明显细纵纹。质坚硬，不易折断，折断面不整齐，外部棕色，颗粒状，内部黄色，强纤维性。气微香，味淡。

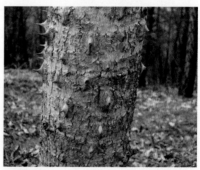

刺通树干

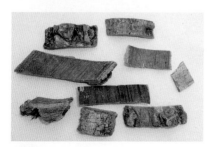

海桐皮

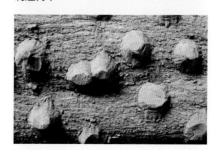

海桐皮药材

海浮石

Haifushi

【主要化学成】

主要含碳酸钙及少量的镁、铁及酸不溶性物质。

【饮片功能】

清肺化痰，软坚结散，通淋。用于肺热咳嗽痰稠、瘰疬。

【用法用量】

内服：煎汤，9~15克；或入丸、散。外用：适量水飞点眼。

胞孔科动物脊突苔虫*Costazia aculeate Canu et Bassler*的干燥骨骼。主产于福建、浙江等沿海地区。夏、秋二季收集，洗净，晒干。

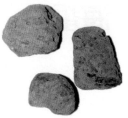

海浮石（火成岩类岩石浮石的块状物）

【性状特征】

1. 药材

呈珊瑚样的不规则块状、大小不一。灰白色或灰黄色，表面多突起呈叉状分枝，中部交织如网状。体轻，质硬而脆，表面与断面均具有多数细小孔道。气微腥，味微咸。

2. 饮片

（1）海浮石　为不规则海绵状或珊瑚样的碎块，灰白色或灰黄色，表面粗糙，有多数细孔，质硬而脆，入水不混。气微腥，味微咸。

（2）煅海浮石　形如海浮石，多粉状，灰白色，质酥脆。

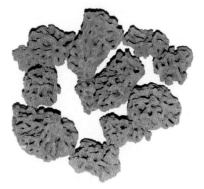

海浮石（海石花）

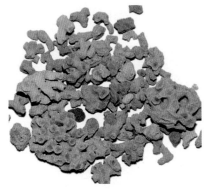

海浮石（石花）

海蜇

Haizhe

海蜇 *Rhopilema esculenta* Kishinouye等的口腕部。主产于我国东南沿海。8~9月间，海蜇常成群浮游于海面，有时被冲击而搁浅在海滩，捕捞时，先用长标刺穿其伞体，然后用网捕获。捕后用石灰、明矾浸制。再榨去其体中水分，洗净，盐渍。一般伞体部和口腕部分开加工，口腕部俗称"海蜇头"，伞部俗称"海蜇皮"。

【性状特征】

1. 药材

海蜇伞部呈半球形，中胶层厚而坚硬，伞部宽度通常在25~50厘米。口腕8个，各自分歧，其上方有8对褶皱的肩板。各口腕和肩板边缘上有许多长的附属器（150~180条），每个口腕末端各有一棒状附肢，内通管道。生殖腺4个，马蹄形，位于间幅。全体呈皱缩的不规则块状，表面灰棕色（新鲜时多为青蓝、暗红、黄褐或沙色），质柔韧，气微腥，味咸微甘。以个大、完整、色灰棕者为佳。

2. 饮片

为不规则的碎块。表面皱缩，灰棕色，质柔韧。

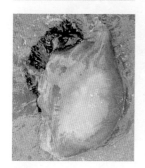

海蜇

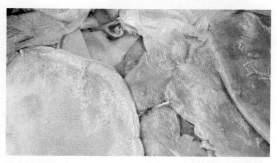

海蜇药材

海藻

Haizao

马尾藻科马尾藻属植物羊栖菜*Sargassum fusiforme*（Harv.）Setch.、海蒿子*Sargassum paUidum*（Turn.）C.Ag.的干燥藻体，药材依次称为"小叶海藻""大叶海藻"。小叶海藻主产于浙江、福建、广东；大叶海藻主产于山东、辽宁。全年均可采收，但以立秋前后最宜，此时藻体最大，出芽率最高，而且已进行了有性生殖，捞出后用淡水洗漂，去净盐沙，晒干。

【化学成分】

羊栖菜和海蒿子均含褐藻酸、甘露醇、钾、碘等；羊栖菜还含羊栖菜多糖A、B、C及褐藻淀粉。

【饮片功能】

软坚散结，消痰利水。用于瘿瘤瘰疬、睾丸肿痛、痰饮水肿等症。

【用法用量】

内服：煎汤、浸酒或入丸、散，6~12克。

【注意事项】

不宜与甘草同用。

【性状特征】

（1）小叶海藻　常卷曲皱缩成团，棕黑色，被白色粉霜，质硬脆，浸水膨胀，展开后可见全体呈树枝状。黄棕色，肉质肥厚，黏滑而有弹性。主干圆柱形，直径1~3毫米，表面光洁。叶为狭倒披针形，先端膨大而中空。气囊腋生，纺锤形，长5~10毫米，具短柄。生殖托不常见。气微腥，味微咸。

（2）大叶海藻　伞体皱缩卷曲，黑褐色，被有白霜，呈分枝状。初生叶互生，长椭圆形或披针形，先端尖，边缘有疏锯齿，具中肋；次生叶线形。气囊褐黑色球形或卵圆形，生于叶腋。生殖托圆柱形，单生或总状排列于生殖小枝上。质柔韧，水浸后膨胀，肉质，黏滑。气微腥，味咸。

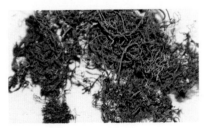

海藻（小叶海藻）

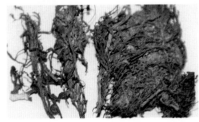

海藻（大叶海藻）

海螵蛸

Haipiaoxiao

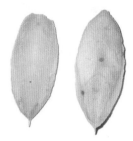

海螵蛸药材

乌贼科动物无针乌贼*Sepiella maindronide* Rochebrune或金乌贼*Sepia esculenta* Hoyle的干燥内壳。无针乌贼主产于浙江、福建沿海；金乌贼主产于辽宁、山东及江苏沿海。全年均可采收，从乌贼体中剥取内壳，用水洗净，晒干。

【性状特征】

1. 药材

（1）无针乌贼呈扁长椭圆形，中间厚，边缘薄，长9~14厘米，宽2.5~3.5厘米，厚约1.3厘米。背面有磁白色脊状隆起，两侧略显微红

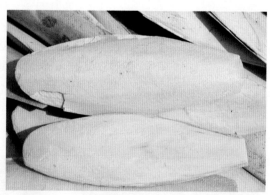

海螵蛸药材（无针乌贼）

【化学成分】

含碳酸钙、壳角质、黏液质以及少量氯化钠、磷酸钙、镁盐等。

【饮片功能】

收敛止血，涩精止带，制酸，敛疮。用于溃疡病、胃酸过多、吐血衄血、崩漏便血、遗精滑精、赤白带下、胃痛吞酸；外治损伤出血、疮多脓汁。

【用法用量】

内服：煎汤，5～9克。外用：适量，研末敷患处。

色，有不甚明显的细小疣点；腹面白色，自尾端到中部有细密波状横层纹；角质缘半透明，尾部较宽平，无骨针。体轻，质松，易折断，断面粉质，显疏松层纹。气微腥，味微咸。

（2）金乌贼长13～23厘米，宽约至6.5厘米，背面疣点明显，略呈层状排列；腹面的细密波状横层纹占全体大部分，中间有纵向浅槽；尾部角质缘渐宽，向腹面翘起，末端有1骨针，多已折落。

2. 饮片

不规则形或类方形小块，类白色或微黄色，味淡。

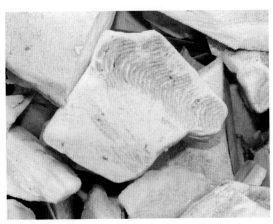

海螵蛸

狼毒

Langdu

大戟科植物月腺大戟*Euphorbia ebracteolata* Hayata或狼毒大戟*Euphorbia fischeriana* Steud.的干燥根。月腺大戟主产于安徽、河南、江苏；狼毒大戟主产于黑龙江、吉林、辽宁、河北。月腺大戟和狼毒大戟均春、秋两季采挖，洗净，切片，晒干。

【性状特征】

1. 药材

（1）月腺大戟　根为类圆形或长圆形的横切片或斜切片，直径1~4厘米，厚0.2~1厘米。栓皮淡棕红色，呈薄片状重叠，易剥落，剥落处显黄棕色，切面不平坦，有黄白相间的不规则大理石样纹理或环纹（异形维管束）。

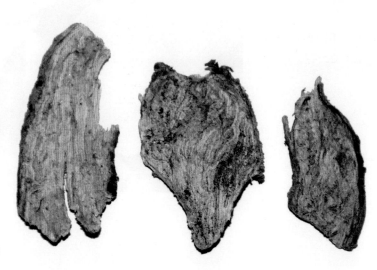

狼毒

【化学成分】

月腺大戟根含大戟醇、甾萜化合物、有机酸、酚性物质、挥发油、生物碱、树脂等；狼毒大戟根含大戟醇、挥发油、蔗糖、甾醇、脂肪酸、酚性化合物及微量生物碱等。

【饮片功能】

逐水祛痰，破积杀虫。用于咳逆上气、痰饮积聚，外用于淋巴结结核、皮癣。

【用法用量】

内服：入丸散剂，每次0.5～1克。外用：适量，煎水洗。研粉敷患处。

【注意事项】

不宜与密陀僧同用。

体轻，质脆，易折断，断面显粉性。气微，味甘，有刺激性辣味。

（2）狼毒大戟　根外皮棕黄色，切面纹理或环纹显黑褐色。水浸后有黏性。撕开可见黏丝。均以片大、粉性足者为佳。

2. 饮片

（1）生狼毒片　呈不规则片状，厚约6毫米。余同性状特征。

（2）醋狼毒片　形如生狼毒片，表面呈黄色，微有醋气。

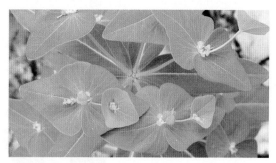

月腺大戟植株

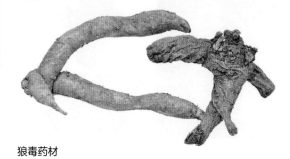

狼毒药材

珠子参

Zhuzishen

【化学成分】
含三七皂苷、挥发油、糖类。

【饮片功能】
补肺，养阴，活络，止血。用于气阴双亏、烦热口渴、虚劳咳嗽、跌扑损伤、关节疼痛、咳血、吐血、外伤出血。

【用法用量】
内服：煎汤，3~9克。外用：适量研末敷患处。

五加科植物珠子参*Panax japonicus* CAMeyvar. *major*（Burk）CYWu et KWFeng或羽叶三七*Panax japonicus* C AMeyvar. *bipinnatifidus*（Seem）CYWu etKWFeng野生品的干燥根茎。主产于云南、四川、甘肃、陕西。四川、陕西、甘肃产者习称"钮子七"，四川、西藏、湖北产者习称"扣子七"，云南产者习称"土三七"。秋季采挖，除去粗皮及须根，干燥；或蒸（煮）透后干燥。

【性状特征】

略呈扁球形、圆锥形或不规则菱角形，偶呈连珠状，直径0.5~2.8厘米。表面棕黄色或黄褐色，有明显的疣状突起及皱纹，偶有圆形凹陷的茎痕，有的一侧或两侧残存细的节间。质坚硬，断面不平坦，淡黄白色，粉性。气微，味苦、微甘，嚼之刺喉。蒸（煮）者断面黄白色或黄棕色，略呈角质样，味微苦、微甘，嚼之不刺喉。

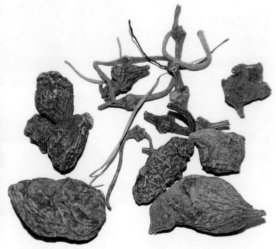

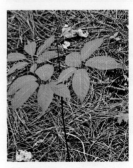

珠子参植株　　　　珠儿参

益母草

Yimucao

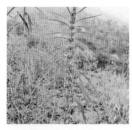

益母草植株

【化学成分】
含益母草碱约0.05%（花初期含微量，花期中逐渐增高）、水苏碱、芸香苷、延胡索酸、益母草碱甲和益母草碱乙。

【饮片功能】
活血调经，利尿消肿。用于月经不调、痛经、经闭、恶露不尽、水肿尿少、急性肾炎水肿。

【用法与用量】
内服：煎汤，9～30克，水煎服。

【注意事项】
孕妇禁用。

唇形科植物益母草Leonurus japonicus Houtt.的干燥地上部分。全国大部分地区均产。夏季植株生长茂盛、花未全开时割取地上部分，晒干或切段晒干。

【性状特征】

呈方柱形，上部多分枝，四面凹下成纵沟，长30～60厘米，直径约0～5厘米；表面灰绿色或黄绿色，体轻，质韧，断面中部有髓。叶交互对生，有柄；叶片灰绿色，多皱缩、破碎，易脱落；完整者下部叶掌状3裂，上部叶羽状深裂或浅裂成3片，裂片全缘或具少数锯齿。轮伞花序腋生，小花淡紫色，花萼筒状，花冠二唇形，切段者长约2厘米。气微，味微苦。

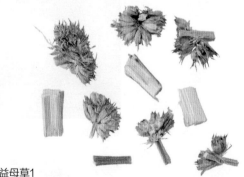

益母草1

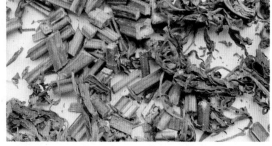

益母草2

益智

Yizhi

/////////////////////

姜科植物益智*Alpinia oxyphylla* Miq.的干燥成熟果实。主产于海南、广东、广西、云南。每年5月上旬至6月中旬，选晴天，于露水干后将果穗剪下，除去果柄，晒干即成商品。

【性状特征】

1. 药材

呈椭圆形，两端略尖，长1.2~2厘米，直径1~1.3厘米。表面棕色或灰棕色，有纵向凹凸不

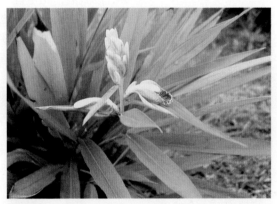

益智植株

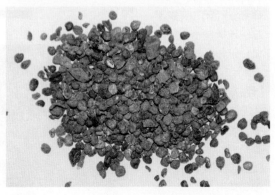

盐益智

【化学成分】

含挥发油：油中主要成分有桉油素（cineole）、姜烯（zingiberene）和姜醇（aingiberol）等。

【饮片功能】

温脾，暖肾，固气，涩精。治冷气腹痛、中寒吐泻、多唾、遗精、小便余沥、夜多小便。

【用法用量】

内服：煎汤，3~9克；用时捣碎。

【注意事项】

阴虚火旺或因热而患遗滑崩带者忌用。

平的突起，棱线13~20条，顶端有花被残基，基部常残存果柄。果皮薄而稍韧，与种子紧贴，种子集结成团，中有隔膜将种子团分为3瓣，每瓣有种子6~11粒。种子呈不规则的扁圆形，略有线棱，直径约3毫米，表面灰褐色或灰黄色，外被淡棕色膜质的假种皮；质硬，胚乳白色。有特异香气，味辛、微苦。

2. 饮片

盐益智仁形如益智仁，褐色或棕褐色，味咸。

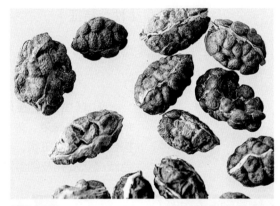

益智

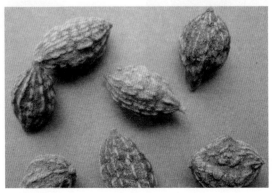

益智药材

秦皮

Qinpi

木樨科植物苦枥白蜡树*Fraxinus rhynchopAylla* Hance、白蜡树*Fraxinus chinensis* Roxb、尖叶白蜡树*Fraxinus chinensis* Roxb.var *acuminata* lJngelsh或宿柱白蜡树*Fraxinus stylose* Lingelsh的干燥枝或干皮。主产于东北及河北、四川、河南。春、秋二季，剥下干皮和枝皮，晒干。

【性状特征】

1. 药材

（1）枝皮

① 野生品呈卷筒状或槽状，长10~60厘米，厚1.5~3毫米。外表面灰白色、灰棕色至黑棕色或相间呈斑状，平坦或稍粗糙，并有灰白色圆点状皮孔及细斜皱纹，有的具枝痕。内表

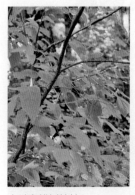

大叶白蜡树植株

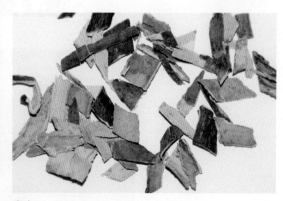

秦皮

【化学成分】

含秦皮甲素（aesculin）、秦皮乙素（aesculotin）及秦皮亭（fraxetin）、秦皮苷（fraxin）、宿柱白蜡树苷（stylosin）、丁香苷（syringin）以及生物碱及鞣质。

【饮片功能】

清热燥湿，收敛，明目。用于热痢、泄泻、赤白带下、目赤肿痛、目生翳膜。

【用法用量】

内服：煎汤，6~12克。外用：适量，煎汤洗患处。

【注意事项】

脾胃虚寒者忌用。

面黄白色或棕色，平滑。质硬而脆，断面纤维性，黄白色。无臭，味苦。

② 栽培品外表面绿灰色至黑灰色，有大的灰白色地衣斑，密布多数细小的圆点状皮孔。余同上。

（2）干皮　为长条状块片，厚3~6毫米。外表灰棕色，具龟裂状沟纹及红棕色圆形或横长的皮孔。质坚硬，断面纤维性较强，易成层剥离呈裂片状。

2. 饮片

呈丝状，宽3~5毫米。外表面灰褐色或灰黑色，稍粗糙，有浅色斑点，内表面黄白色或棕色，略有光泽。切面黄白色，纤维性。无臭，味苦。

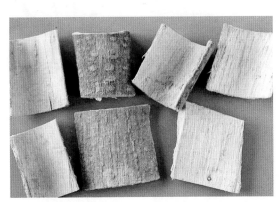

秦皮药材

秦艽

Qinjiao

/////////////////

　　龙胆科植物秦艽Gentiana macrophylla Pall.、麻花秦艽Gentiana straminea Maxim.、粗茎秦艽Gentiana crassicaulis Duthie ex Burk. 或小秦艽Gentiana dahurica Fisch.野生或栽培品的干燥根。前三种药材按性状不同分别称为"秦艽"和"麻花艽"，后一种称为"小秦艽"。西秦艽主产于甘肃会川、临夏；川秦艽主产于四川；山秦艽主产于山西、内蒙古、河北。春、秋二季采挖，除去泥沙。秦艽及麻花艽晒软，堆置"发汗"至表面呈红黄色或灰黄色时，摊开晒干，或不经"发汗"直接晒干；小秦艽趁鲜时搓去黑皮，晒干。

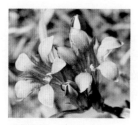
兴安龙胆

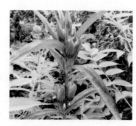
秦艽植株

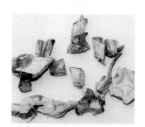
秦艽片（云南栽培）

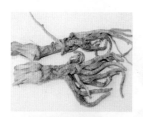
秦艽药材（云南栽培）

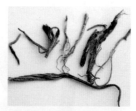
秦艽药材（小秦艽）

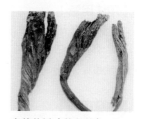
秦艽药材（萝卜艽）

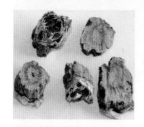
秦艽（萝卜艽）

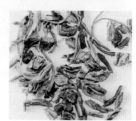
秦艽（麻花艽）

【化学成分】

主含生物碱，有秦艽甲素（龙胆碱 gentianine）、秦艽乙素（龙胆次碱 gentianidine）和秦艽丙素（gentianol）等。另含糖类、挥发油类及龙胆苦苷（gentiopicrin）等。

【饮片功能】

祛风湿，清湿热，止痹痛。用于风湿痹痛、筋脉拘挛、骨节烦痛、日晡潮热、小儿疳积发热。

【用法用量】

内服：煎汤，5~15克；或入丸、散，浸酒。外用：适量研末撒。

【注意事项】

久痛虚羸、溲多、便滑者忌用。

【性状特征】

1. 药材

（1）秦艽　呈类圆柱形，上粗下细，扭曲不直，长10~30厘米，直径1~3厘米。表面黄棕色或灰黄色，有纵向或扭曲的纵皱纹。顶端有残存茎基及纤维状叶鞘。质硬而脆，易折断，断面柔润，皮部黄色或棕黄色，木部黄色。气特异，味苦、微涩。

（2）麻花艽　呈类圆锥形，多由数个小根纠聚而膨大，直径可达7厘米。表面棕褐色，粗糙，有裂隙，呈网状孔纹。质松脆，易折断，断面多呈枯朽状。

（3）小秦艽　呈类圆锥形或类圆柱形，长8~15厘米，直径0.2~1厘米。表面黄棕色。主根通常1个，残存的茎基有纤维状叶鞘，下部多分枝。断面黄白色。

2. 饮片

为不规则的圆形厚片。表面显油性。外层黄白色或棕黄色，中心有黄色木心，显油性。周边棕黄或灰黄色。气特异，味苦、微涩。

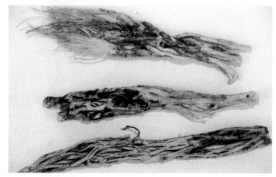

秦艽药材（麻花艽）

荷叶
Heye

睡莲科植物莲*Nelumbo nucifera* Gaertn栽培品的干燥叶。主产于湖南、湖北、福建。一般在6～9月份花开放时采收。将叶和叶柄一齐割下后，晒至七八成干时去掉叶柄，对折叠成半圆形，再晒至全干，捆成小捆即可。晒时要勤翻动，以免霉烂变质。有的地区将莲叶切成丝后晒干入药，此法优点易于保证颜色及质量。

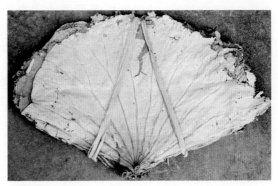

荷叶药材

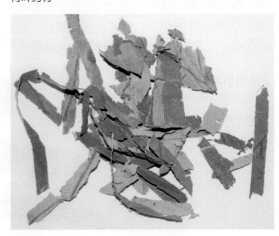

荷叶

【化学成分】

含生物碱类荷叶碱（nuciferine）、去甲荷叶碱（nomuciferine）以及黄酮苷类荷叶苷（nelumboside）、槲皮素及异槲皮素。

【饮片功能】

清热解毒，凉血止血。用于暑热烦渴、暑热泄泻、血热吐衄、脾虚泄泻、便血崩漏。

【用法用量】

内服：煎汤，10~15克（鲜者50~100克）；或入丸、散外用：捣敷研末掺或煎水洗：荷叶炭，3~6克。

【注意事项】

①《本草从新》："升散消耗，虚者禁之。"②《随息居饮食谱》："凡上焦邪盛，治宜清降者，切不可用。"

【性状特征】

1. 药材

呈半圆形或折扇形，展开后呈类圆形，直径20~50厘米。全缘或稍呈波状。上表面深绿色或黄绿色，较粗糙；下表面淡灰棕色，较光滑，有粗脉21~22条，自中心向四周射出；中心有突出的叶柄残基。质脆，易破碎。稍有清香气，味微苦。

2. 饮片

荷叶炭呈焦褐色，苦涩味更浓。

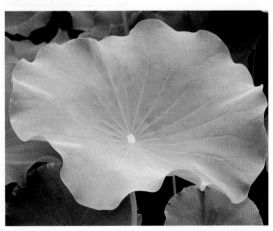

莲植株

十画

797

荷梗

Hegeng

睡莲科植物莲*Nelumbo nucifera* Gaertn. 的干燥叶柄或花梗。主产于湖南、湖北、福建、江苏。将叶连柄晒至七八成干后，自叶上剪下叶柄，再晒至纯干。

【性状特征】

干燥的荷梗，近圆柱形，长20~60厘米，直径8~15毫米，表面淡棕黄色，具深浅不等的纵沟及多数刺状突起。折断面淡粉红色，可见数个大小不等的孔道。质轻，易折断，折断时有粉尘飞出。稍有清香气。

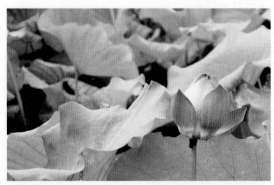

莲植株

【化学成分】

含莲碱（roemerine）、去甲荷叶碱（Nomuciferine）、荷叶碱（Nuciferine）及黄酮苷、树脂、鞣质等。

【饮片功能】

清热，解暑，行水，宽中理气。用于中暑头昏、胸闷气滞、泄泻、痢疾、带下、荨麻疹等。

【用法用量】

内服：煎汤，5~15克。

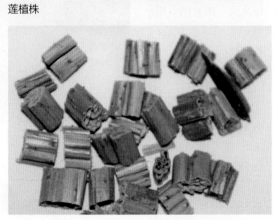

荷梗

莱菔子

Laifuzi

///////////////////////////

十字花科植物萝卜*Raphanus sativus* L.的干燥成熟种子。全国各地均有栽培，全国药用除红白萝卜外，山东多为青萝卜的种子。夏季种子成熟时，割取地上部分，搓出种子，晒干，簸净果皮及杂质，收集种子。

【性状特征】

1. 药材

呈类圆形或椭圆形，稍扁，长2.5~4毫米，宽2~3毫米。表面黄棕色、红棕色或灰棕色。放大镜下可见网状纹理，较宽的一端有深棕色圆形种脐，一侧有数条纵沟。种皮硬而脆。子叶2，乳黄色，肥厚，纵褶，有油性。气微，味微辛。

2. 饮片

炒莱菔子形同莱菔子，味色较深，质酥脆，微有香气。

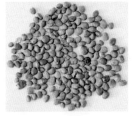
炒莱菔子

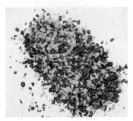
炒莱菔子

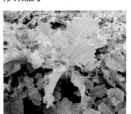
萝卜植株（京红）

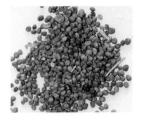
莱菔子

【化学成分】
含脂肪油类约45%：油中含大量的芥酸（erucic acid）、亚油酸、亚麻酸以及芥酸甘油酯等。

【饮片功能】
消食除胀，降气化痰。用于饮食停滞、脘腹胀痛、大便秘结、积滞泻痢、痰壅咳喘。

【用法用量】
内服：煎汤，4~9克，或入丸散。外用适量，研末调服。

【注意事项】
气虚无食积、痰滞者慎用。不宜与人参同用。

十画

莪术

Ezhu

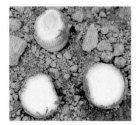

蓬莪术鲜根茎断面

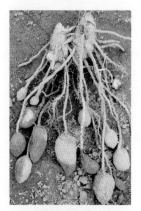

蓬莪术鲜根茎及根

姜科植物蓬莪术*Curcuma phaeocaulis* Val.、广西莪术*Curcuma kuangsiensis* S G Lee et C F Liang、温郁金*Curcuma wenyujin* Y H Chen et C Liang栽培品的干燥根茎。后者习称"温莪术"。蓬莪术主产于四川；桂莪术主产于广西；温莪术主产于浙江、上海、天津。冬末春初，采挖主根茎，洗净，煮或蒸至透心，晒干或低温干燥后，撞去须根。

【性状特征】

1. 药材

（1）蓬莪术　呈卵圆形、长卵形、圆锥形或长纺锤形，顶端多钝尖，基部钝圆，长2～8厘米，直径1.5～4厘米。表面灰黄色至灰棕色，上部环节凸起，有圆形微凹的须根痕，或有残留的须根，有的两侧各有1列下陷的芽痕和类圆形侧生根茎痕，有的可见刀削痕。体重，质坚实，断面灰褐色至蓝褐色，蜡样，常

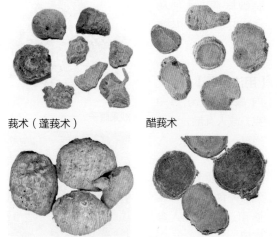

莪术（蓬莪术）　　　醋莪术

莪术药材（温莪术）　　莪术

【化学成分】

含α-蒎烯、莰烯、β-蒎烯、柠檬烯、1,8-桉油素、芳樟醇、龙脑、樟脑、乙酸芳樟酯、乙酸龙脑酯、丁香烯、丁香酚、芳-姜黄烯、姜烯、莪术醇、芳-姜酮等挥发性成分，另含有机酸、树脂等。

【饮片功能】

行气破瘀，消积止痛。用于癥瘕痞块、瘀血经闭、食积胀痛、早期宫颈癌。

【用法用量】

内服：煎汤，6～9克，或入丸散。

【注意事项】

孕妇忌用。

附有灰棕色粉末，皮部与中柱易分离，内皮层环纹棕褐色。气微香，味微苦而辛。

（2）广西莪术　环节稍凸起，断面黄棕色至棕色，常附有淡黄色粉末，内皮层环纹黄白色。

（3）温莪术　断面黄棕色至棕褐色，常附有淡黄色至黄棕色粉末。气香或微香。

2.饮片

（1）莪术片　为类圆形或椭圆形片，直径1.5～4厘米，厚1～3毫米。切面淡黄、黄棕或灰褐、蓝褐色，内皮层环明显，皮部可见少数筋脉点，中柱明显较多。周边有时可见环节及残根。质坚实，断面有蜡样光泽。气微香，味微苦而辛。

（2）醋莪术　形如莪术饮片，切面色较暗，微黄色，偶有焦斑，断面角质样，有蜡样光泽，质坚脆，有醋味。

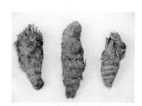

莪术药材（毛莪术）

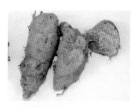

莪术药材（毛莪术，云南）

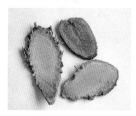

莪术（桂莪术）

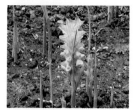

蓬莪术植株

莲子

Lianzi

睡莲科植物莲*Nelumbo nucifera* Gaertn.的成熟种子。湘莲子主产于湖南；湖莲子主产于江苏、浙江、安徽；白莲子主产于福建、江西。秋季果实成熟时，剪割下莲房，取出果实，除去果皮，晒干。

【性状特征】

1. 药材

（1）湘莲子　种子呈圆球形，直径1.2~1.4厘米。表面灰粉红色，有3条纵向深色纹，顶端有壶样的红棕色突起，周围有1圈环状下凹。种皮甚薄，紧贴莲肉。质结实，破开后，中央有较大空隙，内有青绿色种胚（莲子心）1枚。莲肉白色具粉性，味甘，新货嚼之微显糯软而不硬脆。

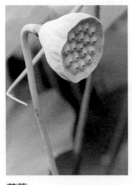

莲蓬

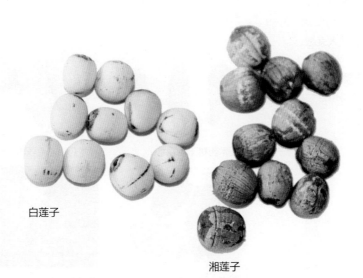

白莲子

湘莲子

【化学成分】

含多量淀粉、棉子糖、蛋白质、脂肪及无机元素。

【饮片功能】

补脾止泻，益肾涩精，养心安神。用于脾虚久泻、遗精带下、心悸失眠。

【用法用量】

内服：煎汤，6~15克；或入丸、散。

【注意事项】

中满痞胀及大便燥结者忌用。

（2）湖莲子　种子呈椭圆形，长1.2~1.6厘米，直径0.8~1.2厘米，有人称之为"冬瓜莲"。表面浅红棕色，纵向纹深棕色，破开后莲肉黄白色，粉性少于湘莲。其余基本与湘莲子相同。

（3）白莲子　种子呈圆球形，颗粒比红莲子大，直径1.5~1.8厘米。表面白色至黄白色，平滑，顶端常开裂，底部亦有小孔，为捅除莲子心时留下痕迹。质结实，富粉性，味甘，嚼之较硬实。

2. 饮片

（1）莲肉　多剥成二瓣，呈半椭圆形，有的除去棕红色外皮呈类白色。剖面类白色，中间具凹槽。粉性足。

（2）炒莲肉　形似莲肉，惟色淡，呈黄棕色，微有香气。

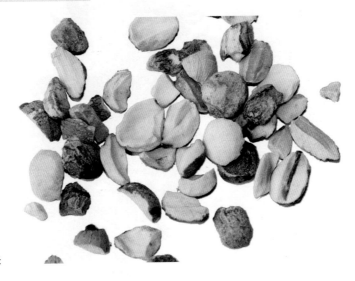

莲子米

莲子心

Lianzixin

睡莲科植物莲*Nelumbo nucifem* Gaertn.的成熟种子中的绿色幼叶胚芽和胚根。主产于湖南、福建、江苏。加工莲子时，剥取晒干。

【性状特征】

呈棒状，长1.1~1.4厘米，直径约2毫米，幼叶2片，一长一短，黄绿色至暗绿色，叶片卷成箭形，先端向下反折，芽极小，位于2幼叶之间；基部有圆柱形胚根，长约3毫米，黄白色。质脆，易折断，断面有数个小孔。气微，味极苦。

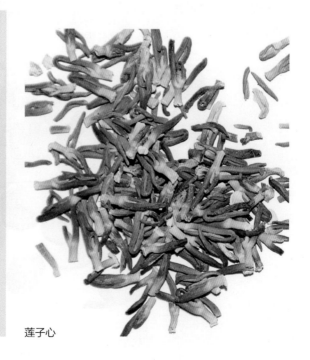

莲蓬

【化学成分】

含莲心碱、金丝桃苷、芸香苷及锌、铜、铁、锰、镍、镉、钙、镁等无机元素。

【饮片功能】

清心安神，交通心肾，涩精止血。用于热入心包、神昏谵语、心肾不交、失眠遗精、血热吐血。

【用法用量】

内服：煎汤，1.5~3克。

莲子心

莲花

Lianhua

睡莲科植物莲*Nelumbo nucifera* Gaertn栽培品的干燥花蕾。主产于湖南、湖北、福建。6~7月份，将含苞待放的大花蕾或将开放的花瓣阴干。

【性状特征】

呈圆锥形，长2.5~5厘米，直径2~3厘米。表面灰棕色，花瓣多数螺旋状排列在一个大的花托下面。散落的花瓣呈卵圆形或椭圆形，皱缩或折摺，表面有多数细筋脉，光滑，柔软。微有香气，味苦涩。

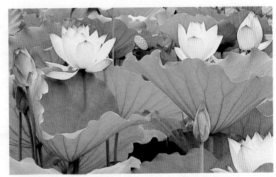

莲植株

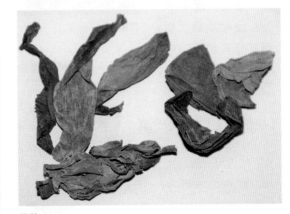

莲花

十画

【化学成分】

含山柰酚、异槲皮苷、木樨草素、山柰酚 3-半乳糖葡萄糖苷，山柰酚-3-二葡萄糖苷等。

【饮片功能】

通血脉，镇心安神。用于血虚心腹痛、月经不调、血崩。

【用法用量】

水煎服，2~5克。或研末外用，敷贴患处适量。

莲房

Lianfang

睡莲科植物莲*Nelumbo nucifera* Gaertn的干燥花托。主产于湖南、湖北、福建。秋季种子成熟时采收。割下莲蓬，剪下梗，剥去莲子后晒干。

【性状特征】

干燥的花托略呈倒圆锥形，多破裂，顶面圆形而平。直径7~10厘米，高3~8厘米。表面紫红色或灰褐色，有纵纹及纵皱，顶面有多数除去果实后留下的圆形孔洞，呈蜂窝状，基部有花梗残基。质松软如海绵。气无，味涩。

【化学成分】

含生物碱类荷叶碱（Nuciferine）、新荷叶碱、氧化黄心树碱（oxoushinsunine）、N-原杏黄罂粟碱（N-nor-Annepavine）等。

【饮片功能】

破血消瘀，散血止痛，解毒。用于下血、血胀腹痛、崩漏、产后瘀阻、白带、胎衣不下、恶露不尽等。

【用法用量】

内服：煎汤，5~15克。或入丸、散。外用，煎水洗或研末调敷。

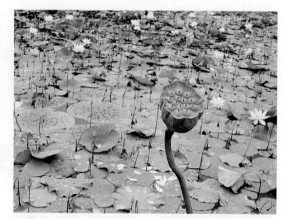

莲植株

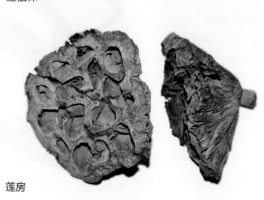

莲房

铅丹

Qiandan

///////////

十
画

用纯铅制成的四氧化三铅（Pb_3O_4）。主产于河南、广东、福建、湖南。将铅加白矾熔化，搅拌，经8~10小时，取出冷凝，生成氧化铅块，研末，倒缸内，加水搅动，取浮在水中的细末，另置一缸静沉，取静置后的水飞末晒干，入铁锅内徐徐加热24小时，研成细粉，过筛既得。或将纯铅置铁锅中加热，炒动，使之氧化，再放入石臼中研成细粉。倒入缸内加水漂洗，再经氧化24小时，研成细粉，过筛既得。

【性状特征】

1. 药材

为橙红色或橙黄色粉末。不透明，土状光泽，体重，质细腻，易吸潮结块，手触之染指，无臭，无味。

2. 饮片

为橙红色或橙黄色的粉末，质重，气微。

【化学成分】

主含四氧化三铅（Pb_3O_4）。

【饮片功能】

解毒祛腐，收湿敛疮，坠痰镇惊。用于疮痈、外痔、湿疹、烧烫伤。

【用法用量】

外用：研末撒、调敷；或熬膏。内服：入丸、散。

【注意事项】

虚寒吐逆禁用。

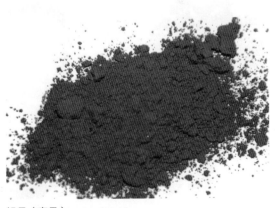

铅丹（章丹）

预知子

Yuzhizi

木通科植物木通*Akebia quinata*（Thunb.）Decne.、三叶木通*Akebia trifoliata*（Thunb.）Koidz.和白木通*Akebia trifoliata*（Thunb.）Koidz. var.*australis*（Diels）Rehd.的干燥成熟果实。木通主产于江苏、安徽、湖南；三叶木通主产于河北、山西、山东；白木通主产于四川。八月以后（秋天）果实（八月札）成熟时采收，将果实纵切成2瓣，用竹篾条或细麻绳穿起，晒干或晾干或置沸水中略烫即得八月札，取出种子即得预知子。

【性状特征】

1. 药材

果实呈长椭圆形或卵状圆柱形，略呈肾形，长3~9厘米，直径2.5~4厘米，顶端钝圆，基部具果柄痕，有时可见圆柱形残基；表面浅黄棕色到紫褐色，有不规则纵向网状皱缩，凸凹不平。成熟者皱纹粗大而疏，未熟者皱纹细

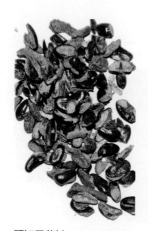

预知子药材

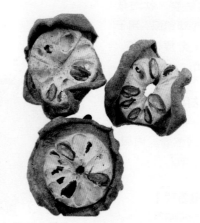

预知子（种子）

【化学成分】

含三萜皂苷木通皂苷、糖、鞣质、脂肪油等。

【饮片功能】

疏肝理气，活血止痛，除烦利尿。用于治妇女经闭，乳汁不通、宿食、烦闷、小便不利、喉痹咽痛，一切蛇虫咬伤。

【用法用量】

果实，内服，煎汤，10~30克；或浸酒。种子，内服，煎膏或入丸剂；外用，研末调敷。

【注意事项】

《本草经疏》："凡病人脾虚作泄泻者勿服。"

密，果皮厚，革质，或微角质，果肉气微香，味微涩而淡，内有多数种子，包埋在灰白色絮状果瓤内；种子形状不规则，呈圆形、长圆形、卵圆形，略扁平，稍弯曲，长7~11毫米，宽4~7毫米，厚约1~2毫米；表面黄棕色或红棕色或紫褐色，有光泽，密布细网纹，顶端稍尖，基部钝圆，种脐略偏向一边，其旁可见白色种阜；种皮薄，油质，胚细小，长约1毫米，位于靠近基部一端；气微弱，味苦，有油腻感。

2. 饮片

呈类圆形、新月形或不规则形的片状，弯曲或卷曲，直径1.5~3.5厘米。表面黄棕色至黑褐色，具不规则的深皱纹或光滑。切面淡黄棕色至黄棕色，中央果瓤部分呈黄白色至淡黄色，大多已破碎，有的可见种子脱落后的空腔。种子多数，扁长卵形，黄棕色或紫褐色，长6~8毫米。质坚。气微香，味苦。

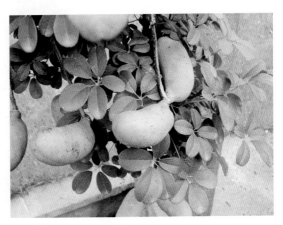

木通植株

莲须

Lianxu

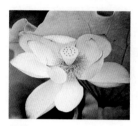

荷花

睡莲科植物莲*Nelumbo nucira* Gaertn.栽培品的干燥雄蕊。主产于湖南，湖北，福建。

6~8月份，当花初开放时采收。一般认为夏季采收者较好。夏季采收，莲须长约4厘米，色鲜黄，黄粉多而较好。秋季采收，较粗而短，长约2.5厘米，色淡黄粉少，品质较次。采取后阴干或盖上白纸晒干。不宜在烈日下久晒，以免变色。

【性状特征】

干燥的雄蕊呈线状，花药长1~1.5厘米，直径约0.5毫米，多数扭转，呈螺旋状，黄色或淡棕黄色，二室、纵裂，内有多数黄色花粉。花丝呈丝状而略扁，稍弯曲，长1~1.6厘米，棕黄色或棕褐色。质轻，气微香，味微涩。

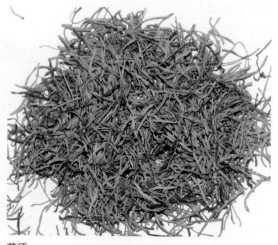

莲须

【化学成分】

含槲皮素、木樨草素，异槲皮苷等。

【饮片功能】

固肾涩精。用于遗精、带浊等。

【用法用量】

水煎服，5~9克。或入丸、散。

【注意事项】

忌地黄、葱、蒜；小便不利者勿用。

【食疗】

藕节莲须汤

藕节30克，莲须10克。

制作方法：以上二物加水适量，煎煮取汁。

功能主治：清热泻火。

用法用量：饮汤吃藕，每日2次。

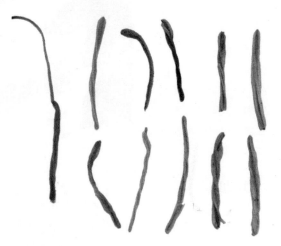

莲须药材

蚕沙
Cansha

蚕蛾科昆虫家蚕*Bombyx mori* L.的干燥粪便。主产于浙江、四川、江苏。5~6月收集家蚕粪便，晒干，筛、簸净杂质即成。

【性状特征】

短圆柱形颗粒，长2~5毫米，直径1.5~3毫米。表面灰黑色，粗糙，有6条纵棱和3~4条浅横沟纹，两端较平坦。质硬脆，手搓可碎（受潮后易破碎）。微有青草气，味淡。

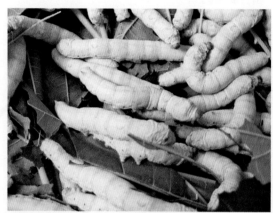

家蚕

【化学成分】
含维生素类维生素A、维生素B、原维生素D以及亮氨酸、甘氨酸、谷氨酸等13种氨基酸。

【饮片功能】
祛风湿，活血止痛。用于腰膝关节疼痛、月经过多、腹痛、头风赤眼、风疹。

【用法用量】
内服：10~25克，包煎。外用：适量，装布袋蒸热熨患处。

蚕沙

透骨草
（野豌豆）

Tougucao

十画

【化学成分】
含黄酮类衍生物、吲哚-3-乙腈等。

【饮片功能】
散风祛湿，解毒止痛。用于风湿关节痛、外用治疮疡肿毒。

【用法用量】
内服：煎汤，10～25克（鲜者50～75克）。
外用：煎水熏洗或研末调敷。

【注意事项】
孕妇忌用。

豆科植物野豌豆*Vicia sepium* L.的干燥全草（嫩茎叶）。主产于东北、华北、陕西、甘肃、宁夏。7～9月间采收植株上部的嫩茎叶，晒干。

【性状特征】

1. 药材

干燥茎呈四棱形；质脆易折断。叶为双数羽状复叶，多卷曲皱缩，叶轴先端有卷须。残留小花呈蓝色或紫色；偶有荚果，呈棕色或深棕色，内含黑色种子。气微，味淡。

2. 饮片

由原药材净制、切制、干燥加工而成。呈圆柱形的段状，均已压扁，宽0.6～1.2厘米。表面黄棕色至红棕色，具细纵皱纹及纵沟纹。切面具黄白色膜质的髓或中空。质稍坚。气微，味微涩。

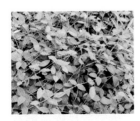

野豌豆植株

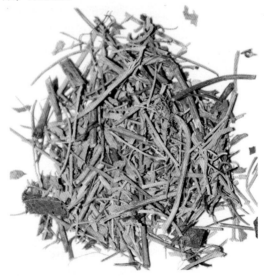

透骨草（野豌豆）

通草

Tongcao

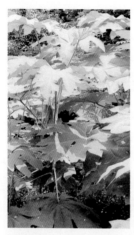

通脱木叶

五加科植物通脱木*Tetrapanax papyriferus*（Hook.）K.Koch的干燥茎髓。主产于贵州、四川、广西。一般在7~8月采收。从茎的基部砍断，削去顶叶部分，截成30~60厘米长的段，用木棒顶出髓部，理直，晒干；或用刀纵切，剥去外皮和木部，取出髓部，晒干，这样加工成的称"通草棍"。若将大的通草棍截成6~10厘米的段，用刀切去四边成方形，则称"方通草"；将细的通草棍或加工方通草修下的边料切成丝条，称"丝通草"。

【性状特征】

1. 药材

（1）通草棍　呈圆柱形，长30~60厘米，直径1.5~3厘米；表面白色或淡黄色，有纵细纹。质柔软，体轻，浮于水，有弹性。易折断，断面平坦，显铝白色光泽，中央有直径约0.3~1.5厘米的圆形半透明薄膜，有时中心有空洞，纵剖面可见层层薄膜，呈梯状间隔。气微，味淡。

（2）方通草　呈方形薄片，长、宽各约8~10m，厚约0.1厘米，平滑而有细密纹理；微透明，色白，形似纸质而软。

（3）丝通草　呈不整齐的细长条片状，宽3~5毫米，长短不等，色白，微透明，形似白纸细条。

2. 饮片

为圆形的厚片或小段。表面显银白色光泽，髓部中空或有半透明的薄膜，周边白色或淡黄色，有浅纵沟纹，体轻质松软，稍有弹性。气微，味淡。

【化学成分】

含肌醇（inositol）、糖类、金属元素等。

【饮片功能】

清热利尿，通气下乳。用于湿热尿赤、淋病涩痛、水肿尿少、乳汁不下。

【用法用量】

内服：煎汤，3~6克。

【注意事项】

孕妇慎用。

【食疗】

❶ 通草粥

通草5克，大米100克，白糖少许。

制作方法：将通草择净，放入锅中，加清水适量，水煎取汁，加大米煮粥，待熟时调入白糖，再煮一二沸即成。

功能主治：清热利湿，通络下乳。

用法用量：每日1剂。

❷ 通草排骨汤

排骨500克，通草6克。

制作方法：将一斤排骨和6克通草一起放入砂锅中，加入没过原料的凉水，一起炖至只有一碗即可。切记不要放盐，如果实在喝不下可以加少许酱油调味。

功能主治：利尿消肿，通疏乳脉。

用法用量：吃肉喝汤，每天1次，连喝三天。

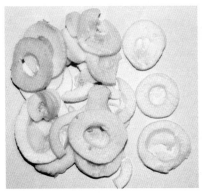

通草

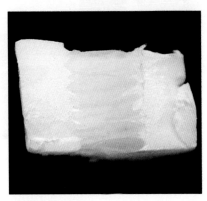

通草药材纵剖面

高良姜
Gaoliangjiang

姜科植物高良姜*Alpinia officinarum* Hance 栽培品的干燥根茎。主产于广东、广西，广东产者习称"蛮姜"。夏末秋初采挖，除去须根及残留的鳞片，洗净，切段，晒干。

【性状特征】

1. 药材

（1）栽培品　根茎圆柱形，稍弯曲，常有分枝，长4~6厘米，直径1~1.5厘米。表面棕红色至暗褐色，具明显的灰棕色波状环节，节间长0.5~1厘米，可见细密的纵皱纹，下侧有圆形须根痕。质坚韧，不易折断，断面纤维性，灰棕色至红棕色，中心有环纹，中柱占直径1/3~1/2。气芳香，味辛。

（2）野生品　根茎较瘦细，上端大，下端细，分枝多。表面灰褐色，质坚实。气香，味辛。

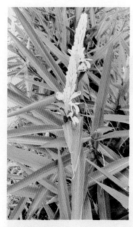

高良姜植株

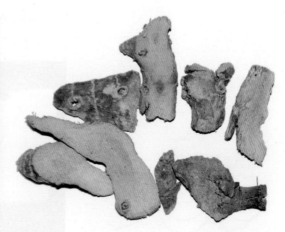

高良姜

2. 饮片

为类圆形、长圆形或不规则形薄片，直径0.7～2厘米，厚2～3毫米。切面红棕色或灰棕色，纤维性，内皮层环深棕色，中柱为直径的1/3。周边暗红棕色或暗褐色，具细密的纵皱纹及较密集的灰棕色波状环纹。质坚硬略脆，易折断，断面纤维性。气香，味辛辣。

【食疗】

二姜粥

高良姜、干姜各5克，大米50克，白糖适量。

制作方法：将二姜择净，水煎取汁，加大米煮粥，待沸时调入白糖，煮至粥熟即成。

功能主治：温暖脾胃，散寒止痛。

用法用量：每日1剂，连续3~5天。

十画

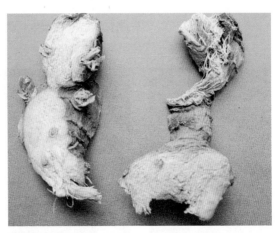

高良姜药材

商陆

Shanglu

商陆科植物商陆*Phytolacca acinosa* Roxb.及垂序商陆*Phytolacca americana* L.野生品的干燥根。主产于江苏、山东、河北；垂序商陆产于山东、浙江、江西。秋季至次春采挖，除去茎叶、须根，横切或纵切成片块，晒干或阴干。

【性状特征】

1. 药材

为纵切或横切的不规则块片，大小不等。外皮黄白色或淡棕色。横切片为不规则圆形，弯曲不平，边缘皱缩，直径为2~8厘米，厚2~6毫米，切面浅黄棕色或黄白色，木部隆起形成多个凹凸不平的3~10层同心性环状层纹，俗称"罗盘纹"。纵切片不规则长方形，弯曲或卷曲，木质部呈平行条状突起。质硬，不易折断。气微，味甘淡，久嚼麻舌。

2. 饮片

（1）商陆片　为不规则的厚片，横切面浅棕黄色或黄白色，木部隆起形成多个凹凸不

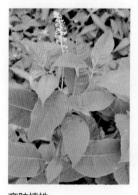

商陆植株

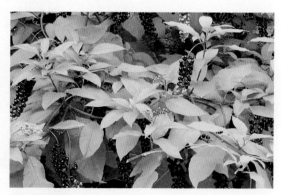

垂序商陆植株

【化学成分】

含三萜皂苷、甾醇类化合物等。

【饮片功能】

逐水消肿，通利二便，解毒散结。用于水肿、臌胀、疮痈肿毒。

【用法用量】

内服：煎汤，3～9克。外用：鲜品捣烂或干品研末涂敷。

【注意事项】

孕妇忌用。

平的3～10层同心性环。气微，味微甜，久嚼麻舌。

（2）醋商陆　切面呈黄棕色，略有醋气。

【食疗】

商陆粥

商陆10克，大米50克，白糖适量。

制作方法：将商陆择净，水煎取汁，加大米煮为稀粥，待熟时调入白砂糖，再煮一二沸即成；或将商陆1～2克研为细末，待粥沸后与白糖同调入粥中，煮至粥熟服食。

功能主治：利尿逐水，解毒散结。适用于水肿胀满、大便秘结、疮毒痈肿等。

用法用量：每日1剂，连续3～5天。

注意事项：孕妇不宜选用。

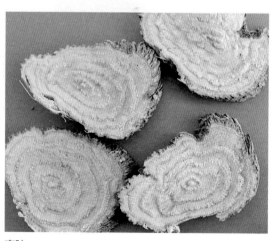

商陆

密陀僧

Mituoseng

硫化物类方铅矿族矿物方铅矿提炼银、铅时沉积的炉底，或为铅熔融后的加工制成品。主产于湖南、陕西。传统方法将铅熔融，用铁棍在熔铅中旋转数次，使部分熔铅粘附于上，取出铁棍，浸冷水中，熔铅冷却后，即成密陀僧。如此反复多次，使密陀僧积聚到一定量时，打下既得。近代制法，将黄丹置铁锅中烈火熔炼，当温度升高到400℃以上时，黄丹中，部分氨游离，即成密陀僧。待冷，取出。

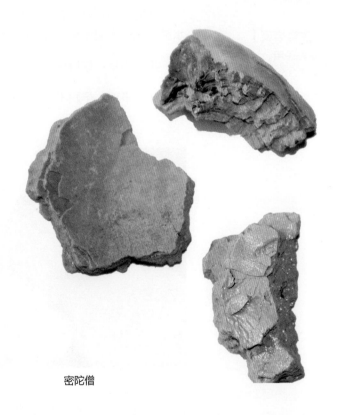

密陀僧

【化学成分】

主要含氧化铅（PbO）。

【饮片功能】

燥湿，杀虫，解毒，收敛，防腐。用于疮疡溃烂久不收敛、口疮、湿疹、狐臭、汗斑、烧烫伤。

【用法用量】

外用：研末撒或调涂。内服：研末，0.3~0.9克；或入丸、散。

【注意事项】

体虚者忌用。

【性状特征】

1. 药材

为不规则块状，有的为厚板状，一面微突起，另面稍弯；金黄色或淡灰黄色。外表面粗糙而常脱落成较平滑面，对光照之闪闪发光。体重，质硬脆，可砸碎，断面不平坦，层纹明显，可层层剥离；具银星样光泽。本品几乎不溶于水，易溶于硝酸，在醋酸中亦溶解，露置空气中则缓慢吸收二氧化碳，变成碱式碳酸铅。气微。以色黄、有光泽、内外一致、体重、质硬脆者为佳。

2. 饮片

密陀僧为黄色或褐黄色粉末，在阳光下可见白色金属的闪光。体重，气微，味淡。

密蒙花

Mimenghua

马钱科植物密蒙花*Buddleja officinalis Maxim.*的干燥花蕾及花序。主产于湖北、四川、陕西等地，以四川产者为道地药材。春季花未开放时采收，除去杂质，晒干。

【性状特征】

多为花蕾密聚的花序小分枝，呈不规则圆锥状，长0.5~3厘米，表面灰黄色或棕黄色，密被茸毛。花蕾呈短棒状，上端略大，长0.3~1厘米，直径0.1~0.2厘米，花萼钟状，先端四齿裂，内面暗绿色；花冠筒状，与萼等长或稍长，内表面紫棕色，先端四裂，裂片卵形，毛茸极疏。雄蕊4，着生在花冠管中部，质柔软。气微香，味微香、辛。

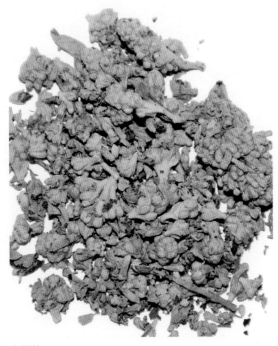

密蒙花

【化学成分】

含刺槐苷（acaciin），水解后得刺槐素（acacetin）及各一分子鼠李糖、葡萄糖。

【饮片功能】

清热养肝，明目退翳。用于目赤肿痛、羞明多泪、眼生翳膜、视物昏花。

【用法用量】

内服：煎汤，3~9克。

【注意事项】

本品有散瞳作用，故瞳孔散大者忌用。

【食疗】

密蒙花散

密蒙花30克，楮实15克，蒺藜子（炒去角）15克，甘菊花15克，防风（去叉）15克，蛇蜕15克，甘草（炙，锉）7.5克。

制作方法：将各味中药研成细粉混匀。

功能主治：治肝热目涩、视物不明。

用法用量：每服3克，临卧、食后温水调下，日3次。

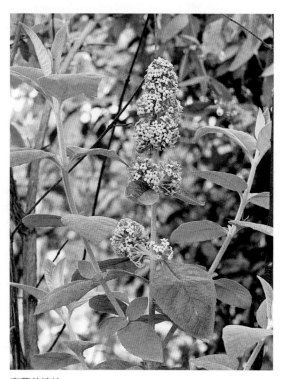

密蒙花植株

断血流

Duanxueliu

////////////

唇形科植物风轮菜*Clinopodium polycephalum*（Vaniot）C.Y.Wu et Hsuan或荫风轮*Clinopodium chinense*（Benth.）O.Kuntze的干燥地上部分。主产于山东、江苏、安徽；荫风轮主产于河北、河南。7~8月开花前采收地上部分，除去泥沙，阴干。

【性状特征】

1. 药材

（1）风轮菜 地上部分多分枝，长30~100厘米，茎呈方柱形，四面凹下成槽，对生分枝，直径1.5~5毫米，节间长3~8厘米，表面灰绿色或绿褐色；具细纵条纹；上部密被灰白色茸毛，下部较稀疏或近于无毛，质脆，易折断，断面不整齐，淡黄白色，中央有髓或中空。叶对生有柄，叶片多皱缩破碎，完整者展平后呈卵形，长1~5厘米，宽0.8~3.2厘米，边缘具疏锯齿，上表皮绿褐色，下表面灰绿色，均被白色柔毛。气微香，味涩、微苦辛。

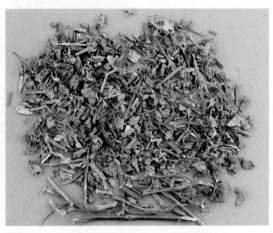

断血流

【化学成分】
含黄酮类、皂苷类、鞣质、酚性类、氨基酸、香豆精、糖类、无机盐等。

【饮片功能】
清热解毒，凉血止血。用于崩漏、衄血、牙龈出血、创伤出血。

【用法用量】
内服：煎汤，9~15克。外用：适量，研末或取鲜品捣烂敷患处。

【注意事项】
孕妇禁用。

（2）荫风轮 较粗壮，茎长30~100厘米，直径2~5.5厘米，节间长4~8厘米，具槽，密被粗糙毛茸。叶片长2~5.5 cm，宽1.2~3.5厘米，边缘具粗锯齿，下表面被众多粗糙硬毛。

2. 饮片

呈不规则的段。茎呈方柱形，表面灰绿色或绿褐色，有的被灰白色茸毛。切面中央有髓或中空。叶片多皱缩、破碎，完整者展平后呈卵形，边缘具疏锯齿，上表面绿褐色，下表面灰绿色，两面均密被白色茸毛。气微香，味涩、微苦。

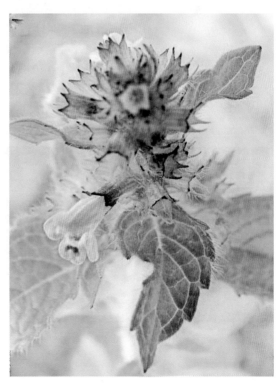

风轮菜

旋覆花

Xuanfuhua

菊科植物旋覆花*Inula japonica* Thunb.或欧亚旋覆花*Inula britannica* L.的干燥头状花序。

主产于河南、江苏、浙江等地。夏、秋二季花开放时采收，除去杂质，阴干或晒干。晒时平铺于席上，不可重叠，以防霉变，翻动时要轻，以免破碎。

【性状特征】

1. 药材

（1）旋覆花干燥花序　呈球形或扁球形，直径1~1.5厘米，多松散。总苞半球形，直径1.3~1.5厘米，总苞片5层，最外层苞片常叶质而长，或上部叶质，下部革质，内层苞片干膜质，较窄。舌状花1枚，雌性，花冠黄色，长0.9~1.4厘米，宽0.8~1毫米，舌状花带状，展开，顶端有3齿。花柱细长，顶端2裂，分枝稍扁，子房圆柱形，中部膨大，长0.8~1毫米，

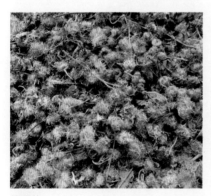

旋覆花

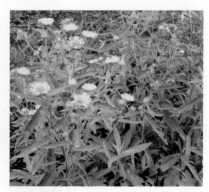

旋覆花植株

【化学成分】

旋覆花花序含旋覆花次内酯（lnulicin）；欧亚旋覆花花序含天人菊内酯（gaillardin）、槲皮素、槲皮黄苷、异槲皮苷和槲皮万寿菊苷。

【饮片功能】

降气，消痰，行水，止呕。用于风寒咳嗽、痰饮蓄结、胸膈痞满、喘咳痰多、呕吐噫气、心下痞硬。

【用法用量】

内服：煎汤，3~9克，包煎。外用：煎水洗，研末干撒或调敷。

【注意事项】

阴虚劳嗽、津伤燥咳者禁用。因该品有绒毛，易刺激咽喉作痒而致呛咳呕吐，故须布包入煎。

具10条纵棱，棱部被毛。冠毛1轮，22~33条，白色粗糙，长4~5毫米。管状花两性，黄色，密集于中央，花冠长4~5毫米，顶端具5个尖裂片。气微，味苦、辛、咸。

（2）欧亚旋覆花干燥花序　直径1~2厘米，总苞片4~5层，外层苞片上部叶质，下部革质。舌状花冠长1~2厘米，宽1~1.5毫米。冠毛20~25条，管状花冠长4~6毫米。

2. 饮片

蜜旋覆花形如旋覆花，深黄色，多破碎。具蜜香气，味甜。

【食疗】

旋覆花赭石鱼肚汤

旋覆花15克，代赭石15克，人参15克，半夏9克，炙甘草5克，生姜10克，大枣6枚，鱼肚250克，葱10克，料酒10克，盐6克，味精3克。

制作方法：将旋覆花、代赭石、人参、半夏、炙甘草、生姜、葱装入纱布袋内；鱼肚洗净，发胀，切成4厘米长、2厘米宽的条。将鱼肚、药包、葱、姜、料酒加入炖锅内，加水适量，置武火上烧沸，再用文火炖煮30分钟，加入盐搅匀，除去药包即成。

功能主治：补脾胃，增食欲，消癌肿。对幽门癌患者尤佳。

用法用量：每日1次，每次吃鱼肚50克，喝汤，佐餐食用。

淡竹叶

Danzhuye

禾本科植物淡竹叶*Lophatherum gracile Brongn.*的干燥茎叶。主产于浙江、安徽、湖南等地，以浙江产者为佳，称"淡竹叶"。夏季未抽花穗前采割，晒干，扎成小把。

【性状特征】

1. 药材

干燥带叶茎枝，全长30~60厘米，商品常已切断。茎表面桔黄色，中空，扁压状圆柱形，直径1~2毫米，有节，叶鞘抱茎，沿边缘有长而白色的柔毛，叶片披针形，皱缩卷曲，长5~20厘米，宽2~3.5厘米，青绿色或黄绿色，两面无毛或被短柔毛，叶脉平行，具横行小脉，形成长方形网格状，下表面尤为明显。体轻质柔韧。气微，味淡。

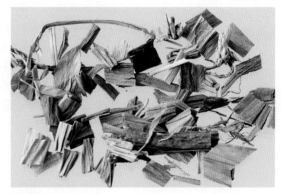

淡竹叶

【化学成分】

含芦竹素、白茅素。

【饮片功能】

清热除烦，利尿。用于热病烦渴、小便赤涩淋痛、口舌生疮。

【用法用量】

内服：煎汤，15~25克。

【注意事项】

体虚有寒者禁用；孕妇忌用。

2. 饮片

为不规则的小段，表面淡绿色或黄绿色，叶脉平行，具横行小脉，呈长方形网格状，下表面尤为明显。体轻，质柔韧。气微，味淡。

【食疗】

竹叶粥

竹叶10克（鲜者加倍），大米50克，白糖适量。

制作方法：将竹叶择净，放入锅中，加清水适量，浸泡5~10分钟后，水煎取汁，加大米煮粥，待熟时，调入白糖，再煮一二沸即成。

功能主治：清热利湿，除烦安神。

用法用量：每日1剂，连续3~5天。

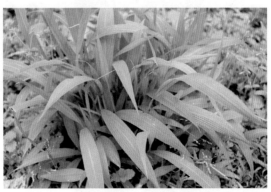

淡竹叶植株

淡豆豉

Dandouchi

豆科植物黑大豆 *Clycine max*（L.）Merr.（*Glycine soja* Sieb. et Zucc.）的成熟种子的发酵加工品。全国大部分地区均产，以东北产者质量最佳。立秋霜降后收割或拔取黑大豆全株，晒干，将种子打落，簸净杂质。装袋入库保存于通风干燥处。防止发霉变质。

【采制】

取黑大豆洗净，另取桑叶、青蒿，加水煎煮，滤过，煎液拌入净大豆中，蒸透后发酵即可。

【性状特征】

1. 药材

呈椭圆形，略扁，长0.6~1厘米，直径0.5~0.7厘米，外皮黑色，有光泽，微有纵横不整齐的皱折，上有黄灰色膜状物。外皮多松

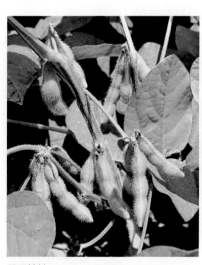

黑豆植株

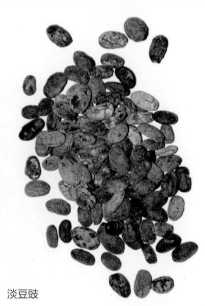

淡豆豉

【化学成分】

含蛋白质、脂肪、酶和碳水化合物等。

【饮片功能】

解表，除烦，宣郁，解毒，发汗。用于感冒、寒热头痛、烦躁胸闷、虚烦不眠、血尿等症。

【用法用量】

内服：6~12克，煎汤；或入丸剂。外用：捣敷或炒焦研末调敷。

泡，有的已脱落，露出棕色种仁。质脆，易碎，断面色较浅。气香，味微甘。以粒饱满、色黑、有黄色膜状物者为佳。

2. 饮片

呈表面棕褐色至黑褐色，皱缩不平，外皮有的已破碎。质坚，切面淡棕黄色至淡棕色。具焦香气，味微苦。

【食疗】

淡豆豉蒸鲫鱼

淡豆豉30克，鲫鱼200克，白糖30克。

制作方法：将鲫鱼洗净，去鳞及内脏，放入蒸盘内，在鲫鱼上洒上淡豆豉、料酒、白糖，将鱼置武火上蒸20分钟即成。

功能主治：清热解毒，利湿消肿。

用法用量：每日2次，每次100克，佐餐食用。

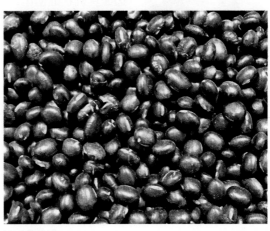

淡豆豉药材

淫羊藿

Yinyanghuo

小檗科植物淫羊藿*Epimedium brevicornum* Maxim.、箭叶淫羊藿*Epimedium sagittatum* (*Sieb. et Zucc.*) Maxim.、柔毛淫羊藿*Epimedium pubescens* Maxim.、巫山淫羊藿*Epimedium wushanense* T. S. Ying或朝鲜淫羊藿*Epimedium koreanum* Nakai的干燥地上部分。主产于陕西、山西等地；箭叶淫羊藿主产于四川、湖北等地；柔毛淫羊藿主产于四川；巫山淫羊藿主产于山西、四川等地；朝鲜淫羊藿主产于辽宁、吉林。夏季及秋初茎叶茂盛时采割，除去粗梗、泥土及杂质，晒干或阴干。

【性状特征】

1. 药材

地上部分长约30厘米。茎细杆状，平滑或略有棱，具光泽。2回3出复叶，叶柄长5~7厘米；小叶片卵圆形，长3~9厘米，宽2~5厘米，中间叶片较大；先端微尖，中央小叶基部心形，两侧小叶基部偏心形，外侧裂片较大，边缘具刺状细锯齿；上表面绿色或黄绿色，略有光泽，无毛，下表面灰绿色，有稀疏毛茸，沿叶脉处较多，主脉基部与叶柄交接处有长柔毛。叶片近革质，较脆。气微，味微苦。

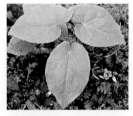

淫羊藿植株

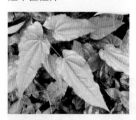

箭叶淫羊藿植株

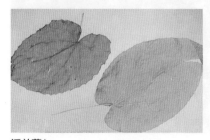

淫羊藿1

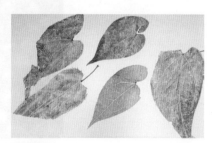

淫羊藿2

【化学成分】

主含黄酮类、淫羊藿苷等。

【饮片功能】

补肾阳，强筋骨，祛风湿。用于阳痿遗精、筋骨痿软、风湿痹痛、麻木拘挛、肢体麻木。

【用法用量】

内服：煎汤，3~9克。

【注意事项】

阴虚火旺者不宜用。

2. 饮片

（1）淫羊藿叶片　丝片状，宽约8毫米，茎细条状，叶片上表面光滑，下表面具毛茸，边缘有锯齿。气微，味微苦。

（2）制（炙）淫羊藿　同淫羊藿，表面光亮，微有羊脂油气。

【食疗】

淫羊藿粥

淫羊藿10克，大米50克，白糖适量。

制作方法：将淫羊藿择净，放入锅中，加清水适量，浸泡5~10分钟后，水煎取汁，加大米煮粥，待熟时调入白砂糖，再煮一二沸服食。

功能主治：补肾壮阳，祛风除湿。

用法用量：每日1剂。

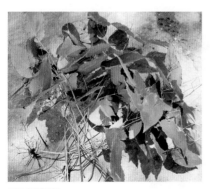

柔毛淫羊藿

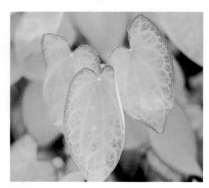

朝鲜淫羊藿植株

硇砂

Naosha

氯化物类卤砂族矿物卤砂（Sal Ammoniac）的晶体或人工制品。主产于青海、新疆、甘肃。采得后除去杂质、砂石，或人工制得。

【性状特征】

1. 药材

呈不规则扁块状晶体，上表面粗糙，呈粗晶粒状或乳状凸起，白色、淡灰白色。底面不平坦，多呈致密细粒状；淡黄色至黄色（硫黄）。条痕白色。体轻，质脆，易砸碎。断面纤维状。玻璃光泽。具硫黄气，味咸而苦，有强烈刺舌感。易溶于水，在乙醇中略溶。以块整、色白、有光泽、无杂质者为佳。

2. 饮片

制硇砂白色结晶体，呈粒状，不规则状或粉末状，有光泽。易溶于水。微臭，味咸而苦。

【化学成分】
主要含氯化铵（NH_4Cl）。

【饮片功能】
消积软坚，破瘀散结，化腐生肌，祛痰，利尿。用于癥瘕、反胃、经闭、疔疮、痈肿。

【用法用量】
内服：入丸、散，0.3~0.9克。外用：研末点、撒或调敷，或入膏药中贴敷，或化水点涂。

【注意事项】
体虚无实邪积聚及孕妇忌用。

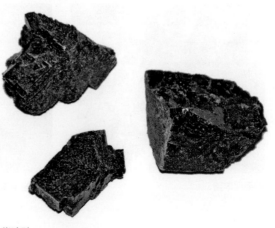

紫硇砂

猪牙皂

Zhuyazao

豆科植物皂荚*Gleditsia sinensis* Lam.的干燥不育果实。主产于山东、河南、四川等地。秋季采摘，除去杂质。晒干。

【性状特征】

呈圆柱形，略扁而弯曲，长5～11厘米，宽0.7～1.5厘米。表面紫棕色或紫褐色，被灰白色蜡质粉霜，擦去后有光泽，并有细小的疣状突起和线状或网状的裂纹。顶端有鸟喙状花柱残基，基部具果梗残痕。质硬而脆，易折断，断面棕黄色，中间疏松，有淡绿色或淡棕黄色的丝状物，偶有发育不全的种子。气微，有刺激性，味先甜而后辣。

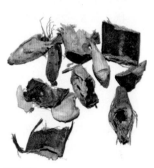

猪牙皂

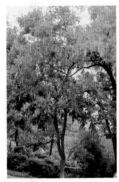

皂荚植株

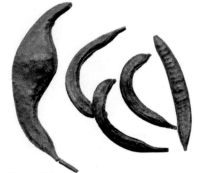

猪牙皂药材

十一画

猪苓

Zhuling

////////////////////

多孔菌科真菌猪苓*Polyporus umbellatus*（Pers.）Fries的干燥菌核。主产于陕西、云南、河南等地。在4~10月间，易于在春耕和秋季翻地时发现。生长本菌的地方，土壤松而凸起，不爱生草。夏季往往在凸起处生出白蘑菇，发现后挖出一层，继续往下挖，常在同一地方生二三层。南方全年皆采，北方以夏、秋二季为多。挖出后趁湿除净泥土，晒干。

【性状特征】

1. 药材

（1）川猪苓　呈不规则的块状，形如猪粪，有条形、类圆形或扁块状，亦有分岔掌状，长5~25厘米，直径2~6厘米。外表面灰黑色或棕黑色。全体有瘤状突起及皱纹。体质轻而坚实，断面类白色或黄白色，致密有裂隙，略呈颗粒状。气微，味淡。

（2）云猪苓　性状基本与川猪苓相同，但体瘦不丰满，表面凹凸面大，表面色亦较浅，常嵌有小粒砂石。

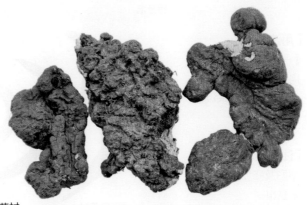

猪苓药材

【化学成分】

含多糖、有机酸、蛋白质、甾醇等。

【饮片功能】

利水渗湿。用于小便不利、水肿、泄泻、淋浊、带下等症。

【用法用量】

内服：煎汤，6~12克。

【注意事项】

无水湿者禁用。

2. 饮片

为不规则的厚片，切面类白色或黄白色，略呈颗粒状。周边皱缩，黑色，灰黑色或棕黑色。体轻，质韧。气微，味淡。

【食疗】

猪苓鲫鱼汤

猪苓30克，鲫鱼500克，生姜3片，料酒、葱、味精、食盐少许。

制作方法：鲫鱼去鳞及内脏，洗净切块；猪苓布包后同鲫鱼共入锅中，加水及姜、酒、葱、盐同炖烂熟，捞去布包，调入味精即可。

功能主治：利水渗湿。适用于营养不良水肿、小便不利及肝硬变腹水等症，亦可用于癌症患者的辅助食疗。

用法用量：食肉，喝汤。

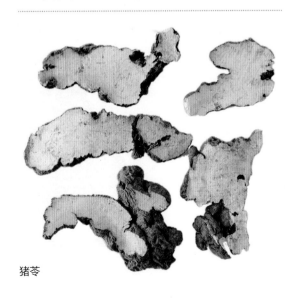

猪苓

猪胆

Zhudan

////////////

猪科动物猪 *Sus scrofa domestica* Brisson.的胆汁。全国各地均产。宰杀后，剖腹取出胆囊，取胆汁鲜用或将胆囊挂起晾干，或在半干时稍稍压扁，再干燥之。

【性状特征】

1. 药材

多呈囊状，长约15厘米左右。胆仁多为绿色而少或无玻璃样光泽，味苦而无狗腥气。以细碎胆仁投入水中，即溶出黄色色素并渐渐散开，内有不溶物。碎末少许火烧起泡后产生烧骨胶的臭味。

2. 饮片

猪胆膏为棕黑色的干膏。表面及切断面均有光泽。手拈之可变形，略粘手，拈成的薄片

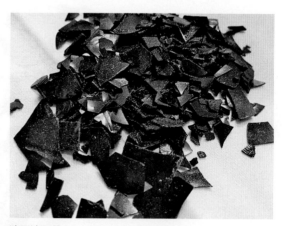

猪胆汁干品

【化学成分】
含胆汁酸类、胆色素、黏蛋白、脂类及无机物等。

【饮片功能】
清热，润燥，解毒。主治热病燥渴、大便秘结、咳嗽、哮喘、目赤。

【用法用量】
内服：煎汤，6~9克；或入丸、散。外用：适量，涂敷、点眼或灌肠。

【注意事项】
不宜大量服用。肝肾功能虚弱者慎用。

对光透视，呈黄棕色半透明状。略具腥气；味极苦。

猪胆粉为黄色、灰黄色粉末。气微腥，味苦，易吸潮。

【食疗】

❶ 荞麦猪苦胆丸

荞麦面若干，猪苦胆一个，蜂蜜150克。

制作方法：荞麦面与猪苦胆汁和匀，以能成丸为度，每丸重10克。

功能主治：清热燥湿。用于湿热型痔疮。

用法用量：每服3丸，隔日1次，连用3次，以蜂蜜为引，白开水送下。

❷ 猪胆金豆散

猪苦胆1个，黄豆100克。

制作方法：将黄豆放入猪苦胆内，浸24小时，取出阴干，研成细粉。

功能主治：清热降火，清肝和胃。用于慢性胃炎、属肝火犯胃型、胃中嘈杂、疼痛、喜冷饮、胁肋不舒、口中有异味、舌红、苔少者。

用法用量：每日服3次，每次1克。

猫爪草

Maozhuacao

毛茛科植物小毛茛*Ranunculus ternafus* Thunb.野生或栽培品的干燥块根。主产于江苏、江西、陕西。春、秋二季采挖，除去茎叶、须根及泥土，晒干，生用。

【性状特征】

1. 药材

呈纺锤形，常5～6个簇生成猫爪状，长3～10毫米，直径2～3毫米。表面淡棕色至暗棕色，平滑或有细纵皱纹，顶端有茎痕或残留茎基及叶柄基部，下面间有须状细根。质坚实，气微，味淡、微辛。

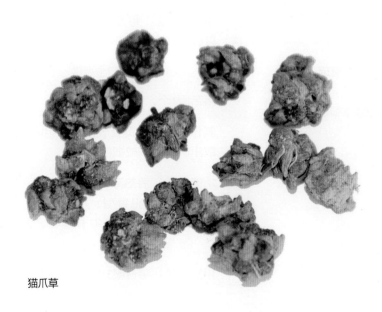

猫爪草

2. 饮片

猫爪草片表面特征同药材。质坚实，断面类白色或淡棕色。粉性，气微，味淡、微辛。

【食疗】

猫爪草茶

猫爪草60克。

制作方法：将猫爪草以清水煮沸后焖泡15分钟。

功能主治：治瘰消肿。用于颈淋巴结核。

用法用量：取汁分2~3次饮用，每日一剂。

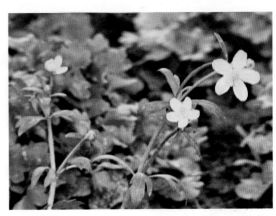

猫爪草植株

甜瓜蒂

Tianguadi

葫芦科植物甜瓜*Cucumis melo* L.的干燥果柄或带部分果皮的果柄。全国大部分地区均有产。夏、秋二季果实成熟时采收或采摘尚未老熟的果实，切取果蒂，晒干。

【性状特征】

商品甜瓜蒂有2种：一种不带果皮，果柄长3~6厘米，直径0.2~0.4厘米，连接瓜的一端常略膨大成盘状，直径约0.8厘米；扭曲，有纵行沟纹，外表面灰黄色，有稀疏毛茸。另一种带部分果皮，果柄长0.3~2.6厘米，直径0.2~0.4厘米，略弯曲或扭曲，有纵行沟纹，外表灰黄色；所带部分果皮呈圆形，直径约2厘米，外表面深黄色至棕黄色，有明显纵线约10条，皱缩，边缘向内卷曲。质均轻韧，不易折断，断面纤维性，中空。气微，味苦。

【化学成分】

含喷瓜苦素、葫芦素B、E、D、异葫芦素B、葫芦素B-2-葡萄糖苷以及丝氨酸蛋白酶。

【饮片功能】

涌吐痰食，除湿退黄。用于食物中毒、痰涎不化、癫痫。

【用法用量】

多研末吞服，0.6~1.5克。

【注意事项】

体弱、失血、上部无实邪者忌用。

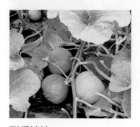

甜瓜植株

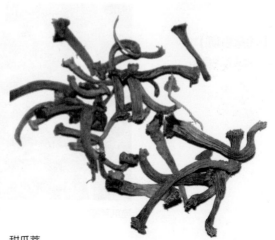

甜瓜蒂

甜地丁
Tiandiding

豆科植物米口袋 *Gueldenstaedtia verna*（Georgi）A.Bor.的干燥全草。主产于黑龙江、吉林、辽宁等地。4~5月间挖取全草，洗去泥沙，晒干。

【性状特征】

干燥的块根呈纺锤形，常数个簇生一起，形似猫爪，全长约1厘米余。表面黄褐色或灰褐色，有点状须根痕，有的尚有须根残留；上端有黄棕色残茎或茎痕，质坚实，断面黄白色或黄棕色，实心或空心。气无，味微甘。以色黄褐、质坚实饱满者为佳。

【化学成分】
含有生物碱及黄酮类等成分。

【饮片功能】
清热解毒，凉血消肿。用于痈肿、疔疮。

【用法用量】
内服：煎汤，10~16克。外用：捣敷。

【食疗】

公英地丁绿豆汤

蒲公英、甜地丁各30克，绿豆60克。

制作方法：蒲公英与甜地丁洗净，切碎，入锅中加水煎煮，去渣取汁，加入绿豆共炖至豆熟。

功能主治：清热解毒。用于暑疖、痱子等症。

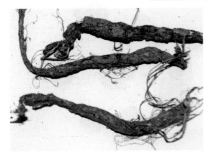

甜地丁药材

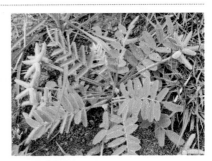

米口袋植株

续断

Xuduan

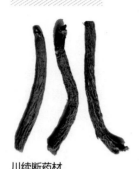

川续断药材

川续断科植物川续断*Dipsacus asperoides* C.Y.Cheng et T.M.Ai野生或栽培品的干燥根。川续断主产于湖北、四川、湖南,以湖北产量大,质量好,尤以鹤峰所产质量佳;西续断(又称"土续断")产于贵州、广西、云南等地。

【采制】

川续断:秋季采挖根部,挖出后,除去芦头、须根及泥土,微火烘至半干,堆闷发汗至体软,内肉转绿褐色,截齐头尾,烘或晒干。

西续断:挖出后带芦头或除去芦头、须根及泥土,晒干。

【性状特征】

1. 药材

(1)川续断根 呈长圆柱形,头尾截平,单枝,较顺直,长7~10厘米,直径0.6~1厘米,少数可达15厘米。表面灰褐色或黄褐色,有明显的纵皱沟纹。质柔糯而韧,断面绿褐色至灰褐色,黄褐色导管束呈放射状花纹。气微香,味微苦、微甜而涩。

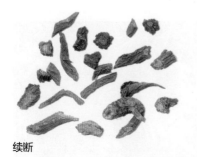

续断

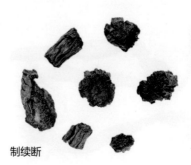

制续断

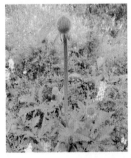

川续断植株

（2）西续断根　呈长圆柱形，有的顶端带有短芦头，下端渐细，单枝或数条同生于一个芦头上，长8~15厘米，中间直径0.5~1.5厘米。表面土灰色或土黄色，纵皱沟明显，并有须根痕。质较硬实，易折断，断面类白色，有的呈木质纤维状。气微，味苦、微涩。

2. 饮片

续断片为类圆形或椭圆形薄片，直径0.5~10厘米，厚1~2毫米。切面皮部绿褐色或淡褐色，形成层环略呈红棕色，木部黄褐色或灰褐色，具放射状的导管束花纹；黄褐色或灰褐色至黑褐色，有多数明显而扭曲的纵皱及凹陷的沟纹，偶见横长的皮孔及须根痕。质硬脆，易折断。气微香，味苦、微甜而后涩。

【食疗】

续断猪尾

续断25克、杜仲30克、猪尾1~2条。

制作方法：放砂锅中加适量水炖至猪尾熟烂、加盐，味精适量即成。

功能主治：补肝肾，强筋骨。用于肾虚腰痛、阳痿、遗精、陈旧性腰部损伤、腰脚痛等。

十一画

绵马贯众

Mianmaguanzhong

////////////////////////

鳞毛蕨科植物粗茎鳞毛蕨*Dryopteris crassirhizoma* Nakai野生或栽培品的带叶柄残基的干燥根茎。主产于江西、湖南、黑龙江、吉林等地。夏、秋二季采挖，削去叶柄、须根，除去泥土，整个或剖成两半，晒干。

【性状特征】

1. 药材

呈长倒卵形，略弯曲，质硬，折断面棕色，有5~13个黄白色小点。环状排列，剥去叶柄残基，可见根茎。质坚硬，切断面深绿色至棕色，黄白色长圆形小点5~13个。气特异，味初淡而微涩，后渐苦辛。

2. 饮片

（1）贯众片　为不规则的厚片或碎块。表

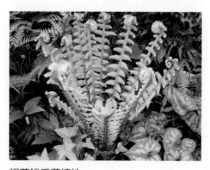

粗茎鳞毛蕨植株

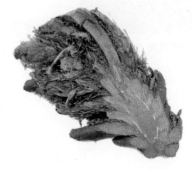

绵马贯众药材

【化学成分】

含多元酚、三萜、鞣质、挥发油、树脂等。

【饮片功能】

杀虫,清热解毒,止血。用于多种肠寄生虫病、风热感冒、痄腮、衄血、吐血、便血及崩漏等。

【用法用量】

内服:煎汤,4.5~9克。

【注意事项】

脾胃虚寒、阴虚内热者及孕妇禁用。

面黄棕色或黑棕色,叶柄基部横切面淡棕色,点状维管束排列成环;叶柄基部外侧有须根残痕。气特异,味初甜而后苦辛、微涩。

(2)贯众炭 形如绵马贯众片,表面焦黑色,有光泽,内部棕黑色,质脆易碎。

【食疗】

贯众茶

贯众6克,清茶3克。

制作方法:上2味制成粗末,用沸水冲泡;亦可煎汤饮。

功能主治:清热解毒,生津止渴。

用法用量:每日1剂,连服5日。

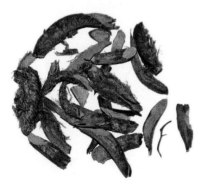

绵马贯众

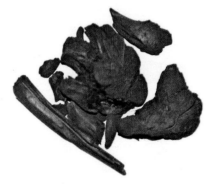

绵马贯众炭

绵萆薢

Mianbixie

薯蓣科植物绵萆薢*Dioscorea septemloba* Thunb.和福州薯蓣*Dioscorea futschauensis* Uline ex R.Kunth野生品的干燥根茎。绵萆薢主产于浙江、江西、福建等地；福州薯蓣主产于福建、浙江。秋、冬二季均可采挖，以秋季采收质量较好。挖取根茎，除去茎、叶、须根，去净泥土，切片，晒干。

【性状特征】

1. 药材

根茎多为纵切或斜切圆片，大小不等，厚2~5毫米；外皮黄棕色，较厚，周边多卷曲，切面浅黄白色，粗糙。有黄棕色点状维管束散在；质疏松，略呈海绵状，易折断。气微，味微苦。

2. 饮片

为不规则的斜切片，边缘不整齐，大小不一，厚2~5毫米。外皮黄棕色至黄褐色，有稀疏的须根残基，呈圆锥状凸起。切面灰白色至浅灰棕色，黄棕色上点状维管束散在。质疏松，略呈海绵状。气微，味微苦。

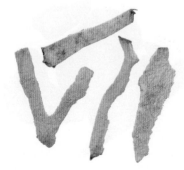

绵萆薢1

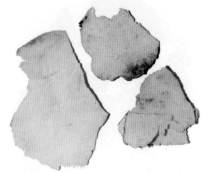

绵萆薢2

【化学成分】

含薯蓣皂苷（dio-scin）、纤细薯蓣皂苷（gracillin）、原薯蓣皂苷（protodio-scin）、原纤细薯蓣皂苷和甲基原细薯蓣皂苷。绵萆薢含薯蓣皂苷较福州薯蓣高。

【饮片功能】

利湿去浊，祛风通痹。用于淋病白浊、白带过多、湿热疮毒、腰膝痹痛。

【用法用量】

内服：煎汤，9~15克；鲜品30~45克。

【注意事项】

肾阴亏虚、遗精滑精者慎用。

【食疗】

❶ 老人癃闭汤

党参24克，黄芪30克，茯苓12克，莲子18克，白果9克，萆薢12克，车前子15克，王不留行12克，吴茱萸5克，肉桂6克，甘草9克。

制作方法：以上诸药洗净，水煎，去渣，取汁，加蜂蜜调味。

功能主治：益气健脾，温肾补阳。主治老年前列腺增生病。

用法用量：空腹服，每日一剂。

❷ 萆薢银花粥

萆薢、银花各30克，绿豆30~60克，粳米100克，白糖适量。

制作方法：二药洗净，加水煎汁，后取药汁与绿豆、粳米共煮成粥。加白糖适量调味。

功能主治：清热解毒，除湿止带。适用于湿热带下、症见米泔、臭秽、阴部瘙痒、小便短赤、口苦咽干、舌质红苔黄、脉数。

用法用量：每日1次，温热服用。

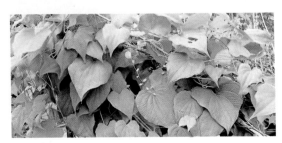

绵萆薢植株

绿豆

Lüdou

豆科植物绿豆*Phaseolus radiatus* L.的种子。全国各地均有栽培。采摘即将成熟的豆荚，晒干，敲出豆粒，筛去灰屑杂质，晒干。绿豆衣系收集磨绿豆粉时筛出的副产品，扬净杂质而得。

【性状特征】

（1）绿豆　呈短矩圆形，长4~6毫米。表面绿黄色或暗绿色，有光泽，种脐位于一侧上端，长约为种子的1/3，呈白色纵向线状。种皮薄而韧，剥离后露出淡黄绿色或黄白色的种仁，子叶2枚，肥厚。质坚硬，不易破碎。气微，味淡。

（2）绿豆衣　为不规则破裂的绿色薄片，上表面稍突起，下表面凹陷，光滑有光泽。

【食疗】

❶ 绿豆茶

绿豆30克，绿茶9克。

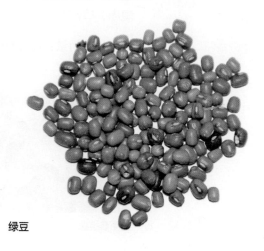

绿豆

【化学成分】

含维生素、蛋白质、肽类、磷脂类成分。

【饮片功能】

清热解毒，消暑，利水。用于暑热烦渴、水肿、泻痢、丹毒、痈肿。

【用法用量】

绿豆：内服，煎汤或水煮烂熟，食豆服汤，30~60克。

【注意事项】

绿豆药用不可去皮。脾胃虚寒滑泄者慎用。

制作方法：绿豆捣碎，绿茶包入布包，放一大碗水煎至半碗，取出茶叶包，加红糖30克。

功能主治：适用于感冒有头痛鼻塞、流涕等症，尤对小儿有效。

用法用量：煮出后，趁热服用。

❷ 绿豆粥

绿豆50克，粳米100克。

制作方法：绿豆洗净后温水浸泡2小时，然后与粳米一同放入砂锅内，加水1000毫升，煮至豆烂米开汤稠。

功能主治：清热解毒，解暑止渴，消肿。适用于中暑、暑热烦渴、疮毒疖肿。

用法用量：每日2~3次，顿服。

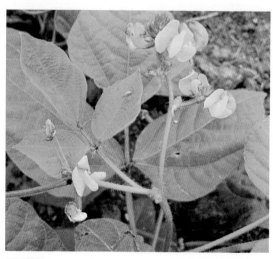

绿豆植株

羚羊角

Lingyangjiao

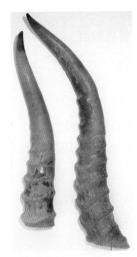

羚羊角药材

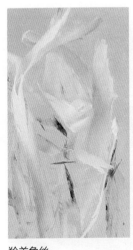

羚羊角丝

牛科动物赛加羚羊*Saiga tatarica* Linnaeus 的角。主要从俄罗斯进口，新疆少量出产。全年均可捕捉，捕得后，将角从基部锯下。削成薄片，或磨成粉末备用。

【性状特征】

1. 药材

呈长圆锥形，略呈弓形弯曲，长15~40厘米，基部直径3~4厘米。类白色或黄白色，基部稍呈青灰色；嫩枝全体光润如玉，无裂纹，对光透视有"血丝"或紫黑色斑纹，老枝有细纵裂纹；除顶端部分外，有10~16个隆起的环脊，间距约2厘米，用手握之，四指正好嵌入凹处，习称"合把"。基部锯口面类圆形，内有坚硬质重的角柱，习称"骨塞"，长约占全角的1/2~1/3，表面有突起的纵棱与其外面角鞘内的凹沟紧密嵌合，从横断面观，其结合部呈锯齿状。除去"骨塞"后，角的下半段成空筒状，全角呈半透明，对光透视，无骨塞部分的中心有一条隐约可辨的细孔道直通角尖，习称"通天眼"。质坚硬，气无，味淡。

2. 饮片

（1）羚羊角镑片横片　为类圆形薄片。类白色或黄白色，半透明，外表可见纹丝，微呈波状，中央可见空洞。质坚韧，不易拉断。气微，味淡。

（2）羚羊角纵片　为纵向条状薄片，类白色或黄白色，表面光滑，半透明，有光泽。气微，味淡。

【化学成分】

含角蛋磷酸钙、不溶性无机盐、赖氨酸、丝氨酸、谷氨酸、苯丙氨酸、亮氨酸等17种氨基酸以及5种磷脂类成分。

【饮片功能】

平肝息风，清肝明目，散血解毒。主治惊痫抽搐、筋脉拘挛、肝阳头痛眩晕、痈肿疮毒。

【用法用量】

内服：煎汤，1.5~3克，宜单煎2小时以上；磨汁或研末，0.3~0.6克；或入丸、散剂。外用：适量，煎汤或磨汁涂敷。

【注意事项】

脾虚慢惊患者禁用。

（3）羚羊角粉　为乳白色的细粉，气微，味淡。

镑片以多曲折、白色、半透明、纹丝直而微成波状、质坚韧、不易拉断者为佳。

【食疗】

羚羊角丝瘦肉汤

瘦肉250克，羚羊角丝15克，麦冬10克，灯心草10克。

制作方法：羚羊角丝、麦冬、灯心草一同用清水洗净，沥干备用；瘦肉洗净，氽烫后切厚块；用适量清水，文火煮所有材料，约3小时，以盐调味。

功能主治：养阴润肺，益胃生津，清心除烦，平抑肝火。

用法用量：佐餐食用。

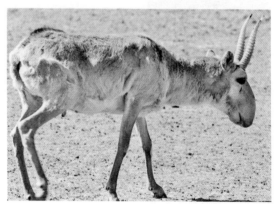

赛加羚羊

菊花

Juhua

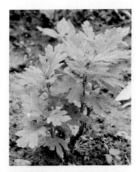

亳菊植株

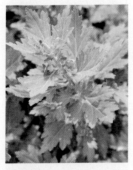

贡菊植株

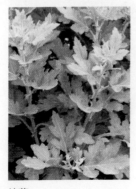

杭菊

菊科植物菊*Chrysanthemum morifolium* Ramat 栽培品的干燥头状花序。亳菊花主产于安徽、河南；滁菊花主产于安徽；贡菊主产于安徽歙县（微菊）、浙江德清（清菊）等地；杭菊花（白茶菊、黄甘菊）主产于浙江嘉兴、桐乡等地；汤黄菊主产于浙江海宁县；怀菊主产于河南等地，为四大怀药之一。

【采制】

一般在10月上中旬，霜降前后采收，选择晴天在露水干后或下午进行采收。亳菊花系将花枝折下，捆成小把，倒挂阴干，然后剪下花头。滁菊花系摘取头状花序，经硫黄熏过，晒至6成干时，用筛子筛，使头状花序成圆球形，再晒干；或上笼屉蒸后，用硫黄熏，然后晒干。

【性状特征】

1. 药材

呈倒圆锥形或圆筒形，有时稍压扁呈扇形，直径1.5~3厘米，离散，总苞碟状；苞片3~4层，卵形或椭圆形，草质，黄绿色或褐绿色，外面被柔毛，边缘膜质。花托半球形，无托片或托毛。舌状花数层，雌性，位于外围，类白色，劲直，上举，纵向折缩，散生金黄色腺点；管状花多数，两性，位于中央，为舌状花所隐藏，黄色，顶端5齿裂。瘦果不发育，无冠毛。体轻，质柔润，干时松脆。气清香，味甘、微苦。

2. 饮片

（1）炒菊花　形如菊花，花瓣呈微黑色。

（2）菊花炭　形如菊花，有的花瓣散离，呈焦褐色。

【食疗】

银菊饮

金银花50克，菊花50克，山楂50克，蜂蜜500克。

制作方法：将金银花、菊花、山楂择后洗净，将三者一同放入锅内，加入清水，用文火烧沸30分钟。取锅，取煎液待用。将蜂蜜文火加热保持微沸。然后将炼好的蜂蜜缓缓倒入煎液中，待蜂蜜全部溶化后，用两层纱布过滤，取滤液，冷却即可。

功能主治：清热解毒，除烦止渴，消肿止痛。用于伤暑身热、烦渴、眩晕、咽痛、疮疖等。

十一画

【化学成分】
含挥发油约0.13%：油中主含龙脑、乙酸龙脑酯、樟脑、菊油环酮。

【饮片功能】
散风清热，平肝明目。用于风热感冒、头痛眩晕、目赤肿痛、眼目昏花。

【用法用量】
内服：煎汤，5~9克。

【注意事项】
气虚胃寒、食减泄泻者慎用。

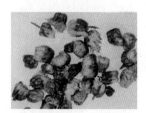

胎菊花

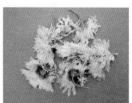

菊花药材（祁菊）

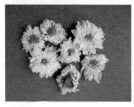

菊花药材（滁菊）

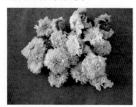

菊花药材（贡菊）

菊苣

JuJu

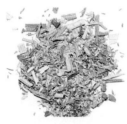

菊苣

菊科植物毛菊苣*Cichorium glandulosum* Boiss.et Hout.和菊苣*C.intybus* L.的干燥地上部分。主产于新疆、山东、江西及东北、华北等地。秋季采割，除去杂质，晒干。

【性状特征】

1. 药材

全体被硬毛。茎呈圆柱形，稍弯曲，表面灰绿色或带紫色，具纵棱，断面黄白色，中空。叶多破碎，灰绿色，茎中部的完整叶片呈大头羽裂。头状花序5~13个成短总状排列。总苞圆筒状，直径5~6毫米。苞片2层，外层稍短或近等长，有腺毛。舌状花蓝色。瘦果倒卵形，有棱，顶端截形，被鳞片状冠毛，长1~2毫米，黄褐色或棕褐色。气微，味咸、微苦。

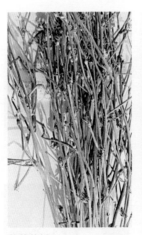

菊苣药材

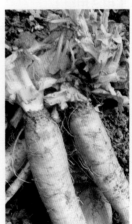

菊苣根

【化学成分】

含苦味物质马栗树皮素（esculetin）、马栗树皮苷（esculin）、野莴苣苷（cichoriin）、山莴苣素（lactucin）和山莴苣苦素（lactucopicrin）。根含山莴苣素、（α-山莴苣醇（α-Lactucopicrin）、野莴苣苷。叶含单咖啡酰酒石酸（monocaffeyltaric acid）、菊苣酸（chicoricacid）。新鲜花瓣含色素苷（anthocyanin）。

【饮片功能】

清肝利胆，健脾消食，利尿消肿。用于湿热黄疸、胃痛食少、水肿尿少。

【用法用量】

内服：煎汤，10~15克。外用：适量煎水洗身。

【注意事项】

脾胃虚寒者勿用。

2. 饮片

毛菊苣呈不规则的段状，茎、叶、花混合，茎圆柱形，长10毫米，灰绿色或带紫色。具纵棱，中空。气微，味咸、微苦。

【食疗】

菊苣茶

菊苣根适量。

制作方法：根烘烤磨碎，热水冲泡。

功能主治：清热解毒，利尿消肿，健胃消食。

用法用量：随时饮用。

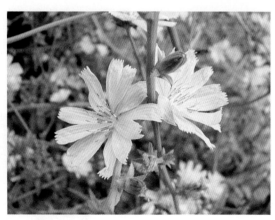

菊苣植株

十一画

菝葜

Baqia

百合科植物菝葜*Smilax china* L.野生或栽培品的干燥根茎。主产于江苏、浙江、陕西、湖南。秋末次春采挖，洗净，切片或切块晒干。

【性状特征】

1. 药材

呈弯曲扁柱形或不规则块状，有隆起的结节，长10~20厘米，直径2~4厘米。表面黄棕色或紫棕色。质坚硬，断面红棕色，粗纤维性。气微，味微苦。江苏产者细而长，俗称"金刚鞭"；浙江产者较粗壮，俗称"铁菱角"。

2. 饮片

菝葜片外皮同药材。切面红棕色，可见维管束小点散在，外皮黄棕色或紫棕色。质坚硬。

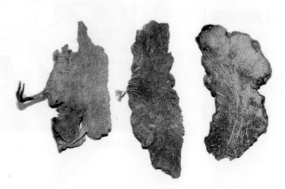

菝葜（安徽）

【化学成分】

含菝葜皂苷A、B、C，其中菝葜皂苷B含量最多，水解得薯蓣皂苷元和3分子葡萄糖及3分子鼠李糖，菝葜皂苷A、C含量较少。另含二十八烷醛，多烷醇。

【饮片功能】

祛风利湿，解毒散瘀。用于筋骨酸痛、泄泻痢疾、疔疮肿毒等。

【用法用量】

内服：煎汤，15~30克；亦可浸酒或入丸散。外用：适量煎水熏洗。

【注意事项】

《本草经疏》："忌茗、醋。"

【食疗】

散寒酒

肉桂24克，防风30克，菝葜15克，桔梗18克，川椒18克，大黄18克，制乌头9克，赤小豆15枚，白酒1000毫升。

制作方法：诸药研粗末，装纱布内，与白酒放酒坛内，密封浸泡15日，取酒饮。

功能主治：辟瘟解毒，化湿散寒，祛风理气。

用法用量：每次10毫升，每日2次。

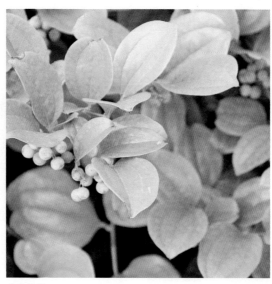

菝葜植株

十二画

菟丝子

Tusizi

旋花科植物菟丝子*Cuscuta chinensis* Lam. 的干燥成熟种子。主产于江苏、辽宁。秋季种子成熟时采收植株，晒干，打下种子，除去杂质。

【性状特征】

1. 药材

呈类圆形或卵圆形，直径1~1.5毫米。表面灰棕色或黄棕色，稍粗糙，置放大镜下观察，表面具细密深色小点，较细一端有微凹的线形种脐。质坚硬。用开水泡表面有黏性，加热煮沸至种皮开裂，则露出白色卷旋状的胚，形如吐丝。气微，味淡。

2. 饮片

（1）菟丝子　饮片特征同药材。

（2）炒菟丝子　种子类圆形或卵圆形，表面棕黄色，有焦斑，开裂处露出白色海绵状种仁。余同菟丝子。

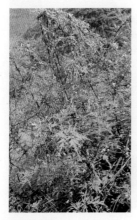

菟丝子植株

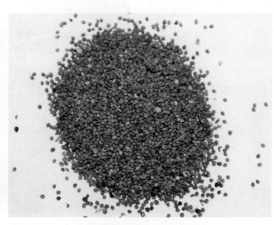

菟丝子

【化学成分】

含胆甾醇、菜油甾醇、β-谷甾醇、三萜酸、树脂苷、糖类等。

【饮片功能】

滋补肝肾，明目益精，安胎。用于阳痿遗精、尿频、腰膝酸软、耳鸣目暗等。外用治白癜风。

【用法用量】

内服：煎汤，6~12克。外用：适量，捣烂外敷。

【注意事项】

孕妇、血崩、阳强、便结、阴虚火动者均禁用。

（3）盐菟丝子　种子有咸味，余同药材。

（4）酒菟丝子饼　直径约1厘米的长方块，部分种子可见吐出的丝，大部分种子外形不全而呈碎屑状，微有酒香。

（5）制菟丝子　种子如萌发状，胚和胚根卷旋外露。余同菟丝子。

【食疗】

菟丝子粥

菟丝子约60g，鲜青果100g，粳米100g，白糖适量。

制作方法：菟丝子洗净后捣碎，加水煎煮取汁，将汁液入米煮粥，粥将成时加入白糖稍煮即可。

功能主治：补肾益精，养肝明目。

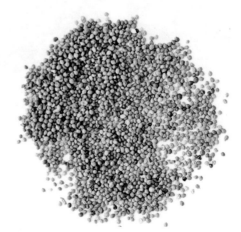

盐菟丝子

菠菜子

Bocaizi

【化学成分】
含蔗糖、棉糖、小苏糖等。

【饮片功能】
祛风，明目，开通关窍，利肠胃。用于风火目赤肿痛、咳喘。

【用法用量】
内服：煎汤，9~15克。

藜科植物菠菜*Spinacia oleracea* L.的干燥成熟果实。全国各地均产。果实成熟，种子已老时，将植株连根拔下，晒干，用木棒打落果实，去净杂质。

【性状特征】

呈不规则形，直径0.3~0.5厘米，有2个角刺，表面黄绿色，质坚硬。气微，味淡。

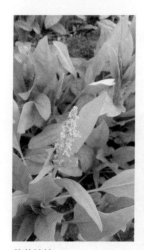

菠菜植株

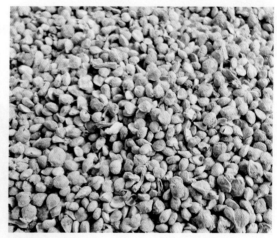

菠菜子

银杏叶

Yinxingye

【化学成分】

主含黄酮类化合物。

【饮片功能】

敛肺平喘，止痛。用于肺虚咳喘、冠心病、心绞痛等。

【用法用量】

内服：煎汤，9~15克。

【注意事项】

有实邪者忌用。

　　银杏科植物银杏 *Ginkgo biloba* L.的干燥叶。全国大部分地区均有产。野生种仅生长于浙江天目山地区。药用多为栽培品，且多作原料药用。6~10月间采收，除去杂质，晒干。

【性状特征】

　　本品常折叠或破碎。完整叶片呈扇形，上宽下窄，长3~4.5厘米，最宽处4.5~7厘米，上缘微波状，中央浅裂或深裂，有的深达2~2.3厘米。黄绿色，久贮变为土黄色，全体光滑无毛。叶柄细，长2~5.5厘米，略扭曲。质轻，易纵向撕裂。气清香，味微涩。

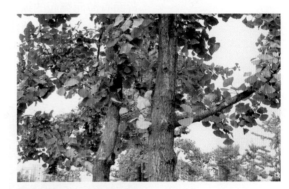

银杏植株

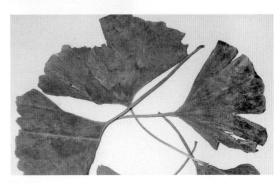

银杏叶

蛇床子
Shechuangzi

伞形科植物蛇床子*Cnidium monnieri*（L.）Cuss.的干燥成熟果实。主产于河北、山东、广西。夏、秋二季果实成熟时采收。除去杂质，晒干。

【性状特征】

药材为双悬果，呈椭圆形，长2~4毫米，直径约2毫米。表面灰黄色或灰褐色，顶端有2枚向外弯曲的柱基，基部偶有细梗。分果的背面有薄而突起的纵棱5条，接合面平坦，有2条棕色略突起的纵棱线。果皮松脆，揉搓易脱落。种子细小，灰棕色，显油性。气香，味辛凉，有麻舌感。

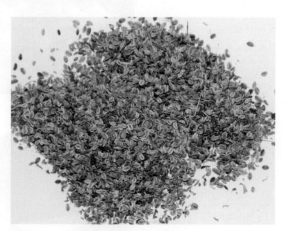

蛇床子

【化学成分】
含蛇床子素、挥发性成分、香豆素类化合物。

【饮片功能】
温肾壮阳，燥湿，祛风，杀虫。用于阳痿、宫冷、寒湿带下、湿痹腰痛；外治外阴湿疹、妇人阴痒、滴虫性阴道炎。

【用法用量】
内服：煎汤，3~9克；或入丸、散。外用：适量，多煎汤熏洗或研末调敷患处。

【注意事项】
下焦有湿热或肾阴不足、相火易动及精关不固者忌用。

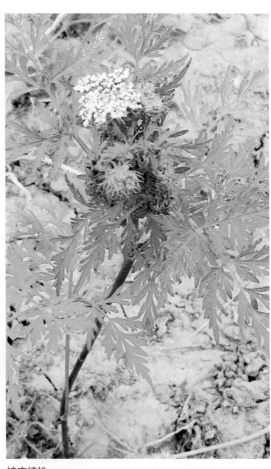

蛇床植株

蛇莓

Shemei

【化学成分】

含脂肪酸（主要是亚油酸，占53.1%）、甾醇等。

【饮片功能】

清热，凉血，消肿，解毒。用于热病、惊痫、咳嗽、咽喉肿痛、痢疾、痈肿、蛇虫咬伤、烫伤。

【用法用量】

内服：煎汤，9~15克（鲜者50~100克）；或捣汁。外用：捣服或研末撒。

蔷薇科植物蛇莓 *Duchesnea indica*（Andr.）Focke的全草。产于辽宁、河北。夏、秋二季采收。鲜用或洗净晒干。

【性状特征】

全草多缠绕成团，被白色毛茸，具匍匐茎，叶互生。三出复叶，基生叶的叶柄长6~10厘米，小叶多皱缩，完整者倒卵形，长1.5~4厘米，宽1~3厘米，基部偏斜，边缘有钝齿，表面黄绿色，上面近无毛，下面被疏毛。花单生于叶腋，具长柄。聚合果棕红色，瘦果小，花萼宿存。气微，味微涩。

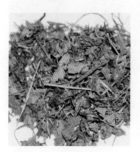

蛇莓

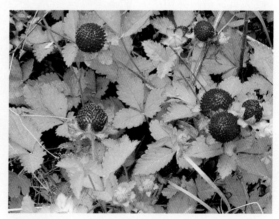

蛇莓植株

蛇蜕

Shetui

游蛇科动物黑眉锦蛇*Elaphe taeniura* Cope、锦蛇*Elaphe carinata*（Guenther）或乌梢蛇*Zaocys dhumnades*（Cantor）等蜕下的干燥表皮膜。主产浙江、广西。全年皆可收集，但以3~4月间为最多。取得后抖去泥沙，晒干或晾干。

【性状特征】

呈圆筒形，多压扁、皱缩、破碎，完整者形似蛇，长可达1米以上。背部银灰色或淡棕色，有光泽，具菱形或椭圆形鳞迹，鳞迹衔接处呈白色，略抽皱或凹下；腹部乳白色或略显黄色，鳞迹长方形，呈覆瓦状排列。体轻，质微韧，手捏有润滑感或弹性，轻轻搓揉，沙沙作响。气微腥，味淡或微咸。

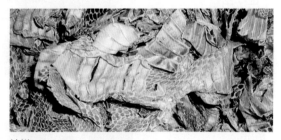

蛇蜕

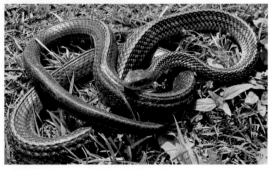

乌梢蛇

【化学成分】
主含骨胶原、氨基酸、糖原、核酸等成分。

【饮片功能】
祛风，定惊，退翳，消肿，杀虫。治疗小儿惊痫、喉风口疮、木舌、重舌、目翳内障、疗疮、痈肿、瘰疬、腮腺炎、痔漏、疥癣。

【用法用量】
内服：煎汤，1.5~3克；或研末为散。外用：煎汤洗涤或研末调敷。

【注意事项】
孕妇忌用。

野菊花

Yejuhua

菊科植物野菊*Chrysanthemum indicum* L.的干燥头状花序。全国各地均产。秋、冬二季花初开放时采摘，晒干，或蒸后晒干。

【性状特征】

呈类球形，直径0.3~1厘米，棕黄色，总苞由4~5层苞片组成，外层苞片卵形或条形，外表面中部灰绿色或淡棕色，通常被有白毛，边缘膜质；体轻，易碎。气芳香，味苦。

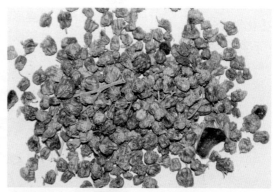

野菊花

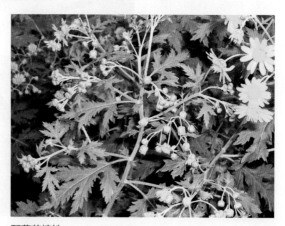

野菊花植株

铜绿

Tonglü

【化学成分】

主含碱式碳酸铜 $[CuCO_3 \cdot Cu(OH)_2]$ 和碱式醋酸铜。

【饮片功能】

有毒。明目退翳，涌吐风痰，解毒祛腐，杀虫止痒。用于目翳、中风痰壅、痈疽、鼻息肉、喉痹、狐臭、顽癣、痔瘘等。

【用法用量】

外用：研末撒或调敷。内服：入丸、散，0.9~1.5克。

【注意事项】

体弱血虚者忌用。过量可引起剧烈呕吐、腹痛、血痢、痉挛等证，严重的可致虚脱。

铜器表面经二氧化碳或醋酸作用后生成的绿色锈衣。

【性状特征】

为细丝状或小颗粒状的结晶性粉末。翠绿色。体重，质松脆，气微，味微涩。能溶于水及酸，不溶于醚。以色绿、粉末状、无杂质者为佳。

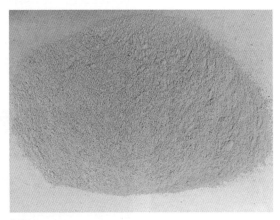

铜绿

银柴胡

Yinchaihu

石竹科植物银柴胡*Stellaria dichotoma* L. var. *lanceolata* Bge.野生或栽培品的干燥根。主产于宁夏、甘肃等地。秋后茎叶枯萎至立春植株萌发前采挖，除去残茎须根，洗净，晒干，切片。

【性状特征】

1. 药材

（1）野生品根　呈圆柱形，上粗下细，偶有分枝，长20~40厘米，直径1~2.5厘米。顶端有密集的疣状突起的茎痕，习称"珍珠盘"。表面淡黄色，全体有扭曲的纵皱纹及支根痕，具多数圆形凹陷小孔，习称"沙眼"，近根头处尤多，从沙眼处折断，有粉沙散出，可见有棕色花纹，并可见棕色裂隙。质硬而脆，易折断，断面疏松。气微，味甘。

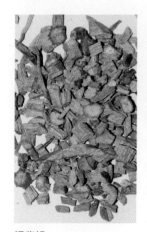

银柴胡

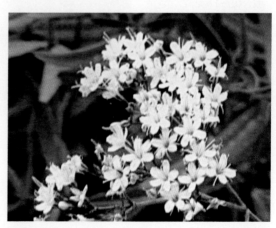

银柴胡植株

（2）栽培品根　条较小，长15~25厘米，直径0.5~0.8厘米，少数约为1厘米，微有扭曲样，"珍珠盘"不明显。表面灰白色至黄白色，有纵向扭曲纹，基本没有沙眼。质柔软，不易折断，断面皮部很薄，木部占大部分，黄色，不显裂隙。味甘，微苦。

2. 饮片

表面为黄棕色而发灰，略有扭曲的纵纹。切面粗糙，有粉性，且有空隙，中央稍偏处有黄白色相间之菊花心。

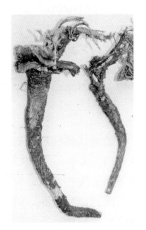

银柴胡药材

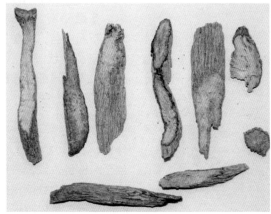

银柴胡（野生）

雪上
一枝蒿

Xueshangyizhihao

毛茛科植物短柄乌头*Aconitum brachypodum* Diels、铁棒锤*Aconitum pendulum*Busch、宣威乌头*Aconitum subrosullatum* H.M.或多裂乌头*Aconitum polyschistum* H.M.野生品的干燥块根。主产于云南、四川。秋末冬初采挖，除去须根及泥沙，晒干。

【性状特征】

1. 药材

（1）短柄乌头块根　呈短圆柱形或圆锥形，长2.5～7.5厘米，直径0.5～1.5厘米。子根表面灰棕色，光滑或有浅纵皱纹及侧根痕；质脆，易折断，折断面白色，粉性，有黑棕色环。母根表面棕色，有纵皱沟及侧根残基，折断面不平坦，中央裂隙较多。气微，味苦麻。有毒。

（2）铁棒锤块根子根　呈圆锥形，长2～5厘米，直径0.5～1.5厘米，表面暗棕色或黑棕色，多数平滑或稍有纵皱纹，有侧根痕；质硬，断面白色，有粉性，少数为角质样黄色。母根呈纺锤状圆柱形，长5～10厘米，直径0.5厘米；表面具细纵皱纹，顶端留有茎残基及子根痕。气微，味麻。

（3）宣威乌头块根　呈纺锤状圆柱形，有分枝，长5～7厘米，直径1～1.5厘米。表面棕色至深棕色，或因表皮脱落而呈浅色花纹，有细纵皱纹及少数侧根痕。质较脆，易折断，折断面平坦，可见圆形浅棕色形成层环。气微，味麻。

（4）多裂乌头块根　呈胡萝卜状，长可达

12厘米，直径可达1.3厘米。顶端为干枯小顶芽，由数层棕褐色膜质鳞片包裹而成。表面暗棕色，有纵皱纹及少数侧根痕；质坚脆，易折断，断面白色，粉性。气微，味麻。

2. 饮片

（1）雪上一枝蒿片　为不规则中片，片面白色，粉性，有黑棕色环，母根中央裂隙较多。切片周边淡棕色至深棕色，有细纵皱纹，有的有侧根痕。气微，味苦、辛。

（2）炒雪上一枝蒿　表面黄白色，余同上。

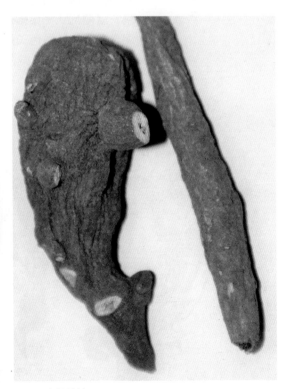

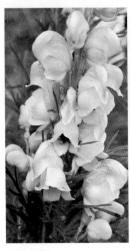

短柄乌头

雪上一支蒿药材

雪莲花

Xuelianhua

菊科植物水母雪莲花*Saussurea medusa* Maxim、绵头雪莲化*Saussurea laniceps* Hand-Mazz、三指雪莲*Saussurea tridactyla* Sch-Bip及同属多种植物的干燥全草。主产于青海、西藏等地。秋季采挖全草，去净泥沙，晒干。

【性状特征】

1. 药材

伞株似绵球状或圆柱状。根单一，圆锥形，直径可达2厘米；表面黑褐色或黄褐；质脆，易折断，断而类白色。茎长7~15厘米，密被白色或灰白色绵毛，茎基部有残存黑色叶基，呈覆瓦状密集排列，膜质。叶片密集，皱缩卷曲，密被白色长绵毛。头状花序，呈半圆球形，紫红色。气微，味微苦涩。

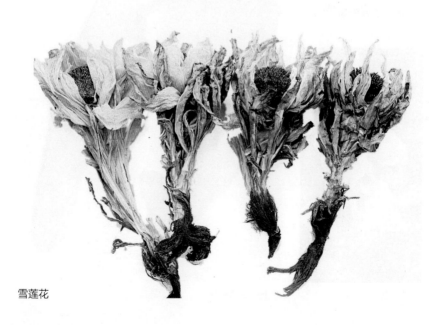

雪莲花

【化学成分】

含雪莲内酯、雪莲黄酮苷、生物碱和多糖。

【饮片功能】

清热解毒，祛风除湿，通经活络，壮阳，补血，强筋骨。用于风湿性关节炎、经闭、阳痿、血热病引起的头痛。

【用法用量】

内服：煎汤，6~12克；或浸酒。外用：捣散。

【注意事项】

孕妇忌用。过量可致大汗淋漓。

2. 饮片

段长10毫米。有叶、花、混杂。表面黑褐色，被白色长绵毛。气微，味微苦涩。

【食疗】

雪莲花酒

雪莲花90克，白酒500克。

制作方法：将雪莲花泡入白酒中，密封盖严，每日摇动数次。7日后即可饮用。

功能主治：兴阳壮肾，除风湿。适宜于肾虚阳痿、风湿性关节炎。

用法用量：每晚睡前服15毫升左右，不可过量。

注意事项：下焦湿热者忌用。

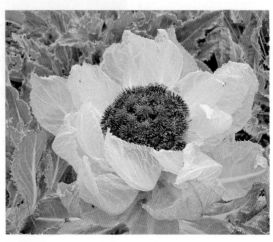

雪莲植株

鹿尾

Luwei

鹿科动物梅花鹿*Cervus nippon* Temminck 或马鹿*Cervus elaphus* Linnaeus的干燥尾巴。主产东北、内蒙古。将鹿尾由尾椎骨处割下，挂起阴干；或将割下的带毛鹿尾，入水中浸润，取出，除去根部残肉、油脂，剪去毛茸及外面老皮，再用海浮石搓光，用线穿挂于通风处阴干，后置干燥处，宜多翻晒。商品前者称"带毛鹿尾"；后者称"不带毛鹿尾"。

【性状特征】

干燥的鹿尾，形状粗短，略呈圆柱形，先端钝圆，基部稍宽，割断面不规则。带毛者长约15厘米，外有棕黄色毛，并带有一部分白毛；不带毛者较短，外面紫红色至紫黑色，平滑有光泽，常带有少数皱沟。质坚硬，气微腥。以粗壮、黑亮、不带毛。完整者为佳。

【饮片功能】

暖腰膝，益肾精。用于腰脊疼痛不能屈伸、肾虚遗精、头昏耳鸣。

【用法用量】

内服：煎汤，6~15克；或入丸剂。

【注意事项】

阳盛有热者忌用。

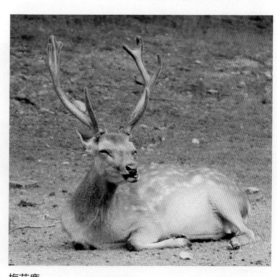

梅花鹿

【食疗】

人参鹿尾清汤

加工鹿尾200克，人参3克，清汤1000克，精盐3克、料酒5克、味精适量。

制作方法：人参切成精致薄片，用白酒浸泡法提取人参酒液，泡后人参留用。将鹿尾去骨，切成0.6厘米厚的金钱片。汤勺加入清汤、料酒、精盐和味精，再放入鹿尾片及人参酒液，汤烧开后撇去浮沫，倒入大汤碗中，把泡后人参片置汤上即成。

功能主治：暖腰膝，益肾精。适宜于肾虚腰痛、阳痿遗精、头昏耳鸣、倦怠乏力等症。

注意事项：宜冬季服用。

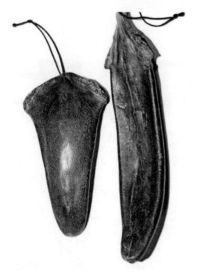

花鹿尾

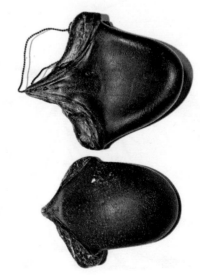

马鹿尾

鹿角

Lujiao

鹿科动物马鹿*Cervus elaphus* Linnaeus 或梅花鹿*Cervus nippon* Temminck已骨化的角或锯茸后翌年春季脱落的角基，分别习称"马鹿角""梅花鹿角"（花鹿角）"鹿角脱盘"。主产于黑龙江、吉林等地。砍角于10月至翌年2月间，将鹿杀死后，连脑盖骨砍下，除去残肉，洗净风干。退角多在3～4月间采收，又称"解角""掉角"或"脱角"，系雄鹿于换角期自然脱落者，故不带脑骨。

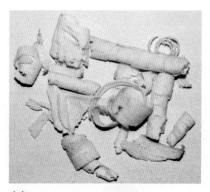
鹿角

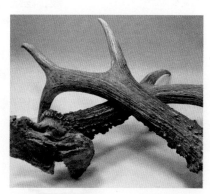
鹿角药材

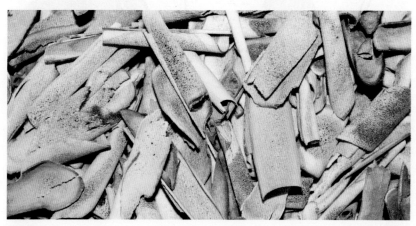
鹿角镑

【化学成分】

含胶质25%、磷酸钙50%~60%、碳酸钙及氮化物，另含氨基酸。

【饮片功能】

行血，消肿，益肾。用于疮疡肿毒、瘀血作痛、虚劳内伤、腰背疼痛。

【用法用量】

内服：煎汤，4.5~9克；或入丸、散。外用：磨汁涂或研末调敷。

【注意事项】

阴虚阳亢者忌用。

【性状特征】

马鹿角呈分枝状，通常分成4~6枝，全长50~120厘米。主枝弯曲，直径3~6厘米，基部盘状，上具不规则瘤状突起，习称"珍珠盘"，周边常有稀疏细小的孔洞。侧枝多向一面伸展，第一枝与珍珠盘相距较近，与主干几成直角或钝角伸出，第二枝靠近第一枝伸出，习称"坐地分枝"；第二枝与第三枝相距较远。表面灰褐色或灰黄色，有光泽，角尖平滑，中、下部常具疣状突起，习称"骨钉"，并具长短不等的断续纵棱，习称"苦瓜棱"。质坚硬，断面外圈骨质，灰白色或微带淡褐色，中部多呈灰褐色或青灰色，具蜂窝状孔。无臭，味微咸。

【食疗】

鹿角酒

鹿角1枚（长5寸），高度酒2升。

制作方法：烧鹿角令赤，放在酒中浸泡。

功能主治：治疗腰痛辗转不得。

用法用量：取酒适量饮服。

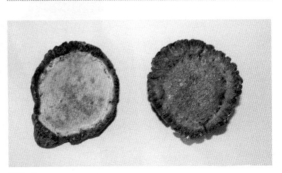

鹿角盘

鹿角胶

Lujiaojiao

鹿科动物马鹿*Cervus elaphus* Linnaeus 或梅花鹿*Cervus nippon* Temminck的角煎熬而成的胶块。主产于吉林、辽宁。每年11月至翌年3月间，将鹿角锯成小段，长10~15厘米。置水中浸漂，每日搅动并换水1~2次，漂至水清，取出，置锅中煎取胶液，反复煎至胶质尽出，角质酥融易碎时为止。将煎出的胶液，过滤合并（或加入明矾细粉少许）静置，滤取清胶液，用文火浓缩（或加入黄酒3%，冰糖5%）至稠膏状，倾入凝胶槽内，俟其自然冷凝，取出，分切为小块，阴干。每块重约3.3克。剩余的灰白色骨渣即为鹿角霜。

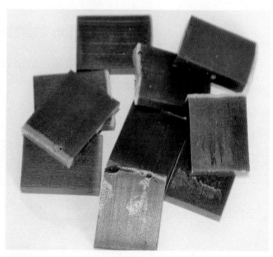

鹿角胶

【饮片功能】

补益精血，安胎止血。用于肾虚、精血不足、头晕耳鸣、腰膝酸软、阳痿滑精、胎动不安、吐血、衄血、咯血等。

【用法用量】

内服：开水或黄酒烊化，每次3克，每日9克；或入丸、散、膏剂。

【注意事项】

阴虚阳亢及火热内蕴之出血、咳嗽、疮疡、疟痢者禁用。

【性状特征】

大多呈方片状，长宽各2～3厘米，厚约5毫米。表面黑棕色，光滑，显红棕色半透明。一侧有黄白色多孔性的薄层，系冷却时浮面的泡沫干燥而成。质坚而脆，断面玻璃状。气无，味微甜。以切面整齐、平滑，棕黄色、半透明，无腥臭气者为佳。

【食疗】

鹿角胶粥

鹿角胶20克，粳米100克，生姜3片。

制作方法：先煮粳米做粥，待沸后加入鹿角胶、生姜同煮成粥。

功能主治：补肾阳，益精血。适宜于肾气不足、虚劳，男子阳痿早泄、遗精、腰痛，妇女子宫虚冷、不孕、崩漏、带下等。

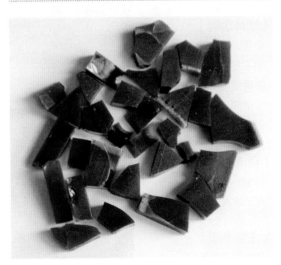

鹿角胶碎块

鹿角霜

Lujiaoshuang

鹿科动物马鹿*Cervus elaphus* Linnaeus 或梅花鹿*Cervus nippon* Temminck的角熬制鹿角胶后剩余的骨渣。主产于吉林、辽宁。现在所用的鹿角霜，均是提制鹿角胶后剩下的残渣（详鹿角胶条），而古代在制取鹿角霜的过程中，有不提出胶质者，也有加入其他辅料药者。

【性状特征】

为圆柱形或劈破成半圆柱形的块，大小粗细不一。一般马鹿角的霜块较粗大，花鹿角的霜块较细小。外层灰白色，质较致密；内层色较深，质疏松多细孔。气无，味微苦涩，有粘舌感。以块整齐、色灰白、不糟朽者为佳。

【化学成分】
主要成分为磷酸钙、碳酸钙、氮化物及胶质等。

【饮片功能】
补虚，助阳。用于肾阳不足、腰脊酸痛、脾胃虚寒、呕吐、食少便溏、子宫虚冷、崩漏带下。

【用法用量】
内服：煎汤，4.5~9克；或入丸、散。

【注意事项】
阴虚阳亢者忌用。

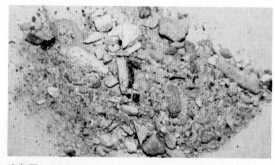

鹿角霜

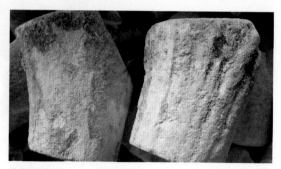

鹿角霜药材

鹿胎

Lutai

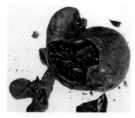

鹿胎药材

【化学成分】
含氨基酸等。

【功能主治】
温肾壮阳，补血生精，调经止血。用于肾阳亏损、精血不足、腰膝酸软、月经不调、宫寒不孕、崩漏带下。

【用法用量】
内服：入丸、散，6~15克；鲜品可煮汁熬膏。

【注意事项】
上焦有痰热及胃中有火者忌用。

鹿科动物马鹿*Cervus elaphus* Linnaeus 或梅花鹿*Cervus nippon* Temminck胎兽或胎盘。鹿胎有两种：一种是在母鹿妊娠中后期剖腹取胎或流产的胎，包括胎盘及羊水在内，总称"水胎"；另一种是初生胎未经哺乳或死产的鹿仔。主产于黑龙江、吉林等地。加工时先将胎用水洗净，剔除胎毛，然后放入锅内加水15公斤用火焙干；或先用酒浸2~3天后，再直接用火烤干。干鹿胎可加工成"鹿胎粉"和"鹿胎膏"入药。熬制鹿胎膏有的加入其他药材；也有的不加，只单纯用鹿胎熬制。

【性状特征】

鲜胎呈肾状或束状，大小不一。外面毛被粉色或粉红色较厚的胞衣，有韧性，内含胎鹿及羊水。剥去胎衣，妊娠1个月者，四肢呈乳突状，头部能见到眼和嘴的皱形。妊娠4~5个月者，骨骼形成，体表无毛，但已具鹿外形。妊娠6~8个月者或失水鹿胎（包括新生死鹿），头较大呈卵圆形，嘴尖细小，眼眶较大，眼膜皮凹陷，下唇较长，微露1~2对小白牙（羽称"坐骨生牙"），身躯瘦短，四肢细长，蹄淡黄色至淡棕色，脊背皮毛有白色小花斑点。尾短扁圆，干燥后，质坚硬不易折断。气微腥，味微咸。

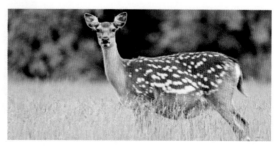

梅花鹿

鹿茸

Lurong

鹿科动物梅花鹿*Cervus nippon* Temminck 或马鹿*Cervuselaphus* Linnaeus的雄鹿未骨化密生茸毛的幼角。前者习称"花鹿茸"，后者习称"马鹿茸"。花鹿茸主产于吉林、辽宁等地；马鹿茸主产于黑龙江、吉林、云南等地，其中东北产者称"东马鹿茸"，品质较优；西北产者称"西马鹿茸"，品质较次。

锯茸一般从第3年的鹿开始锯取。二杠茸每年采收两次，第1次在清明后45~50天（头茬茸），采后50~60天采锯第2次（二茬茸）；三岔茸则每年只采锯1次，约在7月下旬。锯下的花鹿茸进行排血、洗茸、钉钉扎口、煮烫和干燥等加工。马鹿茸加工方法不同处是煮烫时不要求排血，煮烫和干燥时间比花鹿茸要长。现在为保持茸的有效成分，有的地方不管鹿的品种，多加工带血茸，即将锯下的鲜茸，先用烧红的烙铁烫封锯口，使茸血不流出，再放入烘箱，烘干。砍茸是将鹿头砍下，再将茸连脑盖骨一起锯下，刮净残肉和筋膜，绷紧脑皮，进行煮烫、阴干等加工。

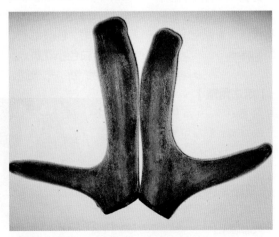

花鹿茸（二杠）

【性状鉴别】

1. 药材

（1）花鹿茸　锯茸，呈圆柱状分枝，具1个分枝者习称"二杠"，主枝习称"大挺"，长17~20厘米，锯口直径4~5厘米，离锯口约1厘米处分出侧枝，习称"门庄"，长9~15厘米，直径较大挺略细。外皮红棕色或棕色，多光润，表面密生红黄色或棕黄色细茸毛，上端较密，下端较疏；分岔间具1条灰黑色筋脉，皮茸紧贴。锯口黄白色，外围无骨质，中部密布细孔。体轻。气微腥，味微咸。具2个分枝者，习称"三岔"，大挺长23~33厘米，直径较二杠细，略呈弓形，微扁，枝端略尖，下部多有纵棱筋及突起疙瘩；皮红黄色，茸毛较稀而粗。二茬茸与头茬茸相似，但挺长而不圆或下粗上细，下部有纵棱筋。皮灰黄色，茸毛较粗糙，锯口外围多已骨化。体较重。无腥气。砍茸，为带头骨的茸，茸形与锯茸相同，亦分二杠或三岔等规格。二茸相距约7厘米，脑骨前端平齐，后端有1对弧形的骨，习称"虎牙"。脑骨白色，外附脑皮，脑皮上密生茸毛。

（2）马鹿茸　较花鹿茸粗大，分枝较多，侧枝1个者习称"单门"，2个者习称"莲花"，3个者习称"三岔"，4个者习称"四岔"或更多。按产地分为"东马鹿茸"和"西马鹿茸"。东马鹿茸，"单门"大挺长25~27厘米，直径约3厘米，外皮灰黑色，茸毛灰褐色或灰黄色，锯口面外皮较厚，灰黑色，中部密布细孔，质嫩。"莲花"大挺长可达33厘米，下部有棱筋，锯口面蜂窝状小孔稍大。"三岔"皮色深，质较老。"四岔"茸毛粗而稀，大挺下部具棱筋

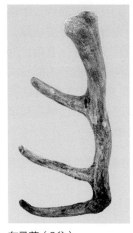

东马茸（3岔）

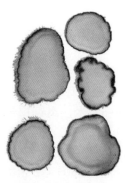

花鹿茸（腊片）

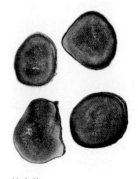

花鹿茸

及疙瘩，分枝顶端多无毛，习称"捻头"。西马鹿茸大挺多不圆，顶端圆扁不一，长30~100厘米，分枝较长且弯曲；表面有棱，多抽缩干瘪，茸毛粗长，灰色或黑灰色；锯口色较深，常见骨质；气腥臭，味咸。

一般均以茸形粗壮、饱满、皮毛完整、质嫩、油润、无骨棱、无钉者为佳。

2. 饮片

（1）花鹿茸片　角尖部切片习称"嘴片"或"蜡片"，为圆形薄片，表面浅棕色或黄白色，半透明，微显光泽，外围红棕色或棕色，质坚韧。在"蜡片"之后切制的习称"粉片"，在粉片之后切制的习称"纱片"，在纱片之后切制的习称"老角片"或"骨片"。为圆形或类圆形厚片，表面粉白色或浅棕色，中间有蜂窝状细孔，外围无骨质或略具骨质，周边粗糙，红棕色或棕色，质坚脆。气微腥，味微咸。

（2）马鹿茸片蜡片　为类圆形薄片，中央为米黄色，半透明，微显光泽，外围皮较厚，周边灰黑色，质坚韧。粉片、纱片、老角片为圆形或类圆形厚片，粉片切面有致密的细蜂窝状小孔，纱片与骨片中央有稀疏的蜂窝状孔眼。外皮较厚，无骨质或略具骨质。周边灰黑色，质坚脆。气微腥，味微咸。

（3）鹿茸粉为灰白色或米黄色粉末。气微腥，味微咸。

【化学成分】
含氨基酸（总氨基酸含量达50.13%）、甾体类、尿嘧啶、烟酸、肌酐、次黄嘌呤、脂肪酸、多种前列腺素及多种无机元素等。

【饮片功能】
壮肾阳，益精血，强筋骨，调冲任，托疮毒。用于阳痿滑精、宫冷不孕、神疲、畏寒、眩晕、耳鸣耳聋、腰脊冷痛、筋骨痿软、崩漏带下。

【用法用量】
内服：1~2克，研末冲服。

【注意事项】
阴虚阳亢者忌用。

【食疗】

鹿茸香菇菜心

鹿茸片2克，水发香菇200克，青菜心300克，玉兰片50克，姜末10克，白酒20克，猪油75克，精盐5克，清汤200克，味精、料酒各适量。

制作方法：鹿茸片加白酒浸泡，浸泡后的鹿茸片留取备用。将锅放在火上，加入猪油，油热时，先将姜末下锅炸一下，随将香菇、青菜心下锅，用勺煸炒，加入味精、料酒、盐、清汤及鹿茸白酒提取液，把料搅匀倒汁。汁浓时，勾入小流水芡，起锅盛在盘内，把留取的鹿茸片点缀在菜上即成。

功能主治：壮肾阳，益精血，强筋骨。适用于年老体弱或久病气虚、气短乏力、食欲不振、阳痿滑精、腰膝酸冷、眩晕耳鸣等。

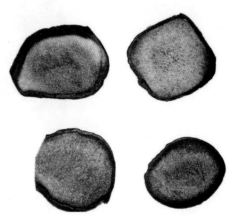

马鹿茸

十一画

887

鹿骨

Lugu

////////////

鹿科动物梅花鹿*Cervuso nippon* Temminck 或马鹿*Cervus elaphus* Linnaeus的骨骼。主产于东北、华东等地。于杀鹿时取骨，除去筋肉即可。

【饮片功能】

补虚羸，强筋骨，除风湿，止泻痢，生肌敛疮。用于虚劳骨弱、风湿痹痛、泻痢、瘰疬、疮毒。

【用法用量】

内服：煎汤，15~30克；或浸酒；或烧存性为末，每次5~10克。外用：适量，煅存性研末撒。

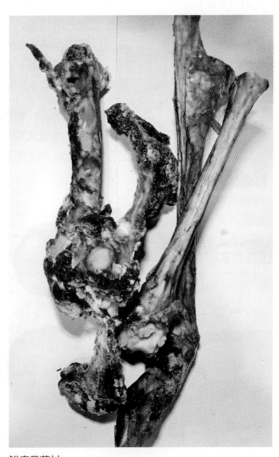

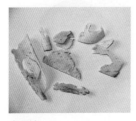

鹿骨镑

鲜鹿骨药材

鹿鞭

Lubian

鹿科动物梅花鹿*Cervus nippon* Temminck 或马鹿*Cervus elaphus* Linnaeus雄性的外生殖器。主产于吉林、辽宁等地。宰鹿后，割取阴茎及睾丸。除净残肉及油脂，风干。亦可用沸水烧烫后置烤箱烤干。

【性状特征】

呈类扁圆形，长25～50厘米，中部直径1.2～2厘米。龟头类圆形，长2～10厘米，前端钝圆，表面棕黄色至黑棕色，光滑，半透明，可见斜肋纹。包皮有的呈环状隆起，直径1.4～2.0厘米，不隆起者有的伸长达12厘米，先端带有鹿毛。阴茎一侧多有纵沟，对应一侧有隆脊，两侧面光滑，半透明，斜肋纹明显。阴茎中下部带2枚睾丸。睾丸扁椭圆形，表面棕黄色至黑棕色，皱缩不平，一侧有附睾附着，附睾体窄而弯曲，附睾尾变粗呈瘤状突起。质坚韧，不易折断。气微腥。

【饮片功能】

温补肝肾，壮阳固精。用于治劳损、腰膝酸痛、肾虚耳聋、耳鸣、阳痿、宫冷不孕。

【用法用量】

内服：煎汤，6～15克；或入丸、散；或煮食；或煎膏。

【注意事项】

素体阳盛者慎用。

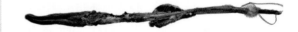
花鹿鞭

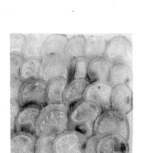
鹿鞭

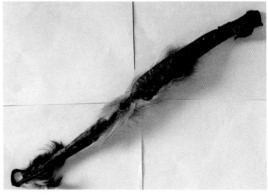
马鹿鞭

鹿筋

Lujin

鹿科动物梅花鹿*Cervus nippon* Temminck 或马鹿*Cervus elaphus* Linnaeus的筋。主产于东北、河北等地。全年均可制备。取鹿的四肢，抽出足筋，保留蹄部，阴干。

【性状特征】

（1）梅花鹿筋　呈细长条状，长25~43厘米。粗0.8~1.2厘米。金黄色或棕黄色，有光泽，半透明。悬蹄小，蹄甲黑色，光滑，呈稍狭长的半圆形，蹄垫灰黑色，角质化。蹄毛棕黄色或淡棕色，细而柔软。籽骨4块，关节面光滑，2、3籽骨似舌状，稍大，长1.2~1.4厘米，宽0.5~0.7厘米，1、4籽骨关节面均有1条棱脊，一侧斜面呈长条形，长0.9~1.1厘米，宽0.4~0.6厘米。质坚韧，难折断，气微腥，味淡。

（2）马鹿筋　呈细长条状，长37~54厘米，粗1.4~3厘米。红棕色或棕黄色，有光泽，不透明或半透明。悬蹄较大，蹄甲黑色，光滑，呈半圆锥状，顶部钝圆，蹄垫灰黑色，角质化。蹄毛棕黄色或棕色，稍柔软。籽骨4块，关节

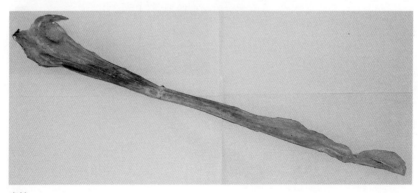

鹿筋

【饮片功能】

壮筋骨。用于治劳损、风湿关节痛、转筋。

【用法用量】

内服：煎汤或煮食，60~120克。

面光滑，2、3籽骨似舌状，稍大，长1.6~1.8厘米，宽0.8~1厘米，1、4籽骨关节面均有1条棱脊，一侧斜面呈长条形，长1.3~1.5厘米，宽0.7~0.9厘米。质坚韧。气微腥，味淡。

【食疗】

黄焖鹿筋

水发鹿筋750克，水发冬菇50克，冬笋75克，火腿75克，鸡汤700克，料酒150克，酱油40克，精盐2克，葱段30克，姜片10克，水淀粉25克，猪油125克，白糖适量。

制作方法：将水发鹿筋切段，放入容器中，加入姜片5克，葱段15克、料酒100克。鸡汤200克，上笼用旺火蒸约20分钟取出，控净原汤，拣出葱段、姜片。将冬菇、冬笋、火腿切成片，待用。炒锅上火烧热，加入猪油100克，烧热。放入葱段15克，姜片5克，炸出香味后拣出，随即加入酱油、料酒、精盐，白糖和鸡汤，先下入鹿筋，再把冬菇、冬笋片、火腿放在鹿筋上面，用旺火收稠，淋入水淀粉勾芡即可。

功能主治：壮筋骨。适用于劳损、脚转筋、风湿性关节炎、手足无力、畏寒等症。

麻黄
Mahuang

麻黄科植物草麻黄*Ephedra sinica* Stapf、木贼麻黄*Ephedra equisetina* Bunge.或中麻黄*Ephedra intermedia* Schrenk et C.A.Mey.的干燥草质茎。主产于山西、河北。以山西产者质量最佳。

【采制】

秋季割取草质茎，去净泥土，先晾至七八成干，再晾至足干即可。切勿受霜打，否则颜色变红，影响疗效。

【性状特征】

1. 药材

草本状小灌木，高20~40厘米。草质茎呈细长圆柱形，少分枝，直径0.1~0.2厘米，有的带少量木质茎。表面淡绿色至黄绿色，有细的纵棱线，触之微有粗糙感。节明显，节间长2~6厘米。节上有膜质鳞叶，长0.3~0.4厘米；裂片2（3），锐三角形，先端灰白色，反曲，

【化学成分】

主含生物碱。草麻黄含生物碱约1.3%，其中L-麻黄碱占60%以上；中麻黄含生物碱约1.1%，其中L-麻黄碱占30%~40%；木贼麻黄含生物碱约1.7%，其中L-麻黄碱占85%~90%。

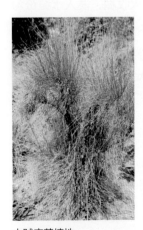

木贼麻黄植株

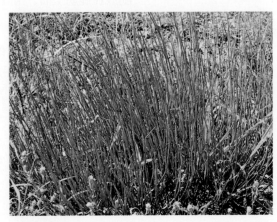

草麻黄植株

【饮片功能】

发汗散寒，宣肺平喘，利水消肿。用于风寒感冒、胸闷喘咳、风水浮肿、支气管哮喘。

【用法用量】

内服：煎汤，3~6克；或入丸、散。

【注意事项】

凡素体虚弱而自汗、盗汗、气喘者忌用。

基部联合成筒状，红棕色。体轻，质脆，易折断。断面略呈纤维性，周边绿黄色，髓部红棕色，近圆形口气微香，味涩、微苦。

2. 饮片

（1）麻黄 呈细圆形的小段，长1~2厘米，表面黄绿色，粗糙，有细纵棱线，节上有细小鳞叶，质脆，断面中心显红黄色，粉性。气微香，味涩、微苦。

（2）蜜麻黄 形如麻黄段，表面黄绿色，有焦香。

（3）麻黄绒 呈松软之绒状，黄绿色。

（4）蜜麻黄绒 呈松散粘结纤维状，深黄色，微具甜味。

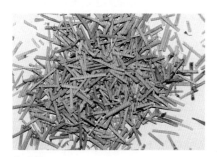

生麻黄

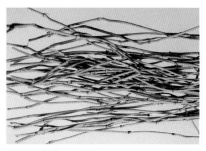

麻黄药材（草麻黄）

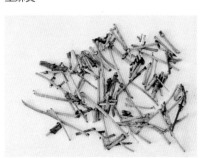

蜜麻黄

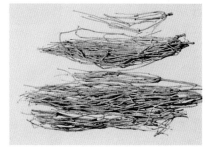

麻黄药材（木贼麻黄）

黄芩

Huangqin

唇形科植物黄芩*Scutellaria baicalensis* Georgi野生或栽培品的干燥根。主产于甘肃、河北。以河北承德产者质量上乘，习称"黄金条根"。春季至夏初或"霜降"前后将根挖出，除去须根及泥土，晒至半干时撞去或剥去栓皮，再晒干。

【性状特征】

1. 药材

呈圆锥形，多扭曲，长5~25厘米，直径1~3厘米。表面棕黄色或深黄色，上部较粗糙，有扭曲的纵皱或不规则网纹，下部有顺纹和细皱，具侧根残痕，顶端有茎痕或残留茎基。质硬而脆，易折断，断面黄色，中间红棕色；老根中间呈暗棕色或棕黑色，枯朽状或已成空洞。气微，味苦。

2. 饮片

（1）黄芩片　为长条形、圆形或不规则形，直径0.5~2厘米，长至15厘米，厚1毫米。切面黄色或深黄色，具放射状纹理，中间红棕色或呈棕黑色枯朽状。周边棕黄色或深黄色，

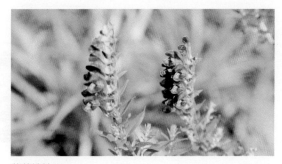

黄芩植株

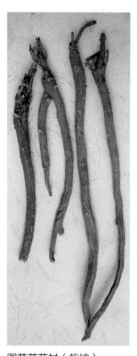

具纵向皱纹或不规则网纹与疣状根痕。质硬而脆，易折断。气微，味苦。

（2）酒黄芩片　形如黄芩片，表面深黄色或棕黄色，略有酒气。

（3）黄芩炭形　如黄芩片，表面黑褐色，断面中心棕黄色。

图黄芩药材（栽培）

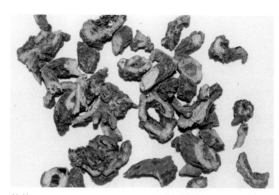

黄芩

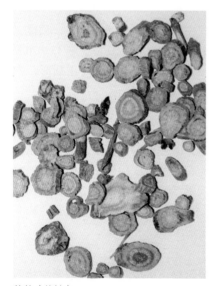

黄芩（栽培）

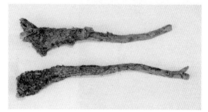

黄芩药材

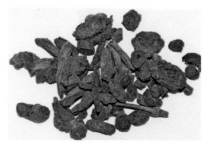

黄芩炭

黄芪

Huangqi

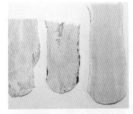

黄芪（纵片）

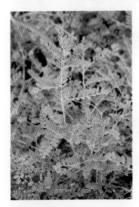

内蒙黄芪植株

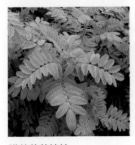

膜荚黄芪植株

豆科植物膜荚黄芪*Astragalus membranaceus*（Fisch.）Bge.或蒙古黄芪*Astragalus membranaceus*（Fisch.）Bge. var. *mongholicus*（Bge.）Hsiao野生或栽培品的干燥根。根据药材的颜色不同，前者习称"黑皮芪"，后者习称"白皮芪"。膜荚黄芪主产于黑龙江、内蒙古；蒙古黄芪主产于山西、内蒙。产于山西绵山者，奉为地道药材，习称"西黄芪"或"绵芪"；产于黑龙江、内蒙古者，亦为优质产品，统称"北黄芪"。

【采制】

春、秋二季均可采挖，以秋季采挖者质较佳。挖取后，除净泥土及须根，晾干水分，切去头尾，捏直，晒干。

【性状特征】

1. 药材

呈长条圆柱形，单枝，间有分枝，顺直，有的略扭曲，芦茎及幼尾已切除，长35～70厘米，直径1～2.5厘米，芦茎切口处正圆形，中央常有枯空，呈黑褐色的洞，习称"空头"，空头深度一般在5厘米左右，比原生芪空头要浅。表面灰褐色，有不规则细似底纹及稀疏须根痕。质坚实，体较别种黄芪重，不易折断，断面纤维性而有粉性，皮部稍松，白色或淡黄白色，木部较紧结，黄色，菊花心明显，习称"皮松肉紧"。气香，味甜，嚼之有"豆腥"味。

2. 饮片

（1）生黄芪片　呈类圆形或椭圆形片状，厚2.5～3毫米。表面显黄白色，内层有棕色环纹

【化学成分】

含黄酮类成分：芒柄花黄素、毛蕊异黄酮等。另含β-谷甾醇、亚油酸、亚麻酸、氨基酸、胡萝卜苷、黄芪多糖等。

【饮片功能】

补气升阳，益卫固表，托毒生肌，利水退肿。用于脾肺气虚或中气下陷之证、卫气虚所致表虚自汗、气血不足所致痈疽不溃或溃久不敛、气虚血滞导致的肢体麻木、关节痹痛或半身不遂，以及气虚津亏的消渴等。

【用法用量】

内服：煎汤，9~15克。大剂量可至30克。

【注意事项】

表实邪盛、气滞湿阻、食积停滞、痈疽初起或溃后热毒等实证，以及阴虚阳亢、口腔溃疡者均禁用。

及放射状纹理或外层有曲折裂隙，中心黄色。周边灰黄色或浅棕褐色，有纵抽皱，质坚略韧。

（2）蜜黄芪　形如黄芪片，表面显金黄色，质较脆，略带黏性，味甜。

【食疗】

黄芪粥

制黄芪30克，粳米100克。

制作方法：黄芪切片，加10倍量水煎30分钟，滤过取汁，再加同量水蒸一次，取汁去渣。粳米洗净，加黄芪汁及适量水煮粥。

功能主治：补中益气，健脾。适宜于脾肺气虚、神倦乏力、食少便溏、气短懒言、自汗等。

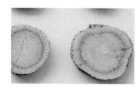
黄芪

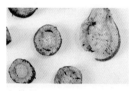
炙黄芪

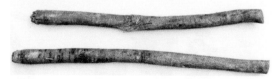
黄芪药材（白皮芪）

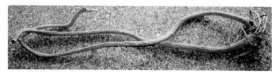
黄芪药材（黑皮芪）

黄连

Huanglian

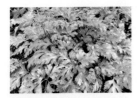

黄连植株

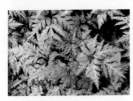

三角叶黄连植株

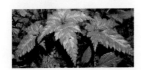

云连植株

毛茛科植物黄连*Coptis chinensis* Franch.、三角叶黄连*Coptis deltoidea* C.Y.Cheng et Hsiao或云连*Coptis teeta* wall.的干燥根茎。以上三种分别习称"味连""雅连""云连"。味连主产于四川、湖北。尤以四川产者为道地药材。雅连主产于四川西部峨眉、洪雅一带，均为栽培，过去曾报道有少量野生。云连主产于云南德钦、云南维西。秋季采挖，除去须根和泥沙，干燥，撞去残留须根。

【性状特征】

1. 药材

（1）味连　多集聚成簇，常弯曲，形如鸡爪，单枝根茎长3～6厘米，直径0.3～0.8厘米。表面灰黄色或黄褐色，粗糙，有不规则结节状隆起、须根及须根残基，有的节间表面平滑如茎杆，习称"过桥"。上部多残留褐色鳞叶，顶端常留有残余的茎或叶柄。质硬，断面不整齐，皮部橙红色或暗棕色，木部鲜黄色或橙黄色，呈放射状排列，髓部有时中空。气微，味极苦。

（2）雅连　多为单枝，略呈圆柱形，微弯

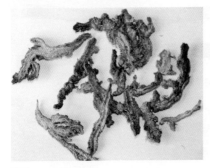

黄连

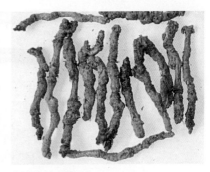

黄连药材（雅连）

【化学成分】

主含多种生物碱，及阿魏酸，多种酚性成分和钾、磷、镁、钠等多种无机元素。

【饮片功能】

清热燥湿，泻火解毒。用于湿热痞满、呕吐、泻痢、心烦不寐、牙痛、痈肿疔疮。

【用法用量】

内服：煎肠，1~3克。外用适量。

【注意事项】

凡阴虚烦热，胃虚呕恶，脾虚泄泻，五更泄泻慎服。

曲，形如"蚕状"，长4~8厘米，直径0.5~1厘米，"过桥"较长。顶端有少数残茎。以身干、粗壮、无须根、形如蚕者为佳。

（3）云连弯曲　呈钩状，形如"蝎尾"，多为单枝，较细小。栽培品长2~5厘米，直径0.2~0.4厘米。表面黄棕色，少有"过桥"，"过桥"短。质轻而脆，断面较平坦，黄棕色。野生品：根茎极细小，无过桥。以干燥、条细、节多、须根少、色黄者为佳。

2. 饮片

（1）黄连片　为不规则的薄片或碎块。切面皮部暗棕色，木部鲜黄色或橙黄色，呈放射状排列，髓部有时中空。周边暗黄色，粗糙，有细小须根。质坚硬。气微，味极苦。

（2）酒黄连　形如黄连片，色泽加深，略有酒气。

（3）姜黄连　形如黄连片，表面棕黄色，有姜的辛辣味。

（4）萸黄连　形如黄连片，色泽加深，有吴萸的辛辣味。

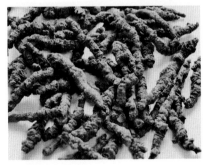

黄连药材（云连）

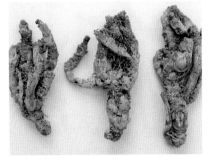

黄连药材（味连）

黄柏

Huangbai

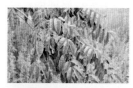

黄檗植株

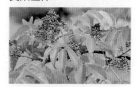

黄皮树植株

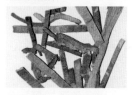

盐关黄柏

芸香科植物黄皮树*Phellodendron chinense* Schneid.或黄檗*Phellodendron amurense* Rupr.的干燥树皮。前者习称"川黄柏"，后者习称"关黄柏"。黄皮树（川黄柏）主产于四川、陕西。黄檗（关黄柏）主产于辽宁、吉林。于3~6月间采收。选择生长10年以上的树，轮流部分剥皮，剥皮处还可新生树皮，可再次剥取。将剥下的树皮晒至半干，压平，刮去外层粗皮至显黄色，刷净晒干。存放于干燥通风处，防止发霉变色。

【性状特征】

1. 药材

（1）川黄柏 呈板片状或浅槽状，长宽不一，厚3~6毫米。外表面黄褐色或黄棕色，平坦或具纵沟纹，有的可见皮孔痕及残存的灰褐色粗皮。内表面暗黄色或淡棕色，具细密的纵棱纹。体轻，质硬，断面纤维性，呈裂片状分层，深黄色。气微，味甚苦，嚼之有黏性。

（2）关黄柏 厚2~4毫米。外表面黄绿色或淡棕黄色，较平坦，有不规则的纵裂纹，皮

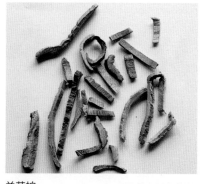

关黄柏

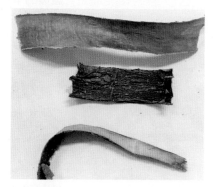

川黄柏药材

【化学成分】

含多种生物碱类成分，另含内酯、甾醇、黏液质等。

【饮片功能】

清热燥湿，泻火除蒸，解毒疗疮。用于湿热泻痢、黄疸、脚气、盗汗、遗精、疮疡肿毒、湿疹瘙痒。

【用法用量】

内服：煎汤，3~12克。外用：适量。

【注意事项】

脾虚泄泻，胃弱食少者忌用。

孔痕小而少见，偶有灰白色的粗皮残留。内表面黄色或黄棕色。体轻，质较硬，断面鲜黄色或黄绿色。

2. 饮片

（1）川黄柏　呈微卷曲的丝状，外表面黄褐色或黄棕色。内表面暗黄色或淡棕色，具细密的纵棱纹。体轻，质硬，切面呈纤维性。气微，味甚苦。

（2）关黄柏　呈丝状，外表面黄绿色或淡棕黄色，较平坦。内表面黄色或黄棕色。体轻，质较硬，切面鲜黄色。气微，味苦。

（3）盐黄柏　形如黄柏丝，深黄色，偶有焦斑，略具咸味。

（4）酒黄柏　形如黄柏丝，深黄色，偶有焦斑，略具酒气。

（5）黄柏炭　形如黄柏丝，表面焦黑色，内部焦褐色，质轻而脆，味微苦涩。

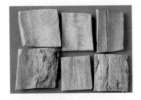

关黄柏药材

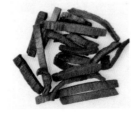

关黄柏炭

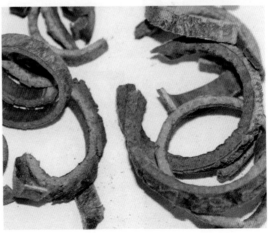

川黄柏（湖南）

黄精

Huangjing

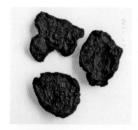

酒黄精

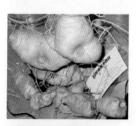

黄精药材（大黄精）

百合科植物滇黄精*Polygonatum kingianum* Coll.et Hemsl、黄精*Polygonatum sibiricum* Red. 或多花黄精*Polygonatum cyrtonema* Hua 野生或栽培品的干燥根茎。药材依次称为"大黄精""鸡头黄精"和"姜形黄精"。大黄精主产于云南、广西；鸡头黄精主产于河北、内蒙古。姜形黄精主产于贵州、湖南。大黄精春、秋二季采挖根茎，洗净切片，晒干或蒸后晒干。鸡头黄精春、秋二季采挖根茎，除去须根，边晒边搓揉，至呈绵软而无硬心时干燥。姜形黄精春、秋二季挖出根茎，除去须根，洗净，置沸水中略烫，捞出干燥。

【性状特征】

1. 药材

（1）大黄精 根茎粗壮，结节块状，肥厚肉质，直径2~4厘米或以上，茎痕明显，圆盘状，边缘下凹，直径5~8毫米；表面黄白色至黄棕色，有明显环节、不规则皱纹及须根痕。质坚实，稍韧，不易折断，断面常角质，黄白色，平坦，有众多黄棕色小点。气微，味甜，嚼之有黏性。

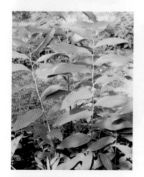

多花黄精植株

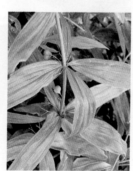

滇黄精植株

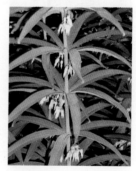

黄精植株

【化学成分】

主含甾体皂苷及黄精多糖等。多花黄精含薯蓣皂苷元，另含芹黄素等黄酮类成分。

【饮片功能】

补气养阴，健脾，润肺，益肾。用于脾胃虚弱、体倦乏力、口干食少、肺虚燥咳、精血不足、内热消渴。

【用法用量】

内服：煎汤，9~15克。

【注意事项】

中寒泄泻，痰湿痞满气滞者忌用。

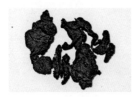

制黄精

（2）鸡头黄精　根茎结节状，一端粗，另端渐细，近圆柱形，全形略似鸡头，长2.5~11厘米，粗端直径1~2厘米，常有分枝，茎痕明显，细端长2.5~4厘米或更长，直径0.5~1厘米；表面灰黄色或黄棕色，半透明，具环节及皱纹。

（3）姜形黄精　根茎块状或连珠状，稍带圆柱形，直径1~3厘米，茎痕大，可达1厘米，圆柱形处环节明显；表面深黄棕色，须根痕多。

2. 饮片

三种黄精均呈大小不一的片块，厚约5毫米，外表有时可见环节，黄色或黄棕色，断面有点状或线条状纹理（维管束）。质硬韧。气、味同药材。

【食疗】

黄精粥

黄精30克，粳米100克。

制作方法：黄精煎水取汁，入粳米煮至粥熟。加冰糖适量吃。

功能主治：滋养脾肺。适用于阴虚肺燥、咳嗽咽干、脾胃虚弱等症。

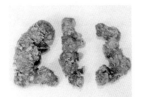

黄精药材

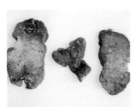

黄精

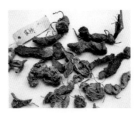

黄精药材（鸡头黄精）

寒水石

Hanshuishi

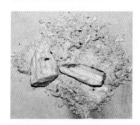

煅寒水石

碳酸钙的矿石（方解石）或硫酸钙的矿石（红石膏）。方解石主产于河南、安徽。习称"南寒水石"。红石膏主产于辽宁、吉林等地，习称"北寒水石"。

【性状特征】

（1）方解石　多为规则的块状结晶，常呈斜方柱形，有棱角白色或黄白色，表面平滑，有玻璃样光泽，透明或不透明。质坚硬而脆，硬度3，比重2.7，条痕为白色或淡灰色，敲击时多呈小块斜方体破裂，断面平坦，用小刀可以刻划。气微，味淡。

一般以色白、透明、有如寒水状之光泽、击碎后呈方形具棱角者为佳。

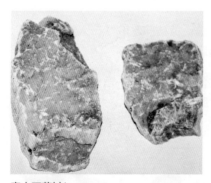

寒水石药材1

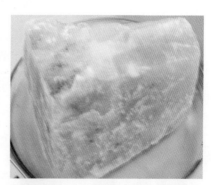

寒水石药材2

（2）红石膏　呈不规则的扁平块状，大小不等，半透明，表面粉红色，凹凸不平，常黏附灰色泥土。质硬脆，用手指甲可刻划。敲击时垂直向断裂，断面有纵纹理，状如纤维。常显丝绢样光泽，略带泥土气，味淡稍咸，嚼之显粉性。

一般以肉红色、纯净薄片状、细丝状、有光泽者为佳。

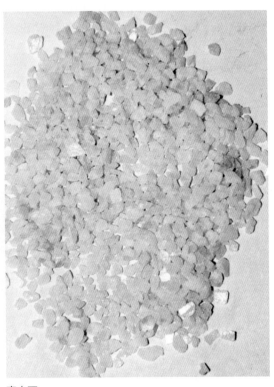

寒水石

斑蝥

Banmao

芜青科昆虫南方大斑蝥*Mylabris phalerata* Pallas或黄黑小斑蝥*Mylabris cichorii* Linnaeus的干燥体。主产于河南、安徽。我国大部分地区有分布。5~10月均可捕捉，以6~8月最盛。多在清晨露水未干，斑蝥翅湿不易起飞时捕捉，捕捉时应带手套，以免刺激皮肤和黏膜，引起炎症；日出后可用纱兜捕捉。将捕到后的斑蝥用沸水烫死，取出晒干或烘干。

【性状特征】

（1）南方大斑蝥药材　呈长圆形，长

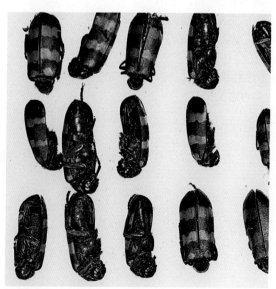

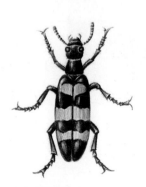

南方大斑蝥

斑蝥药材

【化学成分】

含斑蝥素、脂肪油12%、树脂、蚁酸、色素及多种无机元素。

【饮片功能】

有大毒。破血消癥，攻毒蚀疮，引赤发泡。用于癥瘕肿块、积年顽癣、瘰疬、赘疣、痈疽不溃、恶疮死肌。

【用法用量】

内服：炒炙研末，每次量0.03~0.06克；或入丸剂。外用：适量，研末敷贴发泡；酒、醋浸或制成膏涂。

【注意事项】

本品有大毒，内服慎用。孕妇及体质虚弱、心肾功能不全、消化道溃疡者均禁用。

1.5~2.5厘米，宽5~10毫米。头及口器向下垂，有较大的复眼及触角各1对，触角多已脱落。背部具革质鞘翅1对，黑色，有3条黄色或棕黄色的横纹；鞘翅下面有棕褐色薄膜状透明的内翅2片。胸腹部乌黑色，胸部有步足3对。有特殊的臭气。

（2）黄黑小斑蝥 体型较小，长1~1.5厘米。

一般以身干、个大、有黄色花斑、色鲜明、完整不碎者为佳。

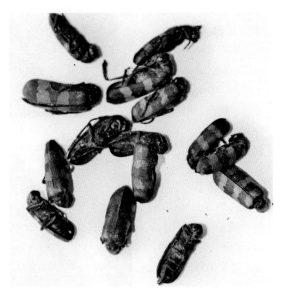

制斑蝥

景天三七

Jingtiansanqi

景天科植物景天三七*Sedum aizoon* L.或横根费菜*Sedum kamtschaticum* Fisch.干燥的根或全草。主产于山西、浙江、江苏。春、秋二季采挖根部，洗净晒干。全草随用随采，或秋季采集晒干。

【性状特征】

根茎短小，略呈块状；表面灰棕色，根数条，粗细不等；质硬，断面暗棕色或类灰白色。茎圆柱形，长15~40厘米，直径2~5毫米；表面暗棕色或紫棕色，有纵纹；质脆，易折断，断面常中空。叶互生或近对生，几无柄；叶片皱缩，展平后呈长披针形至倒披针形，长3~8厘米，宽1~2厘米；灰绿色或棕褐色，先端渐尖，基部楔形，边缘上部有锯齿，下部全缘。聚伞花序顶生，花黄色。气微，味微涩。

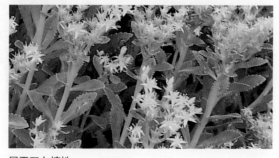

景天三七

景天三七植株

【化学成分】

含β-谷甾醇、熊果酸、熊果酚苷、氨醌、左旋景天宁、消旋景天胺。

【饮片功能】

散瘀，止血，宁心安神，解毒。用于吐血、衄血、便血、尿血、崩漏、紫斑、外伤出血、跌打损伤、心悸、失眠、疮疖痈肿、烫火伤、毒虫螫伤。

【用法用量】

内服：煎汤，15~30克；或鲜品绞汁，30~60克。外用：适量，鲜品捣敷；或研末撒敷。

棕榈

Zonglü

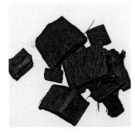

棕榈炭

棕榈科植物棕榈*Trachycarpus fortunei* （Hook.f.）H.Wendl.的干燥叶柄。秋季旧叶柄脱落后采收，割断旧叶柄，除去纤维状的棕毛，晒干。主产于湖南、四川。秋季9~10月采收，剥取两侧纤维状的棕毛，割取旧叶柄下延部分及鞘片，晒干。

【性状特征】

1. 药材

呈长条板状，一端较窄而厚，另一端较宽而稍薄，大小不等。表面红棕色，粗糙，有纵直皱纹；一面有明显的凸出纤维，纤维的二侧着生多数棕色茸毛。质硬而韧，不易折断，断面纤维性，无臭，味淡。

2. 饮片

（1）棕板　呈不规则的段，长15~30毫米。表面红棕色，粗糙，有纵直纹。两侧附有多数棕色焦状毛。质坚实，切面纤维状。气微，味淡。

（2）棕板炭　形如棕板，表面炭黑色，有光泽，有纵直纹及细斜纹。质轻脆，味微苦。

【化学成分】

含薯蓣皂苷、甲基原薯蓣皂苷、木樨草素和木樨草素-7-氧-芦丁苷。

【饮片功能】

收敛止血。用于吐血、衄血、便血、血淋、尿血、下痢，外治金疮、疥癣。

【用法用量】

内服：煎服3~9克。

外用：适量，研末敷患处。

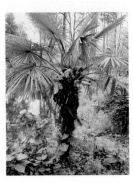

棕榈

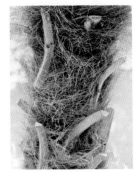

棕榈药材

十二画

椒目

Jiaomu

芸香科植物青椒*Zanthoxylum schini folium*Sieb. et Zucc.或花椒*Zanthoxylum bungeanum* Maxim.的干燥成熟果实。青椒主产于辽宁、河北。花椒主产于湖北、云南。四川产者习称"川椒";河北、陕西等地亦产,其色红,习称"红花椒"或"红椒"。以四川、陕西、河北产品最为驰名,视为道地药材。秋季果实成熟时采摘或连小枝剪下,晾晒至干,除去枝叶等杂质,将果皮(习称"花椒")与种子(习称"椒目")分开。

【性状特征】

1. 药材

(1)花椒蓇葖果　多单生,直径4~5毫米。外表面紫红色或棕红色,散有多数疣状突起的油点,直径0.5~1毫米,对光观察半透明;内表面淡黄色。香气浓,味麻辣而持久。

(2)青椒　多为2~3个上部离生的小蓇葖果,集生于小果梗上,蓇葖果球形,沿腹缝线开裂,直径3~4毫米。外表面灰绿色或暗绿色,散有多数油点和细密的网状隆起皱纹;内

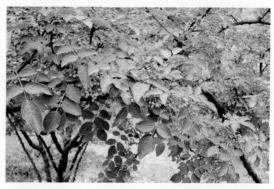

花椒植株

【化学成分】

含挥发油等。

【饮片功能】

利水消肿，祛痰平喘。用于水肿胀满、哮喘。

【用法用量】

内服：煎汤，3~6克。

外用：适量，煎汤熏洗。

【注意事项】

阴虚火旺者禁用。

表面类白色，光滑。内果皮常由基部与外果皮分离。残存种子呈卵形，长3~4毫米，直径2~3毫米，表面黑色，有光泽。气香，味微甜而辛。

2. 饮片

炒花椒外表面焦黄色或棕褐色，内表面深黄色。香气浓郁。

【食疗】

莴苣椒面粥

莴苣50克，川椒粉2克，大米100克，调味品适量。

制作方法：将莴苣洗净，切细；川椒研为细末备用。大米淘净，加清水适量煮粥，待熟时调入莴苣、川椒粉及调味品等，再煮一二沸即成。

功能主治：美齿护肤。适用于齿牙发黄、牙齿不坚。

用法用量：每日1剂，连续7~10天。

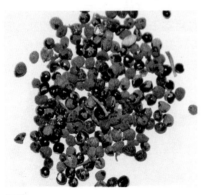

椒目

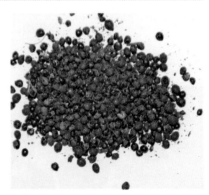

炒椒目

楮实子

Chushizi

桑科植物构树*Broussonetia papyrifera*（L.）Vent.的干燥成熟果实。主产于河南、湖北。秋季果实成熟时采摘，洗净晒干，除去灰白色膜状花被及杂质。

【化学成分】
含皂苷，亚油酸，维生素B等。

【饮片功能】
补肾清肝，明目，利尿。用于肝肾不足、腰膝酸软、虚劳骨、头晕目昏、目生翳膜、水肿胀满。

【用法用量】
内服：煎汤，6~12克。

【注意事项】
脾胃虚寒者忌用。

【性状特征】

呈圆球形、卵圆形至宽卵形，稍扁，长0.15~0.3厘米，宽0.15~0.2厘米。表面红棕色至棕黄色，微具网状皱纹和颗粒状凸起，一侧有凹沟，另一侧有棱，偶有果柄和未除净的灰白色膜状宿萼。质硬而脆，易压碎。胚乳白色，富油质；胚弯曲。气微，味淡。以果实饱满、红棕色者为佳。

【药膳】

楮实子丁香粥

楮实子适量，丁香5~6粒，粳米120克。

制作方法：取一段8厘米的楮实子装入纱布袋内，用水泡1~3小时，使其软化；取120克米，洗净，与楮实子药袋同置锅中，加水煮粥，煮好后加入少许食盐，并将药袋取出，抛弃药渣，此时楮实子的药效已经溶入粥内。加入5~6粒丁香同煮，口感和滋养效果均更佳。

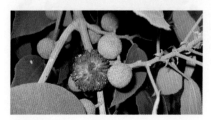
构树植株

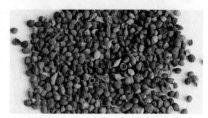
楮实子

滑石

Huashi

【化学成分】
主含含水硅酸镁
[Mg₃(Si₄O₁₀)(OH)₂]。

【化学成分】
主含含水硅酸镁
$[Mg_3(Si_4O_{10})(OH)_2]$。

【饮片功能】
利尿通淋，清热解暑；外用祛湿敛疮。用于热淋、石淋、尿热涩痛、暑湿烦渴、湿热水泻；外治湿疹、湿疮、痱子。

【用法用量】
内服：10~20克，先煎。外用适量。

【注意事项】
脾虚气弱，精滑及热病津伤者忌用。孕妇慎用。

硅酸盐类矿物滑石族滑石，主含含水硅酸镁$[Mg_3(Si_4O_{10})(OH)_2]$。主产于山东、江苏。采挖后，除去杂石，洗净，砸成碎块，粉碎成细粉；或照水飞法水飞，晾干即可。

【性状特征】

多为块状集合体。呈不规则的块状。白色、黄白色或淡蓝灰色，有蜡样光泽。质软，细腻，手摸有滑润感，无吸湿性。置水中不崩散。气微，味淡。

【食疗】

车前滑石汤

车前草、滑石、马蹄粉、冰糖适量。

制作方法：车前草拾去杂质，清水洗净，与滑石一齐放入煮锅内，加入清水约2000mL，先用武火煮滚后，便改为用文火煮沸15分钟，取汁冲入已调开的马蹄粉、冰糖内，搅匀即可。

功能主治：清热解暑，利水通淋。

十二画

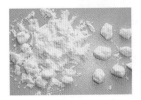

滑石粉

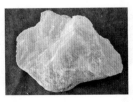

滑石

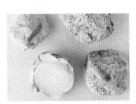

滑石原矿物

款冬花

Kuandonghua

菊科植物款冬*Tussilago farfara* L.的干燥花蕾。主产于河南、陕西。以河南产量最大，以甘肃灵台、陕西榆林所产质量最佳，习称"灵台冬花"。12月或地冻前当花尚未出土时采挖，除去花梗和泥沙，阴干。

【性状特征】

1. 药材

呈不规则长棒状。单生或2～3个花序基部连生，习称"连三朵"，长1~2.5厘米，直径0.5~1厘米。上端较粗，下端渐细或有短梗。花头外被有多数鳞片状苞片，苞片外表面呈紫红色或淡红色，内表面密被白色絮状茸毛。舌状花及管状花细小，长约2毫米，子房下位。体轻，撕开后可见白色茸毛。气清香，味微苦而辛。以蕾大、肥壮、色紫红鲜艳、花梗短者为佳。木质老梗及开花者不可药用。

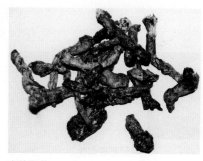
蜜款冬花

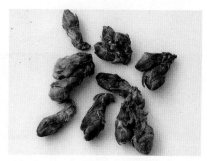
款冬花

【化学成分】
含款冬二醇、山金车二醇、降香醇等。

【饮片功能】
润肺下气，止咳化痰。用于新久咳嗽、喘咳痰多、劳嗽咳血。

【用法用量】
内服：煎汤，4.5~9克。

【注意事项】
肺火盛者慎用。

2. 饮片

蜜炙款冬花呈深黄色，多已破碎，略有黏性，有蜂蜜焦香气，味微甜。

【药膳】

款冬肉末

款冬花、肉馅各适量。

制作方法：将款冬切成小段，将肉馅在锅内煸炒后加入款冬，放入汤料，料酒，盐调味即可。

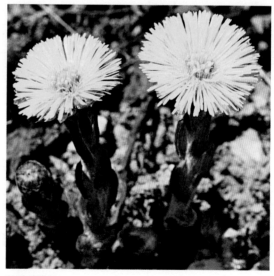

款冬花植株

琥珀

Hupo

古代松科松属植物的树脂，埋藏地下经年久转化而成的化石样物质。主产于辽宁、河南。从地层或煤层中挖出后，除去砂石、泥土等杂质即可。

【性状特征】

1. 药材

为不规则块状、钟乳状、粗颗粒状。块状者大小不一；钟乳状者直径1～4.5厘米，长达7厘米。表面血红色、淡黄色或深棕色，有的具光泽，透明至半透明，条痕白色，质硬而脆，易碎。断面光亮，硬度2~2.5。比重1.05~1.09。摩擦带电，能吸引灯心草或薄纸片。手捻有涩感。稍有松脂气，味淡，嚼之无砂石感。

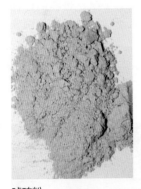

琥珀粉

2. 饮片

琥珀粉为琥珀研磨成的粉末，多呈不规则的粒状、块状、钟乳状及散粒状。有时内部包

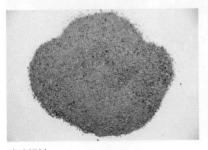

琥珀粗粉

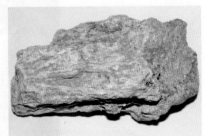

琥珀药材

【化学成分】
含树脂、挥发油、二松香醇酸等。

【饮片功能】
镇静，利尿，活血。用于惊风、癫痫、心悸、失眠、小便不利、尿痛、尿血、闭经。

【用法用量】
内服：研末1~3克；或入丸、散。外用：研末撒或点眼。

【注意事项】
阴虚内热及无瘀滞者忌用。

含着植物或昆虫的化石。颜色为黄色、棕黄色及红黄色。具松脂光泽。透明至不透明。断口贝壳状极为显著。性极脆。

【食疗】

琥珀粥

琥珀2克，大米100克，白糖适量。

制作方法：将琥珀择净，研细备用。大米淘净，放入锅中，加清水适量煮粥，待粥熟时下琥珀、白糖，再煮一二沸即成。

功能主治：安神定惊，活血散淤，利湿通淋。

用法用量：每日1剂。

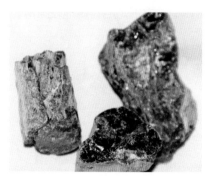

琥珀药材（煤珀）

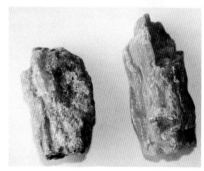

琥珀药材（血珀）

番泻叶

Fanxieye

【化学成分】
含番泻叶苷A及B、
番泻叶苷C及D等。

【饮片功能】
泻热行滞，通便，利
水。用于热结积滞、
便秘腹痛、水肿胀满。

【用法用量】
内服：煎汤，2~6克，
后下；或开水泡服。

【注意事项】
孕妇慎用。

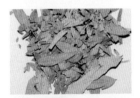

番泻叶

豆科植物狭叶番泻*Cassia angustifolia* Vahl
或尖叶番泻*Cassia acutifolia* Delile的干燥小
叶。狭叶番泻叶主产于红海以东至印度一带；
尖叶番泻叶主产于埃及尼罗河上游。狭叶番泻
叶在花开放前摘取叶片，阴干，用水压机打
包；尖叶番泻叶在9月果实将成熟时，剪取枝
条，分别摘取叶片、果实（多作药用），晒干，
按全叶、碎叶分别包装。

【性状特征】

（1）狭叶番泻叶　小叶片多完整平坦，
卵状披针形至线状披针形，长1.5~5厘米，宽
0.4~2厘米，全缘，叶端尖，基部略不对称。上
表面黄绿色，下表面浅黄绿色，叶脉稍隆起，
有叶脉、叶片压迭线纹。叶片革质。气特异，
味微苦，稍有黏性。

（2）尖叶番泻叶　呈披针形或长卵形，长
2~4厘米，宽0.7~1.2厘米，略卷曲，叶端短尖
或微凸，全缘，叶基不对称，上面浅绿色，下
表面灰绿色，两面均有细短毛。质地较脆薄。
气微，味微苦。

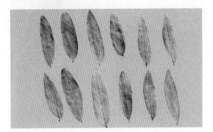

番泻叶药材（尖叶番泻叶）

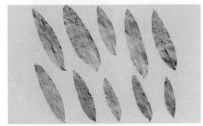

番泻叶药材（狭叶番泻叶）

硫黄

Liuhuang

自然元素类矿物硫族自然硫或含硫物加工制得。主产于山西、河南。全年可采。挖取呈泥状之硫黄矿石放入罐内，加热熔化，除去杂质，倒入模型内，冷却后，打成碎块。

【性状特征】

呈不规则块状。黄色或略呈绿黄色。表面不平坦，有脂肪光泽，常有多数小孔。用手握紧置于耳旁，可听到轻微的爆裂声。体轻，质松，易碎，断面常呈针状结晶形。有特异的臭气，味淡。

【化学成分】

主含硫，尚含砷、锑等元素。

【饮片功能】

外用解毒杀虫疗疮；内服补火助阳通便。外治用于疥癣、秃疮、阴疽恶疮；内服用于阳痿足冷、虚喘冷哮、虚寒便秘。

【用法用量】

外用：适量，研末油调涂敷患处。内服：炮制后入丸散服，1.5~3克。

【注意事项】

孕妇慎用。不宜与芒硝、玄明粉同用。

硫磺

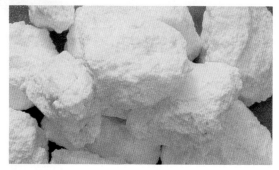

硫磺药材

紫石英
Zishiying

为氟化物类矿物萤石族萤石。主产于浙江、甘肃。全年均可采挖，挑选紫色者入药。捣成小块，生用或煅用。

【性状特征】

1. 药材

为块状或粒状集合体。呈不规则块状，具棱角。紫色或绿色，深浅不匀，条痕白色。半透明至透明，有玻璃样光泽。表面常有裂纹。质坚脆，易击碎。气微，味淡。

2. 饮片

煅紫石英为不规则碎块或粉末。表面黄白色、棕色或紫色，无光泽。质酥脆。有醋香气，味淡。

【化学成分】

主含氟化钙（CaF_2），纯品含钙51.2%、氟48.8%，但常有杂质氧化铁和稀土元素。

【饮片功能】

温肾暖宫，安神，温肺平喘。用于肾阳亏虚、宫冷不孕、惊悸不安、失眠多梦、虚寒咳喘。

【用法用量】

内服：煎汤，9~15克，先煎。

【注意事项】

阴虚火旺者忌用。

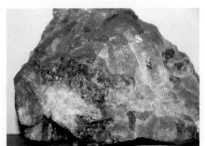
紫石英原矿物

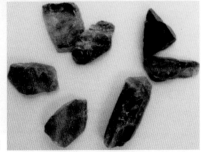
紫石英

紫苏梗

Zisugeng

唇形科植物紫苏*Perilla frutescens*（L.）Britt.的干燥茎。主产于江苏、浙江，多为栽培。秋季果实成熟后采割，除去杂质，晒干，或趁鲜切片，晒干。

【性状特征】

1. 药材

呈方柱形，四棱钝圆，长短不一，直径2~5毫米。表面紫绿色至棕紫色，四面有纵沟及纵皱纹，节部稍膨大，有对生的枝痕和叶痕。体轻，质硬，断面裂片状。气微香，味淡。

2. 饮片

呈斜方形。木部黄白色，射线细密，呈放射状，髓部白色，疏松或中空。气微香，味淡。

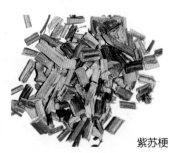

紫苏梗

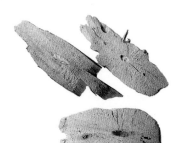

紫苏梗（厚片）

【化学成分】
含挥发油，苷类等。

【饮片功能】
理气宽中，止痛，安胎。用于胸膈痞闷、胃脘疼痛、嗳气呕吐、胎动不安。

【用法用量】
内服：煎汤，3~6克。

【注意事项】
气虚者忌用。

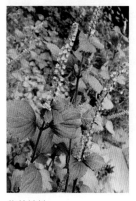

紫苏植株

十二画

紫花地丁

Zihuadiding

菫菜科植物紫花地丁*Violae yedoensis* Makino的干燥全草。全国大部均产。春、秋二季采收，除去杂质，晒干。

【性状特征】

本品多皱缩成团。主根长圆锥形，直径1~3厘米；淡黄棕色，有细纵皱纹。叶基生，灰绿色，展平后叶片呈披针形或卵状披针形，长1.5~6厘米，宽1~2厘米；先端钝，基部楔形或稍心形，边缘具钝锯齿，两面有毛；叶柄细，长2~6厘米，上部具明显狭翅。花茎纤细；花瓣5，紫堇色或淡棕色；花距细管状。蒴果椭圆形或3裂，种子多数，淡棕色。气微，味微苦而稍黏。

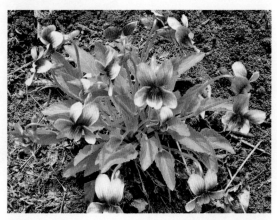

紫花地丁植株

十二画

【化学成分】
含苷类、黄酮类、黏液质及蜡等。

【饮片功能】
清热解毒，凉血消肿。用于疔疮肿毒、痈疽发背、丹毒、毒蛇咬伤。

【用法用量】
内服：煎汤，15~30克，鲜品加倍。

【注意事项】
阴疽漫肿无头及脾胃虚寒者慎用。

【食疗】

紫花地丁粥

紫花地丁30克（鲜者加倍），大米100克，白糖适量。

制作方法：将紫花地丁择净，放入锅中，加清水适量，浸泡5~10分钟后，水煎取汁，加大米煮粥，或将鲜紫花地丁择洗干净，切细，待粥熟时调入粥中，纳入白糖，再煮一二沸即成。

功能主治：清热解毒，消肿止痛。适用于乳腺炎、目赤肿痛等。

用法用量：每日1次，连续3~5天。

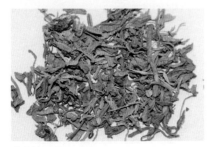

紫花地丁

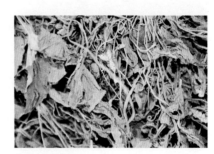

紫花地丁药材

紫苏子

Zisuzi

唇形科植物紫苏*Perilla frutescens*（L.）Britt.
的干燥成熟果实。主产于江苏、浙江，多为栽
培。秋季果实成熟时采收，除去杂质，晒干。

【性状特征】

1. 药材

呈卵圆形或类球形，直径约1.5毫米。表面
灰棕或灰褐色，有微隆起的暗紫色网纹，基部
稍尖，可见灰白色点状果柄痕。果皮薄而脆，
易压碎。种子黄白色，种皮膜质，内有类白色
子叶2片，有油性。压碎有香气，味微辛。

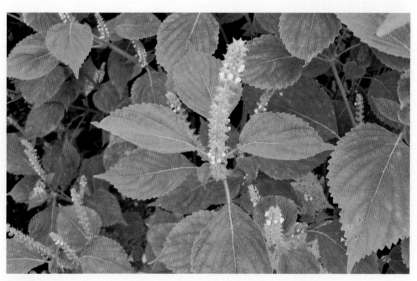

紫苏植株

【化学成分】

含脂肪油类、维生素B$_1$等。

【饮片功能】

降气化痰，止咳平喘，润肠通便。用于痰壅气逆、咳嗽气喘、肠燥便秘。

【用法用量】

内服：煎汤，3~9克。

【注意事项】

肺虚咳喘，脾虚滑泄者禁用。

2. 饮片

炒紫苏子本品形如紫苏子，表面灰褐色，有细裂口，有焦香气。

【食疗】

紫苏子粥

紫苏子10克，大米100克。

制作方法：将紫苏子择净，放入锅中，加清水适量，浸泡5~10分钟后，水煎取汁，加大米煮为稀粥即成。

功能主治：下气通便。

用法用量：每日1剂，连服2~3天。

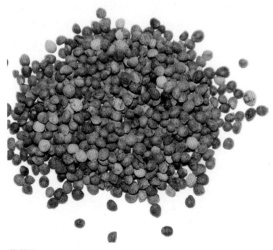

紫苏子

紫苏叶

Zisuye

唇形科植物紫苏 *Perilla frutescens*（L.）Britt. 的干燥叶（或带嫩枝）。主产于江苏、浙江等地，多为栽培。9月上旬，枝叶茂盛，花序刚长出时采收（过早采收，叶片薄，色灰绿。过迟采收，叶片变为黄绿色，质量均不佳）。摘取叶，置通风处阴干。

【性状特征】

1. 药材

多皱缩卷曲，破碎，完整的叶呈卵圆形，长4~11厘米，宽2.5~9厘米。先端长尖或急尖，基部圆形或宽楔形，边缘具圆锯齿。两面紫色或上表面绿色，下表面紫色。两面均疏生灰白色毛。叶柄长2~7厘米，紫色或紫绿色。质脆。带嫩枝者，枝的直径2~5厘米，紫绿色，断面中部有髓。气清香，味微辛。

2. 饮片

呈不规则的段或未切叶。叶多皱缩卷曲、破碎，完整者展平后呈卵圆形。边缘具圆锯齿。两面紫色或上表面绿色，下表面紫色，疏生灰白色毛。叶柄紫色或紫绿色。带嫩枝者，枝的直径2~5毫米，紫绿色，切面中部有髓。气清香，味微辛。

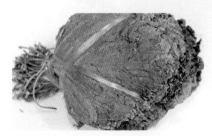

紫苏叶药材

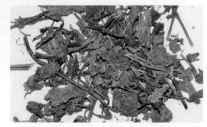

紫苏叶

【化学成分】

含挥发油等。

【饮片功能】

解表散寒，理气和胃。用于风寒感冒、咳嗽、胸腹胀满、恶心、呕吐、鱼蟹中毒。

【用法用量】

内服：煎汤，10~15克。外用：捣敷或煎水洗。

【注意事项】

气虚、阴虚及温病患者慎用。不可与鲤鱼同食，生毒疮。

【食疗】

❶ 紫苏叶生姜汤

紫苏叶100克，生姜30克。

制作方法：上药入锅加水800毫升，煎煮20分钟，取汁400毫升。

功能主治：解食蟹中毒。

用法用量：频饮。

❷ 紫苏叶粥

紫苏叶10克，大米100克。

制作方法：将紫苏叶择净，放入锅中，加清水适量，浸泡5~10分钟后，水煎取汁，加大米煮为稀粥。

功能主治：解表散寒，行气宽中。适用于外感风寒所致的恶寒、发热、头痛身痛、鼻塞无汗、脘腹胀满、恶心呕吐等。

用法用量：每日1~2剂，连续2~3天。

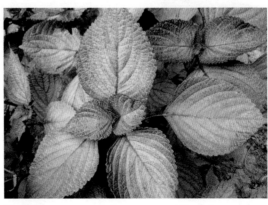

紫苏植株

紫草

Zicao

////////////

紫草科植物新疆紫草*Arnebia euchroma*（Royle）Johnst.或内蒙紫草*Arnebia guttata* Bunge野生品的干燥根。药材依次称为"软紫草""内蒙紫草"。软紫草主产于新疆、西藏；内蒙紫草主产于内蒙古、甘肃。春、秋二季采挖，除去泥土、残茎，晒干。但以春季苗刚出或秋季果后采，质量好。忌用水洗，以免有效成分损失。

【性状特征】

1. 药材

（1）软紫草　呈不规则的长圆柱形，多扭曲，长7~20厘米，直径1~2.5厘米，顶端有的可见分枝的茎残基。表面紫红色或紫褐色，皮部疏松，呈条形片状，常十余层重叠，易剥落。体轻，质松软，易折断。断面不整齐，木部较小，黄白色或黄色。气特异，味微苦、涩。

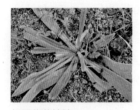

新疆紫草植株

（2）内蒙紫草　呈圆锥形或圆柱形，扭曲，长6~20厘米，直径0.5~4厘米。根头部略粗大，顶端有残基1至多个，被短硬毛。表面紫红色或暗紫色，皮部略薄，常数层相叠，易剥离。质硬而脆，易折断。断面较整齐，皮部紫红色，木部较小，黄白色。气特异，味涩。

2. 饮片

（1）软紫草　为不规则的圆柱形切片或条形片状，直径1~2.5厘米。表面紫红色或紫褐色，皮部疏松易剥落。切面木部较小，黄白色或黄色。质松软。气特异，味微苦、涩。

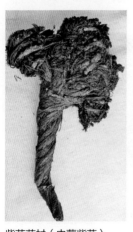

紫草药材（内蒙紫草）

（2）内蒙紫草　为不规则的圆柱形切片或

【化学成分】

软紫草含紫草素、去氧紫草素等；内蒙紫草含乙酰紫草素等。

【饮片功能】

凉血活血，解毒透疹。用于血热毒盛、斑疹紫黑、麻疹不透、疮疡、湿疹、水火烫伤。

【用法用量】

内服：煎汤，5～10克；或入散剂。外用适量：熬膏涂或植物油浸泡涂擦。

【注意事项】

胃肠虚弱、大便滑泄者慎用。

条形切片状，有时可见短硬毛，直径0.5~4厘米。质硬而脆，表面紫红色或紫褐色，皮部深紫色。圆柱形切片木部较小，黄白色或黄色。

【食疗】

紫草猪骨汤

紫草30克，猪骨200克，鸡蛋4个，肉汤500克，酱油、细盐、味精各少许。

制作方法：将猪骨砸开，与紫草同煎40分钟，去渣留汁成紫草、猪骨汁。将肉汤与紫草猪骨汁混合后滚沸5分钟，将鸡蛋逐个打破后下入锅内（弃壳），待鸡蛋熟后，加入酱油、细盐、味精等调味即成。

功能主治：凉血益肝。

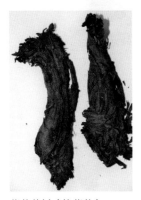

紫草药材（软紫草）

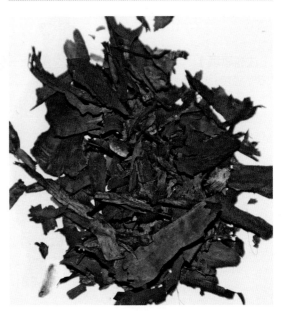

紫草

929

紫草茸

Zicaorong

【化学成分】
含树脂、蜡、色素等。

【饮片功能】
清热凉血，解毒止血，透疹。用于斑疹不透、疮疥肿毒、产后血晕、崩漏以及其他出血等症。

【用法用量】
内服：1~8克，研末冲服。外用：研末撒即可。

【注意事项】
孕妇忌用。

紫胶虫、中国胶蚧、无花果胶蚧等昆虫在钝叶黄檀、秧青、三叶豆、泡火绳、酸香、大叶榕、小叶榕等树枝上所分泌的胶质。主产于广东、台湾、云南。7~8月间将长有紫胶的枝条剪下，取胶去枝，置干燥阴凉通风处，晾至干燥而不结块为止。

【性状特征】

多呈半圆柱形，长3~10厘米，宽1~1.5厘米。表面紫褐色或紫红色，凹凸不平，有皱纹及小虫眼孔隙，附着于树枝的凹沟处，边缘钝圆。质硬而脆，可折断，断面有平行排列的长圆形或圆形虫窝，内有长卵形或圆形虫尸，褐色或暗红色。气微臭，味淡。遇热变软而黏。

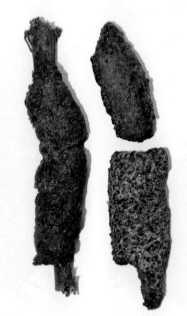

紫草茸

紫梢花

Zishaohua

【化学成分】

含类胡萝卜素类、蛋白质及脂类、无机盐类等。

【饮片功能】

补肾助阳，益精。用于阳痿遗精、小便失禁、赤白带下、阴囊湿疹等。

【用法用量】

内服：研末，1.5~4.5克；或入丸、散。外用：煎汤温洗局部。

淡水海绵科动物脆针海绵*Spongilla fragilis*（Leidy）的干燥群体。主产于江苏、河南等地。生于清流或游水中，附生于石块、树枝或水草上。秋、冬二季采收，多于水落后的湖沼岸边拾取，去掉两端的植物茎秆，晒干备用。

【性状特征】

呈不规则块状或棒状，形似蒲棒，大小不一，长3~10厘米，直径1~3厘米，中央常有水草或树枝。表面灰绿色、灰白色或灰黄色。质轻，质松泡，多有小孔，呈海绵状。断面呈放射网状，网眼内有灰黄色类圆形小颗粒（芽球），振摇易脱落。气微，味淡。

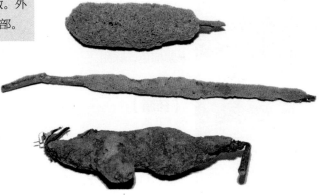

紫梢花

紫菀

Ziwan

菊科植物紫菀*Aster tataricus* L.f.的干燥根及根茎。主产于河北、安徽。春、秋二季采挖，除去有节的根茎（习称"母根"）和泥沙，稍晾一二日后，编成辫状晒干，或直接晒干。

【性状特征】

1. 药材

根茎呈不规则块状，大小不一，顶端有茎、叶的残基，质稍硬。根茎簇生多数细根，长3~15厘米，松散弯曲状或编成辫状；表面紫红色或灰红色，有纵皱纹；质较柔韧，断面灰白色。气微香，味甜、微苦。

2. 饮片

（1）紫菀片　呈不规则的厚片或段。根外表皮紫红色或灰红色，纵皱纹。切面淡棕色，中心具棕黄色的木心。气微香，味甜、微苦。

（2）蜜紫菀　形如紫菀片，表面棕褐色或紫棕色，味甜。

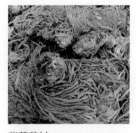

紫菀药材

【药膳】

紫菀炒肉丝

猪肉100克，紫菀幼嫩苗250克。精盐、味精、料酒、葱花、姜末、酱油、素油各适量。

制作方法：将紫菀洗净，入沸水锅焯一下，捞出洗净，沥水。猪肉洗净切丝。将精盐、味精、料酒、酱油、葱、姜同时放入碗中搅匀成芡汁。油锅烧热，下肉丝煸炒，加入芡汁炒至肉熟时，投入紫菀炒至入味，出锅装盘即成。

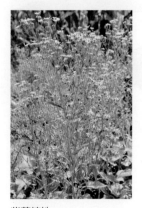

紫菀植株

【食疗】

❶ 紫菀粥

紫菀10克，大米100克，白糖适量。

制作方法：将紫菀择净，放入药罐中，浸泡5~10分钟后，水煎取汁，加大米煮粥，待熟时调入白糖，再煮一二沸即成。

功能主治：适用于咳嗽气逆、咯痰不爽以及肺虚久咳、痰中带血等多种咳嗽。

用法用量：每日1剂，连食3~5天。

❷ 清炒紫菀

紫菀幼嫩苗250克，精盐、味精、香油各适量。

制作方法：将紫菀幼嫩苗去根，择选洗净。油锅上火烧六成热，放入紫菀翻炒至熟，撒入精盐、味精即成。

功能主治：温肺下气，消痰止嗽。适用于咳嗽痰多。

十二画

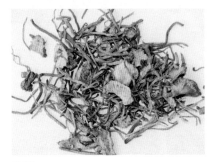

紫菀

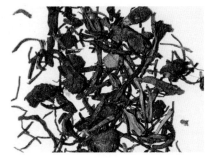

蜜紫菀

葛花

Gehua

///////////////

豆科植物野葛*Pueraria lobata*（Willd.）Ohwi.的干燥花蕾。主产于湖南、河南。立秋后当花未全开放时，选择晴天采摘，去掉梗叶，晒干。

【性状特征】

呈不规则的扁长圆形或略成扁肾形，长0.6~1厘米，宽0.2~0.6厘米，厚0.2~0.3厘米。萼片灰绿色，基部连合，先端5齿裂，裂片披针形，其中2齿合生，表面密被黄白色毛茸。基部有2片披针钻形的小苞片，花瓣5片等长，突出于萼外或被花萼包被，蓝紫色，外部呈淡蓝紫

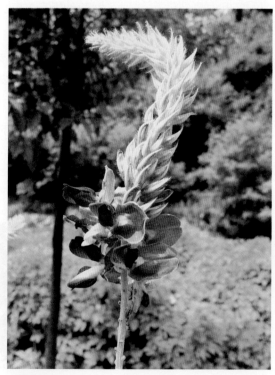

野葛植株

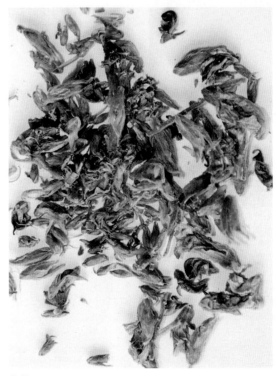

【化学成分】
含黄酮类成分。

【饮片功能】
解酒毒,醒胃止渴。
用于酒毒烦渴、肠风
下血、呕逆吐酸。

【用法用量】
内服:煎汤,3~9克;
或入丸、散。

色或淡棕色,雄蕊10枚,其中9枚连合,雄蕊细长,微弯曲,外面被毛。气微,味淡。

【食疗】

葛花解酒汤

葛花10克,水煎服。

功能主治:解酒效果极佳。

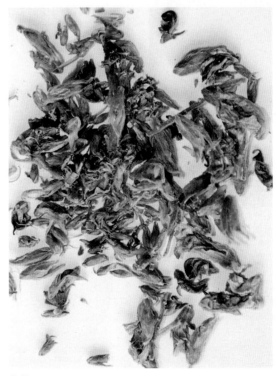

葛花

葛根

Gegen

豆科植物野葛*Pueraria lobata*（Willd）Ohwi.野生或栽培品的干燥根。主产于湖南、浙江。秋、冬二季采挖。野葛多趁鲜切成厚片或小块，干燥。

【性状特征】

1. 药材

呈纵切的长方形厚片或小方块，长5~35厘米，厚0.5~1厘米。外皮淡棕色，有纵皱纹，粗糙。切面黄白色，纹理不明显。质韧，纤维性强。气微，味微甜。

2. 饮片

呈不规则的厚片、粗丝或边长5~12毫米的方块。切面浅黄棕色至棕黄色。质韧，纤维性强。气微，味微甜。

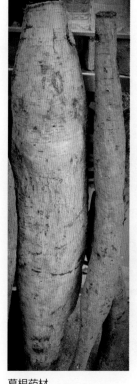

葛根药材

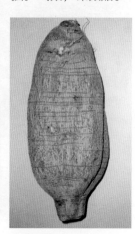

粉葛药材

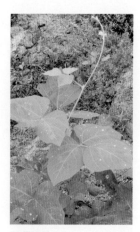

粉葛植株

【化学成分】

含黄酮类成分。

【饮片功能】

解肌退热，生津，透疹，升阳止泻。用于外感发热头痛、项强、口渴、消渴、麻疹不透、泄泻、高血压颈项强痛。

【用法用量】

内服：煎汤，9~15克。

【注意事项】

虚寒者忌用，胃寒呕吐者慎用。

【食疗】

葛根粉粥

葛粉200克，粟米300克。

制作方法：用清水浸粟米一晚，第二天与葛粉一起按常法煮粥，粥成后酌加调味品。

功能主治：清热除烦，生津止渴，透疹止泻，降低血压。适用高血压、糖尿病、腹泻、痢疾患者食用。

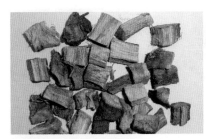

煨葛根

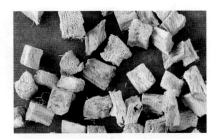

葛根

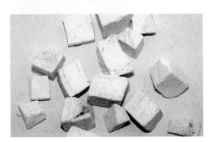

粉葛（甘葛藤的干燥块根）

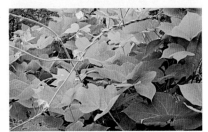

粉葛植株（甘葛藤）

葫芦

Hulu

////////////

葫芦科植物葫芦*Lagenaria siceraria*（Molina）Standl.的干燥果壳。主产于江苏省。秋末冬初果实成熟后采摘，晒干；或剖开去掉籽瓤后晒干。

【性状特征】

1. 药材

多为不规则碎片，凹凸方向不一，少有完整者。外表面黄白色或灰黄色，平滑，内壁灰白色。质坚脆，易折断，断面不平坦。气微，味淡。

2. 饮片

多为条片或不规则碎片。切面灰白色，平坦。打碎的颗粒断面不平坦，有时可见维管束条痕。

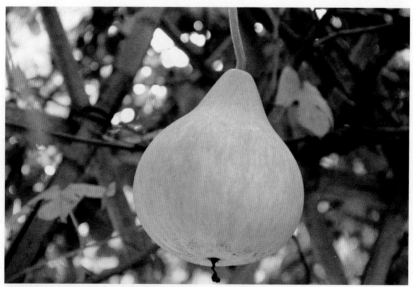

葫芦植株

含22-脱氧葫芦苦素D、糖和蛋白质等。

【饮片功能】

利水消肿。用于面目浮肿、腹水肿胀、脚气等。

【用法用量】

内服：煎汤，9~15克。

【注意事项】

素体阳虚或脾胃虚寒泄泻者少用。

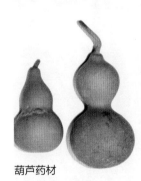

葫芦药材

【食疗】

❶ 葫芦粥

陈葫芦粉（越陈越好）10~15克，粳米50克，冰糖适量。

制作方法：先将粳米、冰糖同入砂锅内，加水500克，煮至米开时，加陈葫芦粉，再煮片刻，视粥稠为度。

功能主治：利水消肿。适用于肾炎及心脏病水肿、脚气病水肿。

用法用量：每日2次，温热顿服，5~7日为1疗程。

❷ 葫芦羊肉面

葫芦300克，羊肉200克，苹果750克，白面100克，生姜末10克，葱花15克，精盐1克，醋5克，味精0.5克。

制作方法：先将葫芦去皮、瓤，羊肉洗净切片，把羊肉与苹果放入锅中，加水煮至肉熟，去苹果，取羊肉汤和面做成面条，再用肉汤煮熟，放入姜、葱、味精、盐、醋与葫芦、熟肉片调和即成。

功能主治：主治口渴、小便不利等症。

十二画

葱子

Congzi

////////////////////

【化学成分】

含S-丙烯基-L-半胱
氨酸硫氧化物。

【饮片功能】

补肾，明目。用于肾
虚、阳痿、目眩。

【用法用量】

内服：煎汤，3~9克。

百合科植物葱*Alllium fistulosum* L.的种子。全国各地均产，以山东产量较大。夏、秋二季果实成熟时，采下果序，晒干，搓出种子，除去杂质。

【性状特征】

种子三角状扁卵形，一面微凹，另面隆起，有棱线1~2条。表面黑色，多光滑或偶有疏皱纹，凹面平滑。基部有两个突起，较短的

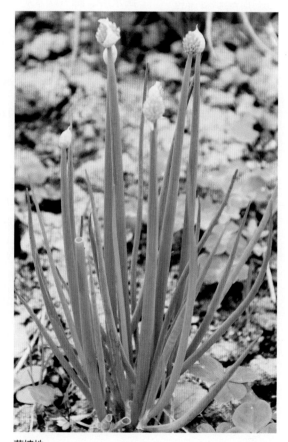

葱植株

突起顶端灰棕色或灰白色，为种脐，较长的突起顶端为珠孔。纵切面可见种皮菲薄，胚乳灰白色，胚白色，弯曲，子叶1枚。体轻，质坚硬。气特异，嚼之有葱味。以粒饱满、色黑、无杂质者为佳。

【食疗】

羊肝粥

羊肝一具，葱子30克，大米30克。

制作方法：将羊肝切细，大米淘净。先将葱子水煎取汁，加羊肝、大米煮为稀粥。待熟后调入食盐适量即可。

功能主治：温补肝肾，明目。适用于肝血不足所致的头目眩晕、视力下降。

用法用量：单食或佐餐服用。

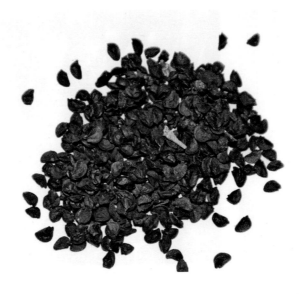

葱子

十二画

葱白
Congbai

百合科植物葱*Allium fistulosum* L.栽培品的鳞茎。全国各地均有栽培。采挖后切去须根及叶，剥除外膜。

【性状特征】

鳞茎圆柱形，先端稍膨大，鳞叶成层，白色，上具白色纵纹。叶基生，圆柱形，中空，先端尖，绿色，具纵纹；叶鞘浅绿色。基部有多数白色须根痕。气特异，味辛辣。以身粗、色白、无泥沙者为佳。

【食疗】

❶ 姜糖葱白饮

生姜片15克，葱白3段，红糖120克。

制作方法：将姜片、葱白加水500毫升，煮沸加红糖即可。

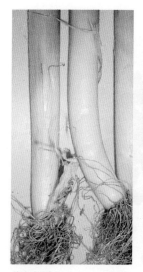

葱白药材

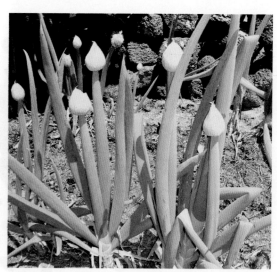

葱植株

【化学成分】

含挥发油、维生素和多糖类成分。

【饮片功能】

发表，通阳，解毒。用于伤寒寒热头痛、阴寒腹痛、二便不通、痢疾、痈肿。

【用法用量】

内服：煎汤，0.6～1克；或煮酒。外用：捣敷、炒熨、煎水洗或塞耳、鼻窍中。

【注意事项】

表虚易汗者勿用。

功能主治：发汗解表。主治风寒感冒、发热头痛、身痛无汗。

用法用量：趁热1次服下，盖被微发汗。

❷ 猪肝羹

猪肝125克，葱白15克，鸡蛋1个，豉汁适量。

制作方法：将猪肝切成薄片，葱白去须根，切成末，入豉汁中作羹，临熟，将鸡蛋磕破，混匀蛋白蛋黄，煮熟即可。

功能主治：补虚养血明目。

用法用量：单食或佐餐服食。

十二画

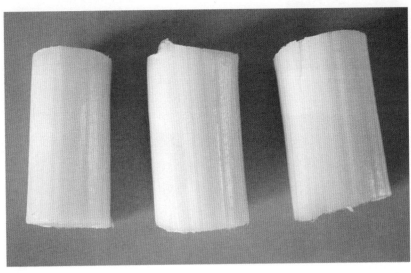

葱白

葶苈子

Tinglizi

十字花科植物独行菜*Lepidium apetalum Willd.*或播娘蒿*Descurainia sophia*（L.）Webb ex Prantl.的干燥成熟种子。前者习称"北葶苈子"，后者习称"南葶苈子"。独行菜主产于华北、东北。播娘蒿主产于华东、中南。夏季果实成熟时采割植株，晒干，搓出种子，除去杂质。

【性状特征】

1. 药材

（1）北葶苈子　呈扁卵形，表面棕色或红棕色，微有光泽，具纵沟2条，其中1条较明显。一端钝圆，另端尖而微凹，类白色，种脐位于凹入端。无臭，味微辛辣，遇水黏性较强。

（2）南葶苈子　呈长圆形略扁。一端钝圆，另端微凹或较平截。味微辛、苦，遇水略带黏性。以身干、子粒饱满者为佳。

2. 饮片

炒葶苈子形如葶苈子，微鼓起，色泽加深，有油香气，无黏性。

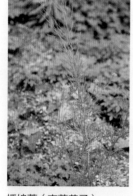

播娘蒿（南葶苈子）

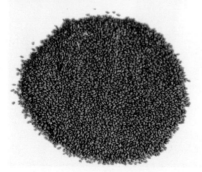

北葶苈子

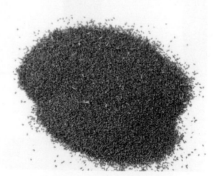

南葶苈子药材

【化学成分】

北葶苈子含芥子苷，脂肪油、蛋白质和糖类；南葶苈子含挥发油。

【饮片功能】

泻肺平喘，行水消肿。用于痰涎壅肺、喘咳痰多、胸胁胀满、不得平卧、胸腹水肿、小便不利。

【用法用量】

内服：煎汤，3~9克，包煎；或入丸、散。外用：适量煎水洗或研末调敷。

【注意事项】

肺虚咳喘、脾虚肿满、肾虚水肿者慎服用。不宜久服。

【食疗】

❶ 葶苈子粥

葶苈子10克，大枣5枚，粳米50克，冰糖适量。

制作方法：把葶苈子拿纱布包好，放入水锅中煎汁，滤渣取汁，加入去核的红枣、粳米，煮粥，后加入冰糖即可。

功能主治：泻肺定喘。主治咳嗽气喘、痰多、胸胁痞满等。

用法用量：早晚2次，温服。

❷ 葶苈子酒

葶苈子200克，米酒5升。

制作方法：将葶苈子微火炒后研碎，以布袋盛之，扎紧袋口，放入米酒中，封严，7日后开封，去药袋。

功能主治：泻肺定喘消肿。主治疾喘、水肿。

用法用量：每日2次，每次20毫升。

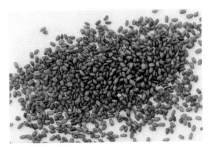

炒葶苈子

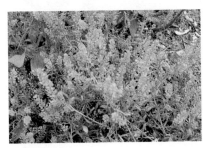

独行菜植株

蛤壳

Geqiao

帘蛤科动物文蛤*Meretrix meretrix* Linnaeus 或青蛤*Cyclina sinensis* Gmelin的贝壳。文蛤主产于广东、海南。青蛤主产于江苏、浙江。夏、秋二季采捕，去肉洗净晒干。

【性状特征】

1. 药材

（1）文蛤　扇形或类圆形，背缘略呈三角形，腹缘呈圆弧形。长3~10厘米，高2~8厘米。壳顶突出，位于背面，稍靠前方。壳外面光滑，黄褐色，同心生长纹清晰，通常在背部有锯齿状或波纹状褐色花纹。壳内面白色，边缘无齿纹，前后壳缘有时略带紫色。质坚硬，断面有层纹。气微，味淡。

（2）青蛤　类圆形，壳顶突生，位于背侧近中部。壳外面淡黄色或棕红色，同心生长纹凸出壳面呈环肋状。壳内面白色或淡红色，边缘常带紫色并有整齐的小齿纹。

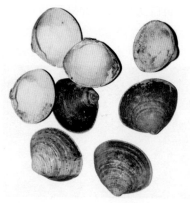

蛤壳药材1

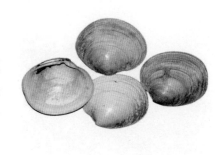

蛤壳药材2

2. 饮片

（1）蛤壳　为不规则碎片。碎片外表面黄褐色或棕红色，可见同心生长纹。内面白色。质坚硬，断面有层纹。气微，味淡。

（2）煅蛤壳　为不规则碎块或粗粉。灰白色，碎片外表面有时可见同心生长纹。质酥脆。断面有层纹。

【食疗】

蛤壳槐花散

蛤壳粉30克，槐花15克。

制作方法：槐花炒焦研末，与蛤壳粉调匀即可。

功能主治：清热泻火，和胃理肠。主治胃肠实热致牙龈出血。

用法用量：每次3克，每天3次，温开水冲服，连服数剂。

十二画

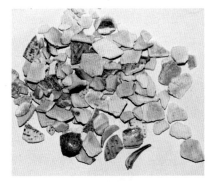

煅蛤壳

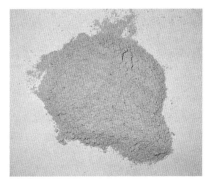

蛤壳粉

947

蛤蚧

Gejie

壁虎科动物蛤蚧*Gekko gecko* Linnaeus的干燥体。主产于广西、云南等地。全年均可捕捉，除去内脏，拭净，用竹片撑开，使全体扁平顺直，低温干燥。

【性状特征】

1. 药材

呈扁片状。头颈部及躯干部长9~18厘米，头颈部约占三分之一，腹背部宽6~11厘米，尾长6~12厘米。头略呈扁三角状，两眼多凹陷成窟窿，口内有细齿，无异型大齿。腹背部呈椭圆形，腹薄。背部呈灰黑色或银灰色，有黄白色、灰绿色或橙红色斑点散在或密集成不显著的斑纹，脊椎骨和两侧肋骨突起。四足均具5趾；趾间仅具蹼迹，足趾底有吸盘。尾细而坚实，微现骨节，与背部颜色相同，有6~7个明显的银灰色环带，有的再生尾较原生尾短，且银灰色环带不明显。全身密被圆形或多角形微有光泽的细鳞。气腥，味微咸。以体大，尾粗而长者为佳。

2. 饮片

（1）蛤蚧　呈不规则的片状小块。表面灰

蛤蚧动物

【化学成分】

含肌肽、胆碱等。

【饮片功能】

补肺益肾，纳气定喘，助阳益精。用于肺肾不足、虚喘气促、劳嗽咳血、阳痿、遗精。

【用法用量】

3~6克，多入丸散或酒剂。

【注意事项】

风寒或实热喘咳忌用。

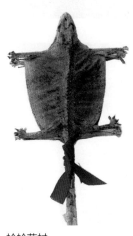

蛤蚧药材

黑色或银灰色，有棕黄色的斑点及鳞甲脱落的痕迹。切面黄白色或灰黄色。脊椎骨和肋骨突起。气腥，味微咸。

（2）酒蛤蚧　形如蛤蚧块，微有酒香气，味微咸。

【食疗】

❶ 蛤蚧粥

蛤蚧10克，大米100克，白糖适量。

制作方法：将蛤蚧择净，放入锅中，加清水适量，浸泡5~10分钟后，水煎取汁，加大米煮粥，待熟时调入白砂糖，再煮一二沸；或将蛤蚧研末，每次用药末1~2克，待粥熟时调入米粥中，再煮一二沸即可。

功能主治：补益肺肾，纳气平喘。适用于肺虚咳嗽、肾虚气喘、虚劳咳嗽、肾虚阳痿等。

用法用量：每日1剂。

❷ 蛤蚧参桃汤

蛤蚧1只，红参5克，核桃肉10克。

制作方法：将人参，蛤蚧，核桃肉一起放入砂锅，加水适量，用文火炖煮2小时即可。

饮用方法：每日1剂，1次顿饮，连服2周为1个阶段。

功能主治：补益肺肾，纳气平喘。尤适用于肺肾不足，气浮于上所致的久咳虚喘、短气息促、动则为甚等症；也可用于慢性支气管炎、支气管哮喘等。

蛤蟆油
Hamayou

蛙科动物中国林蛙*Rana temporaria chensinensis* David.雌蛙的输卵管。主产黑龙江、吉林、辽宁。选肥大的雌蛙，用麻绳从口部穿起，挂于露天风干。干燥后，用热水浸润，立即捞起，放麻袋中闷一夜，次日剖开腹皮，将输卵管轻轻取出，去净卵子及其内脏，置通风处阴干。

【性状特征】

呈不规则块状，弯曲而重叠，长1.5～2厘米，厚1.5～5毫米。表面黄白色，呈脂肪样光泽，偶有带灰白色薄膜状干皮。摸之有滑腻

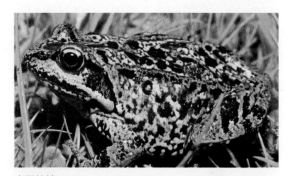

中国林蛙

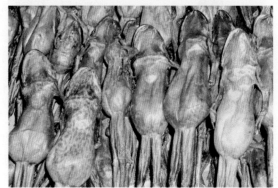

蛤蟆油药材

【化学成分】

含氨基酸、蛋白质、多种维生素、雌二醇、睾酮及孕酮等成分。

【饮片功能】

补肾益精,养阴润肺。用于病后体弱、神疲乏力、心悸失眠、盗汗、痨嗽咳血。

【用法用量】

5~15克,用水浸泡,炖服;或作丸剂服。

【注意事项】

严重糖尿病、肺胃虚寒、腹泻、有子宫肌瘤者不宜用。

感,用温水浸泡体积可膨大10~15倍。气腥,味微甘,嚼之有黏滑感。

【食疗】

木瓜炖雪蛤

木瓜一个(约一斤半重),蛤蟆油10克,鲜奶一杯,水一杯,冰糖一两。

制作方法:蛤蟆油用水浸4个小时或者一晚,拣去污物洗干净,放入滚水中煮片刻,盛起,漓干水分。木瓜洗干净外皮,在顶部切出2/5作盖,木瓜盅切成锯齿状,挖出核和瓤,木瓜放入炖盅内。冰糖和水一起煲溶,然后放入蛤蟆油煲30分钟,加入鲜奶,待滚,滚后注入木瓜盅内,加盖,用牙签插实木瓜盖,隔水炖1小时即可。

功能主治:润肤养颜。

用法用量:每周1次。

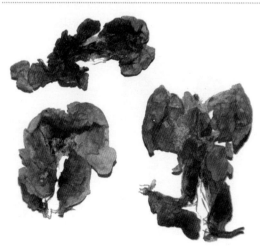

蛤蟆油

锁阳

Suoyang

锁阳科植物锁阳*Cynomorium songaricum Pupr.*的干燥肉质茎。主产于内蒙古、宁夏。多在4、5月份采集，除去花序，取其肉质茎，或置砂土中半埋半露，连晒带烫使之干燥；或洗去砂土，切薄片，晒干。

【性状特征】

1. 药材

呈扁圆柱形，微弯曲，长5~15厘米，直径1.5~5厘米。表面棕黄色或棕色，粗糙，具明显的纵沟和不规则的凹陷，有的残存的三角形黑棕色鳞片。体重，质硬，难折断，断面淡棕色和棕色，有黄色三角状维管束。气微，味甘而涩。

2. 饮片

片厚1~4毫米，皱缩，皮层窄，黄白色三角状维管束散在，单个或两两并列。

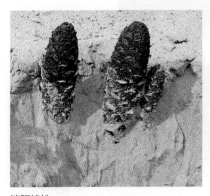

锁阳植株

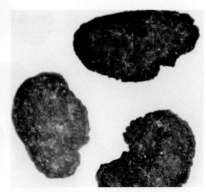

制锁阳

【化学成分】

含三萜类成分、挥发油、氨基酸等。

【饮片功能】

补肾阳，益精血，润肠通便。用于腰膝酸软、阳痿滑精、肠燥便秘。

【用法用量】

内服：煎汤，5~9克；或入丸、散。

【注意事项】

阴虚火旺、脾虚泄泻及实热便秘者均禁服。

【食疗】

❶ 锁阳粥

锁阳15克，大米50克。

制作方法：将锁阳择净，放入锅中，加清水适量，浸泡5~10分钟后，水煎取汁，加大米煮粥即可。

用法用量：每日1剂，连续3~5天。

功能主治：补肾壮阳，润肠通便。适用于肾阳不足，精血亏虚所致的阳痿，遗精，不孕，腰膝酸软，筋骨无力，老人阳虚便秘等。

❷ 锁阳羊肉粥

锁阳10克，精羊肉100克，大米100克。

制作方法：将羊肉洗净细切。另煎锁阳，去渣，后入羊肉与米同煮为粥。

功能主治：温阳补肾。适用于平素体阳虚、腰膝酸软，肢冷畏寒、阳痿、老年便秘等症。

用法用量：空腹食用。大便溏泻及早泄者慎用。

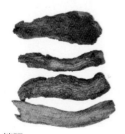

锁阳

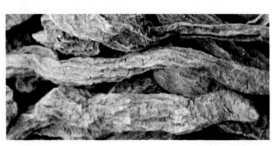

锁阳药材

雄黄
Xionghuang

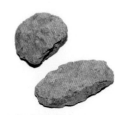

雄黄原矿物

硫化物类矿物雄黄族雄黄。主产于湖南、贵州。全年均可采挖，除去杂质、石块、泥土。

【性状特征】

为块状或粒状集合体，呈不规则块状。深红色或橙红色，条痕淡橘红色，晶面有金刚石样光泽。微有特异的臭气，味淡。以色红、块大、质松脆、有光泽者为佳。

【化学成分】

主含二硫化二砷（As_2S_2）。

【饮片功能】

解毒杀虫，燥湿祛痰，截疟。有毒。用于痈肿疔疮、蛇虫咬伤、虫积腹痛、惊痫、疟疾。

【用法用量】

内服：入丸散用，0.05~0.1克。外用：适量，熏涂患处。

【注意事项】

内服宜慎用，孕妇禁用；不可久服。外用不宜大面积涂擦及长期持续使用。切忌火煅。

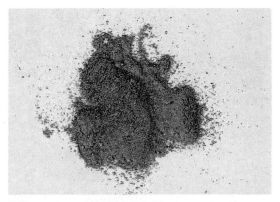

雄黄

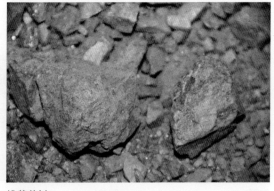

雄黄药材

黑种草子

Heizhongcaozi

毛茛科植物黑种草*Nigella sativa* L.的种子。主产于云南、新疆。秋季果实成熟时割取全草,打下种子。

【性状特征】

1. 药材

种子呈三角状卵形,长2.5~3毫米,直径1~2毫米。具四纵棱,顶端较狭而尖,可见脐点,下端稍钝圆,表面黑色,粗糙,有不规则的突起;质坚硬不易破碎,断面灰白色,富油性,具特异芳香,味辛。

2. 饮片

同药材。

【化学成分】

含黑种草碱、挥发油、黄酮类、皂苷等成分。

【饮片功能】

补肾健脑,通经通乳,利尿。用于耳鸣健忘、经闭乳少、热淋、石淋。

【用法用量】

内服:煎汤,6-15g。外用:适量,捣敷;或研末撒。

【注意事项】

孕妇及热性病者忌用。

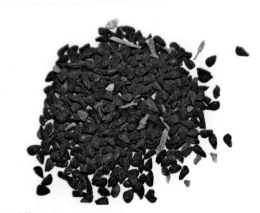

黑种草子

鹅不食草

Ebushicao

菊科植物鹅不食草*Centipeda minima*（L.）A.Br.et Aschers.的干燥全草。主产于浙江、湖北。夏季开花时采收，洗净泥沙，晒干。

【性状特征】

1. 药材

本品缠绕成团。须根纤细，淡黄色。茎细，多分枝；质脆，易折断，断面黄白色。叶小，近无柄；叶片皱缩破碎，完整者展平后呈匙形，表面灰绿色或棕褐色，边缘有3~5个锯齿。头状花序黄色或黄褐色。微有香气，久嗅有刺激性，味苦、微辛。

2. 饮片

为长约1厘米的带叶茎枝短段，灰绿色。

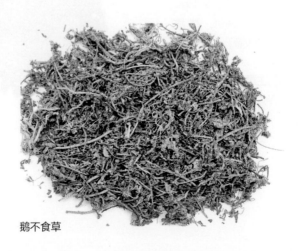

鹅不食草

【化学成分】
含甾醇类，挥发油等。

【饮片功能】
祛风散寒，胜湿，去翳，通鼻塞。用于风热头痛、咳嗽痰多、鼻塞不通、鼻渊流涕。

【用法用量】
内服：煎汤，6~9克；或捣汁。外用：捣烂塞鼻，研末搐鼻或捣敷。

【注意事项】
阴虚内热、大出血者及孕妇慎用。

【食疗】

鹅不食草猪瘦肉汤

鹅不食草15克（纱布包好），鸡内金5克（研碎），猪瘦肉50克。

制作方法：将鹅不食草、鸡内金、猪瘦肉一同放入碗中，加水适量，置锅中蒸至肉熟。去鹅不食草药包，加少许食盐调味即可。

功能主治：主治吐乳腹泻、腹胀、大便臭腐、烦躁啼哭等。

用法用量：每日1次。

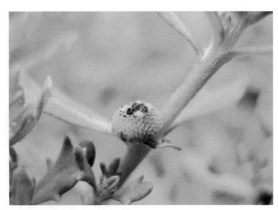

鹅不食草植株

十二画

椿皮

Chunpi

苦木科植物臭椿*Ailanthus altissima*（Mill.）Swingle的干燥根皮或干皮。主产于浙江、河北。全年均可采收，以春季为好。将树伐倒，剥取根皮或茎皮，晒干，或刮去粗皮后晒干。

【性状特征】

1. 药材

（1）根皮　呈不规则的片状或卷片状，长宽不一，厚0.3~1厘米。外表面灰黄色或黄褐色，粗糙，有多数突起的纵向皮孔及不规则纵横裂纹，除去粗皮者显黄白色；内表面淡黄色，较平坦，密布梭形小孔或小点。质硬而脆，断面外层颗粒性，内层纤维性。气微，味苦。

（2）干皮　呈不规则板片状，大小不一，厚0.5~2厘米。外表面灰黑色，极粗糙，有深裂，刮去粗皮则露出淡棕黄白皮层。

2. 饮片

（1）椿皮　呈不规则丝状或片状。余同药材性状。

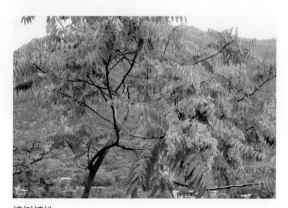

椿树植株

（2）炒椿皮 形如椿皮丝或片，表面黄色。

（3）麸炒椿皮 形如椿皮丝或片，表面黄色，微具香气。

（4）醋椿皮 形如椿皮丝或片，表面黄色，微具香气。

【食疗】

椿皮粥

炒椿皮9克，大米100克。

制作方法：将炒椿皮洗净，加清水适量，浸泡5~10分钟后，水煎取汁备用。将大米淘净，加清水适量煮粥，待熟时，调入椿皮汁，再煮一二沸即成；或将炒椿皮2~3克研为细粉，调入粥中服食亦可。

功能主治：清热燥湿。

用法用量：每日1剂。

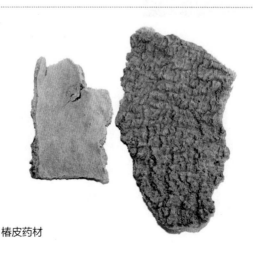

椿皮药材

槐花

Huaihua

豆科植物槐*Sophora japonica* L.的干燥花及花蕾。前者习称"槐花"，后者习称"槐米"。主产于河北、山东。夏季花开放或花蕾形成时采收，及时干燥，除去枝、梗及杂质。

【性状特征】

1. 药材

（1）槐花　皱缩而卷曲，花瓣多散落。完整者花萼钟状，黄绿色，先端5浅裂；花瓣5，黄色或黄白色，1片较大，近圆形，先端微凹，其余4片长圆形。雄蕊10，其中9个基部连合，花丝细长。雌蕊圆柱形，弯曲。体轻。无臭，味微苦。

（2）槐米　呈卵形或椭圆形，长2~6毫米，直径约2毫米。花萼下部有数条纵纹。萼的上方为黄白色未开放的花瓣。花梗细小。体轻，手捻即碎。无臭，味微苦涩。

2. 饮片

（1）炒槐花　形如槐花、槐米，表面微黄色或深黄色，体轻，手捻易碎。味微苦、涩。

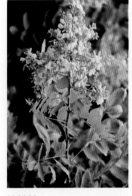

槐植株

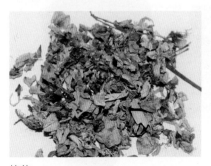

槐花

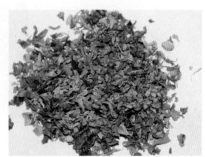

炒槐花

（2）槐花炭　形如槐花、槐米，表面焦褐色，体轻易碎。

【食疗】

槐花木耳猪肚汤

槐花、木耳、猪肚。

制作方法：槐花、木耳洗净，槐花用500毫升清水煲至250毫升，去渣留液；猪肚翻转用生粉反复擦洗。下瓦煲加水2500毫升，煲滚后下木耳和槐花液，煲约2小时，加食盐便可。此量可供3~4人用。

功能主治：此汤对胃溃疡、痔出血有一定疗效。

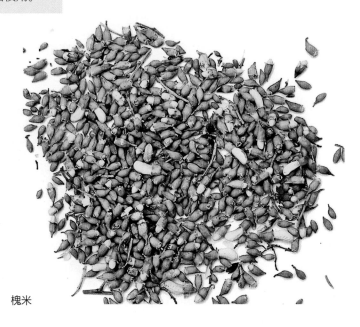

槐米

槐角

Huaijiao

豆科植物槐*Sophora japonica* L.的干燥成熟果实。主产于河北、山东。冬季果实成熟后，待近干时，打落或摘下，于日光下晒干。也可将槐角采收后，以沸水煮或蒸20分钟，再晒至足干。

【性状特征】

1. 药材

呈连珠状，长1~6厘米，直径0.6~1厘米。表面黄绿色或黄褐色，皱缩而粗糙，背缝线一侧呈黄色，顶端有突起残留柱基，基部常有果柄残留。质柔润，干燥皱缩易折断，断面黄绿色，有黏性。种子1~6粒，肾形，长0.8~1厘米，宽0.5~0.8厘米，表面光滑，棕黑色，一侧有灰白色椭圆形种脐；质坚硬，子叶2，黄绿色。果肉气微，味苦，种子嚼之有豆腥气。

2. 饮片

（1）蜜槐角　形如槐角，表面鼓起，色泽加深，略带黏性。味甜。

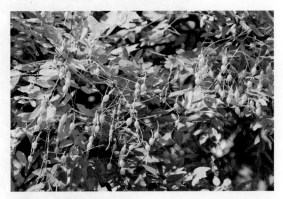

槐植株（金丝国槐）

（2）槐角炭　形如槐角，表面焦黑色，内部深黄褐色。味苦。

【食疗】

槐角乌龙茶

槐角6克，乌龙茶适量。

制作方法：槐角加水煮沸，滤取汤汁，冲泡乌龙茶。

功能主治：对于痔疮出血、血痢、崩漏有一定作用。

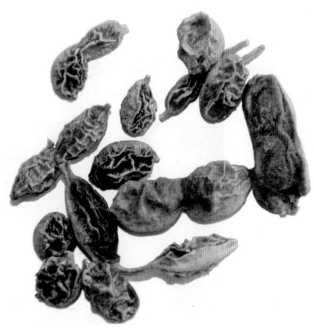

槐角药材

矮地茶

Aidicha

紫金牛科植物紫金牛*Ardisia japonica*（Thunb.）Blume的干燥全草。主产于湖南。夏、秋二季茎叶茂盛时采挖，除去泥沙，干燥。

【性状特征】

1. 药材

本品根茎呈圆柱形，疏生须根。茎略呈扁圆柱形，稍扭曲，长10～30厘米，直径0.2～0.5厘米；表面红棕色，有细纵纹、叶痕及节；质硬，易折断。叶互生，集生于茎梢；叶片略卷曲或破碎，完整者展平后呈椭圆形，长3～7厘米，宽1.5～3厘米；灰绿色、棕褐色或浅红棕色；先端尖，基部楔形，边缘具细锯齿；近革质。茎顶偶有红色球形核果。气微，味微涩。

2. 饮片

呈不规则的段。根茎圆柱形而弯曲，疏生须根。茎略呈扁圆柱形，表面红棕色，具细纵纹，有的具分枝和互生叶痕。切面中央有淡棕

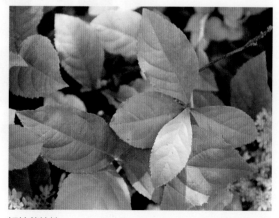

矮地茶植株

【化学成分】

含紫金牛酚Ⅰ、Ⅱ、紫金牛素、岩石菜内酯及槲皮苷、挥发油等。

【饮片功能】

化痰止咳，清利湿热，活血化瘀。用于新久咳嗽、喘满痰多、湿热黄疸、经闭瘀阻、风湿痹痛、跌打损伤。

【用法用量】

内服：煎汤，15～30克。外用：适量，捣敷。

【注意事项】

可能会引起皮肤多处黄染，曾经患有紫金牛黄皮症的患者慎用。

色髓部。叶多破碎，灰绿色至棕绿色，顶端较尖，基部楔形，边缘具细锯齿，近革质。气微，味微涩。

【食疗】

矮地茶粥

矮地茶15克，大米100克。

制作方法：将矮地茶洗净，加清水适量，浸泡5~10分钟后，水煎取汁备用。将大米淘净，加清水适量煮粥，待熟时，调入矮地茶汁，再煮一二沸即成。

用法用量：每日1剂。

功能主治：化痰止咳，清利湿热，活血化瘀。

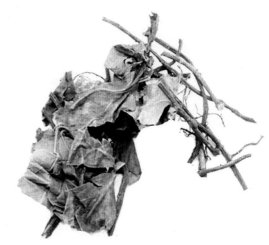

矮地茶药材

硼砂

Pengsha

硼酸盐类硼砂族矿物硼砂经精制而成。主产于四川、云南等地。矿砂挖出后，溶于沸水中，滤去杂质，滤液放冷后析出结晶，取出干燥。

【化学成分】
主含$Na_2B_4O_7 \cdot 10H_2O$及少量铅、铜、钙、铝等杂质。

【饮片功能】
清热消痰，解毒防腐。

【用法用量】
内服：入丸、散，15~3克。外用：沸水溶化冲洗；或研末敷。

【注意事项】
体弱者慎用。

【性状特征】

1. 药材

由于加工方法不同形状不同。商品多为不规则块状，大小不一。均为无色透明或白色半透明，玻璃样光泽。久置空气中，易风化成白色粉末。体较轻，质脆易碎。无臭，味先略咸，微带甜，稍有凉感。

2. 饮片

煅硼砂细粉末状，白色，质酥松。气无，味咸苦。

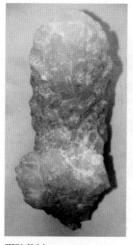

硼砂药材

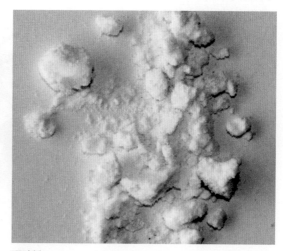

硼砂粉

蒺藜

Jili

【化学成分】
含甾体皂苷、黄酮类化合物等。

【饮片功能】
有小毒。平肝解郁，祛风明目。用于头痛眩晕、胸胁胀痛、乳闭乳痈、目赤翳障、风疹瘙痒。

【用法用量】
内服：煎汤，6~9克。

【注意事项】
血虚气弱者及孕妇慎用。

蒺藜科植物蒺藜*Tribulusc terrestris* L.的干燥成熟果实。主产于河南、河北。分布于全国各地。8~10月果实成熟时，采割植株，晒干，打下果实，除去杂质。

【性状特征】

1. 药材

果实由5个分果瓣组成，呈放射状排列，直径7~12毫米。常裂为单一的分果瓣，分果瓣呈斧状或橘瓣状，长3~6毫米，背部黄绿色，隆起，有纵棱及多数小刺，并有对称的长刺和短刺各1对，两侧面粗糙，有网纹，灰白色。质坚硬。无臭，味苦、辛。

2. 饮片

炒蒺藜本品多为单一的分果瓣，分果瓣呈斧状，长3～6毫米；背部棕黄色，隆起，有纵棱，两侧面粗糙，有网纹。气微香，味苦、辛。

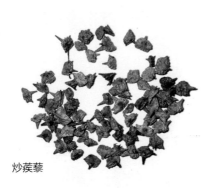

炒蒺藜

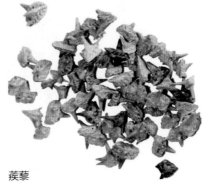

蒺藜

粳米

Jingmi

禾本科植物稻*Oryza sativa* L.（粳稻）的种仁。产于全国各地，栽培品。果实成熟后割取地上部分，脱下稻谷，簸去杂质，晒干，碾去谷糠即得。

【性状特征】

1. 药材

椭圆形，长约5毫米，宽约3毫米，厚约2毫米，一端有斜向内陷的胚脱落的痕迹，表面乳白色，半透明，有不明显的纵向纹理4条，有时有横向裂痕。质坚硬，不易折断。断面平坦，粉性。气微，味淡。煮熟后，米粒黏性较强。

2. 饮片

（1）生粳米　同药材。

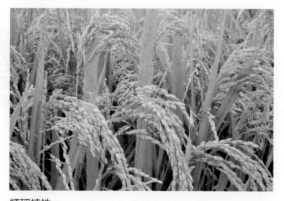

粳稻植株

【化学成分】

含淀粉、蛋白质、脂肪。尚含有机酸、甾醇类成分。另含葡萄糖、果糖、麦芽糖。

【饮片功能】

补中益气，健脾和胃，除烦止渴，止泻痢。用治霍乱狂闷、烦渴、吐泻无度、赤痢热躁等症。

【用法用量】

内服外用均适量。

【注意事项】

消渴患者不可多食。

（2）炒粳米　表面微黄或有焦斑，有焦香气。

（3）陈粳米　完整米粒表面有较多横裂纹或破碎米粒较多。其余同原药材。

【食疗】

海带粳米粥

海带（鲜）50克，粳米150克，绿豆50克，赤砂糖5克。

制作方法：将海带洗净，切成3厘米长、0.5厘米宽的丝，备用；将绿豆、粳米淘洗干净，备用；加水适量，放入粳米、绿豆，先用旺火烧开，再改用小火熬粥；等粳米熬烂时，把海带丝撒入锅内，再煮片刻；将红糖加入锅中搅匀，即可食用。

功能主治：补中益气，健脾和胃。

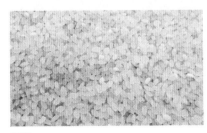

粳米

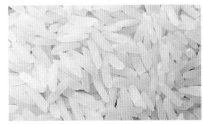

长粒粳米

蒲公英

Pugongying

菊科植物蒲公英*Taraxacum mongolicum* Hand-Mazz、碱地蒲公英*Taraxacum borealisinense* Kitam.或同属数种植物的干燥全草。主产于山西、河北、山东及东北。春至秋季花初开时采挖，除去杂质，洗净，晒干。

【性状特征】

1. 药材

全草呈皱缩卷曲的团块。根呈圆锥形，多弯曲，长3~7厘米；表面棕褐色；根头部有棕褐色或黄白色茸毛，或已脱落。叶基生，多皱缩破碎，完整叶片呈倒披针形，绿褐色或暗灰色，先端尖或钝，边缘浅裂或羽状分裂，基部渐狭，下处呈柄状，下表面主脉明显。花茎1至数条，每条顶生头状花序，总苞片多层，内面1层较长，花冠黄褐色或淡黄白色，有的可见多数具白色冠毛的长椭圆形瘦果。气微，味微苦。

2. 饮片

为不规则的段。根表面棕褐色，抽皱；根

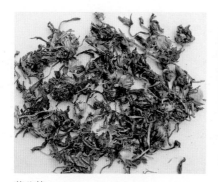

蒲公英

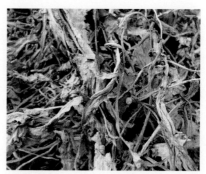

蒲公英药材

【化学成分】

含蒲公英甾醇、胆碱、菊糖、果胶等。

【饮片功能】

清热解毒，消肿散结，利尿通淋。用于疔疮肿毒、乳痈、目赤、咽痛、热淋涩痛。

【用法用量】

内服：煎汤9~15克。

外用：鲜品适量捣敷或煎汤熏洗患处。

【注意事项】

阳虚外寒、脾胃虚弱者忌用。

头部有棕褐色或黄白色的茸毛，有的已脱落。叶多皱缩破碎，绿褐色或暗灰绿色，完整者展平后呈倒披针形，先端尖或钝，边缘浅裂或羽状分裂，基部渐狭，下延呈柄状。头状花序，总苞片多层，花冠黄褐色或淡黄白色。有时可见具白色冠毛的长椭圆形瘦果。气微，味微苦。

【食疗】

蒲公英粥

粳米100克，鲜蒲公英90克（干品为45克）。

制作方法：将蒲公英洗净，切碎，加水煎煮，去渣取汁；与淘洗干净的粳米一同入锅，加水适量，先用旺火烧开，再转用文火熬煮成稀粥。

功能主治：清热解毒，消肿散结，利尿通淋。

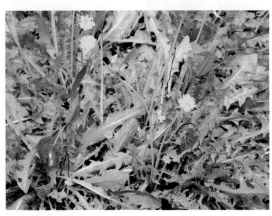

蒲公英植株（栽培）

蒲黄

Puhuang

香蒲科植物水烛香蒲*Typha angustifolia* L.、东方香蒲*Typha orientalis* Presl或同属植物的干燥花粉。主产于浙江、江苏。夏季采收蒲棒上部的黄色雄花序，晒干后碾轧，筛取花粉。

【性状特征】

1. 药材

为黄色粉末。体轻，放水中则飘浮水面。手捻有滑腻感，易附着手指上。气微，味淡。

2. 饮片

蒲黄炭形如蒲黄，表面棕褐色或黑褐色。

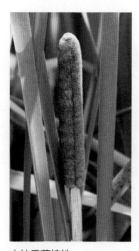

水烛香蒲植株

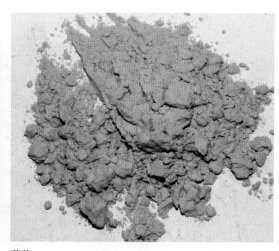

蒲黄

【化学成分】

含甾醇类、黄酮类、氨基酸类成分及无机元素等。

【饮片功能】

止血，化瘀，通淋。用于吐血、衄血、咯血、崩漏、外伤出血、经闭痛经、脘腹刺痛、跌仆肿痛、血淋涩痛。

【用法用量】

内服：煎汤，5~9克；或入丸、散。外用：适量，敷患处。

【注意事项】

孕妇慎用。

【食疗】

蜜制蒲黄玉竹段

鲜玉竹500克，蜂蜜50克，生蒲黄6克，白糖10克，香油6克，香精1滴，淀粉少许。

制作方法：把鲜玉竹去须根洗净，切成3厘米长的段。炒锅放火上，放入香油、白糖炒成黄色，加适量开水，并将蜂蜜和蒲黄加入，再放入玉竹段，烧沸后用小火焖烂，捞出玉竹段。用少许淀粉勾芡，浇在玉竹段上即成。

功能主治：清润肺胃，活血散瘀止痛。

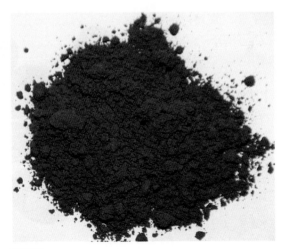

蒲黄炭

973

蓖麻子

Bimazi

大戟科植物蓖麻*Ricinus communis* L.的干燥成熟种子。我国大部分地区均有栽培。秋季分批采摘成熟果实,晒干,除去果壳,取净种子。

【性状特征】

1. 药材

呈广卵形或椭圆形,稍扁,长0.8~1.8厘米,宽0.5~1.1厘米。种皮有灰白色与黑褐色或黄棕色与红棕色相间的斑纹,表面平滑而有光泽,腹面平坦,背面稍隆起;较小端灰白色或浅棕色,有突起的种阜,较平的一面有1条隆起的种脊,由种阜延伸至合点,合点微隆起。种皮硬而脆,较薄,种仁白色,外胚乳菲薄膜质,内胚乳厚,富油性,子叶2枚菲薄,叶脉明显。以粒大、饱满、花纹明显、不泛油者为佳。

2. 饮片

同药材。

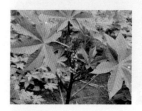

蓖麻植株

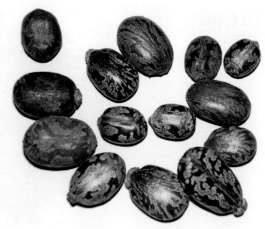

蓖麻子

路路通

Lulutong

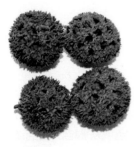

路路通

金缕梅科植物枫香*Liquidambar formosana* Hance.的干燥成熟果序。主产于江苏、浙江。冬季果实成熟后采收，除去杂质，干燥。

【性状特征】

1. 药材

为聚花果，由多数小蒴果集合而成，呈球形，直径2~3厘米。基部有总果梗。表面灰棕色或棕褐色，有多数尖刺及喙状小钝刺，长0.5~1毫米，常折断，小蒴果顶部开裂，呈蜂窝状小孔。体轻，质硬，不易破开。气微，味淡。

2. 饮片

同药材。

【食疗】

路路通鲫鱼汤

路路通5克，鲫鱼1条，水适量。

制作方法：路路通煎汤，滤取汤汁，用此汤汁熬煮鲫鱼。

功能主治：通经下乳。

用法用量：每日1次，约200毫升。

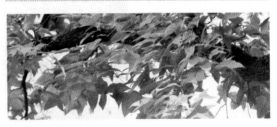

枫香树

【化学成分】

含挥发油、甾类、三萜类、单萜与倍半萜类成分。

【饮片功能】

祛风活络，利水通经。用于关节痹痛、麻木拘挛、水肿胀满、乳少经闭。

【用法用量】

内服：煎汤，5~9克；外用：适量，捣烂敷患处。

【注意事项】

孕妇、阴虚内热者忌用；虚寒血崩者勿用。

蜂房

Fengfang

胡蜂科昆虫果马蜂*Polistes olivaceous*（De-Geer）、日本长脚胡蜂*Polistes japonicus* Saussure或异腹胡蜂*Parapolybia varia* Fabricius的巢。秋、冬二季采收，晒干，或略蒸，除去死蜂死蛹，晒干。

【性状特征】

1. 药材

呈圆盘状或不规则的扁块状，有的似莲房状，大小不一。表面灰白色或灰褐色。腹面有多数整齐的六角形房孔，孔径3~4毫米或6~8毫米；背面有1个或数个黑色短柄。体轻，质韧，略有弹性。气微，味辛淡。质酥脆或坚硬者不可供药用。

2. 饮片

小块状，其余同药材。

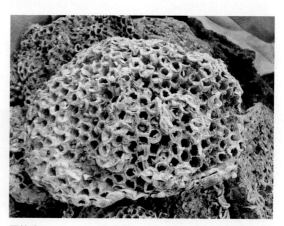

露蜂房

蜂乳

Fengru

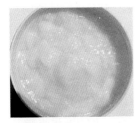

蜂乳（常温）

【化学成分】

含水、灰分、蛋白质、脂肪、还原性物质及有机酸等。

【饮片功能】

滋补强壮，益肝暖脾。用于病后体虚、小儿营养不良、年老体弱、传染性肝炎、高血压、风湿疼痛、胃及十二指肠溃疡等症。

【用法用量】

内服：温开水冲服，50~200毫克。

【注意事项】

低血糖、体虚、便溏、腹泻者、儿童及易过敏者均忌用。

蜜蜂科昆虫中华蜜蜂*Apis cerana* Fabr及意大利蜂*Apis mellifera* Linn等工蜂咽腺分泌的乳白色胶状物，为幼蜂王的特殊食物。全国大部分地区均有养殖。集工蜂咽腺分泌的白色胶状物和蜂蜜配制成一定比例，即为蜂乳。

【性状特征】

1. 药材

为乳白色或乳黄色的半透明的半流动的胶状物。气微弱，味酸涩，略甜而带辣味，微黏稠。

2. 饮片

同药材。

【食疗】

蜂乳粥

蜂乳100毫克，大米100克。

制作方法：将蜂乳100毫克，调入温热粥中服食亦可。

功能主治：滋补强壮，益肝暖脾。

用法用量：每日1剂。

十三画

蜂胶

Fengjiao

蜜蜂科昆虫意大利蜂*Apis mellifera* L.的干燥分泌物。各地均有饲养。蜂胶为蜜蜂用来修补蜂箱缝隙，涂搽巢房和封闭蜂箱内异物用的黏性物质。每10天左右采收1次。选择天气暖和，蜂胶柔软时，用刮刀将蜂胶刮起，并立即捏成团块，用蜡纸或油纸包好，以防硬化，放凉暗处。

【化学成分】

含树脂约50%~55%、蜂蜡30%、挥发油8%~10%、5%~11%花粉夹杂物，另含树胶。有报道，还含黄酮类化合物。

【饮片功能】

补虚弱，化浊脂，止消渴；外用解毒消肿，收敛生肌。用于体虚早衰、高脂血症、消渴；外治皮肤皲裂、烧烫伤。

【用法用量】

内服：0.2~0.6克，多入丸散用；或加蜂蜜适量冲服。外用：适量。

【注意事项】

体虚、便溏、腹泻者、儿童、孕妇、易过敏者均忌用。

【性状特征】

为团块状或不规则碎块，多数呈棕黄色、棕褐色或灰褐色，具光泽。20℃以下质脆，30℃以上逐渐变软，发黏性。气芳香，味苦，有辛辣感。

【食疗】

蜂胶小米粥

蜂胶200毫克，小米100克。

制作方法：将蜂胶200毫克，调入温热粥中服食亦可。

功能主治：补虚弱，化浊脂。

用法用量：每日1剂。

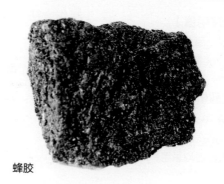

蜂胶

蜂蜡

Fengla

十三画

蜜蜂科昆虫中华蜜蜂*Apis cerana* Fabr或意大利蜂*Apis mellifera* Linn分泌的蜡。全国各地均有生产，以湖北、广东、河南、云南、江苏盛产。将蜜蜂巢放于水中加热溶化，静置，放冷。蜡层即浮在水面。取出此蜡块放容器内再溶化，并保温放置，使其中杂质沉淀后，将上层过滤倒入模型中固化即可。

【性状特征】

1. 药材

呈不规则团块，大小不一，呈黄色、淡黄棕色或黄白色，表面光滑，不透明或微透明。冷后质脆易碎，碎断面不光滑，呈非晶形颗粒，用手搓揉能软化，具可塑性。有蜂蜜样香气，咬之韧而不粘牙，味微甜。

2. 饮片

同药材。

【化学成分】

含酯类约72%，有软脂酸蜂蜡酯、软脂稀酸蜂蜡酯、羟基软脂酸蜂蜡酯、蜡酸蜂蜡酯、软脂酸虫漆蜡酯及软脂酸胆甾醇酯等；游离酸约13%；烃类约13%；还含维生素A、色素(蜡素等)及芳香性物质。

【饮片功能】

解毒，敛疮，生肌，止痛。外用于溃疡不敛、臁疮糜烂、外伤破溃、烧烫伤。

【用法用量】

外用：适量，熔化敷患处。常作成药物赋形剂及油膏基质。

【注意事项】

体虚、便溏、腹泻者、儿童及易过敏者均忌用。

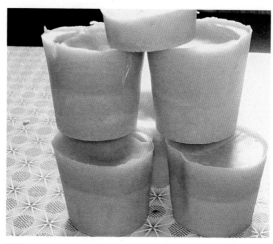

蜂蜡

蜂蜜

Fengmi

蜜蜂科昆虫中华蜜蜂*Apis cerana* Fabr或意大利蜂*Apis mellifera* Linn所酿的蜜。全国各地均有生产，以湖北、广东、河南、云南、江苏盛产。多在春、夏、秋三季采收，采收时，先将蜂巢割下，置于布袋中，将蜜挤出。新法将人工蜂巢置离心机内把蜜摇出，过滤，除去蜂蜡的碎片及其他杂质即得。

【化学成分】

随蜜源植物的不同，其成分有较大差异。蜂蜜的化学成分相当复杂，含水分5.5%～25%、灰分0.08%～1.10%、蛋白质0.26%～4.40%、糖类70%～80%。其中葡萄糖35%～36%、果糖36%、蔗糖1.71%～2.60%。此外，尚含少量的甘露糖、糊精、麦芽糖、阿拉伯糖和半乳糖等。

【性状特征】

1. 药材

呈黏稠性透明或半透明液体，白色至淡黄色或橘黄色至黄褐色，微有光泽，放久或遇冷有白色颗粒结晶析出。气芳香，味极甜。将光滑的铁丝烧红立即插入蜜中，片刻取出，铁丝应光滑无黏糊状物和焦臭气。以含水分少、有油性、稠如凝脂、用木棒挑起时蜜丝下流不断成叠状、味甜不酸、气芳香、无异臭杂质者为佳。

2. 饮片

同药材。

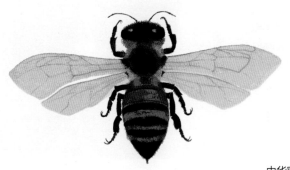

中华蜜蜂

【饮片功能】

补中益气，润燥滑肠，止咳解毒。用于肺燥咳嗽、肠燥便秘、脾虚胃弱、胃脘疼痛、口疮、水火烫伤。可解乌头毒。另外本品有矫味防腐作用，为蜜丸的主要赋形剂。

【用法用量】

内服：15~30克，冲调服用；或入丸剂、膏剂。外用：适量，涂局部。

【注意事项】

未满一岁的婴儿不宜吃蜂蜜。蜂蜜在酿造、运输与储存过程中，易受到肉毒乳杆菌的污染。婴儿由于抵抗力弱，食入肉毒乳杆菌后，则会在肠道中繁殖，并产生毒素，而肝脏的解毒功能又差，因而易引起肉毒乳杆菌性食物中毒。湿阻中焦所至脘腹胀满、舌苔厚腻者忌用。

【食疗】

蜜制核桃肉

蜂蜜1000毫升，核桃肉1000克。

制作方法：核桃肉捣烂，调入蜂蜜，和匀即可。

功能主治：补中益气，润燥滑肠，止咳解毒。用于润肌肤、乌须发。

用法用量：每次服食1匙，每日2次，温开水送服。

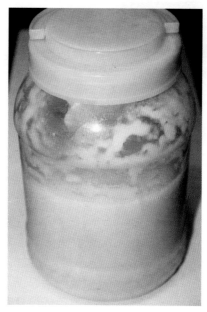

蜂蜜（白蜜）

981

蜈蚣

Wugong

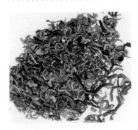

蜈蚣腿

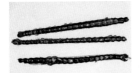

蜈蚣

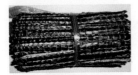

蜈蚣药材

蜈蚣科动物少棘巨蜈蚣*Scolopendra subspinipes* mutilans L. Koch.的干燥虫体。主产于湖北、浙江。春末及夏初，选蜈蚣隐栖的场所，用尖嘴锄或钉耙翻挖土层，掀动石块，发现蜈蚣后，立即轻轻地用锄、耙或食指压住蜈蚣头部，然后用竹筷、镊子等工具将蜈蚣夹起，放进塑料袋等容器内。或在蜈蚣经常活动的栖息地，挖深20～30厘米的坑，傍晚放入新鲜鸡鸟的毛血、残骨、肉渣等诱饵，上面覆盖枝条及砖瓦片、土块等物，造成蜈蚣爬进的缝隙，夜晚或第二天早晨检查，若蜈蚣入坑，则迅速捕捉。捕捉后，选用与蜈蚣体长相近的竹签，削尖两头，一端插入蜈蚣腹面头部与体节交接处，另一端插入尾端的末节，将虫体撑直，然后曝晒干燥，或用碳火烘干，但不能将蜈蚣直接在煤火上熏烤。然后将体长相近的蜈蚣头朝一个方向，背腹各用一个细竹片横向夹好，结扎成排。竹片宽1厘米左右，每排50条。在密封的仓房或熏蒸室内，将蜈蚣一排一排地交叉码放，每立方米空间用100～150克硫黄，把硫黄放在室内四角点燃孔处，点燃后封闭3～4天，然后通风排毒，取出装箱即为商品蚣。

【性状特征】

1. 药材

呈扁平长条形，长6～17厘米，宽0.5～1厘米。全体由22个环节组成，最后一节略细小。头部两节暗红色，有触角及毒钩各1对；背部棕色或墨绿色，有光泽，并有纵棱2条，腹部淡黄色或棕黄色，皱缩，自第2节起每体节有

【化学成分】

含2种类似蜂毒的有毒成分，即组胺样物质及溶血性蛋白质。尚含多种氨基酸、脂肪油、胆甾醇、蚁酸等。

【饮片功能】

有毒。归肝经。息风镇痉，攻毒散结，通经止痛。用于小儿惊风、抽搐痉挛、中风口渴、半身不遂、风湿顽痹、疮疡瘰疬、毒蛇咬伤。

【用法用量】

内服：研粉冲服或煎服，3~5克。

【注意事项】

孕妇禁用。

足1对，生于两侧，黄色或红褐色，弯作钩形，质脆，断面有裂隙。气微腥并有特异的刺鼻的臭气味，味辛而微咸。以身干、条长、头红、足红棕色、身黑绿、头足完整者为佳。

2. 饮片

焙蜈蚣成棕褐色或黑褐色，有焦腥气。

【食疗】

蜈蚣酒

蜈蚣20克，全蝎20克，白花蛇舌草2克，制川乌20克，制草乌20克，白酒1000毫升。

制作方法：以上药味加入白酒1000毫升，浸泡1周后服用。

功能主治：息风镇痉，攻毒散结，通经止痛。

用法用量：每日服用10毫升。每日2次。感冒发热、高血压、胃溃疡患者慎用。15天为一个疗程。

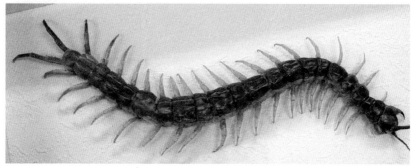

少棘巨蜈蚣

锦灯笼

Jindenglong

茄科植物酸浆*Physalis alkekengi* L.var. franchetii（Mast.）Makino的干燥宿萼或带宿萼的果实。主产于吉林、黑龙江。秋季当宿萼自基部至先端由绿变红时，连同浆果摘下，干燥。

【性状特征】

1. 药材

形似灯笼状，常压扁或有破碎，长3~4.5厘米，直径2.5~4厘米，橙红至朱红色，有的中、上部色较淡。表面有纵肋10条，有5条成明显的纵棱，棱间有明显的网状细脉纹，顶端渐尖，微5裂，基部平截或略内凹，着生有长2~3厘米的果梗。体轻，质柔韧。中空或内有橙红色至朱红色果实，完整浆果圆球形，直径1~1.5毫米，表面光滑，基部与宿萼基部相连，常干瘪或压破。种子多数，扁平阔卵形，

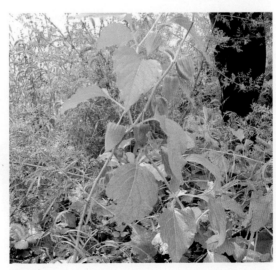

锦灯笼

【化学成分】

浆果含酸浆醇A、B（physanol A，B）及生物碱、枸橼酸、草酸、维生素C、酸浆素（酸浆果红素physalien）、隐黄素（crypto-xanthine）、还原糖、黏液质、油脂、蛋白质类、氨基酸类、鞣质、酚类成分、甾萜、内酯。

【饮片功能】

清热解毒，利咽，化痰，利尿。用于咽喉肿痛、肺热咳嗽、小便不利，外治天疱疮、湿疹。近期应用于防治癌症。

【用法用量】

内服：煎汤，15~20克；或捣汁。外用：捣敷。

【注意事项】

脾虚泄泻者及孕妇忌用。

具钩状小尖头，长约2毫米，淡黄色，表面密布细微网纹。以个大、整齐、洁净、色鲜红者为佳。

2. 饮片

同药材。

【食疗】

锦灯笼茶

锦灯笼适量。

制作方法：取锦灯笼适量，用开水浸泡，代茶饮。

功能主治：清热解毒，利咽，化痰，利尿。

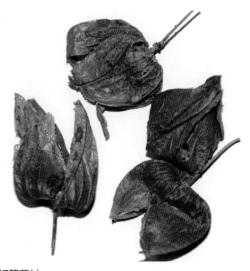

锦灯笼药材

零陵香

Linglingxiang

报春花科植物灵香草*Lysimachia foenum-graecum* Han.的带根全草。主产于贵州、四川。夏季茎叶茂盛时采收，将植株连根拔起，去净根上泥沙，阴干。

【性状特征】

1. 药材

细根细密，茎多扭曲不直，具3~5棱或狭翅，直径约2~4毫米，呈灰绿色或暗色，质脆，易折断，断面黄白色或浅绿色。叶互生，有长柄。叶片卵形至椭圆形，多皱折，边缘无锯齿，叶脉明显。有时顶部叶腋生有球形果实，灰白色，直径约5毫米，果柄细长，有宿萼。果皮薄，内含三角形小种子60~70枚。气香，味微苦。

2. 饮片

同药材。

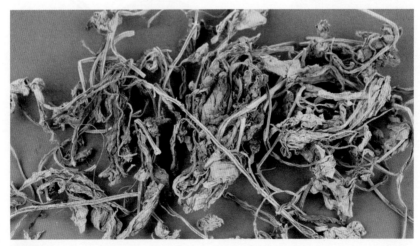

零陵香

【化学成分】

含中性皂苷、挥发油类。还含有生物碱、多糖、氨基酸、有机酸、还原糖等。

【饮片功能】

清热，祛风寒，行气，止痛，辟秽浊。用于感冒头痛、牙痛、咽喉肿痛、胸满腹痛。

【用法用量】

内服：煎汤，3~6克。外用：适量，研末掺入他药或煎水含漱。

【注意事项】

不宜多服；哮喘病人慎用。

【食疗】

零陵香茶

零陵香5克。

制作方法：零陵香5克加沸水300~500毫升，浸泡。

功能主治：清热，祛风寒，行气，止痛。

用法用量：每日1次。

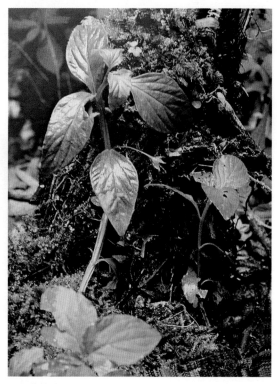

灵香草植株

十三画

雷丸

Leiwan

白蘑科真菌雷丸 *Omphalia lapidescens* Schroet.的干燥菌核。主产于四川、广西。秋季采挖，洗净，晒干。

【性状特征】

1. 药材

为类球形或不规则团块，直径1~3厘米。表面黑褐色或灰褐色、紫褐色，有略隆起的网状细纹。质坚实，不易破裂，断面不平坦，白色或浅灰黄色，似粉状或颗粒状，常有黄棕色大理石样纹理。无臭，味微苦，嚼之有颗粒感，微带黏性，久嚼无渣。以粒大、坚实、外表面紫褐色、内白色者为佳。断面色褐、呈角质样者，不可供药用。

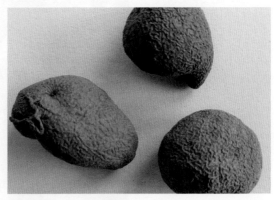

雷丸鲜品

2. 饮片

粉末状。

【食疗】

雷丸冰糖水

雷丸200克，冰糖100克，冷开水适量 。

制作方法：先把雷丸放入碾槽内，研为细粉，每次取雷丸粉15 ~ 20克，加冰糖10克，冷开水适量，调匀即成。

功能主治：驱虫。适用于小儿绦虫病。

用法用量：每日3次，连服3天。

十三画

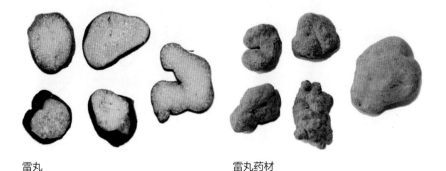

雷丸　　　　　　　　　　雷丸药材

雷公藤

Leigongteng

卫矛科植物雷公藤*Tripterygium wilfordii* Hook.f.野生或栽培品的干燥根。其叶、花、果实、茎亦入药。主产于长江流域以南至西南地区，东达台湾，江西萍乡为栽培品。作民间草药使用，现多作为生产雷公藤制剂的原料药。根秋季采，叶夏季采，花、果实夏秋采。山东、吉林、江苏等地用根，浙江（宁波）、上海用根的木部，江西（九江）用根及根皮。采挖后或除去皮，或剥下皮后干燥。

【性状特征】

1. 药材

根圆柱状或具多分枝，常弯曲，长5～15厘米，直径0.5～3厘米，外表面灰褐黄色，栓皮易剥落，剥落面呈棕黄色。皮部厚1～5毫

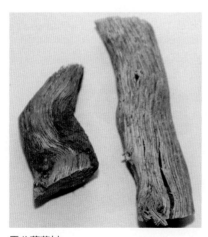

雷公藤药材

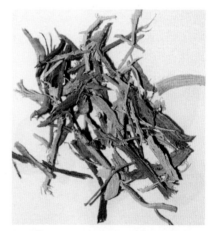

雷公藤

【化学成分】
含萜类、生物碱类如雷公藤碱、雷公藤次碱等。

【饮片功能】
有大毒。杀虫、消炎、解毒。雷公藤具有抗炎和免疫抑制作用，主要用于治疗类风湿关节炎、肾病综合征、白塞病、麻风反应和变应性皮肤病。

【用法用量】
本品有大毒，内服宜慎。水煎服，每日15～25克。一般作杀虫药或外用药。

【注意事项】
儿童、育龄期有孕育要求者、孕妇和哺乳期妇女禁用；心、肝、肾功能不全者禁用；严重贫血、白细胞和血小板降低者禁用；胃、十二指肠溃疡活动期患者禁用；严重心律失常者禁用。

米，褐色，断面颗粒状。木部淡褐黄色，纹理细腻。质坚硬，气微，味微苦

2. 饮片

同药材。

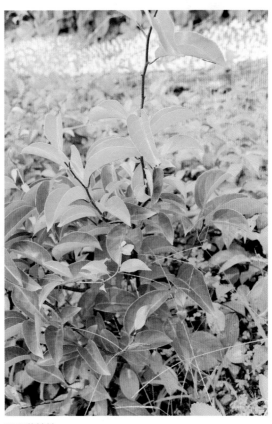

雷公藤植株

蜡梅花

Lameihua

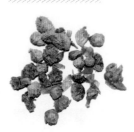

蜡梅花

蜡梅科植物蜡梅*Chimonanthus praecox*（L.）Link的花蕾。主产于江苏、浙江。1~2月间采摘，晒干或烘干。

【性状特征】

花蕾圆形、短圆形或倒卵形，长1~1.5厘米，宽0.4~0.8厘米。花被片叠合，棕黄色，下半部被多个膜质鳞片，鳞片黄褐色，三角形，有微毛。气香，味微甜而后苦。

【食疗】

❶ 蜡梅豆腐汤

蜡梅花30朵，豆腐4块，虾仁50克，生姜、葱、鲜汤、精盐、味精、胡椒粉、醋、麻油、猪油各适量。

制作方法：先将蜡梅花洗净，泡在冷水内。豆腐切成约1.5厘米见方的小薄片，生姜、葱分别切成细末。虾仁去杂物。炒锅上火，将油烧五成热，下入葱花、生姜末煸香，下虾仁煸炒几下，加入鲜汤、精盐、胡椒粉、豆腐片，汤沸后，撇去浮沫，加入蜡梅花、味精、醋、麻油，适当翻搅即成。

功能主治：清热生津，补肾开胃，通乳润燥。

【化学成分】
含生物碱，挥发油等。

【饮片功能】
解暑生津，开胃散郁。用于治热病烦渴、胸闷、咳嗽、烫火伤。

【用法用量】
内服：煎汤，3~6克。
外用：浸油涂。

【注意事项】
湿邪盛者慎用。

❷ 蜡梅火腿粥

蜡梅花25朵，熟火腿肉50克，冬笋、水发香菇、青豆、麻油各25克，胡椒粉2克，葱花10克，生姜末5克，鲜汤1500克，糯米100克。

制作方法：先将鲜蜡梅花洗净，开水烫一下捞出，过凉水，沥去水。火腿、冬笋切成青豆大小，再将糯米淘洗干净，放入锅中，加入肉汤，置旺火上烧开后加入火腿、冬笋、水发香菇、青豆、黄酒、葱、生姜等，用小火熬煮成粥，放入蜡梅花，撒上胡椒粉，淋上麻油即成。

功能主治：解暑生津，顺气止咳，解毒生肌。

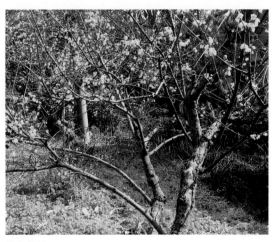

蜡梅植株

榧子

Feizi

豆杉科植物榧*Torreya grandis* Fort.的干燥成熟种子。主产于浙江、湖北。10~11月间种子成熟时采摘，除去肉质假种皮，取出种子，晒干。

【性状特征】

1. 药材

呈卵圆形或长卵圆形，长2~3.5厘米，直径1.3~2厘米。表面灰黄色或淡黄棕色，有纵皱纹，一端钝圆，可见椭圆形的种脐，另一端稍尖。种皮质硬，厚约1毫米。种仁表面皱缩，外胚乳灰褐色，膜质；内胚乳黄白色，肥大，富油性。气微，味微甜而涩。

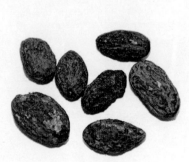

榧子（仁）

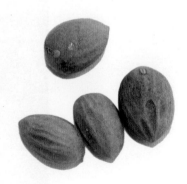

榧子药材

【化学成分】

主含脂肪油12%，油中主要成分为亚油酸70%、油酸20%、硬脂酸10%，并含麦朊、甾醇。此外，尚含草酸、多糖、挥发油、鞣质等。

【饮片功能】

杀虫消积，润燥通便。用于钩虫、蛔虫、绦虫病、虫积腹痛、小儿疳积、大便秘结。

【用法用量】

内服：煎汤，4.5~9克；或入丸、散剂。

【注意事项】

食之过多则滑肠。多食助火，热嗽非宜。

2. 饮片

（1）榧子仁　为除去外壳的种仁，呈卵圆形，长6~12厘米，直径0.8~1厘米。表面灰褐色，皱缩，膜质，内胚乳黄白色，肥大，富油性。气微，味微甜而涩。

（2）炒榧子仁　形如榧子仁，色泽加深，有焦斑，微有香气。

【食疗】

炒榧子

榧子炒熟，每日早晨空腹时嚼食50克左右。

功能主治：用于蛔虫、蛲虫、姜片虫、绦虫等。

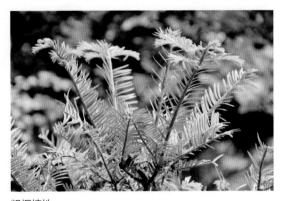

粗榧植株

槟榔

Binglang

【化学成分】

含总生物碱0.3%~0.7%：主为槟榔碱（arecoline），为槟榔的有效成分，少量槟榔次碱（areeaidine）、去甲基槟榔次碱（guracine）、槟榔副碱（arecolidine）、异去甲基槟榔次碱（isoguvacin）及高槟榔碱（homoarecoline）等，均以与鞣酸结合的形式存在。此外，含鞣质约13%~27%、脂肪油14%~28%。尚含红色素、皂苷、糖类、2γ-儿茶素、无色花青素及多种氨基酸，其中脯氨酸（proline）含量在15%以上。

棕榈科植物槟榔*Areca catechu* L.的干燥成熟种子。主产于广东，云南。国外以菲律宾、印度尼西亚、印度、斯里兰卡产量最大，为著名的四大南药之一。春末至秋初果实成熟时采收，用水煮后低温干燥，除去果皮，取出种子，再干燥。

【性状特征】

1. 药材

（1）进口品　又称大白槟，呈近圆锥形或扁圆形，高1.5~3厘米，基部直径2~3厘米。顶端钝圆，底部中央微凹陷，可见疤痕状的种脐。表面淡棕色或黄棕色，略粗糙，有颜色较淡的网状沟纹。质坚硬，不易破碎，断面有白色（胚乳）、红棕色（外胚乳及种皮）交错相间的大理石纹理，气微，味涩而微苦。

（2）国产品　又称尖槟，形状较高，形如鸡心，横切面的大理石纹较不清晰，时有枯心。

（3）柬埔寨产品　表面及横切面均稍呈红

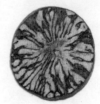

槟榔　　　　　　槟榔植株

杀虫消积，行气，截疟。用于虫积腹痛、里急后重、水肿脚气、疟疾等。

【用法用量】

内服：煎汤，3~9克。外用：煎水洗或研末调敷，30~60克。

【注意事项】

脾虚便溏，气虚下陷者忌用；孕妇慎用。

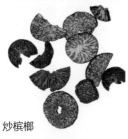

炒槟榔

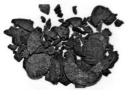

焦槟榔

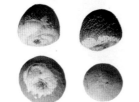

槟榔药材

色。其形状有似尖槟的，也有似大白槟的。

2. 饮片

（1）槟榔片　为类圆形薄片，表面是棕白相间的大理石样花纹，周边淡黄棕色或淡红棕色。质坚脆，易碎。

（2）焦槟榔　形同槟榔片，表面焦黄色。

（3）炒槟榔　形同槟榔片，表面黄色。

【食疗】

❶ 槟榔糯米粥

槟榔15克，郁李仁20克，火麻仁15克，糯米100克。

制作方法：先用水研火麻仁，滤取汁液，加入糯米煮粥至将熟；取槟榔捣碎，用热水烫郁李仁去皮研磨成膏与槟榔研匀，加入米粥煮片刻即可。早晚空腹食用。

功能主治：理气，润肠，通便。适用于胸膈满闷、大便秘结。槟榔破气下行，消食通滞；郁李仁、火麻仁富含油脂，润肠通便。本品具有温和而持久的通便效果。脾虚便溏，无便秘者不可服用。

❷ 槟榔粳米粥

槟榔30~60克，粳米50~100克。

制作方法：先把槟榔片煎汁去渣，加入粳米一同煮粥。

功能主治：适用于小儿蛲虫病。

十四画

漏芦

Loulu

菊科植物祁州漏芦*Rhaponticum uniflorum*（L.）DC.野生品的干燥根。主产于河北、辽宁。春、秋二季采挖，除去须根及泥沙，晒干。

【性状特征】

1. 药材

呈圆锥形或扁片块状，多扭曲，长短不一，直径1~2.5厘米。表面暗棕色、灰褐色或黑褐色，粗糙，具纵沟及菱形的网状裂隙。外层易剥落，根头部膨大，有残茎及鳞片状叶基，顶端有灰白色绒毛。体轻，质脆，易折断，断面不整齐，灰黄色，有裂隙，中心有的呈星状裂隙，灰黑色或棕黑色。气特异，味微苦。

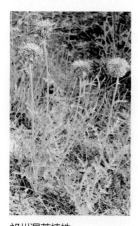

祁州漏芦植株

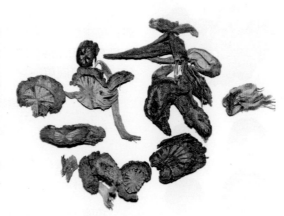

漏芦

2. 饮片

漏芦片呈圆形或圆形厚片，直径1~2.5厘米，厚3~5毫米。切面灰黄色或褐黄色，有裂隙，中心灰黑色或棕黑色；周边暗棕色、灰褐色或黑褐色，粗糙，有的具纵沟。质硬脆，易破折。折断面纤维性，灰黄色。气特异，味微苦。

【食疗】

漏芦鸡蛋

漏芦9克，鸡蛋1枚。

制作方法：将漏芦洗净，放入锅中，加一大碗清水，煮熬15分钟后，去掉药渣，烧开后，打入鸡蛋即成。

功能主治：清热解毒，消痈，下乳。

十四画

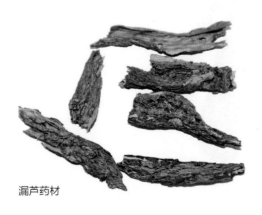

漏芦药材

熊胆
Xiongdan

//////////////////////

熊科动物黑熊*Selenarctos thibetanus* Cuvier
或棕熊*Utsus arctos* L.的干燥胆。主产于黑龙
江、吉林、云南。以云南所产质量最优，称
"云胆"，东北产量较大，称"东胆"。猎熊取
胆过去多在猎取熊后，立即剖腹，取出胆囊，
用线扎住胆管口，挂于阴凉通风处阴干，习
称"吊胆"；或用2块比熊胆略大的木板夹扁扎
住，吊于通风处阴干，习称"扁胆"。亦有置
于石灰缸内干燥的。本品不宜晒干或烘干，以
防腐臭。

【性状特征】

1. 药材

呈囊状，上部狭细中空而皱缩，下部膨
大，长10~20厘米，宽5~10厘米，偶有长5厘
米、宽2厘米者；有的呈扁卵形，厚0.5~1.5厘
米。表面灰褐色、黑褐色或暗棕色，常有皱
褶，囊皮纤维性。干燥胆汁称"胆仁"，呈不
规则的块状或硬膏状，不易吸潮，色泽深浅不

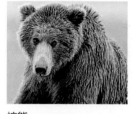

棕熊

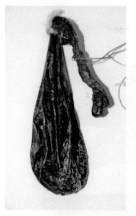

熊胆药材（吊胆）

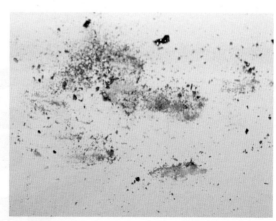

熊胆粉（金胆）

一；金黄色，有光泽，半透明，质松脆者，习称"铜胆"或"金胆"。黑褐色或墨绿色，质硬脆或呈硬膏状者，习称"铁胆"或"墨胆"；黄绿色或黄褐色，质硬脆者，习称"菜花胆"。气清香，微腥，味苦回甜，有钻舌感。

2. 饮片

不规则碎片或颗粒，棕黄色、绿黄色或深棕色，半透明，有玻璃样光泽。质脆，易吸潮。气清香微腥，味极苦微回甜，有清凉感。

【食疗】

熊胆茶

引流熊胆干粉、绿茶、菊花、栀子各适量。

制作方法：栀子、菊花、绿茶，挑选整理，分别粉碎成粗粉，混合均匀加入适量熊胆粉。混合粉末2克，可用500毫升开水冲泡10~15分钟后饮用，或用纯粮酒100毫升浸泡6小时后分次饮用。

功能主治：清热解毒，平肝明目。

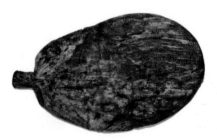

熊胆（扁胆）

十四画

磁石

Cishi

氧化物类矿物尖晶石族磁铁矿，主含四氧化三铁（Fe_3O_4）。主产于江苏、河北。在金属矿脉中，本品每与黄铁矿等伴生。经探测开采后，取出，除去杂石，挑选吸铁能力强者药用。磁石采出后，如放置日久，磁性会逐渐减弱，以致失去吸铁能力而成"死磁石"（导磁石），影响药效。故可用铁屑或泥土包埋，以保持磁性。"死磁石"如与活磁石放在一起，磁性可逐渐恢复。

【性状特征】

1. 药材

（1）活磁石本晶　为块状集合体，呈不规则块状或略带方形，常具棱角，大小不一。表面灰黑色或棕褐色，条痕黑色，具金属光泽，有时复有少量棕褐色或灰黑色粉末。体重，质坚硬，难破碎，断面不整齐，断面贝壳状或参差状。硬度5.5~6.5。相对密度4.9~5.18，具强磁性。有土腥气，无味。

（2）死磁石（呆磁石）　外形如活磁石，但光泽弱或无光泽，磁性极弱或无磁性。

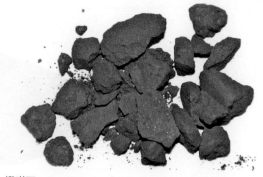

煅磁石

【化学成分】

主含四氧化三铁（Fe_3O_4），其中三氧化二铁约69%、氧化铁约31%、铁含量为72.4%。尚含铝、钛、镁、锰、铬、镉、钴、铜、镍、铅、锌、钡、砷等无机元素。

【饮片功能】

平肝潜阳，聪耳明目，镇惊安神，纳气平喘。用于头晕目眩、视物昏花、耳鸣耳聋、惊悸失眠、肾虚气喘。

【用法用量】

内服：煎汤，9~30克，先煎。

【注意事项】

重镇伤气，可暂用而不可久。恶牡丹、莽草；畏黄石脂；杀铁毒。

2. 饮片

煅磁石表面光泽弱，质较脆，敲之可碎，断面红棕色或棕色，常有孔隙。磁性弱，不能吸铁。有土腥气和铁锈气。

【食疗】

磁石粥

磁石30、粳米60克、猪腰子90克、姜5克、盐2克、葱5克。

制作方法：将磁石捣碎后放入砂锅内，加入适量清水，用武火煎煮1小时后，滤渣留汁备用；将粳米洗净后放入砂锅内，倒入煎煮好的磁石汁，并加入猪腰子、生姜、葱和适量的清水；用武火煮沸，再用文熬煮至粥熟即成。

功能主治：养肾脏、强骨气之功效，适于老年肾虚耳鸣耳聋、头晕目眩、心悸失眠、骨质疏松等症患者食用。

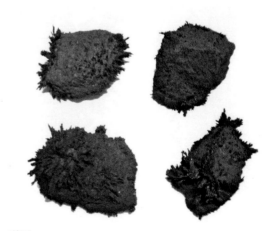

磁石

蓼大青叶

Liaodaqingye

蓼科植物蓼蓝*Polygonum tinctorium* Ait.的干燥叶。主产于辽宁、山西、安徽。河北安国用此作为制造青黛的原料。一般分2次采收。6~7月份及9~10月份采收叶片，晒干。

【性状特征】

1. 药材

干燥的叶多皱缩，有时破碎。完整叶片展开似桃叶而较阔，呈长圆形至倒卵形。长约5~8厘米，宽约3~5厘米。蓝绿色或黑蓝色，先端钝，基部渐狭窄，全缘，多数呈波状，稍有黄色毛茸，主脉黄色，亦有稀疏的毛茸。叶柄扁平，长约1厘米，基部具膜质托叶鞘，透明，灰白色，其边缘有稀疏长毛。质脆易碎。气微，味微涩而稍苦。

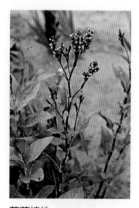

蓼蓝植株

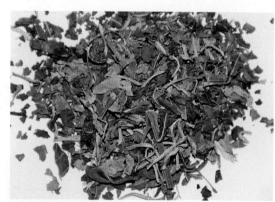

蓼大青叶

【化学成分】

含靛玉红、靛蓝、N-苯基-2-萘胺、β-谷甾醇、虫漆蜡醇等。

【饮片功能】

清热解毒，凉血止血。用于流行性感冒、热病发斑、咽喉炎、扁桃体炎、腮腺炎、流脑、肠炎、菌痢、肺炎等。外敷疮肿毒。

【用法用量】

内服：煎汤，15~24克，大剂量30~60克；或鲜者50~100克捣汁服用。外用：捣敷或煎水洗。

【注意事项】

脾胃虚寒者忌用。

2. 饮片

同药材。

【食疗】

蓼大青叶汁

鲜蓼大青叶100克，纯净水适量。

制作方法：将鲜蓼大青叶加入适量纯净水捣汁。

功能主治：清热解毒，凉血止血。

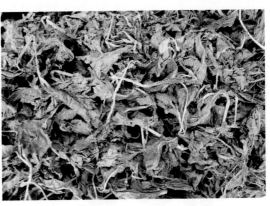

蓼大青叶药材

蔓荆子

Manjingzi

马鞭草科植物单叶蔓荆*Vitex trifolia* L.var. simplicifolia Chain.及蔓荆*Vitex trifolia* L.的干燥成熟果实。单叶蔓荆子主产于山东、江西。蔓荆子主产于广东、广西、云南。以山东产量大，质亦最佳。秋季果实成熟时采收，除去杂质，晒干。

【化学成分】
单叶蔓荆果实含挥发油，主要成分为莰烯（Camphene）和蒎烯（Pinene），并含微量生物碱和维生素A。尚含牡荆子黄酮（Vitexicarpin，紫花牡荆素Casticin）和γ-氨基丁酸（γ-Amino-butyricacid）。蔓荆果实尚含蔓荆子碱（Vitricin）约0.01%。

【性状特征】

1. 药材

呈圆球形，直径4~6毫米。表面灰黑色或黑褐色，被灰白色粉霜状茸毛，有纵向浅沟4条。顶端微凹，底部多有宿萼包被及果柄，萼长为果实的1/3~2/3，边缘5齿裂，常深裂成2瓣，密被茸毛。体轻，质坚韧，不易破碎。果实内有4室，每室有种子1枚，种仁白色，有油性。气特异而芳香，味淡、微辛。

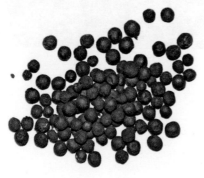

蔓荆子炭

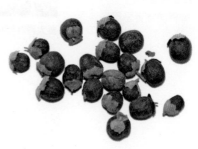

蔓荆子药材

【饮片功能】

疏散风热，清利头目。用于风热感冒头痛、齿龈肿痛、目赤多泪、目暗不明、头晕目眩、湿痹拘挛。

生蔓荆子：常用于治疗头痛、鼻塞。

炒蔓荆子：辛散之性缓和，长于升清阳之气，祛风止痛。用于耳目失聪、风湿痹痛、偏正头痛。

【用法用量】

内服：煎汤，4.5~9克。

【注意事项】

血虚有火之头痛目眩及胃虚者慎用。

2. 饮片

生蔓荆子同药材。

炒蔓荆子形如生品，表面焦黄色，白膜脱落。

【食疗】

蔓荆子酒

蔓荆子200克，醇酒500克。

制作方法：将上药捣碎，用酒浸于净瓶中，7日后，去渣备用。

用法用量：每次徐饮10~15毫升，每日3次。

功能主治：外感风热所致头昏头痛及偏头痛。

十四画

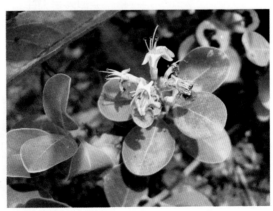

单叶蔓荆植株

蝉蜕

Chantui

蝉科昆虫黑蚱*Cryptotympana pustulata Fabricius*的若虫羽化时脱落的皮壳。主产于山东、河南、河北。以山东、河北产量较大。夏、秋二季自树上或地面收集，除去泥沙，晒干。

【性状特征】

1. 药材

全形似蝉而中空，略呈椭圆形而稍弯曲。长约3～4厘米，宽约1.5～2厘米，表面呈黄棕色，半透明，有光泽，被黑棕色或黄棕色细毛，头部触角1对，呈丝状，多已断落；复眼突出，透明，额部先端突出，口吻发达，上唇宽短，下唇延长成管状。胸部背面纵裂或呈十字形纵横裂开，裂口向内弯曲，左右具小翅2对，前长后短。腹面足3对，前后腿节及胫节先端具锯齿，时节先端有2个小刺，齿刺皆呈黑棕色，中足及后足内细长。腹部钝圆，共出9节，尾端呈三角状钝突。体轻，薄壳质，中空，易碎。气微弱，味淡，以色黄、体轻、完整、无泥沙者为佳。

2. 饮片

同药材。

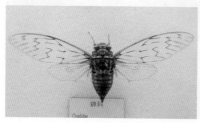

蝉　　　　　　　　　　　蝉蜕药材

【化学成分】

含甲壳质、蛋白质、氨基酸、γ-氨基丁酸、腺苷三磷酸酶及无机元素等。

【饮片功能】

散风除热，利咽，透疹，退翳，解痉。用于外感风热、咽痛音哑、麻疹透发不畅、风疹瘙痒、小儿惊痫、目赤翳障、疔疮肿毒、破伤风。

【用法用量】

内服：煎汤，3~10克；或入丸、散。外用：煎水洗或研末调敷。治慢性肾炎，破伤风，须用大量，甚至达15~30克。

【注意事项】

孕妇慎用。

【食疗】

冬瓜苡仁蝉蜕汤

鲜冬瓜1000克（有白灰的老冬瓜更好），生苡仁50克，蝉蜕6克，灯心草4扎。

制作方法：冬瓜洗净连皮切成块，生苡仁、蝉蜕用水浸泡片刻，灯心草用清水洗净，然后用四种汤料一同放进砂锅内，加进适量水煲汤。煮开后用文火煲约1小时。调味即可。

功能主治：清热利水，生津除烦，适合于暑热烦恼、汗多尿黄、咽喉干热者。

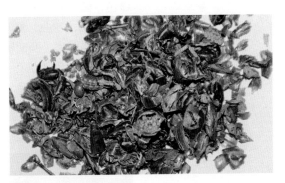

蝉蜕

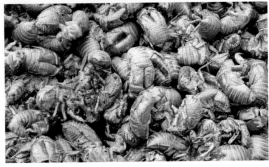

蝉蜕药材（金蝉蜕）

豨莶草

Xixiancao

菊科植物豨莶*Siegesbeckia orientalis* L.、腺梗豨莶*Siegesbeckia pubescens* Makino或毛梗豨莶*Siegesbeckia glabrescens* Makino的干燥地上部分。主产于河北、湖南。夏、秋二季花开前和花期均可采割，除去杂质，晒干。

【性状特征】

1. 药材

本品茎略呈方柱形，多分枝，长30~110厘米，直径0.3~1厘米；表面灰绿色、黄棕色或紫棕色，有纵沟和细纵纹，被灰色柔毛；节明显，略膨大；质脆，易折断，断面黄白色或带绿色，髓部宽广，类白色，中空。叶对生，叶片多皱缩、卷曲，展平后呈卵圆形，灰绿色，边缘有钝锯齿，两面皆有白色柔毛，主脉3出。有的可见黄色头状花序，总苞片匙形。气微，味微苦。以枝叶茂盛，稍带花枝者为佳。

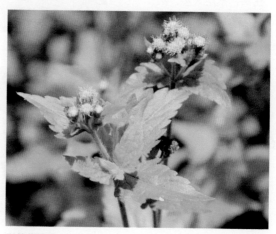

豨莶草植株

【化学成分】

含大蒜氨酸、甲基蒜氨酸、大蒜糖等。

【饮片功能】

祛风湿，利关节，解毒。用于风湿痹痛、筋骨无力、腰膝酸软、四肢麻痹、半身不遂、风疹湿疮。

【用法用量】

内服：煎汤；捣汁或入丸散，9~12克。外用：捣敷，研末或煎水熏洗。

【注意事项】

置通风干燥处。

2. 饮片

呈不规则的段。茎略呈方柱形，表面灰绿色、黄棕色或紫棕色，有纵沟和细纵纹，被灰色柔毛。切面髓部类白色。叶多破碎。灰绿色，边缘有钝锯齿，两面皆具白色柔毛。有时可见黄色头状花序。气微，味微苦。

【食疗】

豨莶猪蹄饮

豨莶草90克，猪蹄 1 只，黄酒100毫升。

制作方法：略加水煎煮。

功能主治：祛风散寒，温经活血。用于辅治风寒湿痹，腰腿酸痛。

用法用量：分3次服，食肉饮汤。

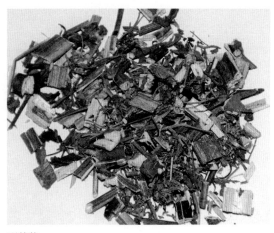

豨莶草

酸枣仁

Suanzaoren

鼠李科植物酸枣*Ziziphus jujuba Mill. var. spinosa*（Bunge）Hu ex H. F. Chou的干燥成熟种子。主产于河北、辽宁、内蒙古，以河北邢台产量最大。秋季果实变红时采下果实，沤烂果肉，用水淘净，将果核晒干，打出种子。

【性状特征】

1. 药材

呈扁圆形或椭圆形，长5~9毫米，宽5~8毫米，厚约3毫米。表面紫红或紫褐色，平滑有光泽，有的具裂纹，一面较平坦，中间有1条隆起的纵线纹，另一面稍凸起。一端凹陷，可见白色线形种脐；另端有细小凸起的合点。种皮较脆，胚乳白色，子叶2片，浅黄色，富油性。气微，味淡。以粒大饱满、外皮紫红色、无核壳者为佳。

2. 饮片

（1）炒酸枣仁　呈扁圆形或椭圆形，表面微鼓起，色较酸枣仁略深，微具焦斑。略有焦

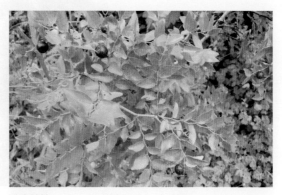

酸枣植株

【化学成分】
含皂苷类化合物，如酸枣仁皂苷A和酸枣仁皂苷B。

【饮片功能】
养心补肝，宁心安神，敛汗，生津。用于虚烦不眠、惊悸多梦、体虚多汗、津伤口渴。

【用法用量】
内服：煎汤，6～15克；研末，每次3～5克；或入丸、散。

【注意事项】
有实邪郁火及患有滑泄症者慎用。置阴凉干燥处，防蛀。

香气，味淡。

（2）焦酸枣仁　呈扁圆形或椭圆形，表面微鼓起，黑红色。

【食疗】

酸枣仁粥

酸枣仁10克，大米100克，白糖适量。

制作方法：将酸枣仁择净，放入锅中，加清水适量，浸泡5～10分钟后，水煎取汁，加大米煮粥，待粥熟时下白糖，再煮1～2沸即成，或将酸枣仁择净，研细，每次取药末3～5克，待粥熟时调入粥中服食。

功能主治：养心安神，生津敛汗。适用于心肝血虚所致的失眠、惊悸、怔忡及体虚自汗、盗汗、津伤口渴等。

用法用量：每日1剂。

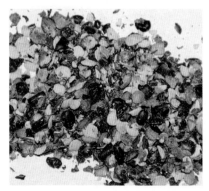

炒酸枣仁

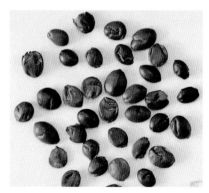

酸枣仁

十四画

僵蚕

Jiangcan

//////////////////

蚕蛾科昆虫家蚕*Bombyx mori* Linnaeus 4~5龄的幼虫感染（或人工接种）白僵菌*Beauveria bassiana*（Bals）Vuillant而致死的干燥体。主产于浙江、江苏。多于春、秋季生产，收集休眠后的僵病蚕，倒入石灰中拌匀，吸去水分，晒干或文火烘干，筛去灰屑即得。

【性状特征】

1. 药材

呈圆柱形，多弯曲皱缩。长2~5厘米，直径0.5~0.7厘米。表面灰黄色，被有白色粉霜状的气生菌丝和分生孢子。头部较圆，足8对，体节明显，尾部略呈二分歧状。质硬而脆，易折断，断面平坦，外层白色，中间有亮棕色或亮黑色的丝腺环4个。气微腥，味微咸。以条粗、质硬、色白、断面光亮者为佳。表面无白色粉霜、中空者不可入药。

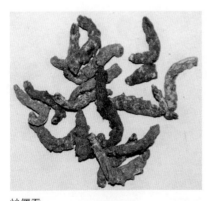

炒僵蚕

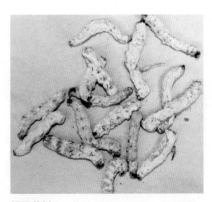

僵蚕药材

2. 饮片

麸炒僵蚕略呈圆柱形，多弯曲皱缩，表面黄色，头部较圆，足8对，体节明显，尾部略呈二分歧状。

【食疗】

蝉蚕蜜枣饮

蝉蜕6克，僵蚕10克，蜂蜜30克，大枣6枚。

制作方法：将蝉蜕、僵蚕洗净后，入砂锅加水500毫升，水煮两次，去药渣，合并两次药液约500毫升，加大枣煮成汤。将汤和大枣盛入碗中，待凉后调入蜂蜜。

功能主治：祛风，抗过敏，改善过敏体质。

用法用量：代茶饮。

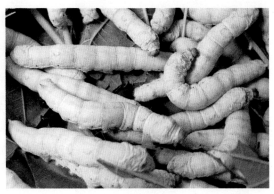

家蚕

墨旱莲

Mohanlian

菊科植物鳢肠*Eclipta prostrata* L.的干燥地上部分。主产于江苏、浙江、广东。花开时采割，晒干。

【性状特征】

1. 药材

本品全体被白色茸毛。茎呈圆柱形，有纵棱，直径2~5毫米；表面绿褐色或墨绿色。叶对生，近无柄，叶片皱缩卷曲或破碎，完整者展平后呈长披针形，全缘或具浅齿，墨绿色。头状花序直径2~6毫米。瘦果椭圆形而扁，长2~3毫米，棕色或浅褐色。气微，味微咸。以色黑绿、叶多者为佳。

2. 饮片

墨旱莲段呈不规则的段。茎圆柱形，表面绿褐色或墨绿色，具纵棱，有白毛，切面中空或有白色髓。叶多皱缩或破碎，墨绿色，密生白毛，展平后，可见边缘全缘或具浅锯齿。头状花序。

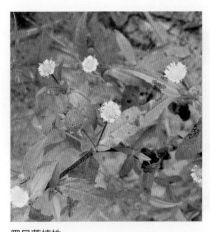

墨旱莲植株

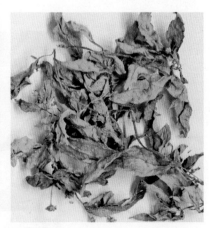

墨旱莲药材

十五画

【化学成分】

含蟛蜞菊内酯、去甲蟛蜞菊内酯及其葡萄糖苷。另含三萜、甾醇、皂苷、异黄酮及β-香树精等。

【饮片功能】

滋补肝肾，凉血止血。用于肝肾阴虚、牙齿松动、须发早白、眩晕耳鸣、腰膝酸软、阴虚血热、吐血、衄血、尿血、血痢、崩漏下血、外伤出血。

【用法用量】

内服：煎汤，6~12克；或熬膏、捣汁或入丸、散。外用：捣敷、研末撒或捣绒塞鼻。

【注意事项】

脾肾虚寒者忌用。

【食疗】

旱莲草膏

瘦肉100克，墨旱莲60克，藕节30克，食盐适量。

制作方法：将墨旱莲择净，水煎取汁，共煎3次，煎液合并，文火浓缩后加等量蜂蜜，煮沸收膏即成。

功能主治：明目固齿，滋阴补血，养血生发。适用于痔病、血痢、白发与脱发等。

用法用量：每次10毫升，每日3次，温黄酒适量送服。

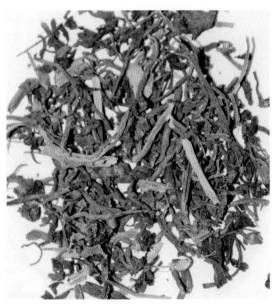

旱莲草

槲寄生

Hujisheng

桑寄生科植物槲寄生 *Viscum coloratum* （ Komar. ）Nakai的干燥带叶茎枝。我国大部分省区均产。冬季至次春采割，除去粗茎，切段，干燥，或蒸后干燥。

【性状特征】

1. 药材

本品茎枝呈圆柱形，2～5叉状分枝，长约30厘米，直径0.3～1厘米；表面黄绿色、金黄色或黄棕色，有纵皱纹；节膨大，节上有分枝或枝痕。体轻，质脆，易折断，断面不平坦，皮部黄色，木部色较浅，射线放射状，髓部常偏向一边。叶对生于枝梢，易脱落，无柄；叶片呈长椭圆状披针形，长2～7厘米，宽0.5～1.5厘米；先端钝圆，基部楔形，全缘；表面黄绿色，有细皱纹，主脉5出，中间3条明显。革质。气微，味微苦，嚼之有黏性。以枝嫩、色黄绿、叶多者为佳。

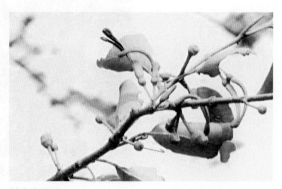

槲寄生植株

2. 饮片

槲寄生片呈不规则的厚片。茎外皮黄绿色、黄棕色或棕褐色。切面皮部黄色，木部浅黄色，有放射状纹理，髓部常偏向一边。叶片黄绿色或黄棕色，全缘，有细皱纹；革质。气微，味微苦，嚼之有黏性。

【食疗】

清肺汤

乌骨藤、槲寄生各30克，前胡、苦参、山慈菇各15克。

制作方法：水煎3次，煎液合并。

功能主治：肺癌。

用法用量：每日1剂。

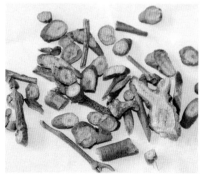

槲寄生

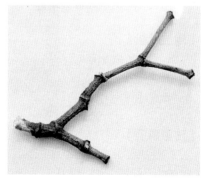

槲寄生药材

樟脑

Zhangnao

樟科植物樟Cinnamomum camphora（L.）Presl的新鲜枝、叶经提取加工制成。主产于台湾、福建，以台湾产量最大，质量最佳，称为"台冰"。年均可加工，树干、枝、根、叶切碎后置蒸馏器中进行蒸馏。樟脑及挥发油即随水蒸气馏出，冷却后，樟脑凝结成固体，油则浮于水面。每10～20公斤樟木可制取1公斤樟脑粉。将粗制樟脑加20%～25%的石灰、铁屑、砂粒混匀，进行升华，则可得精制樟脑粉。将此樟脑粉入模型中压制，则可得透明的樟脑块。本品以生长50年以上的老树，产量最高；幼嫩枝叶含樟脑少，产量低。

【性状特征】

纯品为雪白的结晶性粉末，或无色透明的硬块。粗制品略带黄色，有光亮。在常温中容易挥发，点火能发出多烟而有光的火焰，气芳香浓烈刺鼻。味初辛辣，后清凉。露置空气中自然挥散不留余渣。黄色有油状者次之。以火燃之，若有火花爆出并乒乓响者，则含有水分。燃后有残渣者，则不纯。以纯洁、白净、透明、有光泽、无水分杂质、气味浓者为佳。

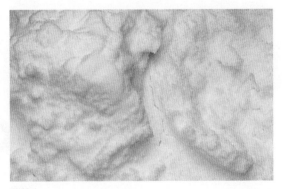

樟脑

鹤虱

Heshi

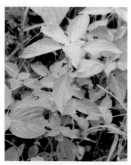

天明精植株

【化学成分】
含挥发油、天名精酮、天明精内酯和正己酸等。

【饮片功能】
杀虫消积。用于蛔虫病、蛲虫病、绦虫病、虫积腹痛、小儿疳积。

【用法用量】
内服：煎汤，3~9克；或入丸、散。外用：煎汤涂擦患处。

【注意事项】
袋装或箱装，置阴凉燥处。

菊科植物天名精*Carpesium abrotanoides* L.的干燥成熟果实。主产于贵州、陕西。秋季果实成熟时采收，晒干，除去杂质。

【性状特征】

呈圆柱状，细小，长3~4毫米，直径不及1毫米。表面黄褐色或暗褐色，具多数纵棱。顶端收缩呈细喙状，先端扩展成灰白色圆环；基部稍尖，有着生痕迹。果皮薄，纤维性，种皮菲薄透明，子叶2，类白色，稍有油性。气特异，味微苦。以粒匀、充实、尝之有黏性者为佳。

【食疗】

鹤虱饮

鹤虱15克，粳米50克。

制作方法：把粳米淘洗干净，煮成粥，滤出米汤；鹤虱研成细粉后加入米汤内拌匀即成。

功能主治：宁心安神，驱虫。用于小儿绦虫症。

用法用量：每日1次。

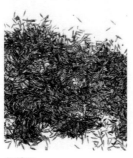

北鹤虱

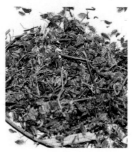

南鹤虱

稻芽

Daoya

禾本科植物稻*Oryza sativa* L.的成熟果实经发芽干燥的炮制加工品。全国各地均有生产。将稻谷用水浸泡后，保持适宜的温度和湿度，待须根长至约1厘米时，干燥。

【性状特征】

1. 药材

呈扁长椭圆形，两端略尖，长7~9毫米，直径约3毫米。一端有2枚对称的白色条形浆片，长2~3毫米，于一个浆片内侧伸出弯曲的须根1~3条，长0.5~1.2厘米。质硬，断面白色，粉性。气微，味淡。以身干、粒饱满、大小均匀、色黄、无杂质者为佳。

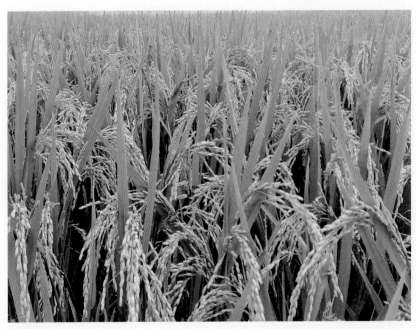

稻植株

【化学成分】

含蛋白质、脂肪油、淀粉、淀粉酶、麦芽糖及氨基酸等。

【饮片功能】

消食和中，健脾开胃。用于食积不消、腹胀口臭、脾胃虚弱、不饥食少。

【用法用量】

内服：煎汤，9~15克。

【注意事项】

置通风干燥处，防蛀。

2. 饮片

（1）炒稻芽　扁长椭圆形，表面深黄色。

（2）焦稻芽　扁长椭圆形，表面焦黄色。

【食疗】

双芽水

生稻芽10克，生麦芽10克，枇杷叶10克（春夏天及咳嗽时不加）。

制作方法：凉水中放入双芽，水开后煎3分钟即可。

功能主治：调理脾胃，缓解咳嗽，改善睡眠，帮助消化。用于小儿脾胃虚弱、食积不消、腹胀口臭、不饥食少等症。

用法用量：全天当水饮用。开始可服用半个月，之后每周服用2~3次。

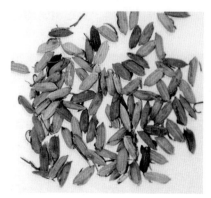

炒稻芽

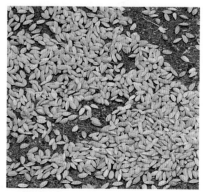

稻芽药材

蕲蛇

Qishe

蝰科动物五步蛇*Agkistrodon acutus*（Güenther）的干燥体。主产于浙江温州、丽水。多于夏、秋二季捕捉，剖开蛇腹，除去内脏，洗净，用竹片撑开腹部，盘成圆盘状，干燥后拆除竹片。

【性状特征】

1. 药材

呈圆盘状，盘径17～34厘米，体长可达2米。头在中间稍向上，呈三角形而扁平，吻端向上，习称"翘鼻头"。上腭有管状毒牙，中空尖锐。背部两侧各有黑褐色与浅棕色组成的"∨"形斑纹17～25个，其"∨"形的两上端在背中线上相接，习称"方胜纹"，有的左右不相接，呈交错排列。腹部撑开或不撑开，灰白色，鳞片较大，有黑色类圆形的斑点，习称"连珠斑"；腹内壁黄白色，脊椎骨分离后可见棘突较高，呈刀片状上突，前后椎体下突基本同形，多为弯刀状，向后倾斜，尖端明显超过

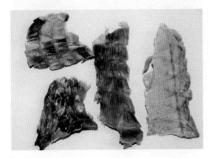

蕲蛇

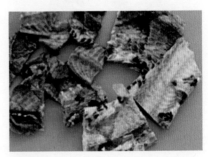

蕲蛇肉

【化学成分】
主含蛋白质、脂肪、氨基酸等。

【饮片功能】
祛风，通络，止痉。用于风湿顽痹、麻木拘挛、中风口眼㖞斜、半身不遂、抽搐痉挛、破伤风、麻风、疥癣。

【用法用量】
内服：煎汤，3～9克；研末吞服，一次1～1.5克，一日2～3次。

【注意事项】
置干燥处，防霉，防蛀。

椎体后隆面。尾部骤细，末端有三角形深灰色的角质鳞片1枚，习称"佛指甲"。气腥，味微咸。以头尾齐全、条大、花纹明显、内壁洁净者为佳。

2. 饮片

（1）蕲蛇　为边长约3厘米的类方块。背部表面灰褐色或灰黑色，具菱形或类圆形鳞片剥落后的斑纹，斜向整齐排列，背脊突起。内表面黄白色至灰黄色，可见脊骨及肋骨。质坚韧。气腥。

（2）蕲蛇肉　为边长约3厘米的类方块，或撕裂成丝条状，全体呈黄白色至灰黄色，无脊骨、肋骨及皮。质韧。略具酒香气，气腥。

（3）酒蕲蛇　为段状，棕褐色或黑色，略有酒气。

【食疗】

蕲蛇药酒

蕲蛇（去头）120克，红花90克，当归60克，秦艽60克，羌活60克，蔗糖960克，香加皮60克，防风30克，白酒9600毫升。

制作方法：诸药浸酒。

功能主治：活血通络，祛风除湿。用于关节疼痛，四肢麻木。

用法用量：一次15～30毫升，一日2次。

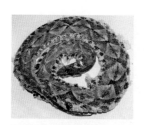
蕲蛇药材（蕲蛇鲞）

十五画

赭石
Zheshi

氧化物类矿物刚玉族赤铁矿，主含三氧化二铁（Fe_2O_3）。主产于河北、山西、广东。全年可采，采后，选取表面有钉头状突起部分的称"钉头代赭石"，除去泥土、杂石。

【性状特征】

1. 药材

本品多呈不规则扁平状，大小不一。全体棕红色或铁青色，表面附有少量棕红色粉末，有的具金属光泽。一面有圆形乳头状的"钉头"，另一面与突起的相对应处有同样大小的凹窝。质坚硬，不易砸碎，断面显层叠状，且每层均依"钉头"而呈波浪状弯曲，用手抚摸，则有红棕色粉末粘手，在石头上摩擦呈樱桃红色。气微，味淡。以色棕红、断面层次明显，有"钉头"、无杂石者为佳。

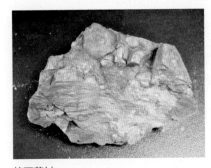

赭石药材

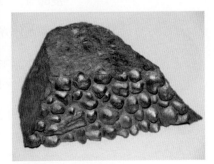

赭石药材（钉头赭石）

【化学成分】

主要含三氧化二铁及中等量的硅酸、铝化物。

【饮片功能】

平肝潜阳，重镇降逆，凉血止血。用于眩晕耳鸣、噫气、呕吐、呃逆、喘息、吐血、衄血、崩漏下血。

【用法用量】

内服：煎汤，9~30克，先煎。

【注意事项】

孕妇慎用。

煅赭石呈不规则碎粒及粗粉，表面黑灰色，断面显层叠状或波浪状弯曲，质松脆，微有醋气。

【食疗】

代赭石散

代赭石50克。

制作方法：将代赭石研成细末。

功能主治：善镇逆气，止呕吐，降痰涎，通燥结，治吐衄。用于胃腑有热引发的口苦苔黄、呕吐等。

用法用量：每次服10~15克，日服2次。口苦舌苔黄者，用温开水冲服。身体素虚者，以人参10克（或党参30克）煎汤送服，日服2次。

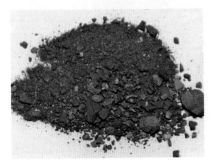

煅赭石

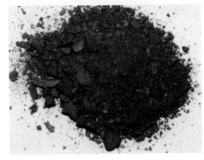

赭石粉

十五画

橘络

Juluo

芸香科植物橘*Citrus reticulata* Blanco的干燥中果皮与内果皮之间的维管束。主产于四川、福建、广东。冬季橘子成熟时采收，剥下橘皮，撕下果皮内面的筋络，干燥，为金丝橘络；撕下的筋络晒至九成干，将筋络理顺，置小匣内压紧，用纸包好，用微火烘干，为凤尾橘络；用刀削下的筋络，称铲橘络。

【性状特征】

（1）凤尾橘络　丝状或网络状，有的上端与蒂相连，长3.5～7.5厘米。多束压紧为长方形块状，黄白色或棕黄色。体轻，质柔软，易折断。气香，味微苦。

（2）金丝橘络　松散卷曲的丝状，长短不一，余同凤尾橘络。

（3）铲橘络　松散的短丝状，有的粘连部分中果皮碎片，长短不一，黄白色或棕黄色。

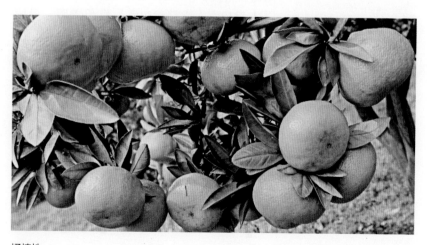

橘植株

【化学成分】
含挥发油、柠檬烯、橙皮素等。

【饮片功能】
通络，理气，化痰。用于痰滞经络、咳嗽胸痛、痰中带血。

【用法用量】
内服：煎汤，3~6克。

【注意事项】
气虚及阴虚燥咳患者不宜；吐血证者慎用。

均以整齐，均匀，络长不碎断，色黄者为佳。

【食疗】

生津和胃饮

大梨3个，藕1支，荷梗1米，橘络3克，甘草2.4克，生姜3片，莲子心10根，玄参6克。

制作方法： 梨、藕及姜分别去皮捣汁，荷梗切碎；玄参切片，与橘络、甘草、莲心一起，加水共煎30分钟，待温，滤过药汁，与梨、藕、姜汁混合。

功能主治： 清热止咳，生津和胃。用于肺燥引起的咳嗽，胃燥伤津液而引起的咽干、反胃呕逆等症。

用法用量： 每日1次。

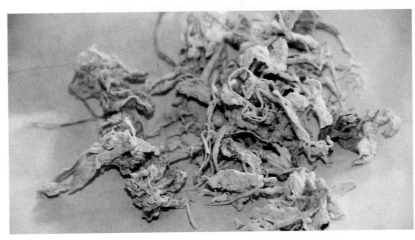

橘络

橘核

Juhe

芸香科植物橘*Citrus reticulata* Blanco及其栽培变种的干燥成熟种子。主产于四川、福建。果实成熟后收集，洗净，晒干。

【性状特征】

1. 药材

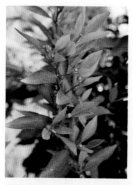

橘（广柑）植株

呈卵形，长0.8~1.2厘米，直径0.4~0.6厘米。表面淡黄白色或淡灰白色，光滑，一侧有种脊棱线，一端钝圆，另端渐尖成小柄状。外种皮薄而韧，内种皮菲薄，淡棕色，子叶2枚，黄绿色，有油性。气微，味苦。以色白，饱满，子粒均匀者为佳。

2. 饮片

盐橘核略成卵形，表面黄色，味咸，略苦。

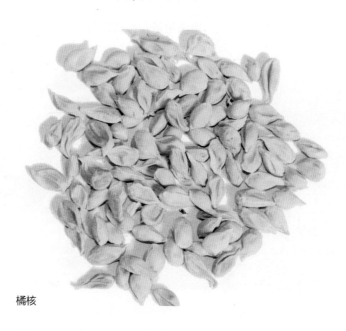

橘核

【化学成分】

含脂肪油、蛋白质，其苦味成分为黄柏内酯和去乙酰闹米林。

【饮片功能】

理气，散结，止痛。用于疝气疼痛、睾丸肿痛、乳痈乳癖。

【用法用量】

内服：煎汤3~9克；或入丸、散。

【注意事项】

惟实证为宜，虚者禁用。

【食疗】

橘核药酒

橘核、荔枝核、川楝子（盐炒）各9克，小茴香、牡蛎粉各15克，胡芦巴9克，肉桂6克，青皮9克，高粱酒500毫升。

制作方法：将上药粉碎，装入瓶内，用酒浸泡3~4月，过滤去渣即成。

功能主治：温阳散寒，行气散结。用于肝肾阴寒、疝气偏坠、阴囊肿大。

用法用量：每日2次，每次适量。小儿禁用。

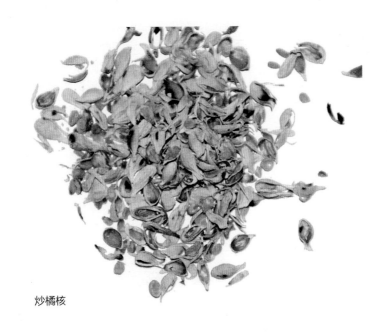

炒橘核

燕窝
Yanwo

雨燕科动物金丝燕Collocalia inexpectata Hume及多种同属燕类用唾液或唾液与绒羽等混合凝结所筑成的巢窝。主产于福建、广东（海南岛）、印度尼西亚、马来西亚、日本、泰国。2、4、8月间采集。金丝燕在每年4月间产卵，产卵前必营筑新巢，此时其喉部黏液腺非常发达，所筑之巢，纯为黏液凝固而成，色白洁净，称为"白燕"；这时如被采去，金丝燕立即第二次筑巢，往往带有一些绒羽，颜色较暗，称为"毛燕"；有时亦可见有血迹，称为"血燕"。

【性状特征】

1. 药材

完整者呈不整齐的半月形或船形，常凹陷成兜状，长6~10厘米，宽3~5厘米；表面黄白色或灰白色，附着于岩石一面较平，另一面微隆起，窝的内部粗糙，似丝爪络样，放大镜下可见细小羽毛。质硬而脆，断面细腻，呈现角质样光泽。浸水后柔软膨胀，对亮透明，轻压有弹性。气微腥，味微咸，嚼之有黏滑感。以色洁白，绒羽少者为佳。

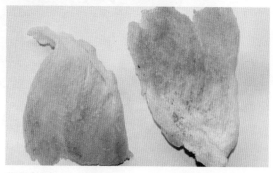

燕窝（白）

2. 饮片

（1）白燕　又名官燕，色洁白，偶带少数绒羽。

（2）毛燕　色灰，内有较多的灰黑色羽毛。

（3）血燕　则含有赤褐色的血丝。

【食疗】

白及冰糖燕窝

燕窝10克，白及15克，冰糖适量。

制作方法：与白及同放锅内，加水适量，隔水蒸炖至极烂，滤去滓，加冰糖适量，再炖片刻即成。

功能主治：补肺养阴，止嗽止血。适用于肺结核咯血、老年慢性支气管炎、肺气肿、哮喘。

用法用量：每日服1~2次。

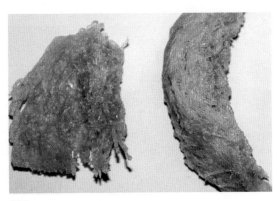

燕窝

薄荷
Bohe

唇形科植物薄荷*Mentha haplocalyx* Briq.的干燥地上部分。主产于江苏、江西、湖南。以江苏太仓出产的薄荷质量最佳，称为"苏薄荷"。江苏南通薄荷厂生产的"白熊牌"薄荷油和薄荷脑在国外市场上享有"亚洲之香"的美誉，每年均有较多出口。夏、秋二季茎叶茂盛或花开至三轮时，选晴天，分次采割，晒干或阴干。

【性状特征】

1. 药材

本品茎方柱形，长15～35厘米，直径2～4毫米，黄褐色带紫，或绿色，有节，节间长3～7厘米，上部有对生分枝，表面被白色绒毛，角棱处较密；质脆，易折断，断面类白色，中空；叶对生，叶片卷曲而皱缩，长圆形或卵形，长2～7厘米，宽0.5～3厘米，多破碎，上面深绿色，下面浅绿色，具有白色绒毛，有凹点状腺鳞；质脆。茎上部腋生轮伞花序，花冠多数存在，黄棕色或淡紫色。气特异

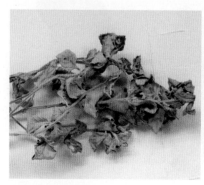

薄荷药材（留兰香）

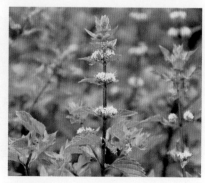

薄荷植株

【化学成分】

含挥发油类，油中主要为薄荷醇、薄荷酮等。

【饮片功能】

疏散风热，清利头目，利咽，透疹，疏肝行气。用于风热感冒、风温初起、头痛、目赤、喉痹、口疮、麻疹、胸胁胀闷。

【用法用量】

内服；煎汤，3～6克，宜后下。外用：适量油涂患处。

【注意事项】

阴虚血燥、肝阳偏亢、表虚汗多者忌用。

清香，味辛凉。以身干，无根，叶多，色绿，气味浓者为佳。

2. 饮片

呈不规则的段。表面紫棕色或淡绿色，具纵棱线，棱角处具茸毛。叶多破碎。揉搓后有特殊清凉香气，味辛凉。

【食疗】

薄荷粥

鲜薄荷30克（或干品15克），粳米150克，冰糖适量。

制作方法：鲜薄荷加清水1000毫升，用中火煎成约500毫升，冷却后捞出薄荷留汁。另用粳米加水煮，待粥将成时，加入薄荷汤及少许冰糖，煮沸便可。

功能主治：清心怡神，解暑散热。用于暑热食少。

用法用量：每日服1～2次。

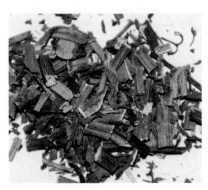

薄荷

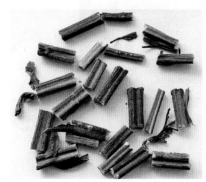

薄荷梗

薏苡仁

Yiyiren

禾本科植物薏苡*Coix lacryma-jobi* L. var. *mayuen*（Roman.）Stapf 的干燥成熟种仁。主产于河北、福建、辽宁。秋季果实成熟时采割植株，晒干，打下果实，再晒干，除去外壳、黄褐色种皮和杂质，收集种仁。

【性状特征】

1. 药材

呈宽卵形或长椭圆形，长4～8毫米，宽3～6毫米。表面乳白色，光滑，偶有残存的黄褐色种皮。顶端钝圆，基部较宽而凹入，有1个淡棕色点状种脐。背面圆凸，腹面有1条较宽而深的纵沟。质坚实，断面白色，粉性。气微，味微甜。以粒大饱满，无破碎，色白者为佳。

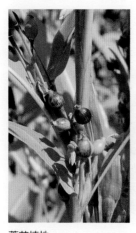

薏苡植株

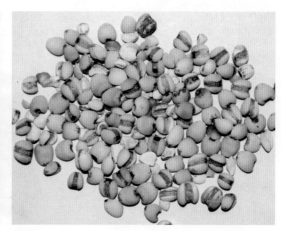

薏苡仁

【化学成分】

含蛋白质、脂肪、氨基酸、薏苡仁酯、薏苡素、薏苡多糖等。

【饮片功能】

利水渗湿，健脾止泻，除痹，排脓，解毒散结。用于水肿、脚气、小便不利、脾虚泄泻、湿痹拘挛、肺痈、肠痈、赘疣。

【用法用量】

内服：煎汤，9~30克。

【注意事项】

脾虚无湿、大便燥结及孕妇慎用。

2. 饮片

麸炒薏苡仁形如薏苡仁，微鼓起，表面微黄色。

【食疗】

薏苡仁粥

薏苡仁、大米各50克，白糖适量。

制作方法：将苡仁、大米淘净，同放锅中，加清水适量煮粥，待熟时调入白砂糖，再煮1~2沸即成。

功能主治：利水渗湿，祛湿除痹，清热排脓。适用于脾虚泄泻、小便不利、肢体肿满、风湿痹痛、筋脉挛急、肺痈、肠痈等。

用法用量：每日1剂。

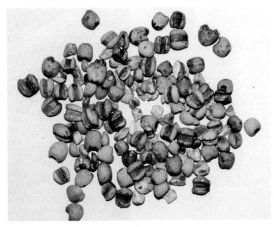

炒薏苡仁

薤白

Xiebai

百合科植物小根蒜*Allium macrostemon* Bge.或薤*Allium chinense* G. Don的干燥鳞茎。主产于东北、江苏。以江苏徐州、邳县产者质量好，个头大，饱满，大量销外地。夏、秋二季采挖，洗净，除去须根，蒸透或置沸水中烫透，晒干。

【性状特征】

1. 药材

（1）小根蒜　呈不规则卵圆形，高0.5～1.5厘米，直径0.5～1.8厘米。表面黄白色或淡黄棕色，皱缩，半透明，有类白色膜质鳞片包被，底部有突起的鳞茎盘。质硬，角质样。有蒜臭，味微辣。

（2）薤　呈略扁的长卵形，高1～3厘米，直径0.3～1.2厘米。表面淡黄棕色或棕褐色，具浅纵皱纹。质较软，断面可见鳞叶2～3层。嚼之粘牙。

均以个大、饱满、质坚、黄白色、半透

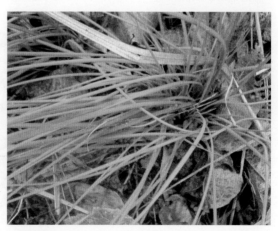

小根蒜植株

【化学成分】

含大蒜氨酸、甲基蒜氨酸、大蒜糖等。

【饮片功能】

通阳散结，行气导滞。用于胸痹心痛、脘腹痞满胀痛、泻痢后重。

【用法用量】

内服：煎汤，3~9克。

【注意事项】

气虚者慎用。

2. 饮片

炒薤白不规则的卵圆形或略扁的长卵形，表面黄棕色有焦斑。

【食疗】

薏苡仁粥

薤白10克（鲜者加倍），大米或白面粉100克，葱白2根、生姜3片。

制作方法：将二白、生姜择净，切碎，与白面粉用冷水和匀后，放入沸水锅中，煮成粥糊，或与大米煮粥服食。

功能主治：宽胸止痛，行气活血。适用于胸胁刺痛、胸痹心痛、冠心病、心绞痛及急慢性痢疾、肠炎等。

用法用量：每日1剂。

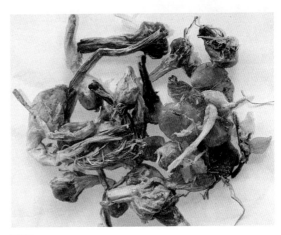

薤白

十六画

檀香
Tanxiang

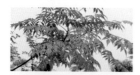

黄檀植株

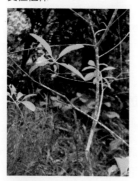

白檀植株

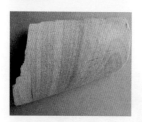

檀香（白檀）

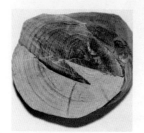

檀香（黄檀）药材

檀香科植物檀香 *Santalum album* L.树干的干燥心材。主产于印度、澳大利亚、印度尼西亚，我国广东、海南、云南有引种。以夏季采收为佳。取原药材，除去杂质，镑片或锯成小段、劈成小碎块。

【性状特征】

1. 药材

老山檀香又称"白皮散枝"，产于印度。呈长条圆柱形或稍扁，挺直，少数微弯曲，长100～150厘米不等，直径10～20厘米（商品称檀香杠）。表面蜜黄色或浅黄棕色，放置日久则颜色渐深。外表木纹致密，光滑细腻，两端截口齐平，并常见有裂隙呈放射状排列。体重，质坚实，难折断。横断面可见年轮呈波纹状，深棕色。气香而清幽，火燃之香气更浓郁，味微苦辛。为上品，多供做扇骨及药用。

以体重、质坚、香气浓郁、燃烧时其烟可直线上升者为佳。一般以粗大的干材所加工的老檀香为最佳。

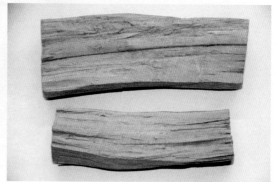

檀香（白檀）药材

檀香镑片为卷曲或破碎的刨片，厚0.5～1毫米。表面淡棕色，较粗糙，有细致的刨裂纹，似海绵状。

【化学成分】

含挥发油，油中含 α-檀香萜醇和 β-檀香萜醇达90%以上。

【饮片功能】

行气温中，开胃止痛。用于寒凝气滞、胸膈不舒、胸痹心痛、脘腹疼痛、呕吐食少。

【用法用量】

内服：煎汤，2～5克，后下；或入丸、散。外用：适量，磨汁涂。

【注意事项】

阴虚火旺者慎用。

【食疗】

丹香蜜饮

丹参15克，檀香9克，炙甘草3克，蜂蜜30克。

制作方法：丹参、檀香、炙甘草加水煎煮后，去渣取汁，调入蜂蜜，再煮几沸。

功能主治：补益脾胃，行气活血。适用于胃及十二指肠溃疡、胃脘隐痛、饥饿、劳倦等病。

用法用量：代茶饮。

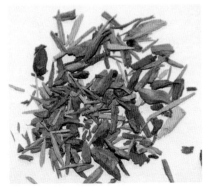

檀香

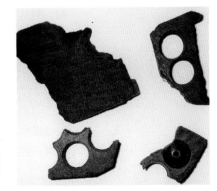

檀香（紫檀）药材

十七画

藁本

Gaoben

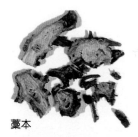

藁本

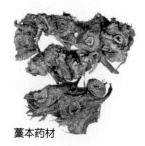

藁本药材

伞形科植物藁本*Ligusticum sinense* Oliv.或辽藁本*Ligusticum jeholense* Nakai et Kitag.的干燥根茎和根。藁本主产于四川、新疆、东北。辽藁本主产于河北、辽宁。产于四川者个头大、须少，质量一般；产于新疆者个头稍大、有须，质量中等；产于东北者个小、须多、含量高，质量优。秋季茎叶枯萎或次春出苗时采挖，除去泥沙，晒干或烘干。

【性状特征】

1. 药材

（1）藁本　呈不规则的结节状圆柱形，稍扭曲，有分枝，长3~10厘米，直径1~2厘米。表面棕褐色或暗棕色，粗糙，有纵皱纹。上侧残留数个凹陷的圆形茎基，下侧有多数点状突起的根痕和残根。体轻，质较硬，易折断。断面黄色或黄白色，呈纤维状。气芳香，味苦、辛、微麻。

（2）辽藁本　体形较小，呈不规则的柱状或团块状，长2~10厘米，直径0.5~1.5厘米。根茎上的圆形孔眼不明显；有多数细长而弯曲的根。气味稍淡。

均以身干、整齐、香味浓郁者为佳。

2. 饮片

（1）生藁本片　呈不规则的椭圆形，直径1~2厘米，外皮呈棕褐色或黑棕色。切面淡黄色或黄白色。

（2）生辽藁本片　外皮呈灰棕色至暗

【化学成分】
含挥发油和酸类。

【饮片功能】
祛风，散寒，除湿，止痛。用于风寒感冒、巅顶疼痛、风湿痹痛。

【用法用量】
内服：煎汤，3~9克；或入丸、散。

【注意事项】
置阴凉干燥处，防潮，防蛀，保持香气。

棕色，粗糙。切面略呈纤维性，黄白色至浅棕色。

【食疗】

荜茇藁本鲍鱼汤

鲍鱼肉90克，荜茇9克，藁本6克，川芎9克，生姜、红枣、食盐、味精各少许。

制作方法：把全部用料放入锅内，加清水适量，大火煮沸后，小火煮2小时，用食盐、味精调味即可。

功能主治：辛散风寒，温通鼻窍。适用于春季过敏性鼻炎属于风寒犯鼻者。

用法用量：随餐饮用。

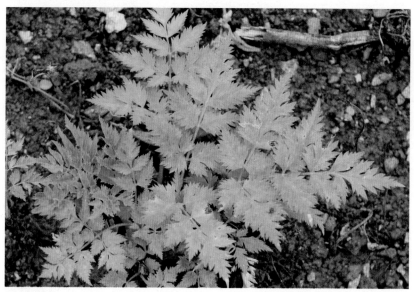

藁本植株

藏青果

Zangqingguo

////////////

使君子科植物诃子*Terminalia chebula* Retz. 的干燥幼果。主产于云南。国外主产于马来西亚、印度、缅甸等国。目前进口商品大多数来自印度、新加坡。9~10月未成熟的幼果被风吹落或摘取，沸水中略煮烫取出晒干或烘干。

【性状特征】

呈长卵形，略扁，长1.5~3厘米，直径0.5~1.2厘米。表面黑褐色，具有明显的纵皱纹，一端较大，另一端略小，钝尖，下部有果柄痕。质坚硬。断面褐色，有胶质样光泽，果核不明显，常有空心，小者黑褐色，无空心。气微，味苦涩，微甘。以干燥、个均匀、质地坚实、断面充实无空心者为佳。

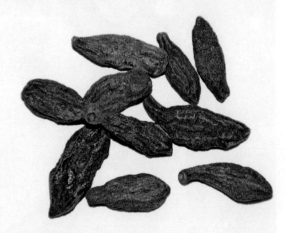

藏青果药材

【化学成分】

含鞣质，其主成分为没食子酸、诃黎勒酸、诃子酸、原诃子酸等。此外还含氨基酸、番泻苷、维生素、酶等。

【饮片功能】

清热生津，解毒。用于阴虚白喉。

【用法用量】

内服：煎汤，1.5~3克。

【注意事项】

风火喉痛及中寒者忌用。

【食疗】

青果百合酒

西青果45克，百合45克，米酒1公斤。

制作方法：将青果、百合加工成粗末。用布袋盛，浸泡于酒中，经常摇动，2周后去药袋，过滤，即可服用。

功能主治：清虚热，利咽喉。适用于咽喉肿痛、口渴烦热。

用法用量：每日3次，每次30~50毫升。

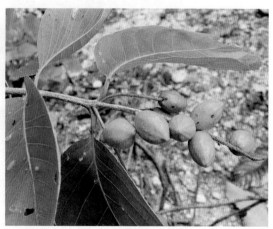

诃子植株

瞿麦

Qumai

石竹科植物瞿麦*Dianthus superbus* L.或石竹*Dianthus chinensis* L.的干燥地上部分。主产于河北、河南。夏、秋二季花果期采割，除去杂质，干燥。

【性状特征】

（1）瞿麦　茎圆柱形，上部有分枝，长30~60厘米；表面淡绿色或黄绿色，光滑无毛，节明显，略膨大，断面中空。叶对生，多皱缩，展平叶片呈条形至条状披针形。枝端具花及果实，花萼筒状，长2.7~3.7厘米；苞片4~6，宽卵形，长约为萼筒的1/4；花瓣棕紫色或棕黄色，卷曲，先端深裂成丝状。蒴果长筒形，与宿萼等长。种子细小，多数。气微，味淡。

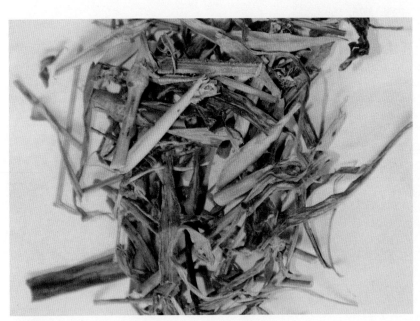

瞿麦药材

【化学成分】

石竹含皂苷、糖类、维生素；花含丁香油酚、苯乙醇等；瞿麦含黄酮化合物、瞿麦皂苷、香豆精及少量生物碱等。

【饮片功能】

利尿通淋，活血通经。用于热淋、血淋、石淋、小便不通、淋沥涩痛、经闭瘀阻。

【用法用量】

内服：煎汤，9～15克；或入丸、散。外用：适量，研末调敷。

【注意事项】

孕妇慎用。

（2）石竹萼筒　长1.4～1.8厘米，苞片长约为萼筒的1/2；花瓣先端浅齿裂。

均以身干、色黄绿、无杂草、无根须及花未开者为佳。

【食疗】

利尿黄瓜汤

黄瓜30克，萹蓄15克，瞿麦10克。味精、盐、香油适量。

制作方法：萹蓄、瞿麦水煎，去渣留汁，将药汁重新煮沸，余入黄瓜片，加调料，置冷后即可食用。

功能主治：清热利尿。可用于前列腺炎。

用法用量：每日1剂，佐餐食用。

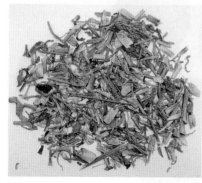

瞿麦

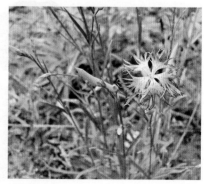

瞿麦植株

藕节

Oujie

////////////////////////////

睡莲科植物莲*Nelumbo nucifera* Gaertn.的干燥根茎节部。主产于湖南、湖北。秋、冬二季采挖根茎（藕），洗净泥土，切取节部，除去鳞叶和须根，晒干或阴干。

【性状特征】

1. 药材

呈短圆柱形，中部稍膨大，长2~4厘米，直径约2厘米。表面灰黄色至灰棕色，有残存的须根及须根痕，偶见暗红棕色的鳞叶残基。两端有残留的藕，表面皱缩有纵纹。质硬，断面有多数类圆形的孔。气微，味微甜、涩。以节部黑褐色、两端色白、干燥、须根及泥土少者为佳。

2. 饮片

藕节炭本品形如藕节，表面黑褐色或焦黑色、内部黄褐色或棕褐色。断面可见多数类圆形的孔。气微，味微甜、涩。

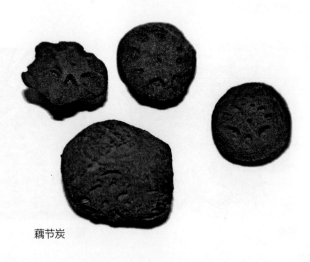

藕节炭

【化学成分】
含鞣质、天门冬酰胺、表白桦脂酸等。

【饮片功能】
收敛止血，化瘀。用于吐血、咯血、衄血、尿血、崩漏。

【用法用量】
内服：煎汤，鲜品捣汁或入散剂，9～15克。

【注意事项】
置干燥处，防潮，防蛀。

【食疗】

藕节粥

藕节10个，大米100克，白糖适量。

制作方法：将藕节洗净，放入锅中，加清水适量，浸泡5～10分钟后，水煎取汁，加大米煮粥，待粥熟时调入白糖，再煮一二沸即成。

功能主治：凉血止血。适用于血热妄行所致的各种出血证。

用法用量：每日1剂，连续3～5天。

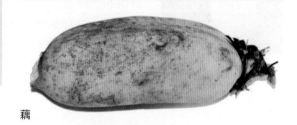

藕

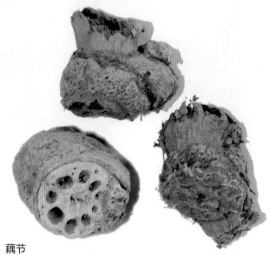

藕节

藜芦

Lilu

百合科植物藜芦*Veratrum nigrum* Linnaeus
的干燥根及根茎。主产于山东、辽宁。5～6月
末抽花茎时采挖根部或连同少部分根茎，除去
地上部分的茎叶，晒干。

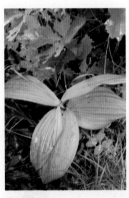

藜芦植株

【性状特征】

1. 药材

本品根茎短粗，表面褐色。上端残留棕色
纤维状的叶基，下面丛生须根，根长10～20厘
米，直径约0.3厘米，表面黄白色或灰褐色，上
端有细密的横皱纹，下端多纵皱纹。质脆，易
折断，断面白色，粉性，中心有一淡黄色的木

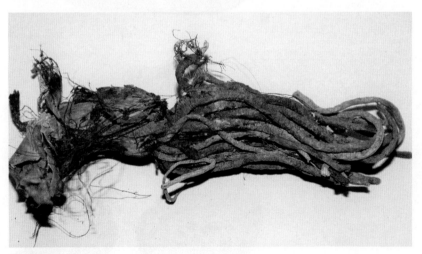

藜芦药材

含多种甾体生物碱，如介芬碱、伪介芬碱、原藜芦碱、藜芦碱、伪藜芦碱、红藜芦碱等。

【饮片功能】

吐风痰，杀虫毒。用于中风痰涌、喉痹不通、久疟、癫痫等症。外用治疥癣秃疮。

【用法用量】

内服：煎汤，0.3～0.9克。外用：适量，研末或调敷。

【注意事项】

本品毒性猛烈，用时宜慎；体虚气弱及孕妇忌用。忌与人参、沙参、党参、丹参、玄参等参类及细辛、白芍、赤芍同用。

质部，易与皮部分离。气微，味辛，极苦，粉末有强烈的催嚏性。以直径大、外皮土黄色、质轻脆、断面粉性者为佳。

2. 饮片

藜芦片为切碎的段片，直径2～3毫米，根茎部片直径可达1厘米。切面灰白色或黄白色，皮部松，木部紧，两者易分离。周边灰褐色或棕黄色，有纵皱皮。质坚。气微，味极苦。

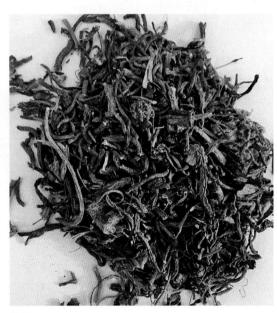

藜芦

十八画

藤黄

Tenghuang

藤黄科植物藤黄*Garciania morella* Desv. 的胶质树脂。主产于印度、泰国。8～9月在开花之前，于离地3米处将茎干的皮部作螺旋状的割伤，使其渗出乳状液，收集后凝固晒干，放入锅中，煮溶倒入竹筒凝成筒状，破开竹筒，取出晒干即成。

【性状特征】

为不规则的块状物，呈红黄色或橙棕色，外被黄绿色粉霜，有纵条纹，质脆易碎，碎断面光滑，呈贝壳状或有空腔，具黄褐色而带蜡样光泽。气微，味辛辣。以红黄色、断面似蜡质、半透明、无杂质者为佳，黑色者次之。

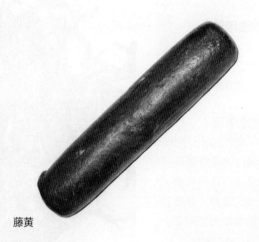

藤黄

【化学成分】

含藤黄酸和新藤黄酸等。此外，尚含微量挥发油。

【饮片功能】

消肿排脓，散瘀血，杀虫止痒。用于痈疽肿毒、顽癣、恶疮、跌仆损伤、火烫伤。

【用法用量】

内服：入丸剂，0.03～0.06克。外用：适量，研末调敷；磨汁涂或熬膏涂患处。

【注意事项】

有大毒，一般外用，内服宜慎用。

蟾酥

Chansu

蟾科动物中华大蟾蜍*Bufo bufo gargarizans* Cantor或黑眶蟾蜍*Bufo melanostictus* Schneider 的干燥分泌物。主产于河北、山东。多于夏、秋二季捕捉，洗净其体表，挤取耳后腺及皮肤腺的白色浆液，置于瓷器中（忌铁器，以免变黑），加工干燥。

【化学成分】

含蟾蜍甾二烯类、强心甾烯蟾毒类、吲哚碱类、甾醇类及多糖类、有机酸、氨基酸、肽类、肾上腺素等。

【饮片功能】

解毒，止痛，开窍醒神。用于痈疽疔疮、咽喉肿痛、中暑神昏、痧胀腹痛、吐泻。

【用法用量】

内服：多入丸散用，0.015～0.03克。 外用：适量。

【注意事项】

有毒。孕妇慎用。

【性状特征】

1. 药材

呈扁圆形团块或片状。棕褐色或红棕色。团块状者质坚，不易折断，断面棕褐色，角质样，微有光泽；片状者质脆，易碎，断面红棕色，半透明。气微腥，味初甜而后有持久的麻辣感，粉末嗅之作嚏。一般以红色或紫黑色、半透明、断面光亮如胶（断面角质状）、有光泽者为佳。

2. 饮片

蟾酥粉棕褐色粉末，气微腥，味初甜而后有持久的麻辣感，嗅之作嚏，略有酒气。

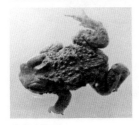

中华大蟾蜍

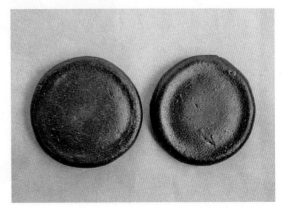

蟾酥

十八画

覆盆子

Fupenzi

蔷薇科植物华东覆盆子*Rubus chingii* Hu的干燥近成熟果实。主产于浙江、湖北、福建。夏初果实由绿变绿黄时采收，除去梗、叶，置沸水中略烫或略蒸，取出，干燥。

【性状特征】

为聚合果，由多数小核果聚合而成，呈圆锥形或扁圆锥形，高0.6~1.3厘米，直径0.5~1.2厘米。表面黄绿色或淡棕色，顶端钝圆，基部中心凹入。宿萼棕褐色，下有果梗痕。小果易剥落，每个小果呈半月形，背面密被灰白色茸毛，两侧有明显的网纹，腹部有突起的棱线。体轻，质硬。气微，味微酸涩。以个大、饱满、粒整、结实、色灰绿、无叶梗者为佳。

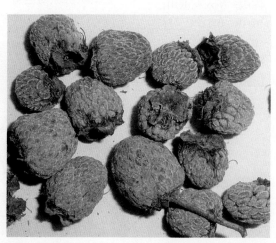

覆盆子

巴戟二子酒

【化学成分】
含有机酸、糖类及少量维生素C。

【饮片功能】
益肾固精缩尿，养肝明目。用于遗精滑精、遗尿尿频、阳痿早泄、目暗昏花。

【用法用量】
内服：煎汤，6~12克。

【注意事项】
置干燥处，防潮，防虫蛀。

巴戟天、覆盆子、菟丝子各15克，米酒250克。

制作方法：将巴戟天、菟丝子、覆盆子用米酒浸泡，7天后即可服用。

功能主治：补肾涩精。适用于肾虚所致精液异常、滑精、小便频数、腰膝冷痛等症。

用法用量：每次15~20毫升，每天1~2次。

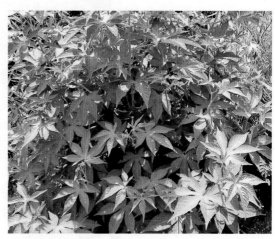

掌叶覆盆子植株

十八画

藿香
Huoxiang

//////////////

唇形科植物藿香*Agastache rugosa*（Fisch.et Mey.）Q. Ktze.的干燥地上部分。主产于四川、江苏。夏、秋二季枝叶茂盛或花初开时采割，除去杂质、老梗，洗净，稍润，阴干或切段阴干。

【性状特征】

本品茎呈方柱形，长30～90厘米，直径0.2～1厘米；表面绿色或黄绿色，常有对生的分枝，四角有棱脊，四面平坦或凹入成宽沟；质脆，易折断，断面白色，髓部中空。叶对生，叶片较薄，多皱缩，破碎，完整者展开后呈卵形或长卵形，长2～8厘米，宽1～6厘米，上表面深绿色，下表面浅绿色，先端尖或短渐尖，基部圆形或心形，边缘有钝锯齿，叶柄长1～4厘米。穗状轮伞花序顶生。气香而特异，味淡、微凉。以茎枝色绿、叶多、无杂质残根、香气浓者为佳。

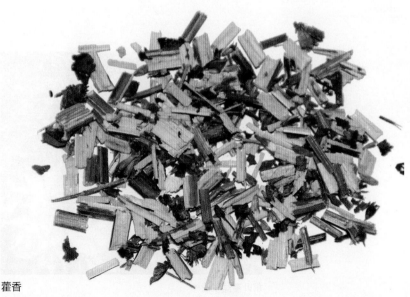

藿香

【化学成分】

含挥发油类，主要成分为甲基胡椒酚，占80%以上。

【饮片功能】

祛暑解表，化湿和胃。用于暑湿感冒、头昏胸闷、腹痛、腹胀、呕吐泄泻、湿疹。

【用法用量】

内服：煎汤，6~12克，不宜久煎。外用：适量，煎水洗。

【注意事项】

阴虚火旺者禁用。

【食疗】

藿香粥

藿香10克，大米100克，白糖适量。

制作方法：将藿香择净，放入锅中，加清水适量，浸泡5~10分钟后，水煎取汁，加大米煮粥，待粥熟时下白糖，再煮1~2沸即成。

功能主治：芳香化湿，解暑发表，和中止呕。适用于湿阻中焦、脘腹胀满、暑湿侵袭、呕吐等症。

用法用量：每日1剂，连续3~5天。

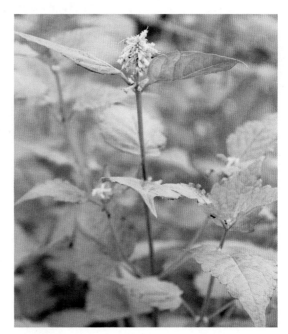

藿香植株

鳖甲

Biejia

鳖科动物鳖*Trionyx sinensis* Wiegmann的背甲。产地分布很广，以湖北、安徽二省产量最大。全年均可捕捉，以秋、冬二季为多，捕捉后杀死，置沸水中烫至背甲上的硬皮能剥落时，取出，剥取背甲，除去残肉，晒干。

【性状特征】

1. 药材

呈椭圆形或卵圆形，背面隆起，长10～15厘米，宽9～14厘米。外表面黑褐色或墨绿色，略有光泽，具细网状皱纹及灰黄色或灰白色斑点，中间有一条纵棱，两侧各有左右对称的横凹纹8条，外皮脱落后，可见锯齿状嵌接缝。内表面类白色，中部有突起的脊椎骨，颈骨向内卷曲，两侧各有肋骨8条，伸出边缘。质坚硬。气微腥，味淡。以块大、无残肉、无腥臭味者为佳。

2. 饮片

（1）鳖甲 为长方形的块片，两端微向内曲，长 4～7厘米，宽 0.8～1.8厘米。上表面灰

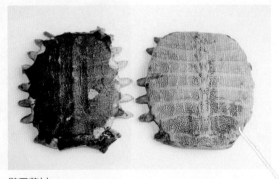

鳖甲药材

【化学成分】

含动物胶、骨胶原、角蛋白、碘、维生素D、碳酸钙、磷酸钙、氨基酸及微量元素。

【饮片功能】

滋阴潜阳，退热除蒸，软坚散结。用于阴虚发热、骨蒸劳热、头晕目眩、经闭、癥瘕。

【用法用量】

内服：煎汤，9~24克，生品先煎。

【注意事项】

脾胃虚寒、食减便溏及孕妇忌用。置干燥处，防蛀，防霉。

黄色至淡青灰色，具细网状皱纹。内表面黄白色至淡黄色，较光滑，中间有1条脊状隆起。一端突出呈矛头状，另一端稍扁而翘离，两侧边缘均具细锯齿。质坚硬，不易折断。断面可见细孔。气微腥，味淡。

（2）醋鳖甲　棕黄色至黄棕色，质坚脆，略具焦臭和醋气。

【食疗】

乳鸽鳖甲汤

乳鸽1只，鳖甲50克，当归25克，红枣12粒，水9碗，姜1片，盐1茶匙。

制作方法：红枣去核、洗净，鳖甲砸碎、浸洗，乳鸽宰洗、去毛去内脏。先用滚水煮乳鸽3分钟后捞起，连同当归头（切片）、红枣、鳖甲、生姜、水放入煲内煮滚，改用文火煲3小时，下盐调味，即可饮用。

功能主治：益阴补血，活血强体。适用于妇女产后脾肾皆虚、口渴津少、皮肤枯干。

用法用量：每日1剂。

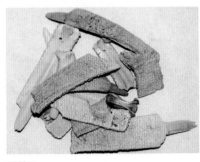

醋鳖甲

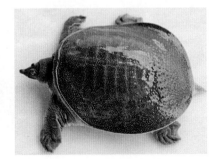

鳖

鳖甲胶

Biejiajiao

鳖科动物鳖*Trionyx sinensis* Wiegmann的背甲经煎熬、浓缩制成的固体胶。主产于山东、河北。取漂净鳖甲，置锅中加水煎取胶汁，约煎3~5次，至胶汁充分煎出为度，将各次煎汁，过滤合并（或加明矾粉少许），静置后滤取清胶汁，再用文火加热，不断拌揽，浓缩（或加适量黄酒、冰糖）成稠膏状，倾入凝膏槽内，待其自然冷凝。取出切成小块，阴干。

【性状特征】

呈扁方块状，长约3厘米，宽约2厘米，厚约5毫米，表面棕褐色，具凹纹，半透明。质坚脆，易折断，断面不平坦，具光泽。气腥，味微甜。

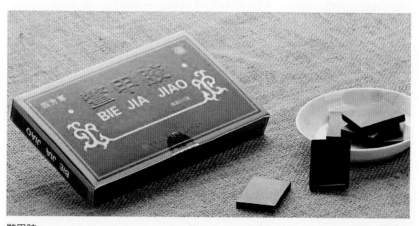

鳖甲胶

【化学成分】

含动物胶、骨胶原、角蛋白、碘、维生素D、碳酸钙、磷酸钙、氨基酸及多种微量元素。

【饮片功能】

滋阴，补血，退热，消瘀。用于阴虚潮热、虚劳咳血、久疟疟母、痔核肿痛。

【用法用量】

内服：温开水或黄酒烊化兑服，一次3～9克；或入丸剂。

【注意事项】

脾胃虚寒、食减便溏及孕妇忌用。置干燥处，防蛀，防霉。

【食疗】

气血双补膏方

红参100克，鹿茸粉30克，三七50克，紫河车100克，阿胶150克，鹿角胶150克，龟板胶150克，鳖甲胶150克，饴糖250克，冰糖250克。

制作方法：加水煮沸1～2次，收膏。

功能主治：健脾补肾，益气生血，滋髓生血。可用于贫血诸病，也可用于白血病、肿瘤疾患化疗后造成骨髓抑制的患者。

用法用量：每日2次，每次20～30克。

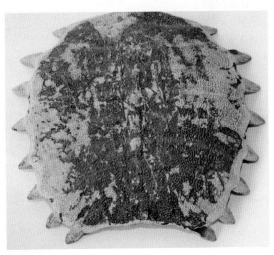

鳖甲

鳖首

Bieshou

鳖科动物中华鳖 *Trionyx sinensis*（Wiegmann）或山瑞鳖 *Trionyx steindachneri* Siebenrock 的头部。除新疆、宁夏、青海、西藏等地未见报道外，广泛分布于全国各地。加工鳖甲时，割下鳖头，洗净晒干。

【性状特征】

呈长圆锥形，吻端尖，颈部向上弯曲，长约6厘米。外表灰褐色，略有缩褶。质坚硬，不易折断。气腥。

【食疗】

鳖头散

鳖头1个。

制作方法：烧焦，研细末。

功能主治：补气助阳。用于子宫脱垂、脱肛。

用法用量：每次1.5克，开水冲服，每日3次。

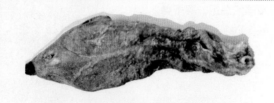

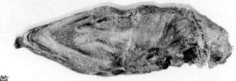

鳖首

【化学成分】
含蛋白质、氨基酸及多种微量元素。

【饮片功能】
补气助阳。用于久痢脱肛、产后子宫下垂、阴疮。

【用法用量】
内服：焙研，3~6克；或入丸剂。外用：适量，烧灰研末敷。

【注意事项】
脾胃虚寒、食减便溏及孕妇忌用。

糯米

Nuomi

禾本科植物糯稻*Oryza sativa* L. var.*glutinosa* Matsum的去壳种仁。我国南北各地均有水稻的栽培区。用机器除去稻壳，取其种仁。

【性状特征】

（1）长籽型　长椭圆形，略扁，长4～5毫米，宽1.5～2毫米。一端钝圆，另一端歪斜，有胚脱落的痕迹。表面浅白色，不透明，平滑。质坚硬，断面粉性。蒸煮后韧性极强，有光泽。气微，味甘。

（2）圆籽型　籽粒较短圆，长3～4毫米，宽1.5～2.5毫米。

均以色白、不透明，长椭圆形、硬度小者为佳。

【食疗】

红枣糯米薏苡仁粥

糯米100克，薏苡仁30克，红枣10个。

制作方法：糯米加薏苡仁、红枣同煮成粥。

功能主治：补血止咳。肺结核、贫血、神经衰弱及各种慢性虚弱病适宜食用。

用法用量：每日1剂。

【化学成分】

含蛋白质、脂肪、糖类、磷、钙、铁、维生素B_1、维生素B_2、烟酸等成分。

【饮片功能】

补中益气，健脾止泻，缩尿，敛汗，解毒。用于脾胃虚寒泄泻、霍乱吐逆、消渴尿多、自汗、痘疮、痔疮。

【用法用量】

内服：煎汤，30～60克；或入丸、散；或煮粥。外用：适量，研末调敷。

【注意事项】

湿热痰火偏盛、发热、咳嗽痰黄、黄疸、腹胀、糖尿病等病症患者不宜过多食用。

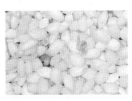

糯米（圆粒）

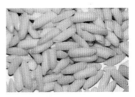

糯米（长粒）

麝香

Shexiang

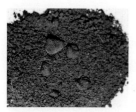

麝香（仁）

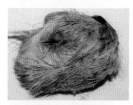

麝香药材（毛壳麝香）

鹿科动物林麝*Moschus berezovskii* Flerov、马麝*Moschus sifanicus* Przewalski或原麝*Moschus moschiferus* Linnaeus成熟雄体香囊中的干燥分泌物。麝香由于其来源的不同其产地迥异。林麝一般分布在中国的四川、甘肃、陕西，海拔为3千米的针叶林区；马麝分布在青藏高原地区；而原麝则主要分布在东北大兴安岭、小兴安岭以及长白山一带地区。

【采制】

野麝多在冬季至次春猎取，捕获后，立即割取香囊、阴干，习称"毛壳麝香"；剖开香囊，除去囊壳，习称"麝香仁"。家麝直接从其香囊中取出麝香仁，阴干或用干燥器密闭干燥。每年可根据麝香成熟情况，在3~4月和7~8月各取香1次，活体取香后，能继续饲养繁殖，并能再生麝香，且产量较野生的为高。

【性状特征】

（1）毛壳麝香　为扁圆形或类椭圆形的囊状体，直径3~7厘米，厚2~4厘米。开口面的皮革质，棕褐色，略平，密生白色或灰棕色短毛，从两侧围绕中心排列，中间有1小囊孔。另一面为棕褐色略带紫色的皮膜，微皱缩，偶显肌肉纤维，略有弹性，剖开后可见中层皮膜呈棕褐色或灰褐色，半透明，内层皮膜呈棕色，内含颗粒状、粉末状的麝香仁和少量细毛及脱落的内层皮膜（习称"银皮"）。质较柔软，有特异香气。以饱满、皮薄、仁多、捏之有弹性、香气浓烈者为佳。

（2）麝香仁　野生者质软，油润，疏松；

天然麝香的主要化学成分是麝香酮，并含降麝香酮、麝香吡啶、胆甾醇和多种雄甾烷衍生物。尚含蛋白质、肽类、氨基酸和无机盐等。

【饮片功能】

开窍醒神，活血通经，消肿止痛。用于热病神昏、中风痰厥、气郁暴厥、中恶昏迷、经闭、癥瘕、难产死胎、胸痹心痛、心腹暴痛、跌扑伤痛、痹痛麻木、痈肿瘰疬、咽喉肿痛。

【用法用量】

内服：多入丸散用，0.03～0.1克。外用：适量。不宜入煎剂。

【注意事项】

虚脱者禁服，孕妇禁用。

其中不规则圆球形或颗粒状者习称"当门子"，表面多呈紫黑色，油润光亮，微有麻纹，断面深棕色或黄棕色；粉末状者多呈棕褐色或黄棕色，并有少量脱落的内层皮膜和细毛。饲养者呈颗粒状、短条形或不规则的团块；表面不平，紫黑色或深棕色，显油性，微有光泽，并有少量毛和脱落的内层皮膜。气香浓烈而特异，味微辣、微苦带咸。以当门子多、颗粒色紫黑、粉末色棕褐、质柔润、香气浓烈者为佳。

【食疗】

鸡蛋蒸麝香

鸡蛋1个，麝香0.1克，盐、鸡精、鸡油各适量。

制作方法：将麝香研成粉末。取一蒸碗，磕入鸡蛋打散，加入麝香、盐、鸡精、鸡油、少许清水，搅匀。蒸碗上笼，大火蒸9分钟即成。

功能主治：补脑提神。

用法用量：每周2次。

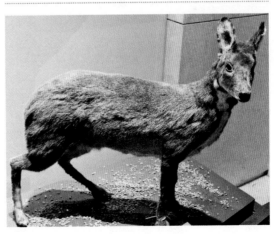

林麝

二十一画

索引